Aesthetic Facial Restoration

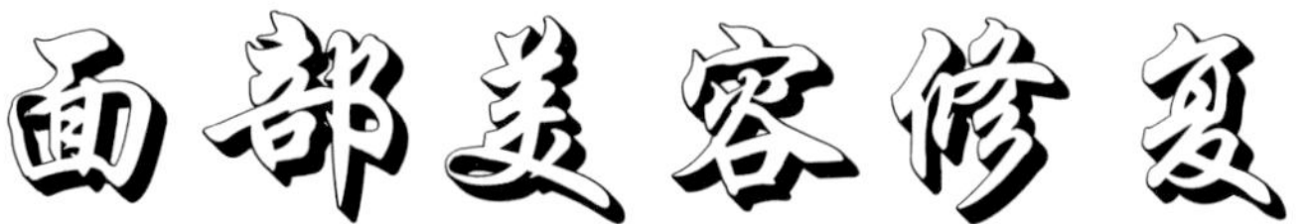

〔美〕Elliott H. Rose 编著
王 钺 主 译
王 东 查能愉 审校

Lippincott Williams & Wilkins Inc. 授权
天津科技翻译出版公司出版

著作权合同登记号：图字：02－99－68

图书在版编目（CIP）数据

面部美容修复/（美）罗斯（Rose，E. H.）编著；王钺译.—2版.—天津：天津科技翻译出版公司，2007.10

书名原文：Aesthetic Facial Restoration

ISBN 978－7－5433－2201－1

Ⅰ.面… Ⅱ.①罗…②王… Ⅲ.面－美容术：修复术 Ⅳ.R622

中国版本图书馆 CIP 数据核字（2007）第102664号

This is a Chinese translation of Aesthetic Facial Restoration.

授权单位：Lippincott Williams & Wilkins Inc.
出　　版：天津科技翻译出版公司
出 版 人：蔡 颢
地　　址：天津市南开区白堤路244号
邮政编码：300192
电　　话：022－87894896
传　　真：022－87895650
网　　址：www.tsttpc.com
印　　刷：深圳美光彩色印刷股份有限公司
发　　行：全国新华书店
版本记录：889×1194　16开本　20印张　580千字
2007年10月第2版　2007年10月第1次印刷
定价：188.00元

（如发现印装问题，可与出版社调换）

译 者 名 单

主　译　　王　钺

审　校　　王　东　查能愉

译　者　　王　钺　范月静　隆长锋
　　　　　王　寅　王学敏　郭　英

编辑委员会

编写人员

Jacques Baudet, M.D.
Professor in Plastic Reconstructive Aesthetic Surgery, University Bordeaux II Chief, Department Plastic Reconstructive Surgery, Hôpital du Tondu, CH-R Pellegrin, Place Amélie Raba Léon, 33076 Bordeaux CEDEX, France

Jin K. Chun, M.D.
Assistant Professor of Plastic Surgery, Department of Surgery, Box 1249, Mount Sinai Medical Center, One Gustave L. Levy Place, New York, New York 10029

Susan C. Church, C.C.P.C.
Cosmetologist, Dermatician, Clinical Director of Research & Development, Director of Education, International Institute of Permanent Cosmetics, 16560 Harbor Boulevard, Suite G, Fountain Valley, California 92708

Gillian F. Duncan, M.S.
Medical Illustrator – Anaplastologist, Graphica Medica, P. O. Box 446, 328 South Broadway, Rochester, Minnesota 55903

Linda Gunsberg, Ph.D.
Private Practice, 393 West End Avenue, New York, New York 10024

Michael Maron, M.A.
Consultant, Author, 812 North Sweetzer Avenue, Los Angeles, California 90069

Elliott H. Rose, M.D.
Assistant Clinical Professor (Plastic Surgery), The Mount Sinai Medical School, Department of Surgery, Box 1249, One Gustave L. Levy Place, New York, New York 10029
Attending Staff, The Mount Sinai Medical Center and Lenox Hill Hospitals Founder and Director, The Aesthetic Surgery Center, 895 Park Avenue, New York, New York 10021

Joseph Upton, M.D.
Associate Clinical Professor of Surgery, Harvard Medical School, Boston, Massachusetts 02115

译者前言

现代医学由于充分应用基础医学和高科技的研究成果，涌现出大量新的诊断和治疗方法，医学将从单纯生物学模式转变为生物—心理—社会医学模式，提高生存质量与序列治疗将成为外科治疗的目标和基本方法。令人惊喜的是美国纽约 Mount sinai Medical school 的 Elliott H. Rose 博士最新撰写的《面部美容修复》（Aesthetic Facial Restoration）一书，正反映出了这一趋势。Rose 博士师从“显微外科重建术之父”Harrys Buncke 博士，从事显微整形外科的教学、科研和临床工作，集几十年的实践经验，编纂成书，提出了“面部美容修复”的新概念，即将恢复正常功能和恢复美的容貌融为一体。

从 1902 年，Carrel 博士发明血管吻合术，1972 年“显微外科重建术之父”Harrys. Buncke 博士进行首例成功的复合组织游离移植以来的几十年间，显微外科有了飞速的发展，挽救了成千上万病人的生命，且大大提高了面部修复的效果。随着治愈率的提高，对生存质量的要求愈来愈高。生存质量的标志是患者在治疗后应最大限度地恢复其原有功能，生活能自理，具有一定的正常工作能力以及能恢复和参加社会和社交活动。因此在毁损面容修复时，人们关注的焦点由矫正影响正常生活能力的残疾情况(流涎、颈挛缩、眼睑外翻、鼻腔狭窄、气道梗阻等)转移到恢复毁损面容的美的平衡和对称上来。帮助他们重新成为正常的社会成员,充满自信和拥有积极的自我形象。要达到这一目的,依靠常规的重建修复技术是不够的,必须依靠功能性外科,特别是序列治疗的方法。序列治疗是在综合治疗的概念上逐步发展起来的一种新概念。序列治疗意味着不但是综合的、多学科的或多种方式的治疗,而且还是排列有序的,而不是堆积的、杂乱无章的治疗。

面部美容修复将先进的计算机技术应用到临床,强调在术前设计阶段即考虑到术后的效果。用三维立体软件,结合 MR、CT、ECT、数字减影技术,评估骨组织的结构异常,用计算机辅助制作技术(CAM)制作模型。应用计算机成像技术辅助软组织修复的术前设计,还可以在高分辨率的显示器上模拟手术过程并预计手术结果。这项技术的优点是有利于精确的进行术前计划,减少对移植物形状、大小、定位的主观猜测,对于带血管的骨移植术前设计计划中,可以通过模型预测血管蒂的长度和方向,以及移植骨的位置,使根据模型雕刻的移植物可以和移植部位精确吻合。关于深度、倾斜度和弧度等细节都可以在移植前得到重视,解决了移植中的不对称问题,使之与局部轮廓一致。

术后使用矫正性化妆技术来遮盖瘢痕,并使移植皮瓣与面部其他部分融为一体。使用显微皮下着色术(纹胡须、唇、眉等)及其他美容技术(组织扩张术、吸脂术、瘢痕修整术和激光美容等)恢复面容。广泛使用化妆辅助方法,通过抵消、掩盖、创造等手段帮助患者恢复正常的容貌。

书中介绍的不仅是整形外科的新技术、新方法,而且是一种新概念,新思维方法,非常值得我们学习和借鉴。

感谢关心支持我们工作的领导、同行和朋友们,对译文中谬误,恳请批评指正,不胜感激。

译　者

2000 年 4 月

前　言

1986年，我将一例自伤性枪击伤受害者的面部重建术的论文寄给了加利福尼亚整形外科学会；手术利用了三维减影分析来塑造带血管的骨移植体完成颌骨及眶缘显微外科重建。Sherman Oaks 烧伤中心主任，Richard Grossman 博士，了解我对面部美容外科的兴趣，询问我是否能将这一新技术应用到严重烧伤病人的面部修复上。被这一想法所打动，我立即接受了这个挑战，发展了此项治疗方案来治疗那些非常难于医治的病例，并由此开始了与 Sherman Oaks 烧伤中心长达 10 年之久的、非常富于成果的合作关系，不论我是在 UCLA 大学工作，还是后来到纽约的 Mount Sinai 医疗中心服务，都是如此。因为这项工作既不限于重建术，又非单纯的整容术，而是借鉴了每个学科的技术，所以我给这一新的综合措施命名为“面部美容修复”，可使这些遭受不幸的人们达到恢复正常功能和拥有良好外貌两个目的。

Elliott H. Rose, M.D.

目　录

第1章

引言:一种多学科综合治疗方案

在我们的日常生活中，人体的外在美有着非常重要的意义。外表有吸引力的人，可能获得更好的工作、更满意的婚姻和更为充实的生活。无论是老年人希望面容返老还童，还是青少年希望矫正丑的鼻外形，或是要求重建严重毁损的容貌，追求最令人满意的容貌是其重要的驱动力。在一个关注青春和美貌的社会，没有容貌缺陷的人有着很高的自信，与同事及异性有更为活跃的社会交往。

在我行医早年，在严重毁损面容恢复方面关注的焦点，主要是矫正影响日常生活能力的残疾状况，比如流涎、颈挛缩、眼睑外翻、鼻腔狭窄、气道梗阻等。对于身体魅力的关注降到次要的地位。然而，大多数创伤后或烧伤的受害者幸存以后，在恢复了呼吸、吞咽等急性生命功能，恢复了五官感觉及肢体活动以后，病人经常提的问题是“医生，我什么时候才能再恢复正常面容?”当大多数病人在烧伤治疗中心或创伤性休克病房里经过专家的治疗，度过了急性苏醒期后，很多患者不仅因为功能受到损害承受着长期的病痛折磨，还要承受着毁容的痛苦。并非少见的是，如果不提出这个问题，这些幸存者（憎恨我们辛辛苦苦取得的成果和长时间的劳动）可能成为社会生活的“落伍者”，而隐居或沉溺于毒品。作为有责任感的医生和健康专家,我们的责任就是,恢复毁损面容的美的平衡和对称来帮助那些不幸的受害者重新成为正常的社会成员，充满自信和积极的自我形象。

一、概况

每年，住院的烧伤病人人数达 70 000 ~ 108 000 人，大部分年龄组在儿童（2 ~ 4 岁）和青少年（17 ~ 25 岁）。50 岁以上成年人约占烧伤人数的 20%。损及头颈的创伤约占所有损害的 50%。

每年死于烧伤相关损伤的人数达 6 500 ~ 12 000 人。随着专业烧伤治疗中心的发展，死亡率已经有了明显的下降。从 1964 年到 1984 年的 20 年间，在大部分专业烧伤治疗医院，全身二度及三度烧伤，面积 > 50% 的患者死亡率已经从 50% 骤降至 10% 以下。1992 年，在美国共有烧伤病房 198 处，病床 2243 张。

不要忽视先天畸形在毁容中所占的比重。大约 1% 的新生儿患有畸形，1/3 的儿科住院病儿是因为遗传紊乱所致的疾病或后遗症。

非常明显的头颅异常是很少见的（4/1000 000 ~ 5/1000 000），估计每年有 1200 例。软组织异构瘤，如草莓样血管瘤，有 4% ~ 5% 发生在出生时或生后几周内，并在早产儿中有明显增加（25%）。半数以上的草莓样血管瘤发生在头颈部。神经纤维瘤，一种最常见的神经来源的肿瘤，发生率为 1/2 500 ~ 1/3 000。半侧面萎缩，特征是在青春期一侧面部皮下脂肪进行性消瘦，虽不出现在出生时，但仍被认为是遗传病，因为已有家族性发病的零星报告；此病的准确发病率尚不清楚。

二、修复的目标

将毁损的面容修复成为可被接受的容貌常常受到种种障碍：可利用的局部组织的限制，面部解剖层次不清，广泛肥大的疤痕或瘢痕疙瘩的形成。在早期重建术中，Z—成形术、局部皮瓣和用皮肤移植松解疤痕，在缓解诸如暴露性角膜炎、鼻腔狭窄、口周和颈挛缩、耳软骨暴露等迫切的功能需要方面是有效的。然而较大面部单位的替代，需要大片或大块组织，以便将缝迹隐藏在面部平面接合处。Feldman 曾使用大片的断层皮片移植来修复颊、颈和鼻部。即使在最

表 1-1　应用常规技术重建损伤和烧伤后严重毁损面容的限制

1. 可利用局部组织的限制
2. 广泛肥大疤痕或瘢痕疙瘩形成
3. 皮肤移植后，粗的起皱的皮纹
4. 软弱无力“扁平”的面孔
5. 摹拟性表情肌运动不良
6. 颜色不相配
7. 面部层次不清

表 1-2　面部美容重建术的综合治疗方案

1．“预成形的”微血管组织移植到面部单位
2．三维立体软件评估骨组织的结构异常及计算机辅助制作丙烯酸模型
3．现代化的计算机成像技术辅助软组织修整的术前设计
4．术中充分的移植组织雕刻使之与面部轮廓一致
5．应用肉色矫正性化妆来遮盖疤痕并使皮瓣与面部其余部分融为一体
6．显微皮下着色术（纹身术），纹胡须、纹唇、纹眉、遮盖疤痕等
7．表情肌与转移皮瓣相结合
8．广泛使用化妆辅助方法

理想的临床条件下，这些非全厚皮肤移植体缺乏厚实的皮下组织并且直接紧贴肌肉下筋膜层（SMAS）或表情肌，常造成“扁平”、起皱、无力的面孔和粗的表面纹理（表 1-1）。除了由上胸部或颈部延伸的皮肤之外，远处皮瓣常常显得太臃肿或肤色不相配，而前者又受到可延展性和向下牵拉倾向的限制。尽管受到这些限制，成功的完整的面部重建还要达到以下要求：（a）美学平衡与对称，（b）清楚的面部层次不被明显的疤痕破坏，（c）“苍白”的皮肤适于使用矫正性化妆掩饰，（d）自然的面部表情。（表 1-2）

三、面部美容修复的综合方案

从 1985 年至今，为了达到上述目的，作者采用了预先制定图形的微血管瓣，在术中充分雕刻的一种综合方案来模拟面部美容单位的外形（表 1-3）。缝合处位于面部单位的接合处。应用减影分析软件来评价结构是否对称，并采用计算机制作的丙烯酸模型辅助骨的移植。用现代化的计算机成像技术来辅助软组织修整的术前设计。恢复面部形态和质地之后，用新鲜肤色的化妆（图 1-1）和（或）纹胡须、唇、疤痕、眉毛等辅助措施掩盖疤痕并使此处的皮肤与面部的其余部分相匹配。（图 1-2，图 1-3）

尽管微血管游离组织移植重建烧伤后或创伤后面部的方法成功率高于 96%，但还是因为不正常的肤色匹配、臃肿或面部表情面具化而受到批评。在我们自己的研究系列中，这些缺陷已经通过在面部靶组织的供区预先精确设计图形，术中适当裁剪皮瓣厚度和术后矫正性化妆的采用而得到克服。精确设计的瓣非常合适地缝合到受位，使之成为面部失去部分的复制品。薄的皮瓣下面附着于表情肌，

表 1-3　成功的面部重建术的目标

1．美学平衡与对称
2．面部层次清晰未被明显的疤痕破坏
3．“苍白”的皮肤质地适于使用矫正性化妆掩饰
4．自然的面部表情

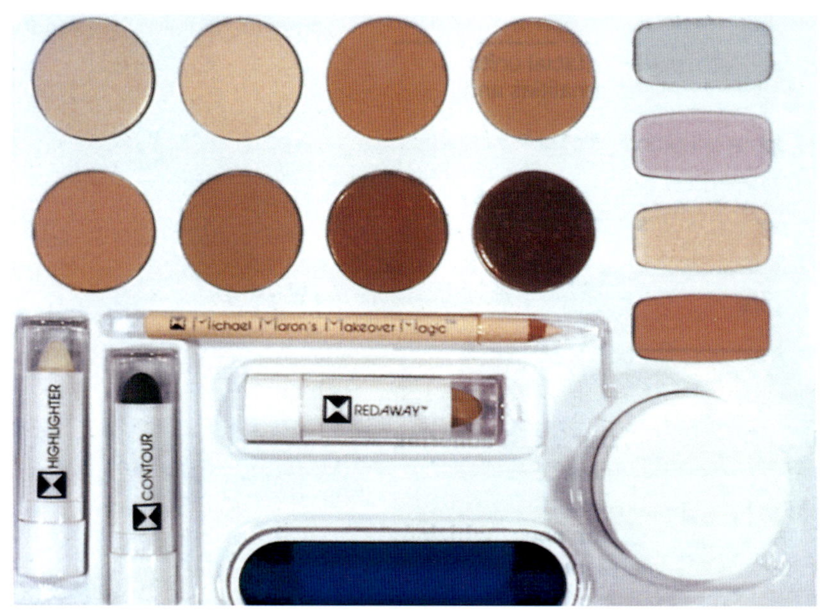

图 1-1　矫正性化妆盒，包括调色碟、肉色粉底霜、遮盖霜、增容膏（一种使面部容光焕发的化妆品）和眼影膏。

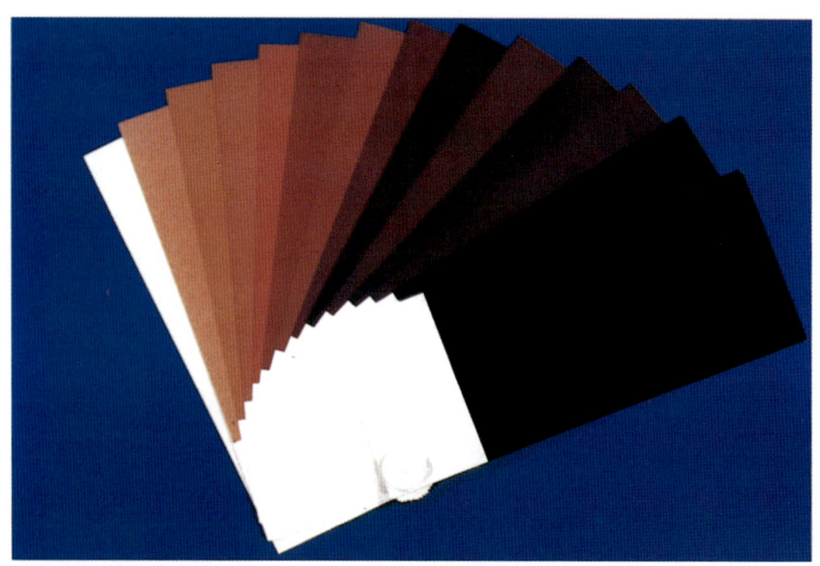

图 1-2　显微皮下着色术的比色板

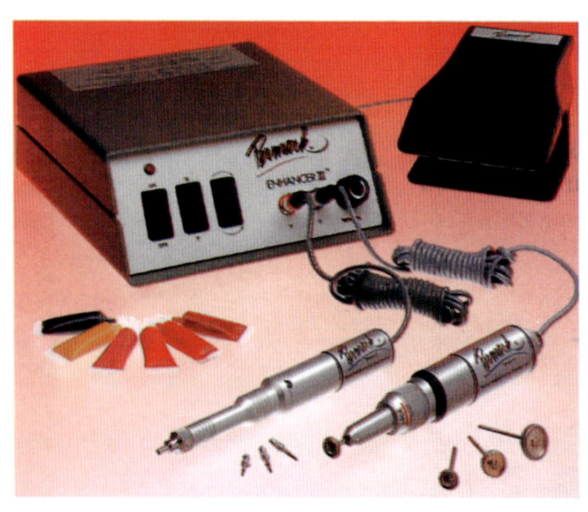

图 1-3　医用纹身器械

可以随意表现出各种自然的面部表情。恰当地使用肉色遮盖霜，可以消除疤痕并使皮瓣与整个面部和谐地融为一体。

四、术后矫正性化妆

化妆术是面部美容修复治疗方案中一个基本组成部分。肉色的遮盖粉底霜是使修复的面部组织与整个面部融为一体的媒体（图 1-1）。实际上是将轮廓清楚的组织转移瓣作为“一个画出面容的调色板”。

Millard说，“仅仅建立面部形态是不够的”，其目标也应是建立“一个美丽的外表”。我们指导病人做日常化妆就像整容病人每日做的一样。使用肉色遮盖霜就像每天早晨常规的刷牙或梳头一样。每个病人向社会展示自己的外表，所有有助维护他们外表的计策都是值得尝试的。

五、成本效益

在一个讲求成本效益的时代，一整套多阶段重建术的施行必须权衡治疗效果和社会资源方面的资金花费。为了省钱而“简单多次手术”，从长远看，实际花费更多，因为需要重复的外科手术，延长了缺课时间或不能工作的时间，更不用说给病人带来的不方便和精神上的苦恼。微血管游离皮瓣外科手术，虽然需要长一些时间的住院治疗，但如果手术成功，则其结果更令人满意，实质性地减少了上述不利因素，并且加速术后病人走向正常生活。

我们的病人大部分年龄在十多岁到二十多岁（我们的资料平均年龄 21.6 岁），将来还可以工作五六十年。在我们研究所里，每例显微血管手术的住院费用平均为 17 000 ~ 18 000 美元。与在许多老年人群体中进行的尖端器官移植术相比，这些花费并没有超出现行耗费标准。

第 2 章

面部美容重建的预成形显微外科组织移植

一、显微外科重建术的历史回顾

用血管吻合的方法可以向活体组织提供即时再灌注的概念，可追溯到 19 世纪末 20 世纪初。学科开拓者 Carrell 和 Guthrie 证实了用血管再通来保证犬肢再植和移植成活的可行性。其中的一项实验研究获得了诺贝尔奖。1902 年，Carrell 描述的血管吻合术的“三角瓣技术”和后来的静脉移植插补术，它们仍被今天的显微外科医生所采用。

此概念的影响延续了半个世纪之久,其原因可能是器官移植中宿主排斥反应免疫学研究的滞后。第二次世界大战后,由于人们对血管外科的重视,促进了很多先进的血管手术器械和缝合材料的研制。

1921 年，瑞典的 Nylen 在耳科手术中第一次应用了显微镜来协助手术，但他的观点遭到了怀疑。39 年后，Julius Jacobson Ⅱ 在 Vermont 大学青年学者的聚会和随后在纽约市 Mant Sinai 医疗中心举行的血管外科会议上，重新介绍了外科显微镜和小血管吻合术器械的发展。虽然最初被两位美国制造商拒绝，但他说服德国光学公司制造了第一台外科显微镜，它可保证术者和其助手同时看到相同的视野。这架原始的显微镜，现仍被放在 Mount Sinai 医院的底层，并由 Smithsonian 研究院保存。1960 年，Jacobson 和 Suarez 在他们的学术论文中（仅三页长），报告了在 1.4 mm 管径的兔颈动脉吻合术中，可达 100%的再通率。对小于 1.5mm 血管的可信赖的精确吻合，为实验和临床再植及移植术的发展开辟了道路。1963 年，Buncke 和 Schultz 被 Gibson 在苏格兰的微血管再灌注的工作所吸引，报告了再植兔耳的成活，这项工作成为 1mm 血管再通的典型。

马萨诸塞州总医院的 Malt 和 Merhann 报告了第一个成功的断肢再植病例。美国路易斯维尔市的 Kleinert 和 Kasdan，第一次成功地进行了部分断裂失去活力手指的血 管再通术。Komatsu 和 Tamai 首次成功再植了完全断开的拇指。

受手指再植或再通血管成功的鼓舞，一些研究人员和外科医生建立了更加广泛的游离移植的概念，即将大块的复合组织，断离其动静脉血供，转移到受体部位并使用微血管吻合术即时再灌注。Krizek 等在实验室里演示了复合皮岛的显微外科移植。Buncke 和 Schultz 在一个用车库改建的临时实验室里工作，他们报告了首例在罗猴身上进行的脚趾移植到手指的实验研究。在英国，Cobbett 随后进行了一例用脚趾重建拇指手术。

Harry J. Buncke，被认为是“重建显微外科之父”。1972 年他和 Mclean 一起成功地进行了首例临床复合游离组织移植术，即用游离的网膜瓣覆盖大面积的头皮缺损。随后，Kaplan 等，报告了使用带血管的腹股沟皮瓣游离移植进行口腔内重建。皮瓣存活了一个月，是在进行了一次为评价血管再通情况而做的动脉造影术后发现血管失去了活力。在同一期的整形和重建外科杂志中，Daniel 和 Taylor 报告了成功利用游离腹股沟皮瓣重建受创伤的下肢。

在接下来的十年，Buncke 在旧金山，O' Brien 在澳大利亚，Kleinert 在路易斯维尔，开放了他们的实验室进行微血管的教学、实验和临床研究，以满足来自世界各地的年轻外科医生（包括我自己）的需求。各种新的复合组织移植以闪电般的速度发展起来。1973 年 Tamai 等首次移植薄的肌肉组织来增强肌动力。1976 年，陈（Cheng）在上海和 IKuta 等在日本，利用有动力的肌肉移植来恢复福尔克曼挛缩（Volkmann's Contrac tnre）中手指曲屈功能。Harii 等在 1976 年和 O'Brien 等在稍后，移植薄的肌肉组织到面部，使麻痹的面部恢复表情。1975 年，Taylor 等第一次描述了游离移植带血管的腓骨来修复一段骨的缺失。随后，Taylor 使用带血管的髂骨移植到颌骨，开启了部分切除头颈部癌瘤后即刻重建术的大门。

1976 年 Taylor 也介绍了，对于结疤后失去活性的不能行常规索状移植的基底上可插入完整的带血管灌注的神经移植物的概念。结果显示，较致密的束状簇生并加速了神经轴索的再生，其到达远端修复部位的时间，为常规非带血管的神经移植物的 1/3。1985 年到 1989 年，Rose、Kowalski 等人，相继使用了带有伴行同向的动脉或逆向的静脉血管的神经组织瓣行严重压伤的手指神经移植。Green 和 Som 于 1966 年在狗身上进行的实验性游离移植空肠成活率为 100%。1971年Peters等使用带血管的空肠移植来重建咽食管的缺损。1979

年，Flynn 和 Acland 报告了用结肠和空肠游离移植。

现在，在大部分医疗中心，微血管组织移植成功率 > 96%。此种移植在外科系统得到广泛的应用，包括了泌尿科、乳腺外科、脉管外科、头颈肿瘤外科、神经外科和颅面外科。

二、预成形显微外科游离组织移植

预成形的游离组织移植是单个面部美容单位恢复美观的关键，即在移植前精心设计复合的组织块。皮瓣要预先作图并定好位，要选好皮瓣的厚度，肤色的差异要小，预计蒂的长度，毛发类型等，这些对面部修复部分的完美起着极其重要的作用。

操作技术

在病人清醒和合作的情况下，用不易洗掉的染料描画出欲重建的面部单位的边界（图 2-1）。再用一块透明胶片（10 × 10steri-drape）覆盖在其上，描画出整个单位轮廓。在靠近吻合部的颈区额外留出垂直高度余量，以适应缝合术后组织的肿胀。还要考虑图形的修改，以纠正因收缩的疤痕松解后所造成的尺寸变化（例如，颈、上唇、眼睑等）。将该图样描绘在一张半透明的已曝光的 X 光胶片上，剪成所需形状，高压消毒（10 分钟）。

根据相似的厚度、颜色和毛发密度来选择供体部位。我个人的偏好是：前臂皮肤用于颏部、唇和颈部重建，肩胛部用于胸、颧部，前额皮肤用于鼻，颞顶部筋膜用于耳和头皮，髂骨部用于颌骨和颅骨。

当病人睡眠并位于手术台的正确位置后，借助听诊确定供体血管的路径，并用擦不掉的红墨水进行标记。将消毒过的 X 光片图样放在供体血管的轴线上。胶片在供体部位放置时，要留有足够的长度，以使血管束能自由地与颈部或颞部血管吻合。这样定位可以在掀起皮瓣时达到最大程度的皮下组织修剪。

在受体部位，由听诊确定颈外动脉分支位置并在高倍放大镜下解剖。在肌肉下腱膜层（SMAS）水平或面肌浅层切除瘢痕疙瘩。若存在骨的异常，则应采用三维数字减影图像分析来评价结构上的不对称。如果需要修复，则可以在计算机辅助制作的丙烯酸模型的帮助下，手术中雕刻骨移植物。

在掀起过程中，间断使用术中多普勒探测器监测，以确定血管蒂的位置和深度，特别是靠近其起源处。每个分支都仔细地用 6-0 尼龙线结扎，并用双极镊子烧灼。

血管蒂分离以后，用罂粟碱溶液冲洗血管，用温的敷料包裹皮瓣以使周围毛细血管床舒张。只有当观察到皮瓣内颜色正常且毛细血管再充盈，并且面部或颈部有足够尺寸的受体血管已经被分离以后，才可以断开血管蒂。

将准备好的复合皮瓣转移到受体部位，其边缘用 U 形钉松松嵌入到暴露的面部缺陷部位。把皮瓣在面部单位上放好。在图样的关键点处用3-0的丝线“定位”缝合固定在精确的吻合部位。把下部

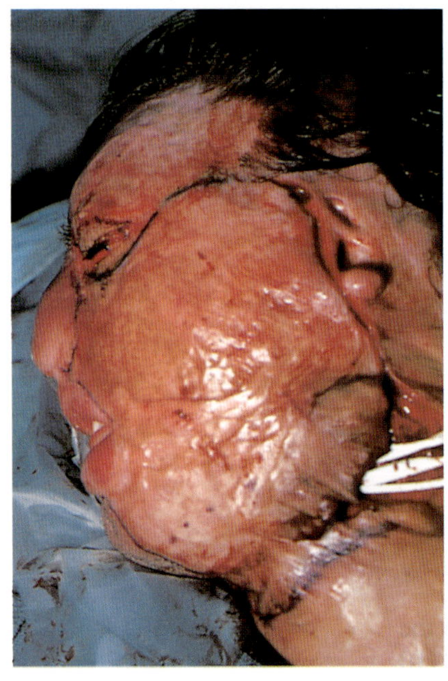

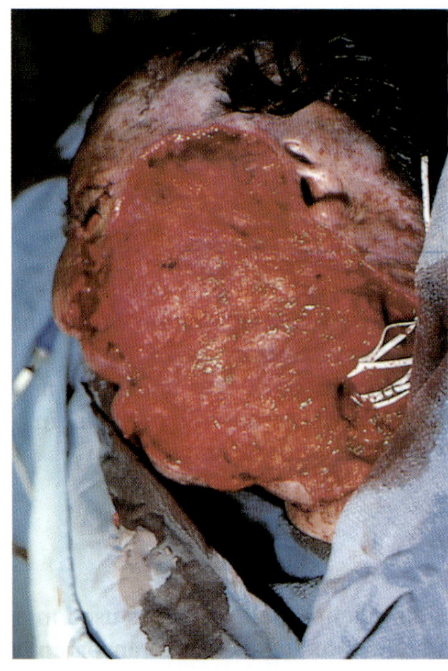

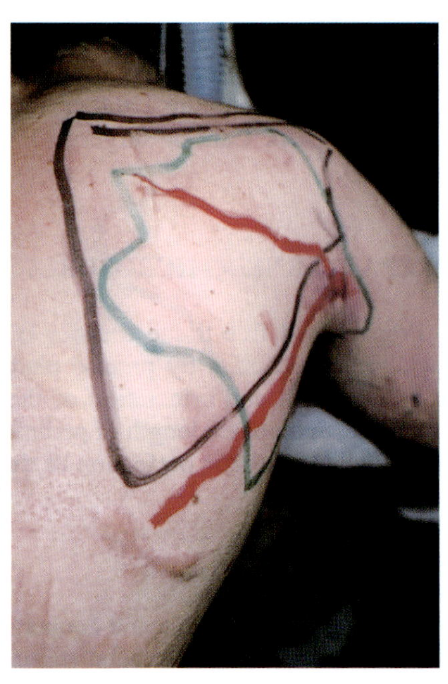

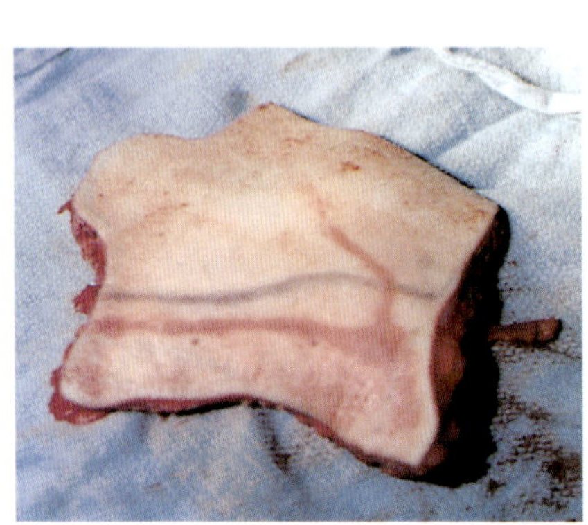

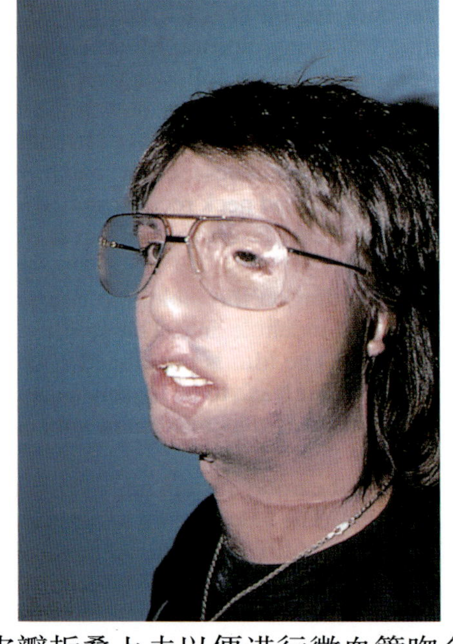

图 2-1
左上：面部美容单位切除的范围。
中上：切除面部瘢痕至 SMAS 水平。
右上：在肩胛部轴血管上描记图形。
左下：分离的游离组织移植瓣。
右下：植入和修整后的左侧面部。

分的皮瓣折叠上去以便进行微血管吻合。

在受体面部血管上轻轻牵拉，以便适应血管接通以后的伸展。用双支架血管钳固定供体和受体血管，清理管腔并用肝素溶液冲洗。作为常规，先用 9-0 尼龙 DV100 缝合线修补前壁，血管联接器开放着，检查前壁修复；后壁用 9-0 尼龙线间断缝合。以同样方法完成静脉〈如可能 2 或 3 支〉的修复。通常，在动脉和至少一个主要静脉完成以前不要松开止血钳，并要评价皮瓣的颜色和再充盈情况。血管吻合处和皮瓣下的血肿应仔细排空（少量积血即可影响静脉修复）。

确信血管吻合接通以后，对皮瓣进行充分修剪，使之与正常部位的外形相融合。剪断“定位”缝线，除去 U 形钉。皮瓣深部用 4-0 聚二恶烷（poly dioxane）可吸收缝合线缝合。皮肤伤口用 5-0 或 6-0 尼龙线仔细缝合，使接缝位于面部单位接合部位。通过一个单独穿刺口将 Jackson – Pratt 引流器放置在皮瓣裸露表面的下边并引流。在邻近血管吻合处的凹陷区插入 1/4 英寸的彭罗斯(penrose)引流管进行辅助引流。术后,患者须用一系列的药物辅助治疗:尼莫地平是一种钙通道阻滞剂,可使周围血管舒张,口服,10mg/次,每日三次;潘生丁,血小板表面抑制剂,口服,50mg/次,每日三次和低分子量葡聚糖,20ml/h 静脉滴注以降低血粘度。术中加入地塞米松 12mg,术后逐渐减量,连用 6 天(8mg q 8h × 72h;q12h × 48h;q8h × 24h)。地塞米松可以减轻皮瓣水肿,从而预防对血管修复的附加压力。

皮瓣情况可通过视诊、针刺和 Temp Track 监测仪来评价。住院医生负责观察皮瓣的颜色和毛细血管充盈的变化。苍白提示动脉供血不足或过多;斑杂的紫色提示静脉血栓。用 25 号针头针刺可以显示血液颜色并促进血流。护士用 Temp Track 监测仪,在邻近部位正常皮肤做对照是极好的观测信息来源。术后 24 小时之内,皮瓣和对照部位皮肤之间的温度波动值 > 2℃是常见的,这是因为切除交感神经后,周围微循环对血液中去甲肾上腺素的血管痉挛反应。24 小时后,波动值应保持 < 2℃。在任何时候,皮瓣温度 < 29.5℃都是危险的信号。

术后持续用低分子量葡聚糖 5 ~ 7 天,病人一般术后 7 ~ 8 天出院。病人在家中继续口服 10 天的尼莫地平和潘生丁。进一步的修复(如疤痕修整、吸脂术、外形修整、磨皮术等)应在游离皮瓣移植术后 3 ~ 4 个月进行。

三、面部美容修复皮瓣的理想部位

1. 含骨或不含骨肩胛复合皮瓣

肩胛复合皮瓣是颊部或偏侧面部修复的“承载”部分(图 2-2),其厚度常为 3 ~ 5cm,含有足够的皮下脂肪,可允许雕刻颧突、颊部和鼻唇沟。如果经过上述困难的步骤,过一段时间后,肤色与正常面部皮肤配合得相当好。血管形成好的皮瓣永不萎缩,这使它非常适合于修复半侧面部短小或罗姆伯格萎缩所致的外形缺陷。血管吻合术最早由 Dos Santos 于 1980 年提出,并由其他学者进一步完善。皮轴瓣不仅可作为由旋肩胛浅动脉皮横支支持的肩胛瓣。也可作为由旋肩胛浅动脉皮斜支支持的肩胛旁瓣。旋肩胛浅动脉在腋窝内起源于肩胛下动脉。这条动脉穿经以三头肌的长边、大圆肌以上和小圆肌以下围成的三边孔,如果包括双侧血管时,皮瓣的最大尺寸为 30cm × 20cm。为覆盖颈、颏部所需的延伸可通过在远端放置组织扩张器来获得。

操作技术

切取皮瓣时,在紧靠深筋膜平面上方,从中间向两侧掀起(图 2-2)。接近肩胛侧缘时,在深筋膜下面进行解剖。验明三边孔的位置,然后可在肩胛下血管找到血管蒂(长约8 ~ 10cm)起始端。将

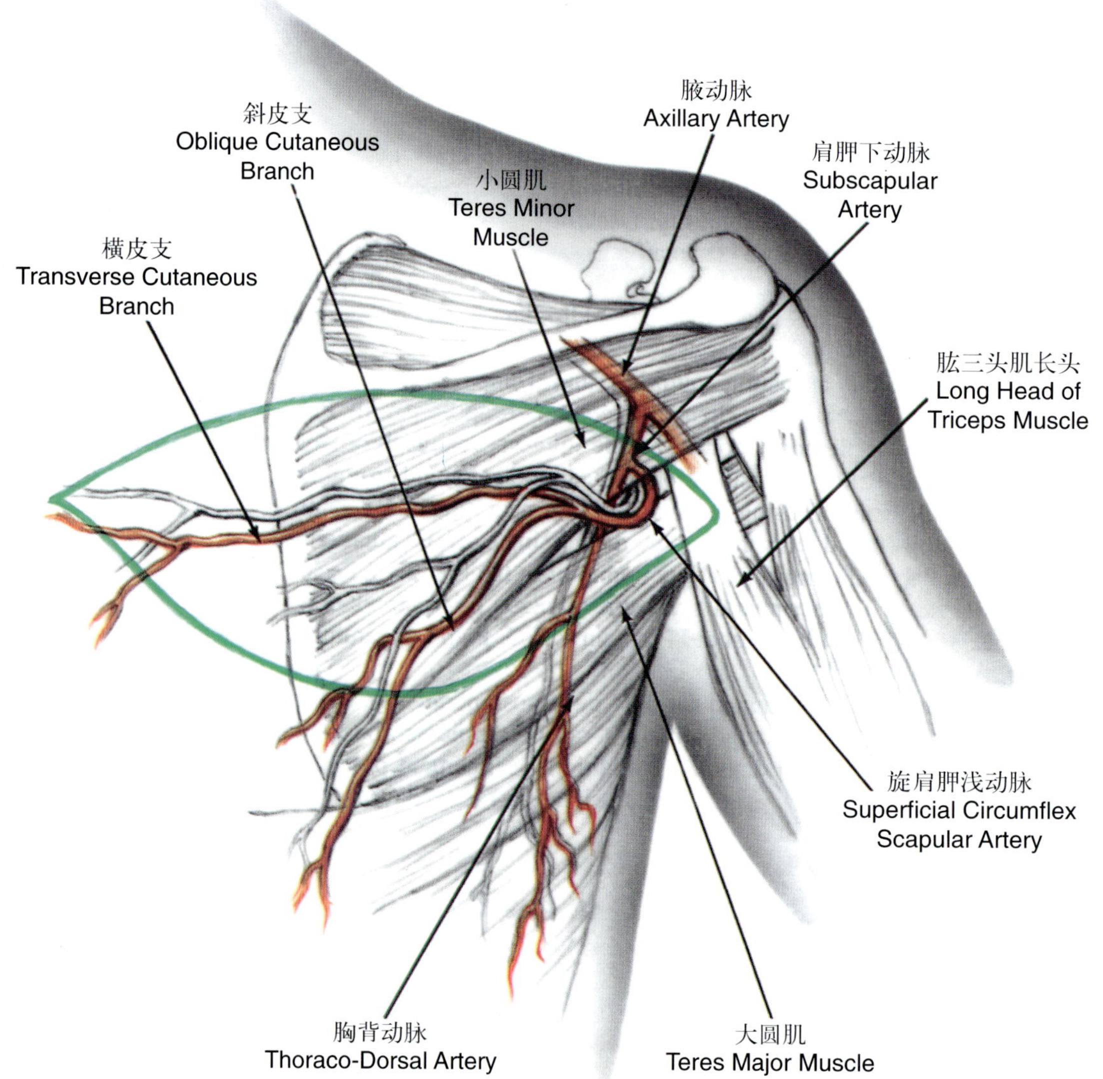

图 2-2 肩胛复合皮瓣 轴瓣由旋肩胛浅动脉的横（肩胛）支和/或斜皮支供血。动静脉穿行于三边孔。

Gelphi 钳放置在三边孔内，分离大小圆肌。此时即可进行新的血管形成及肌支结扎。静脉回流由两支与此动脉伴行的静脉承担。通过识别旋肩胛动脉远中支，从肩胛骨的侧缘可获得长达 10 ~ 11cm 的骨组织（图 2-3）。此分支与骨组织分离后，便可将骨组织和皮瓣不受限制地嵌入，进行复杂的面部和颌骨缺损修复。作为一个骨皮瓣，它是重建下颌角或颧突的好来源，它带有额外的皮肤，用于修复皮肤表面或做口腔内衬里。

这种皮瓣的缺点是在过度肥胖者的皮瓣过厚、颜色不协调和供体的并发症。肤色较浅的病人，皮瓣可保持肤色苍白一到二年，但若频繁日晒，则最终会晒成较黑的肤色。皮肤较黑的病人，皮瓣可发展成一种灰黄色。供体部位若垂直长度小于 10 ~ 12cm，则可直接闭合，若切取了较大皮瓣，则可能需要植皮。持续的肩部运动可能导致大的疤痕，肩后供皮区可遗留下一块难看的缺损，但它可以较

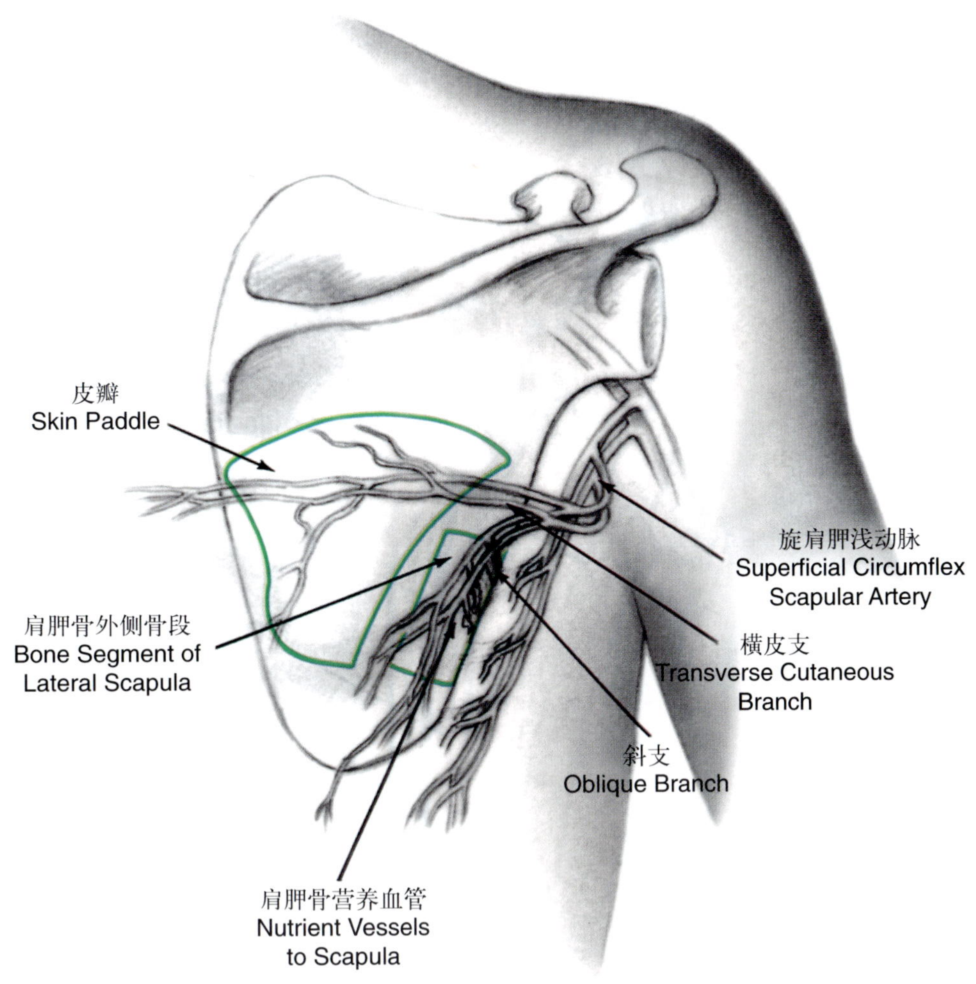

图 2-3　肩胛复合骨皮瓣　肩胛外侧骨组织部分的营养血管，源于旋肩胛动脉和静脉的斜支。

易用衣服盖住。因为皮下组织很厚，不会遇到肩部旋转或伸展受限的情况，而肌皮瓣则常伴有肩弱（例如背阔肌或斜方肌皮瓣）。

2．掌前臂皮瓣

掌前臂皮瓣是颈、上唇和前额修复的首选（图 2-4 和图 2-5）。它是面部、鼻或口周小缺损修复的次选皮瓣。此种皮瓣薄而柔韧，可以覆盖下方的解剖结构并可局部透过较深层的标志。此皮瓣最先由中国人报告，作为筋膜皮瓣用于纠正颈部挛缩，它可以取桡骨做成骨皮瓣，也可包括带血管的掌腱膜和（或）桡神经。亚洲人和许多女性此处毛发很少，而其他人有毛发较多倾向，特别是在前臂的外侧面。桡动脉起源于桡骨颈部的肱动脉，是皮瓣理想的轴向血管（图 2-4）。它在深筋膜侧肌间隔致密处，将前臂的屈和伸肌分隔开。动脉穿支位于肘下 4cm 处，供给前臂邻近的大片区域。在解剖时可于侧肌间隔内看到 6 ~ 7 条动脉穿支。在毛发较重的人，如果需要整个中前臂，起于肘部远端7cm的尺动脉是一种合适的替代方案（图

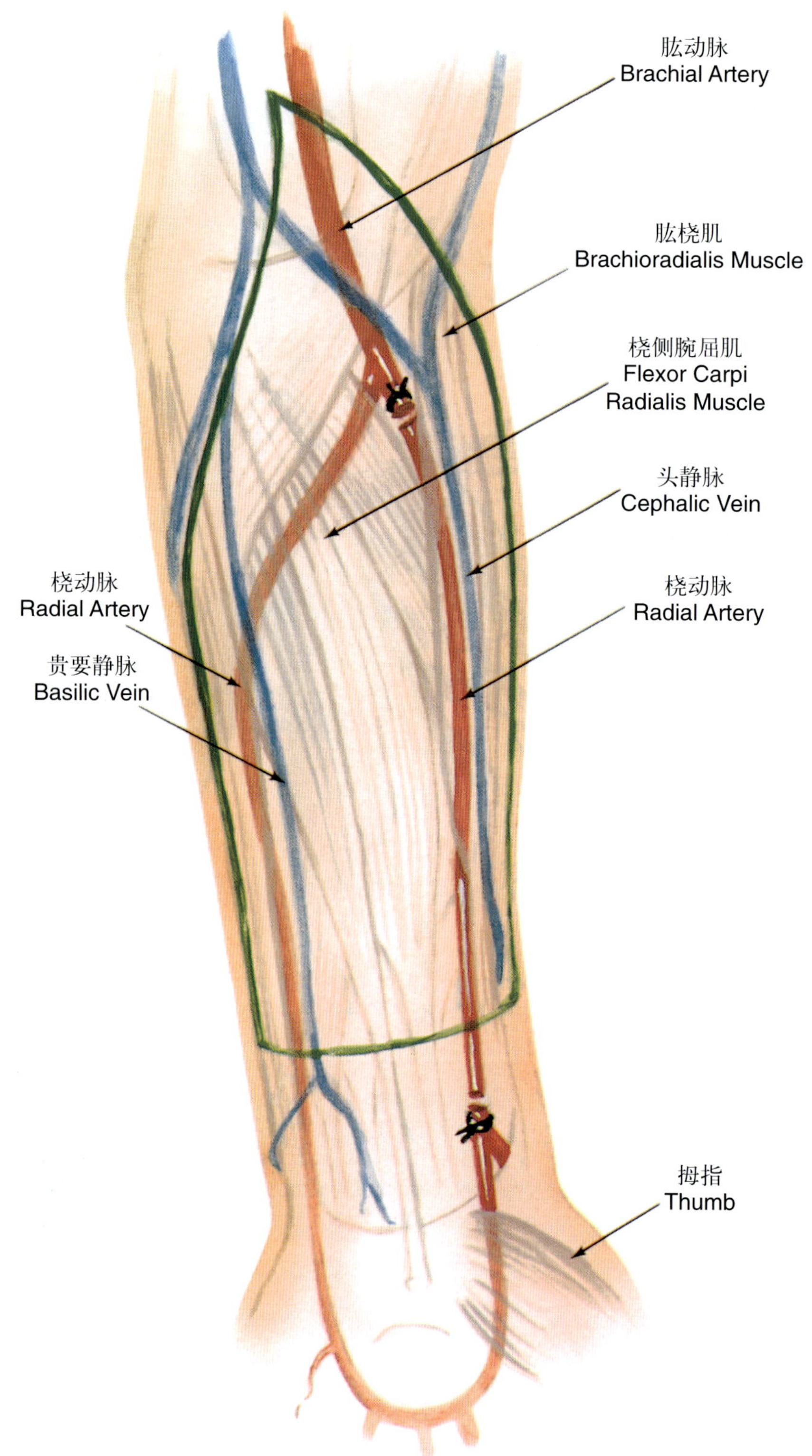

图 2-4 前臂桡侧瓣 此筋膜皮瓣由起源于桡动脉及伴行静脉的外侧肌间隔内的穿支动脉支持。

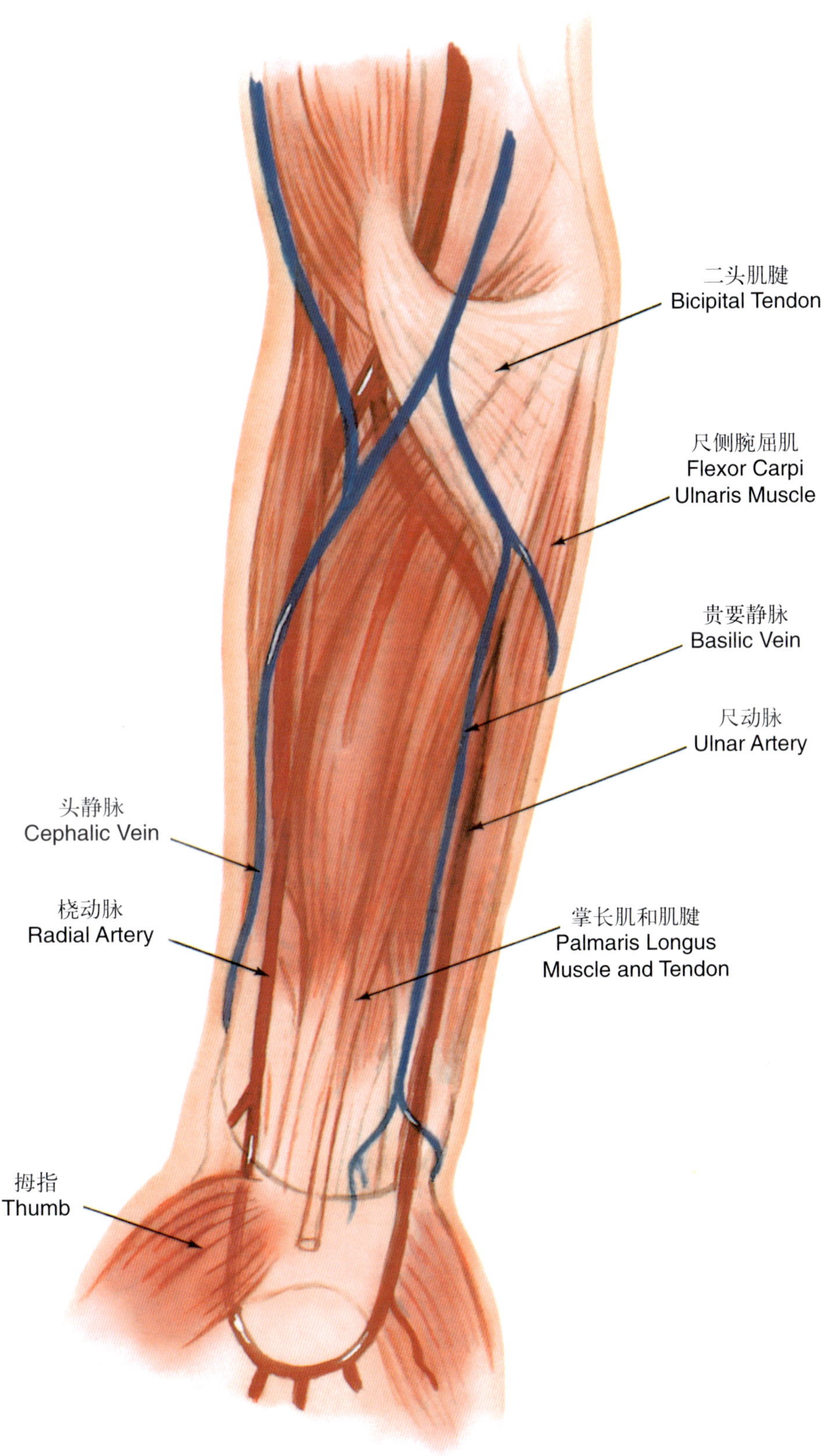

图 2-5　前臂尺侧瓣　此筋膜皮瓣由起源于尺动脉的前、外侧肌间隔内的穿支动脉支持。

2-5)。然而，3～4 条沿前及中肌间隔走行的皮支似乎比它们的桡侧分支要纤细得多。皮瓣分别由中和侧的前臂皮神经支配。静脉通过尺动脉或桡动脉的两条伴行静脉和一系列浅静脉回流，浅静脉是头静脉、贵要静脉和正中静脉的属支。

操作技术

掀取皮瓣前，要用 Allen 氏试验来评价其他主干和周围血管对手的灌流是否充足（图 2-4，图 2-5)。要对皮瓣的纵向血管作出计划，留出足够的蒂长度以便植入。皮瓣边缘切入深达前臂筋膜，在皮瓣的近端保留皮下静脉和皮神经。皮瓣从尺骨边缘提起，这里的前臂筋膜最厚。在深筋膜下平面处提起深筋膜，暴露出前臂近端和中间的肌腹。腱旁组织留在前臂远中已暴露的肌腱之上。找到侧肌间隔和拨离肌肉以后，将皮瓣从前臂桡侧缘掀起。肱桡肌的拉开允许分离及保护其下面的桡神经。向上牵拉皮瓣并清楚确认肌间隔深处的纵向血管后，将筋膜与桡骨膜断离。皮瓣和其动脉及伴行静脉一起由远中向近中掀起，确保长皮穿支血管不受拉伤。

若皮瓣中需包括骨组织，则应使外侧肌间隔完整地保留到桡骨膜，并且长屈肌肌腱套和旋前方肌也要保持与骨连接。在旋前圆肌附着和肱桡肌附着之间，大约上至 10cm 的骨组织可以和皮瓣一起移走。营养桡骨的主要血管在拇屈肌之下进入前面的中点。为避免继发压力性骨折，可以取走桡骨皮质的 1/3。这段桡骨适合于用作嵌体式骨移植片修复颌骨或颧突，或作为小段颌骨缺损的骨间移植片。

掌前臂皮瓣的主要缺点是在供体部位，特别是必须用断层厚皮片来遮盖。起初前臂留有草皮样创面，但随后逐渐被纤维化组织充满。供区起皱并且色素沉着过多。通常需采用磨皮术、疤痕修复术和皮损区内类固醇注射等方法来改善供皮区的外观。用合适的敷料覆盖可以降低疤痕形成的程度。手的保留血管血供不足问题可以通过术前正确的估算和测血管血流来预防。偶尔需要移植静脉来恢复足够的再灌注。

3. 颞顶筋膜/颅皮瓣

由于颞顶筋膜瓣的独特性质,它能满足各种面部组织修复的需要(图 2-6,图 2-7)。宽大的带血管的组织皮片可以同侧带蒂转移,或作为游离瓣在耳重建中覆盖软骨或异体支架。包括毛发皮肤的岛状瓣可用于邻近头皮的重建。作为携带其下层颅骨的载体,颞顶筋膜(TPF)瓣是眼眶、颧部、下颌骨和乳突区外形缺陷的理想移植瓣。颅骨的几何形状使它成为解决各种复杂面容难题的松质骨。颞顶筋膜瓣可折叠来填充面部缺陷,或者在半侧面部短小时展开来增加软组织。

颞顶筋膜与 Mitz 和 Peyronie 描述过的 SMAS 以及盔瓣（galea）相毗邻。它在毛囊之下与皮下层紧密结合。深入至颞顶筋膜是一点松弛的结缔组织层，将筋膜与顶区的颅骨膜及其颞区颞深筋膜分开。颞浅动脉是颈外动脉的一个分支,走行于颞顶筋膜内,在颧弓上方

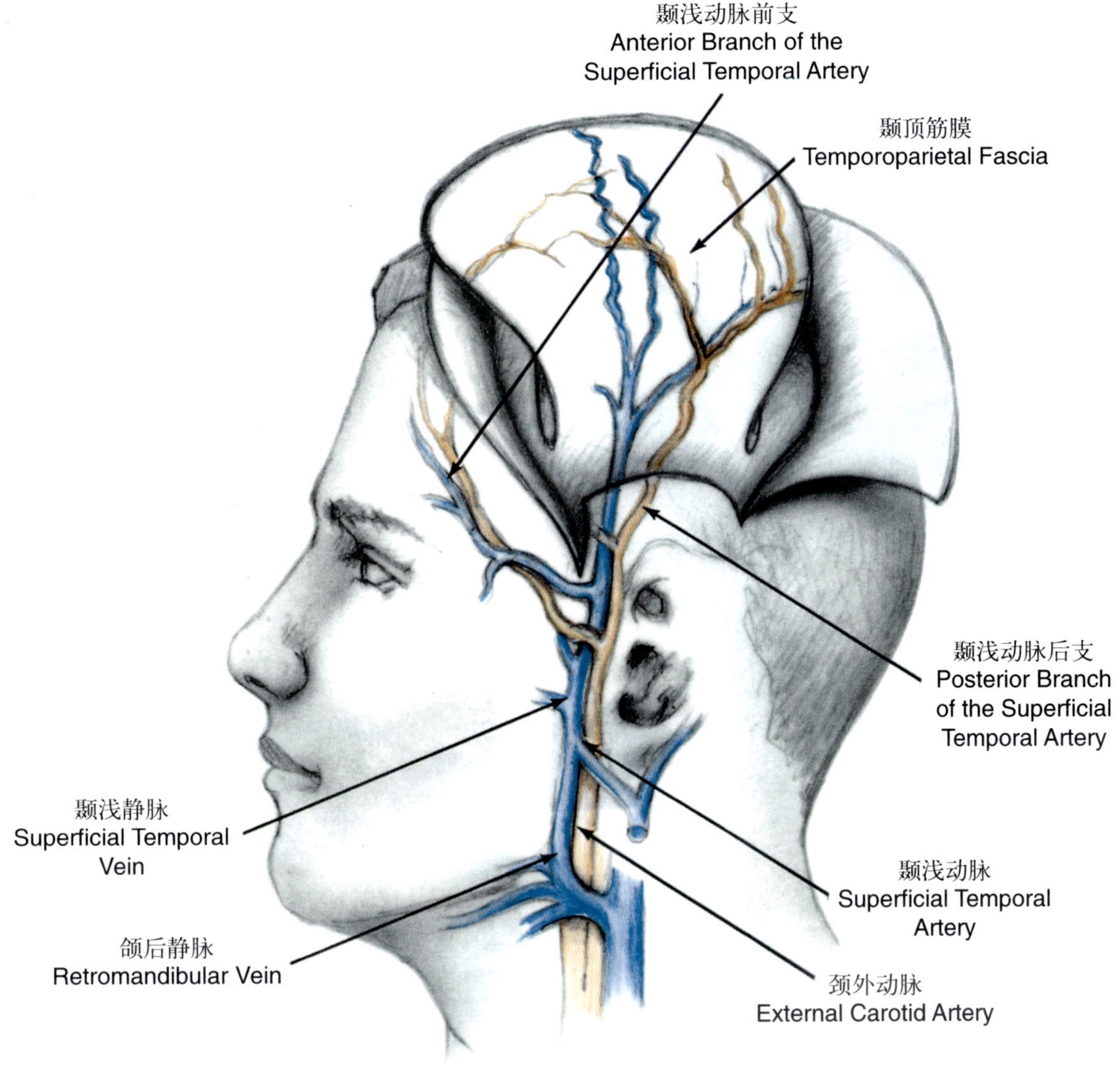

图 2-6　颞顶筋膜瓣　宽大的筋膜片由颞浅动静脉支持。

分为前支和后支。其垂直走行部分可在耳屏前一点用多普勒仪探得。颞浅静脉较为表浅，常位于筋膜表面。动脉平均直径为 2.0mm，静脉管径较大。额前和顶区的颅骨外板接受来自颞血管网的骨膜穿支的血供。

操作技术

通过耳前 1～2cm，深及腮腺筋膜的整容手术切口，分离开颞动脉和静脉。结扎颞中支，留一定长度。做垂直切口暴露出颞顶筋膜，长度为切口起点至颅顶点距离的 2/3，再做一水平切口，形成 T 形切口。立即掀起皮瓣，深至毛囊层（非自然平面）。修整皮肤切口以获得带头皮的瓣。颞顶筋膜容易与颅骨膜和颞深筋膜剥离，特别是建立了血管蒂平面以后。如果瓣中包括骨组织，可用骨钻、振动骨锯和曲面凿来取外层骨板作为颅骨片移植物（图 2-7）。足够的筋膜包括在这段骨组

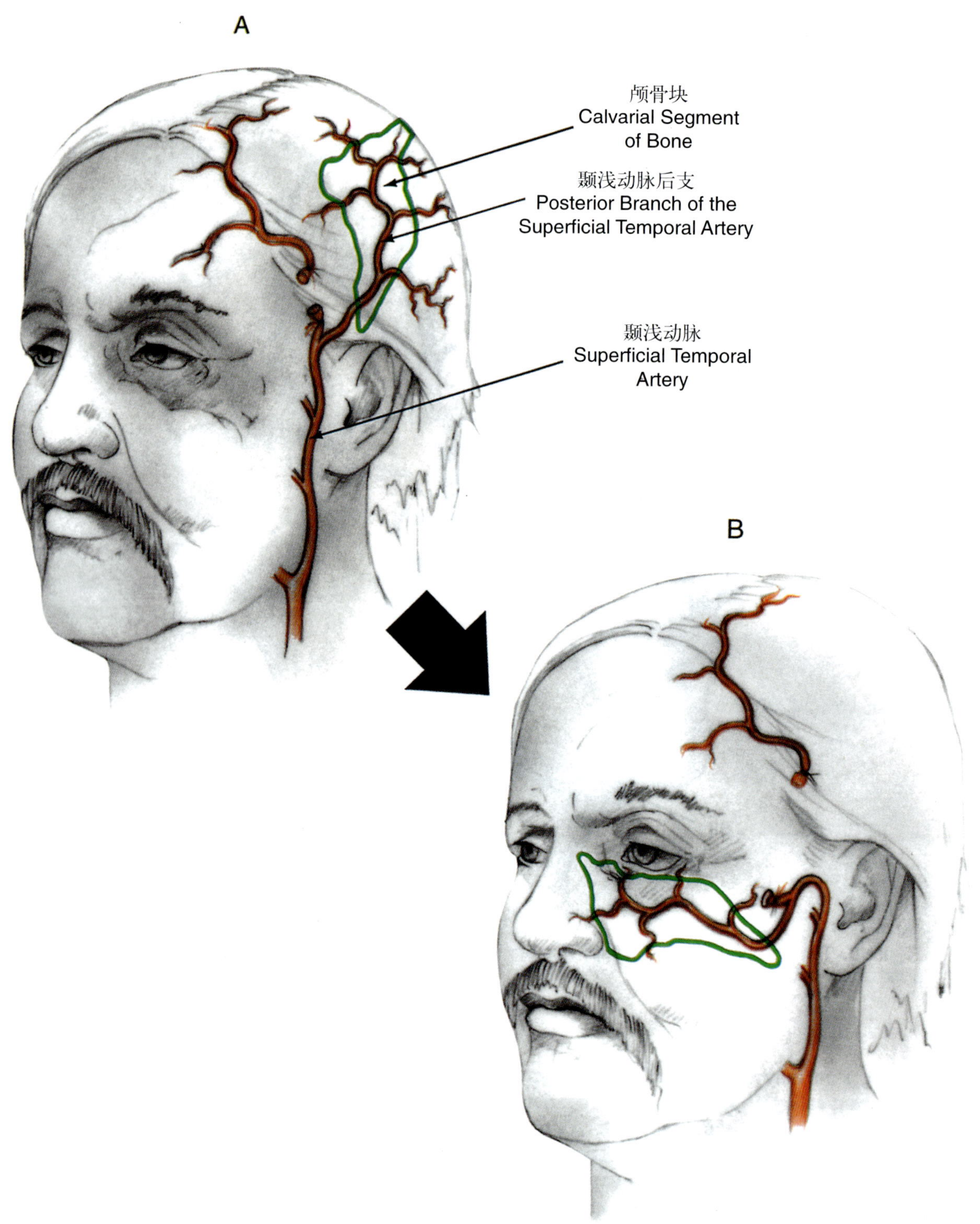

图 2-7 颞顶筋膜/颅骨复合瓣

A:在颞浅动脉后支上分离颅骨外板。

B:蒂穿行于皮下隧道到达理想位置。

织中，并通过小钻孔与外周组织缝合，以防止血供切断。

大多数情况下，供区可较好掩饰。若解剖结构浅或头皮微循环差，如吸烟者，则可能发生脱发。颅骨外层骨板切除造成的凹陷，经过一段时间就能充满。

4. 带血管的前额皮瓣

带血管的前额瓣是重建全鼻的理想瓣（图2-8），小的带蒂瓣偶尔用于内眦重建。前额瓣接近面中部的位置，有良好的血供、合适的肤色和相匹配的组织特性，使之成为重建全鼻和鼻的美容单位的理想皮瓣。额中部的主要血供是由成对的眶上和滑车上血管提供，两者都是颈内动脉的分支。滑车上动脉穿过眼周围肌外侧离中线约0.5cm。眶上动脉在眶内并在眶上孔1cm远侧，位于额/帽状腱膜表面。

操作技术

用多普勒仪确定在瓣的基底部的血管位置（图2-8），以便掀起带血管蒂的全瓣，或有薄皮肤蒂支持的瓣。在腱膜下层至眶上缘1cm内掀起分离的皮瓣。此时用小血管钳仔细地对滑车上血管进行显微外科解剖，随后与筋膜套分离开。此时可将薄的血管蒂旋转180°后插入。

供区创面的关闭，特别是全鼻重建用的皮瓣切取后是相当困难的。术前或术中的松解前额皮肤可使前额的线性闭合变得容易。筋膜也可单独使用于填补外形缺陷、窦的切除、修复硬脑膜缺损或作为缺损表面的衬里（例如，用于鼻梁重建）。

5. 游离带血管的髂骨瓣或骨皮瓣

髂骨的曲度使它能用于复杂的面部美容恢复手术（图2-9，图2-10）。髂嵴的弓形使之成为侧面和半侧下颌骨的理想替代物。骨内板的凹面是前额或顶区颅骨重建的理想骨源。大的皮瓣是由一系列肌皮穿支营养的，因此增强了其在软组织面部修复中的可利用度（如颊或口内的缺损）。

1974年Taylor等首先报告，在由旋髂深动脉（DCIA）供给的可利用骨的长度，当延伸至髂棘时，为16~18cm。愈合迅速并不受受区以前接受射线的影响。在对狗进行的研究表明，髂骨上的大面积皮肤是由DCIA供血的。由于从髂嵴内皮质有大量的血管穿支进入皮瓣，所以侧表面切除术便于将髂骨雕刻成需要的形状。

操作技术

皮肤椭圆区以髂前上棘的上界为中心，最大面积为15cm×20cm（图2-10）。近中切口沿腹股沟韧带线做。在横筋膜到前上髂棘几厘米内解剖DCIA（图2-9）。其升支分离1cm向前及近中到髂前上棘。暴露出血管蒂，并在髂骨内板表面的髂肌内用听诊器确定血管位置。

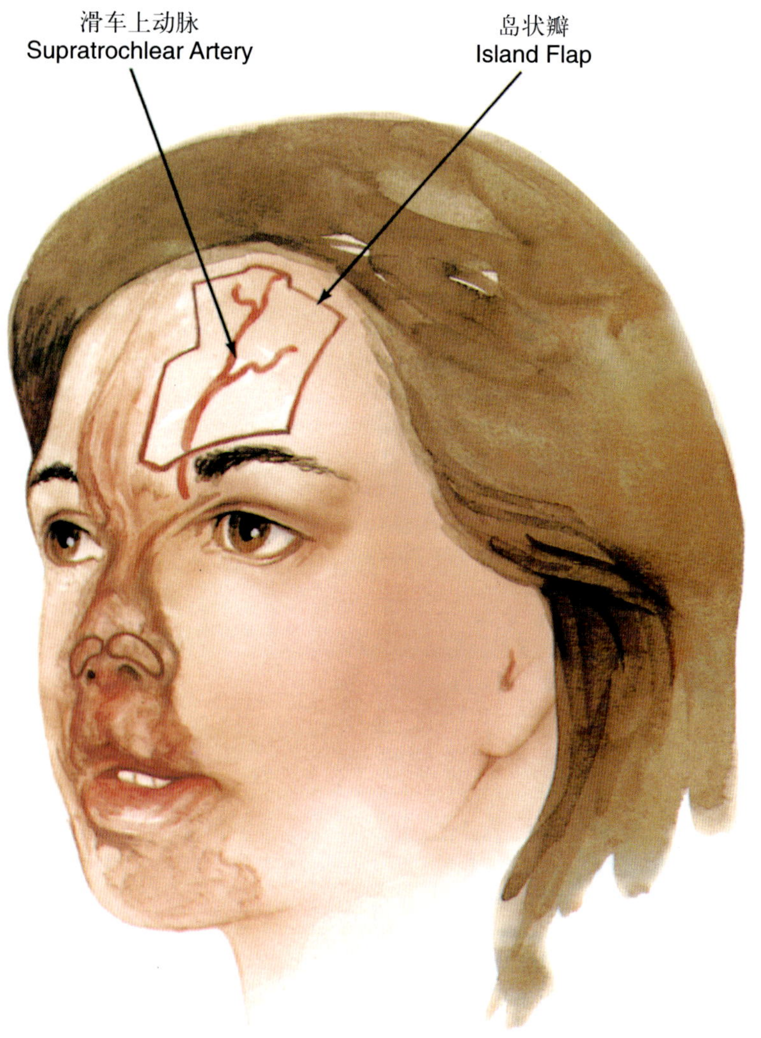

图 2-8 带血管的前额瓣 在滑车上血管上的腱膜下层掀起此瓣。

骨段从骨内板取得，用振动切骨锯分离骨片。至少要将 1cm 的髂筋膜套保留在 DCIA 径路以下。如果切取整个骨嵴，则将张肌阔筋膜和臀肌由前缘分离开。如果使用短而阔的皮肤，则需要沿嵴切取 2～3cm 的一条外附着肌肉。供区闭合是靠横肌与髂肌仔细地联结，以避免形成疝。将内外斜肌修补到张肌阔筋膜和臀肌，以敷盖骨创面。

尽管大块骨及软组织被切除，特别是在髂嵴外侧皮质被保留时，供区不太引人注意。皮瓣的缺点是和面色相比显苍白，在较胖的人中显臃肿。无规则的穿动脉避免了单蒂皮岛的隔绝和因此而造成的对其使用的置换部位的限制，如像肩胛骨皮瓣那样。厚的骨骼是即时或延时骨内牙种植的坚固而可靠的支持。

6．带血管的腓骨游离皮瓣

腓骨皮瓣适用于广泛的下颌骨切除重建，特别是当需要多次骨切开术来恢复联合弓时（图 2-11）。胫骨为管状致密骨，整个长度上厚度一致，其独特三角形横断面与下颌骨的形状是相似的。

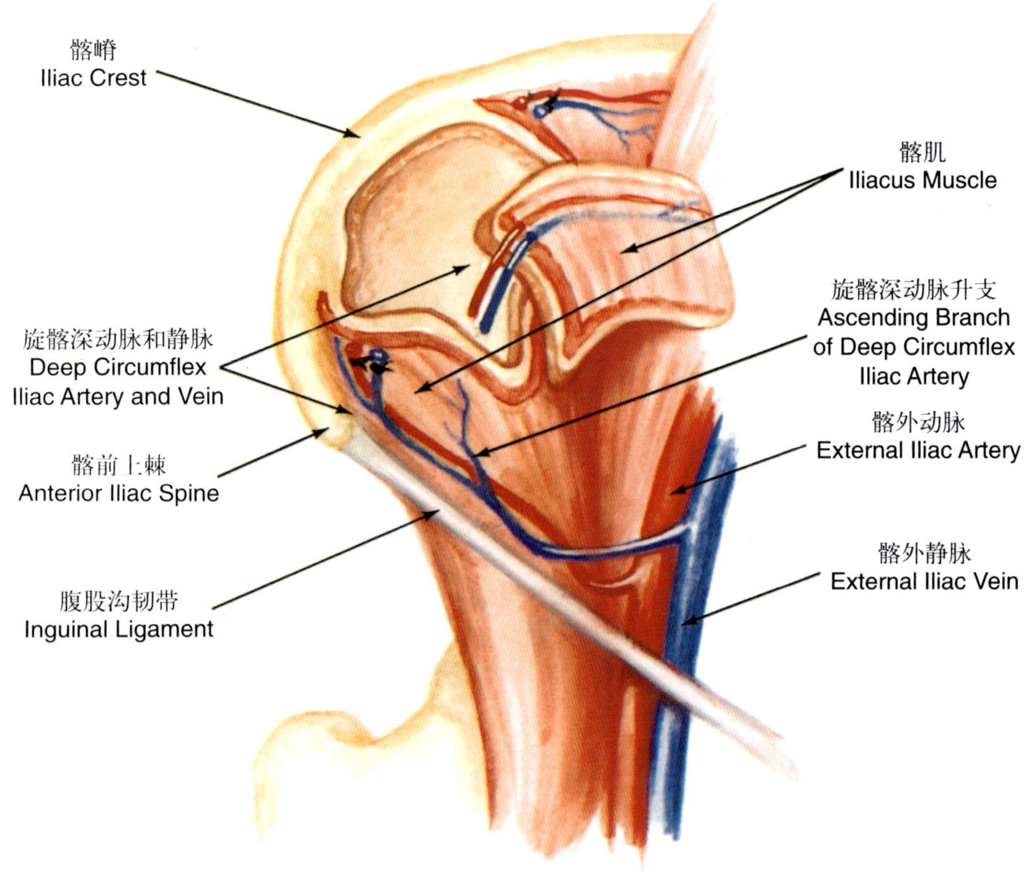

图 2-9　游离移植带血管的髂骨　骨块由 DCIA 和旋髂深静脉支持。保留髂肌肌腱套来营养骨膜内板。

Taylor 最先在开放性胫腓骨骨折时测量到其可利用的长度达 25cm，足可以恢复从一侧髁突到另一侧髁突的整个下颌骨。并行的腓动脉供给骨内和骨膜的循环，可接受多次骨切开以塑造骨外形，适用于任何下颌骨缺陷。网状骨适合于制作骨整合性植入物和重新塑造成骨板。

此种瓣可以作为骨瓣、肌骨瓣或骨皮瓣来提出。腓侧皮肤的血供被认为是薄弱的，但确信有 91.5% 的病人有穿动脉位于侧肌间隔内。一到二个相当大的皮中隔穿动脉位于脚后供血系统内，可灌注 25cm × 14cm 的皮瓣。

操作技术

从腓骨头沿腓骨后缘到同侧踝部的直线是椭圆形皮瓣的中心线（图 2-11）。精确的设计应考虑到所需骨段的尺寸、蒂的长度，以及骨和软组织缺损之间的相互关系。止血带加压至 40kPa（300mmHg），随后切开岛瓣，掀开皮肤深至筋膜，直到露出皮中隔穿动脉血管为止。从踇屈肌钝性分离出比目鱼肌，并用电烙术从腓骨上切除。根据所需腓骨的长度，调整近中切口。远中切口应离踝突至少 5cm，以保持踝关节的稳固。沿骨的后缘剥离踇屈肌，并向远中沿腓血管

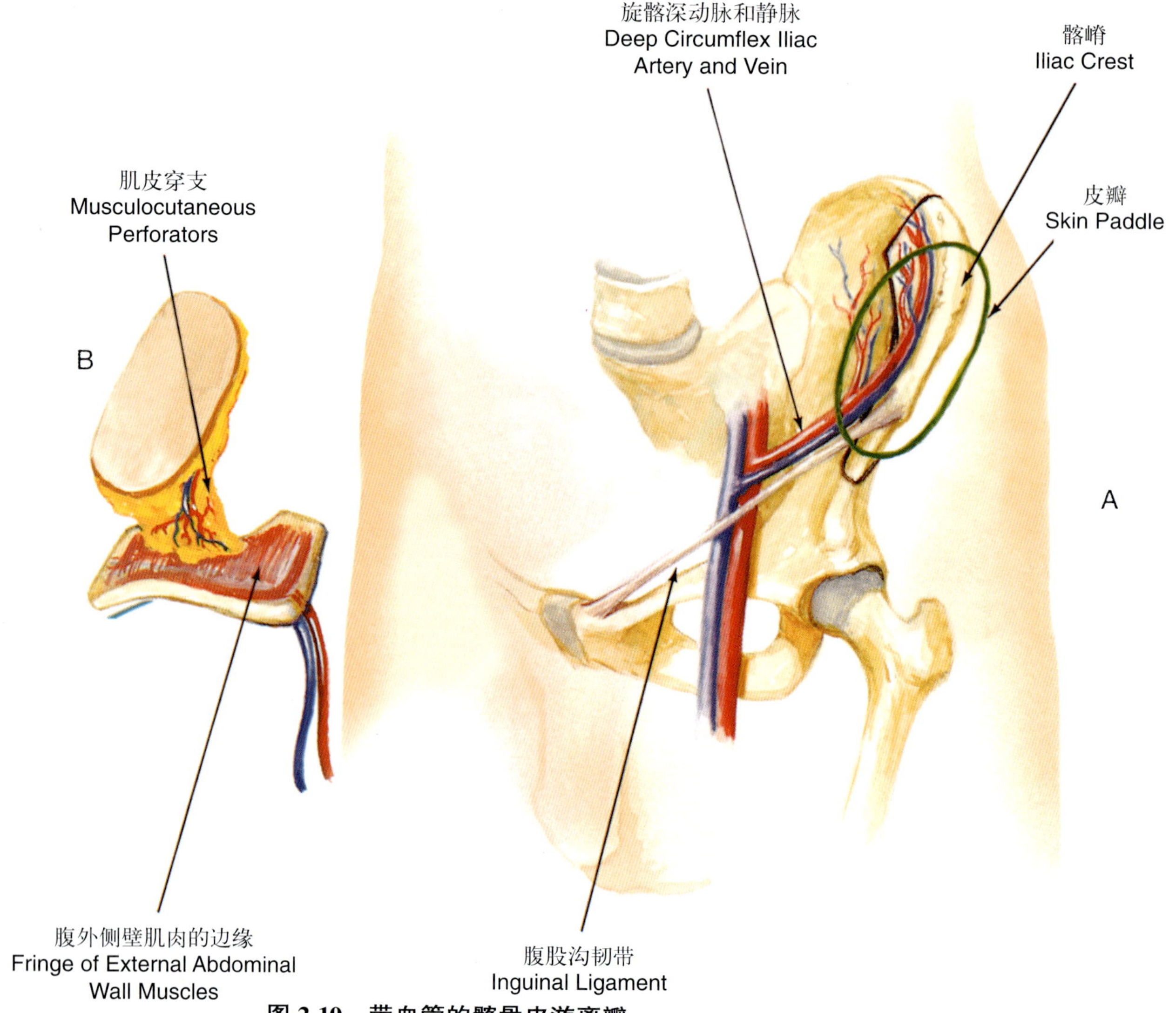

图 2-10 带血管的髂骨皮游离瓣
A：皮肤部分以髂前上棘表面为中心。
B：在额嵴处保留 2～3cm 的腹外侧来保护肌皮穿支动脉。

分离。牵引其基底部，同时沿血管束和腓后神经侧缘之间的正中缝分离胫后肌。

尽可能在转移和植入前塑造好腓骨形状。在切口部位作出标记，在腓骨外侧做半环状骨膜切口（保持骨膜的血供）。用振动锯行骨切开术，修整骨边缘形状，使之接近能使骨间坚固的理想角度。

总的说来，供区是合适的，但问题是过分切除远中骨组织会造成踝关节的坏死。偶尔，由于踇屈肌和胫后肌的分离可造成踝运动失调。大于 4cm 的皮瓣供区的初期闭合是困难的，常需要断层皮片移植，以达到美容目的。

7. 足背/第二跖皮瓣

作为单独使用的薄的柔韧皮肤，足背筋膜皮肤瓣很少首选，因

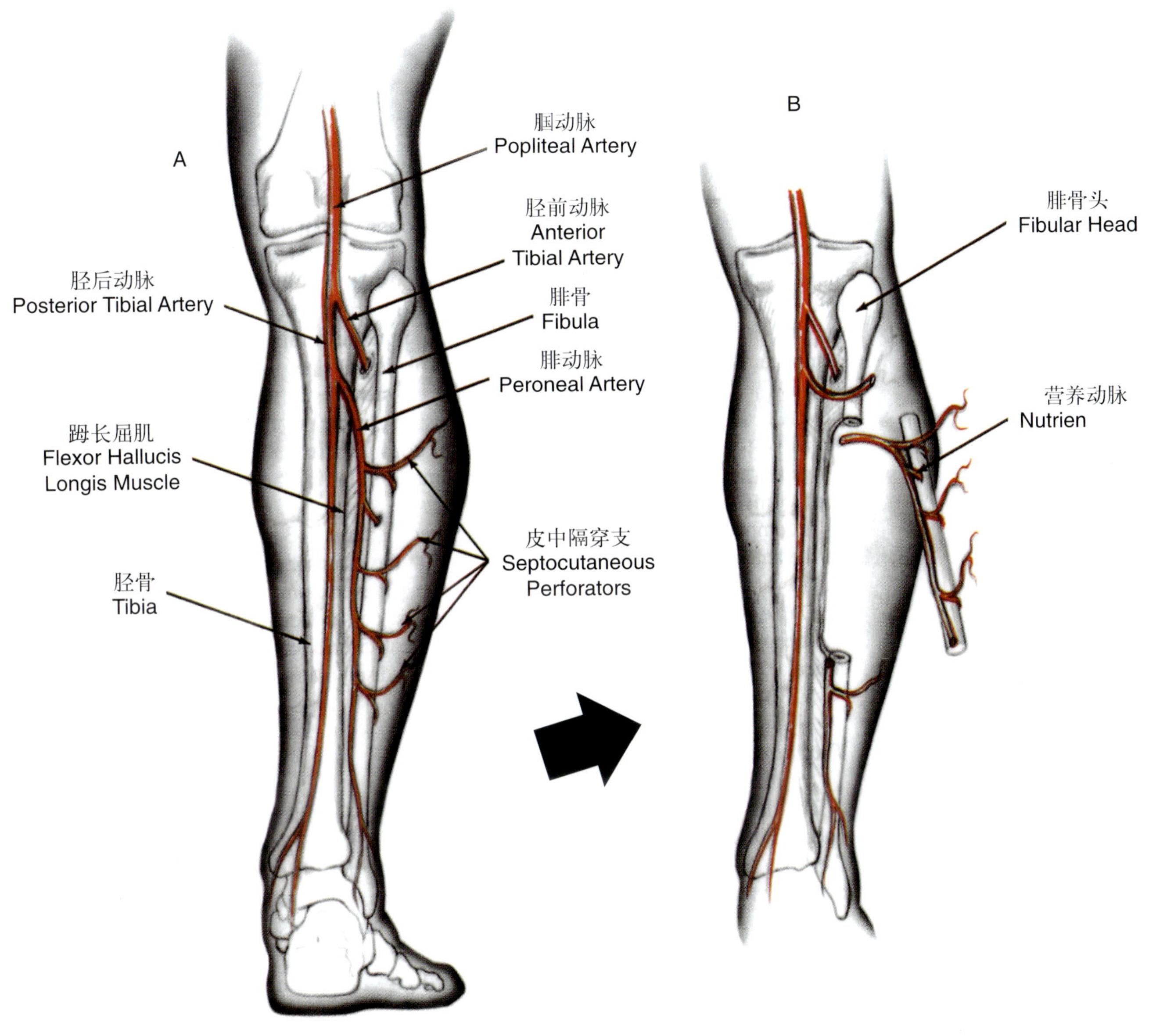

图 2-11　带血管的腓游离瓣
A：平行走向的动脉供给腓骨的骨内及骨膜循环。
B：骨块上保留 1cm 的踇长屈肌肌腱套。

为其供区容易发生并发症（图 2-12）。其他供区，比如前臂桡侧和锁骨上的供区，可提供相同的皮肤组织结构和厚度，而不受任何限制。然而，足背筋膜皮瓣与第二跖骨体和第二跖趾关节之间的解剖关系，为鼻和颞下颌关节重建术中提供了一个独特的修复机会。足背/第二跖骨体游离皮瓣，是大面积的面部枪击伤和低分化侵袭性肿瘤切除术后进行的，包括骨架、外形及内衬的全鼻再造选用的皮瓣。第二跖趾关节的绞链关节结构与颞下颌关节是相似的，常用作整个关节的自体替代结构。

复合皮瓣以足背动脉为基础，血管直径2 ~ 3cm，是胫前动脉的延续，在小腿十字韧带下走行。有近12%的病例血管直径可能减小或血管缺如。所以术前需用多普勒血流仪或复式闪烁扫描仪进行检测。骨间深肌内的第一跖骨背动脉供给第二跖骨膜周围循环，关节支供给关节囊，经过远中足背动脉到趾。

操作技术

此皮瓣的设计以足背动脉为中心，远中至小腿十字韧带并不超过趾间网状间隙（图2-12）。若第一跖骨背动脉深行于骨间肌，则皮瓣的远中部分可随意。最宽为8～12cm，最长为14～16cm。

手术开始时，先切开小腿十字韧带，并分离足背动脉及伴行静脉和腓深神经，后者位于踇长伸肌腱和趾总伸肌肌腱之间。血管襻紧贴蒂底走行。皮瓣由侧面向近中掀起。在踇长伸肌腱旁组织层，用手术刀锐性分离至第二跖骨体中部。从近中部位，将皮瓣提起在踇长伸肌腱之上。解剖的关键在于从踇短伸肌腱附着处分离此肌腱至踇长伸肌。整个踇短伸肌被包括在皮瓣内，其位于皮肤和第一跖背动脉之间。在跗骨层，从骨膜锐性分离足背动脉并向远中解剖。确定足底深动脉，并在其伸入足底弓处结扎。在第一、二跖骨间隙内解剖第一跖骨背动脉，并包括骨间肌肌腱套。如果第二跖骨包括在皮瓣内，则所有第一跖动脉侧面的肌肉都必须与跖骨体保持结合。固定第一和第三跖骨头的横深韧带被各自横向切断。在跖趾关节处行关节断离术，骨体向后牵拉使之从软组织游离出来。类似的方法，从楔状和邻近的跖骨分离关节。在转移整个跖趾关节时，到第二脚趾的趾背血管要在第一网状间隙内解剖，并追溯到关节囊附近。整个脚趾连带皮瓣一起切除，最后，牺牲掉中和远中趾骨。

将整个复合皮瓣由远中向近中掀起。位于踇短伸肌的起始端在肌腱的近中缘向第二趾分离，结扎足跗侧动脉和弓形动脉。足背皮瓣带有足背动脉，和其表面下的踇短伸肌在它们的血管蒂上被分离。

供区常需要用断层厚皮片移植。若此移植物不成活，特别是在踇长伸肌肌腱之上的，可通过带有腱旁组织的移植皮肤基床细致覆盖或肌腱创面上的近中皮肤的生长而消除。需要垫高脚部和(或)加压包扎至少4～6周。近中解剖腓深神经残余并将其深包于远中小腿肌肉之内,以防止足背部继发神经瘤的发生和避免鞋的刺激。

四、术中雕刻

最终的面部外形成功塑造，不仅决定于将植入面部皮瓣的精心设计，而且决定于术中、移植前后的精雕细琢。慢性水肿后的最终收缩和随后形成的瘢痕，不会像第一步手术建立的仅有微小差别的面部形状那样令人满意。理想的情况是，首次手术位置血管蒂上的皮瓣持久的血流灌注，依靠近血管吻合处血管蒂颈区的充盈。

操作技术

这一目标的实现依靠创造性的术前设计和血管蒂上皮瓣形态的

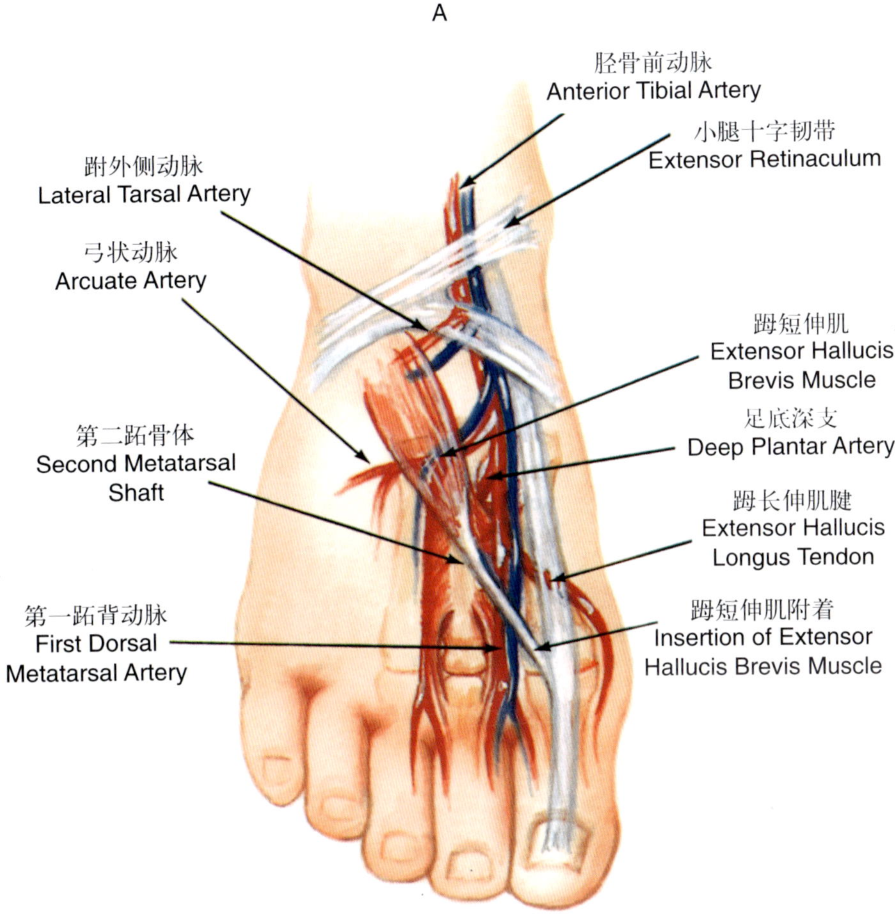

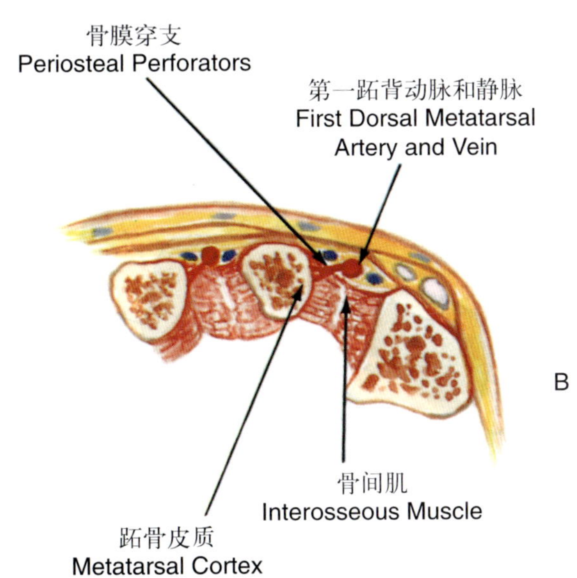

图 2-12　足背/第二跖皮瓣

A：复合瓣以足背动脉及其伴行静脉为轴血管，此动静脉为胫前动脉和静脉的延续。

B：跖骨体的骨膜循环由第一跖动静脉的骨膜穿支血管提供。

确定，要允许术中最大可能的修整。术前认真研究每个面部器官，决定什么部位需要减薄（图 2-13）。例如，在颊部或半侧面部修复术中，大部分轮廓线是在眶周、耳前和沿下颌线走行。最厚的组织块留在颧骨上，稍薄部分在颧骨下，沿颊唇沟和颏唇沟。在决定供区皮瓣位置时，其图样的确定要使多普勒测定的蒂深位于皮瓣的最厚点。一旦确定何处最薄后，这个位置上的皮瓣部分的皮下层应削薄，皮肤下只留极薄的皮下脂肪层。越接近厚的部位，皮下脂肪层逐渐增厚。当然，邻近蒂的软组织要保留全厚直到筋膜，以便不损伤血管路径。

解剖和分离蒂后，将这一精心裁制的复合皮瓣转移并松弛的固定在裸露的面部缺损创面上，通过与受位血管的显微血管吻合术实现灌注再通。在确保血管吻合通畅后，完成皮瓣的进一步雕刻，特别是在模拟正常组织的边缘和轮廓线处。在消除多余的脂肪期间，术中持续使用多普勒仪来不断重新确认血管蒂的位置。皮瓣永久固定时，缝合口应位于各面部单位交界处。

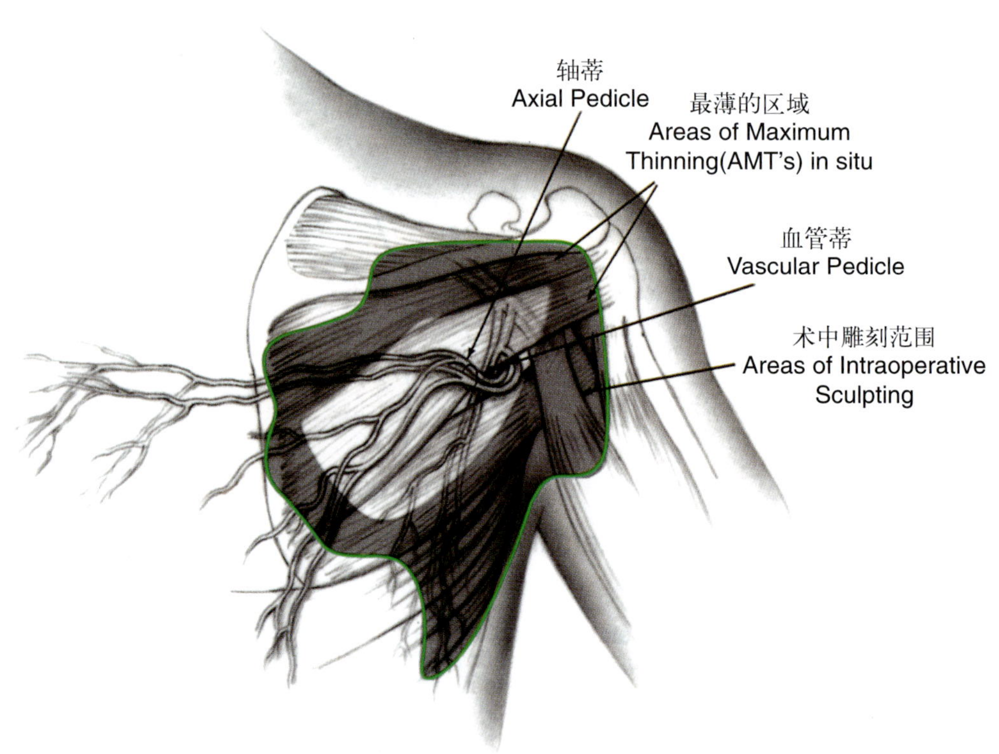

图 2-13 术中雕刻 就地对预成形的美容单位的皮下平面进行修薄，以达到适当薄的面部轮廓。使皮瓣置于用多普勒听诊法确定的轴蒂下面。

第3章

计算机三维成像和计算机模型在面部修复中的应用

伴有骨结构变形的面部缺陷一直困扰着整形外科医生。由于没有一个指导性的“整形图”，整形医生只能依靠经验对异常部分的几何形状、尺寸进行细微的“猜测”，所以要在手术中实现“精确吻合”的骨骼移植是非常困难的。此外，移植骨骼需要重新削整、修改、嵌入，麻醉时间往往会延长。

现在，我们可以利用二维 CAT 扫描数据形成三维图像，这对评价结构缺陷和设计自体组织游离移植帮助很大。在复杂的面部修复中，往往应用带血管自体骨移植，利用计算机做出的丙烯酸脂模型能极大地方便移植设计和实施。

一、三维成像

三维成像技术最早是从汽车和航天工业中的数据处理发展起来的。现在，三维成像软件已经在复杂的正颌和颅面修复设计中广泛应用。多层面的、立体的颅面解剖结构图像可以通过常用的计算机辅助X断面摄影技术（CAT）得到的平面数据转化得到，也可以通

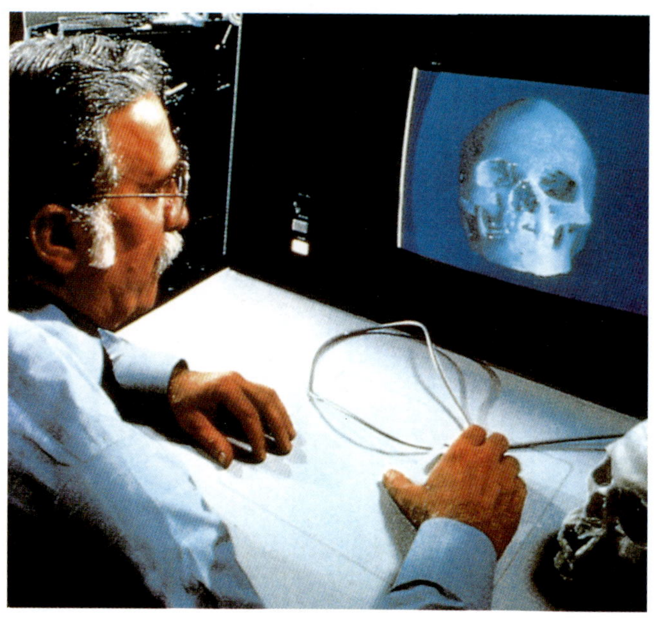

图 3-1 由双探头 CAT 扫描数据形成三维图像的工作平台

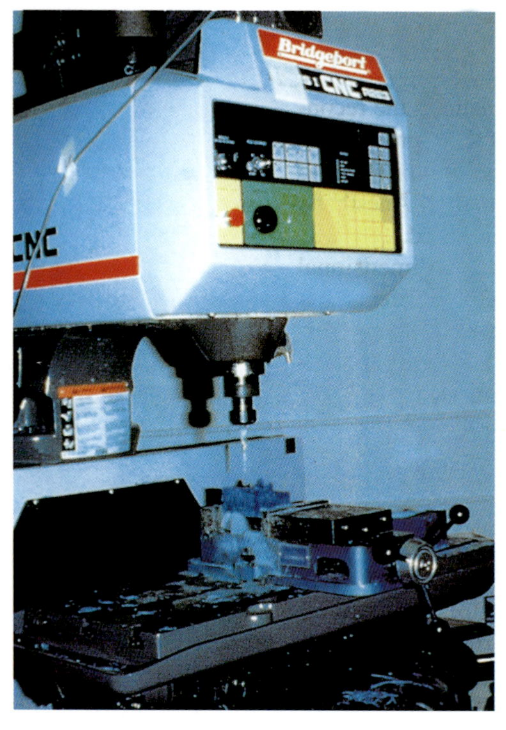

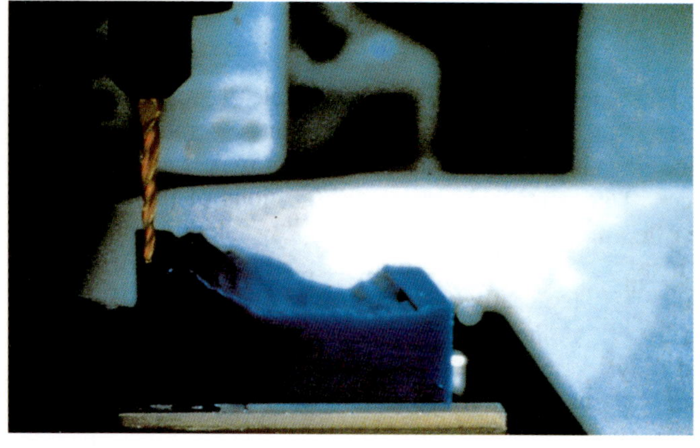

图 3-2 左：由计算机数据控制的数控机床。
右：蜡阴模的特写镜头。

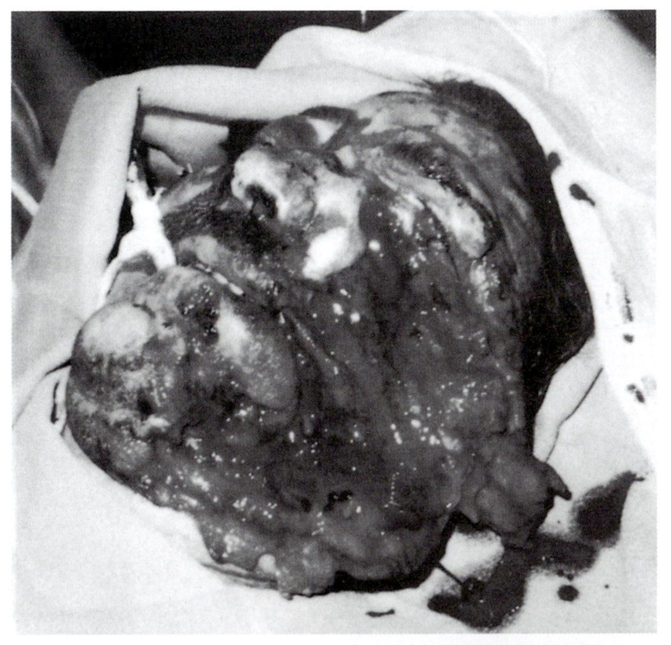

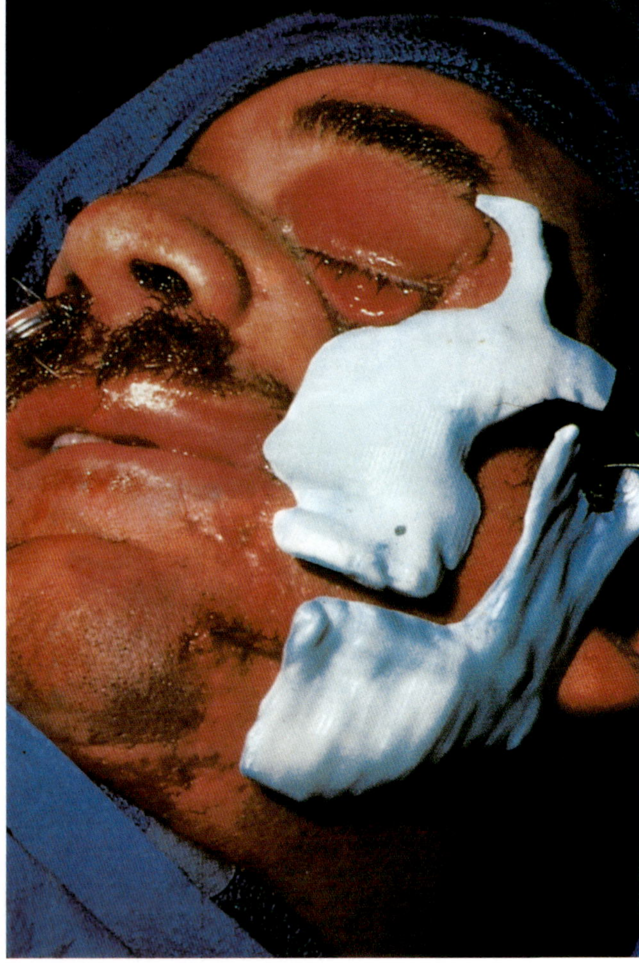

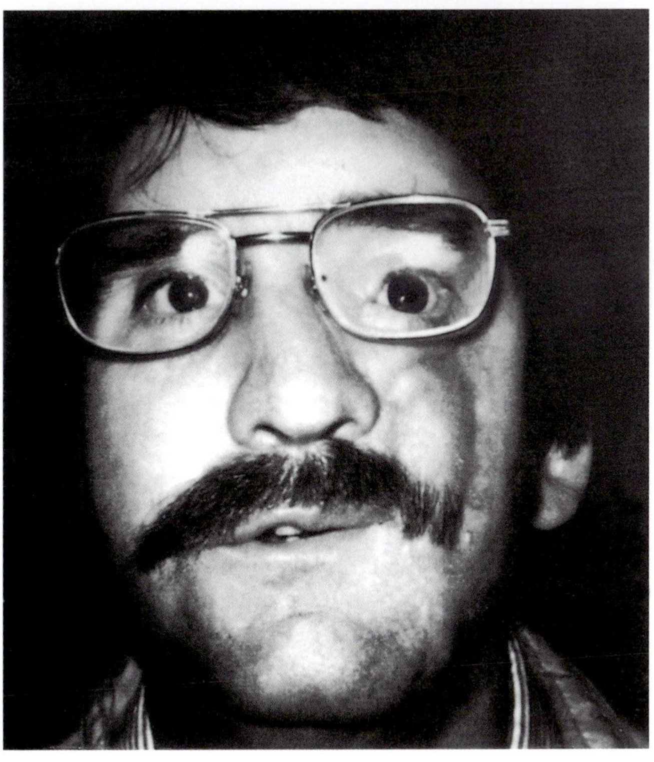

图 3-3　例 1

左上：一名 **40** 岁越战老兵的面部枪伤。

右上：计算机辅助制作的半侧下颌骨和眶部缺损的模型。

左下：眶及下颌骨重建术后正面像。

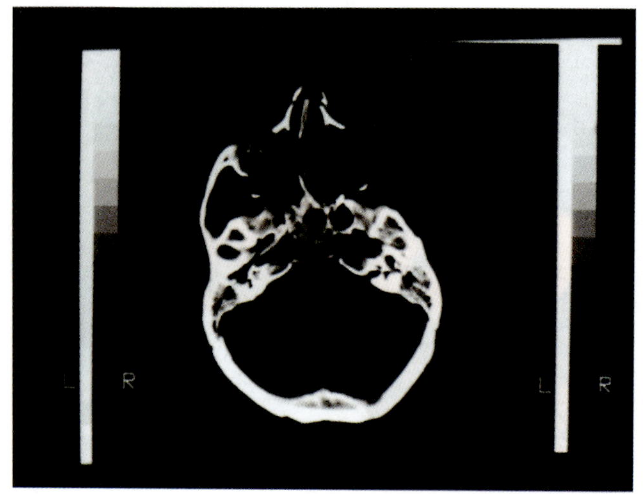

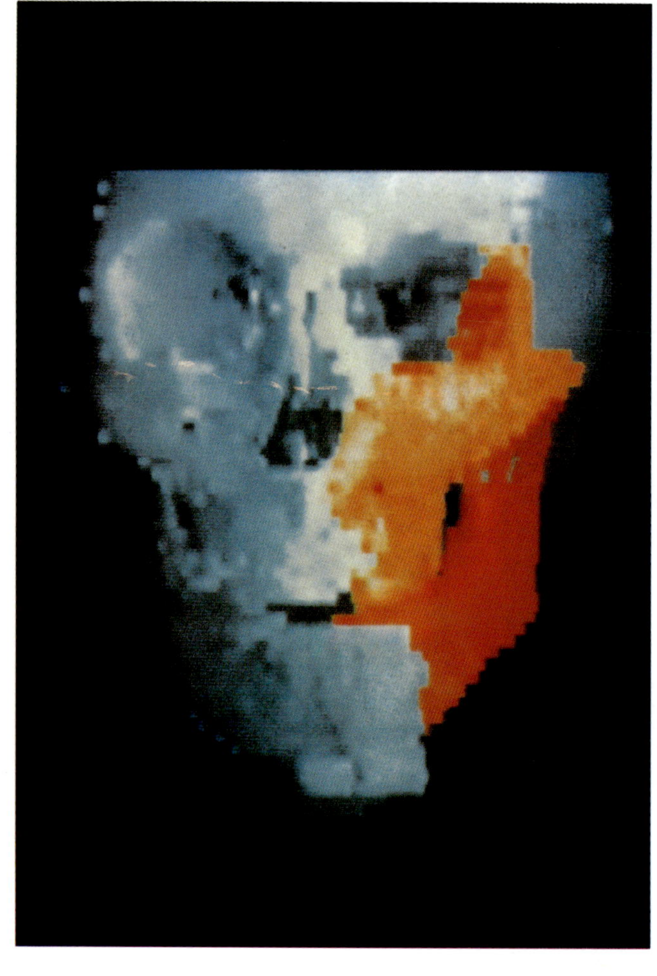

图 3-4 例 1
左：双探头 CAT 扫描图像。
右：眶及下颌骨缺损的减影分析成像。

过核磁成像（MRI）取得（图 3-1）。结合头部测量学的测量和人体测量分析，转化而来的三维图像已经被用于制定手术计划。Altobelli 等通过使用模拟骨锯、手术刀的软件在三维模型上直观模拟截骨手术和骨骼的运动。依靠对患者的人体测量，通过对硬组织和软组织的校正，皮肤的表面撕裂过程就被动态地显示在高分辨率的显示器上了。

替代这些贵重的设备在商业上已经成为可能，Tamai 和 Akimoto 等用 PASCAL 语言开发了一个软件程序，它可以利用普通的 CT 数据和个人计算机产生图像。

二、利用计算机构建的模型

单侧结构上的问题可以通过对正常一侧的分析加以解决。把面部正常一侧映射到不正常的一侧，通过测量，模拟创伤的缺陷。然

图 3-5 例 2 左：31 岁男子的左颧骨塌陷。
右：带血管骨移植修复颧骨术后。

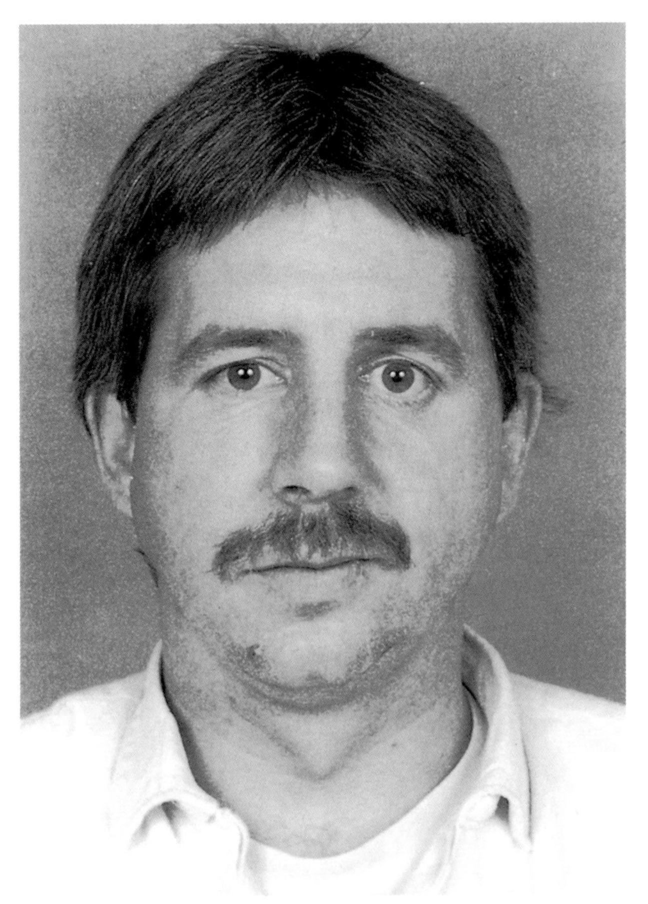

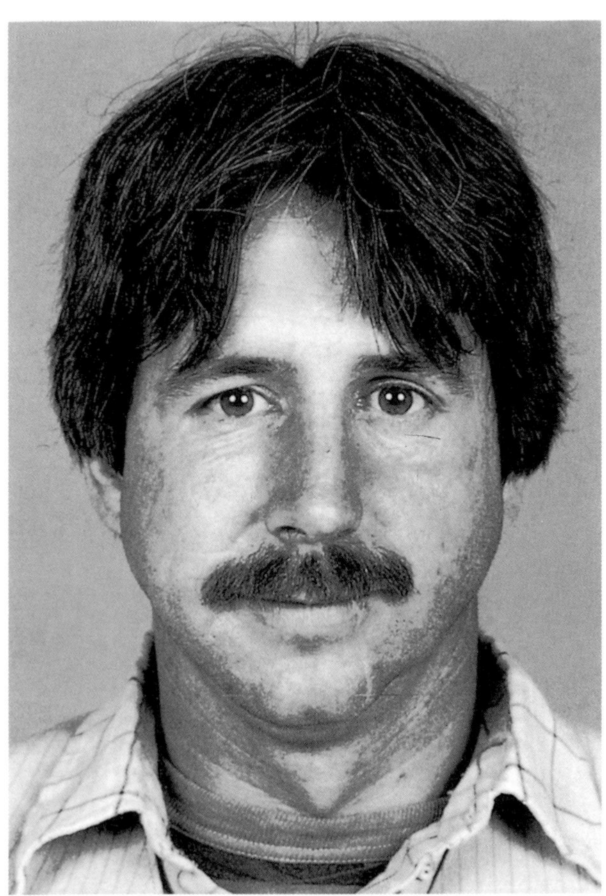

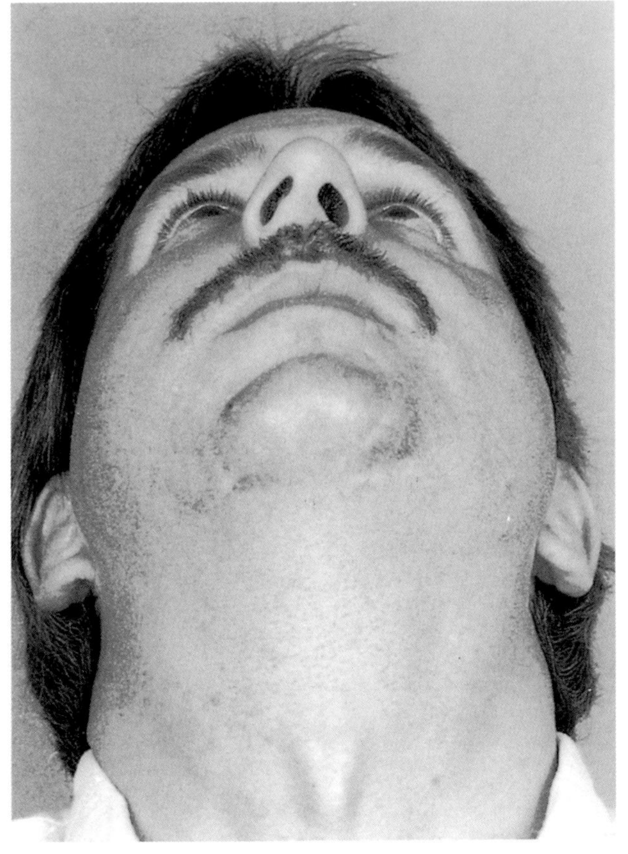

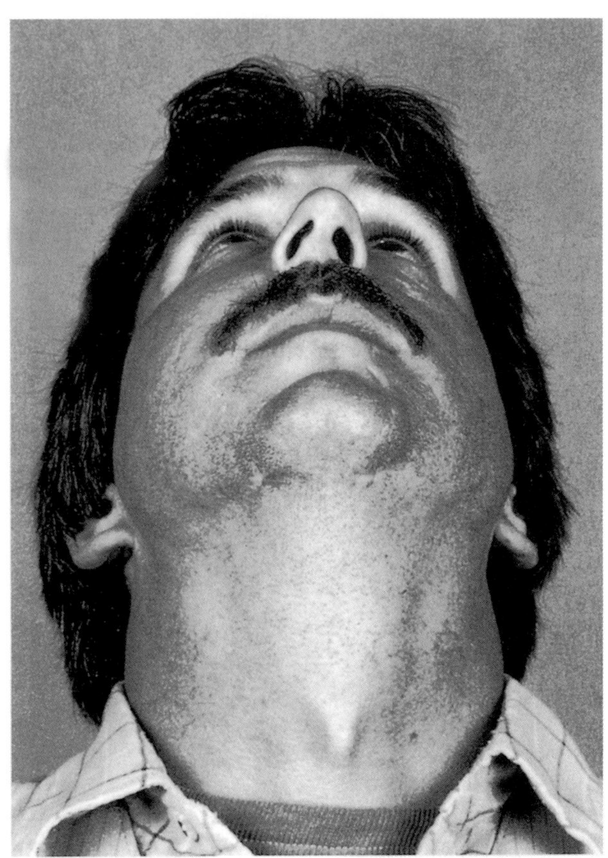

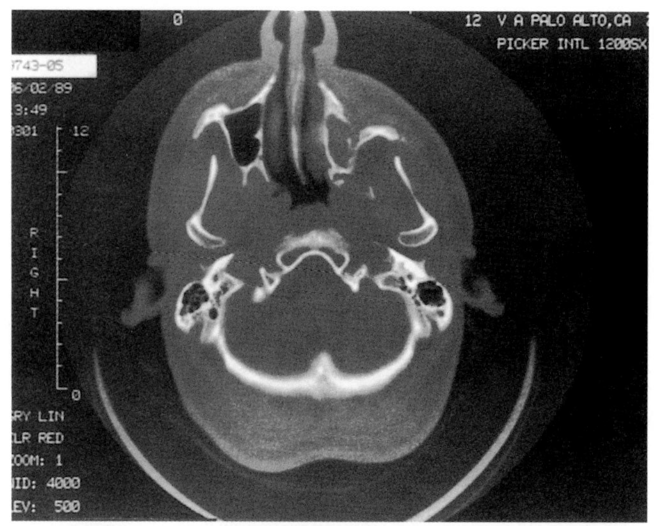

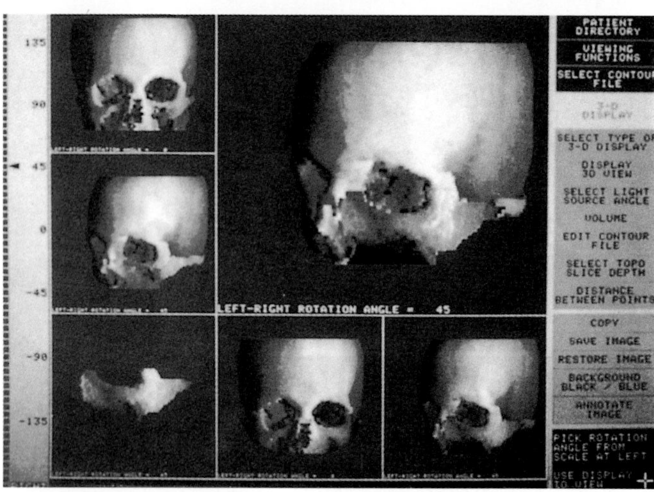

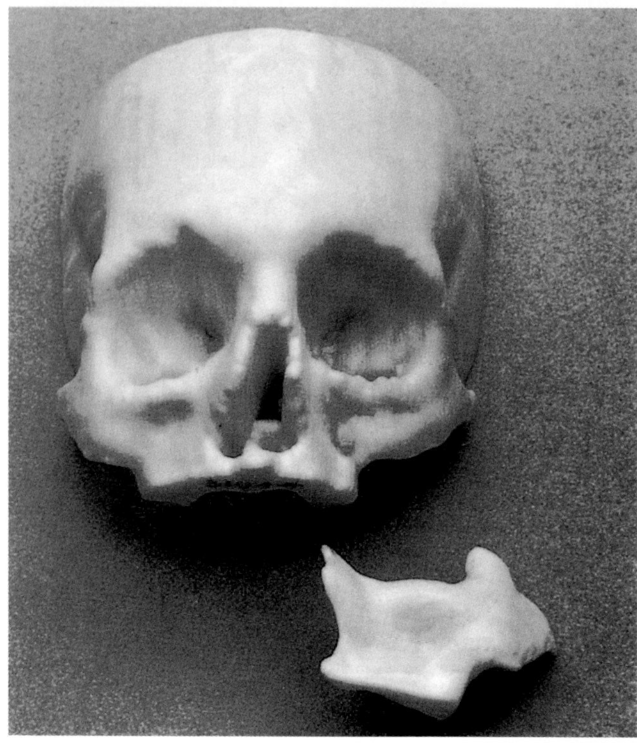

图 3-6 例 2

上：颧骨塌陷的 CAT 扫描图。

中：缺损的三维成像。

下：计算机辅助制作的丙烯酸脂模型。

后把数据输入数控机床，机床塑造出阴模，然后在里面灌入速干的丙烯酸脂（图 3-2）。这些丙烯酸脂模型已经被用于颅眶重建中的塑料假体以及复杂面部修复中带血管移植骨模型。在手术中，利用计算机构建的无菌模型，可以为移植物的大小、形状、方向提供指导。

操作技术

术前的 CT 数据以数字化形式储存在磁带上，可以通过 CEMAX 1500 硬件软件集成系统转化为头骨和面部解剖的三维图像（图 3-1）。数字减影分析产生一个“底片”，图像中以不同的颜色显示出来（与正常侧比较后反映出缺损的部位）（图 3-4）。数码信息被传输到三维 CNC 数控机床制作蜡型，并由此最终制成丙烯酸脂模型，精确度在 2%以内（图 3-2）。

术中，利用消毒好的丙烯酸脂模型选择理想的供区（例 1 ~ 3）（图 3-3 ~ 图 3-9）。下颌骨联合或颧骨突起的精确曲度可以在模板的指导下由颅顶、肩胛或髂嵴选取。深度的变化和薄厚的削减以及精确的尺寸，都要使用电气化工具或手锉在骨移植体上精心雕刻。取骨移植体的手术可能需要术前演练，练习可以在尸检室使用精确的常规模型进行，也可以在高分辨率的显示器上使用三维成像技术进行数字化模拟。

利用计算机为面部修复产生模型是非常昂贵的（1500 ~ 2000 美元），所以只在遇到复杂的面部结构困难时，这项技术才被推荐使用。使用此项技术的优点是有利于精确地进行术前计划，减少对移

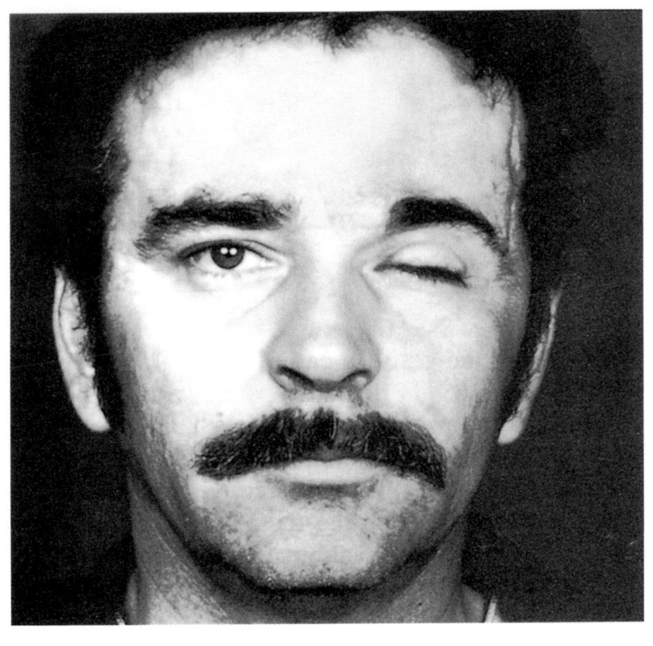
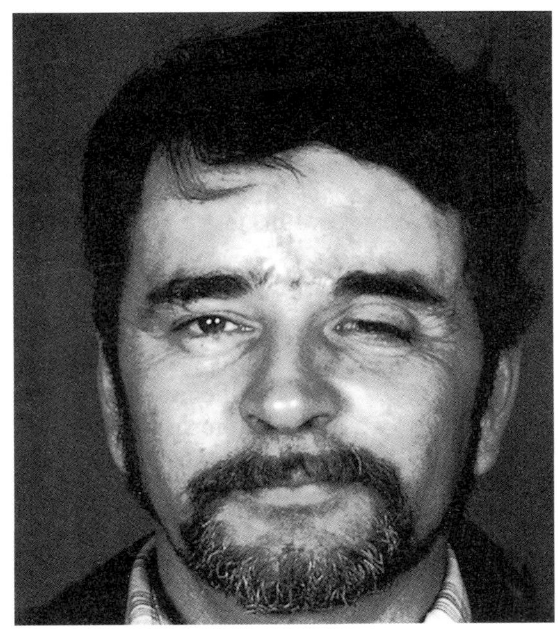

图 3-7　例 3　左：40 岁男子的额骨塌陷。　右：带血管髂骨移植术后。

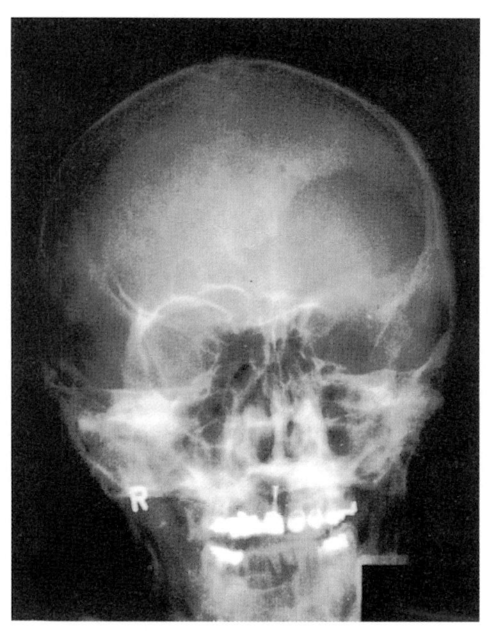

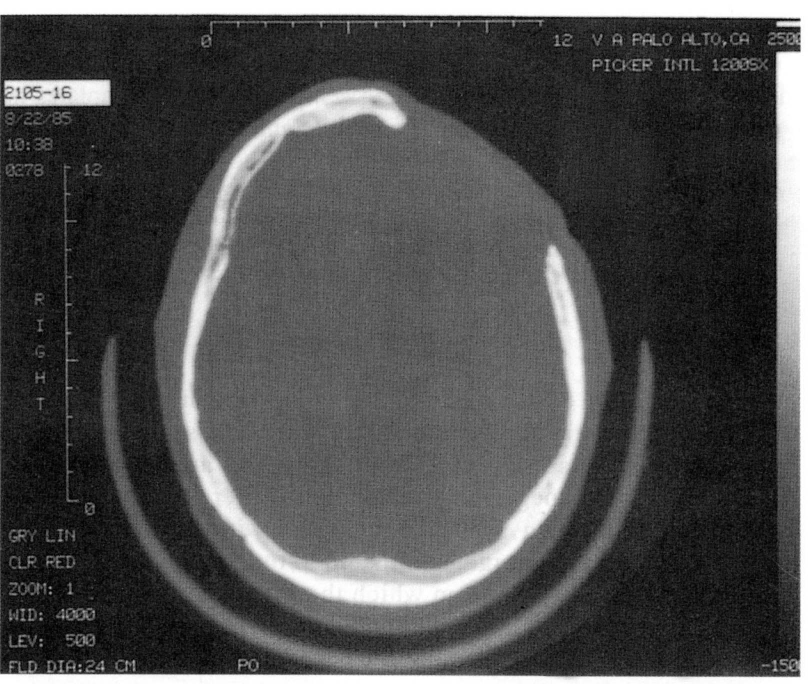

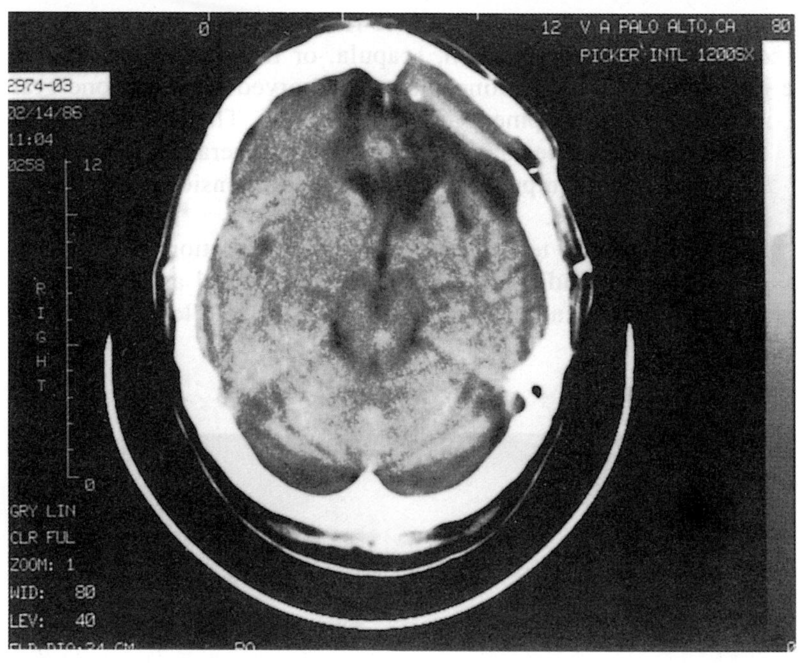

图 3-8　例 3
左：额骨缺损的 X 光图像。
右上：额骨缺损的 CAT 扫描图。
右下：带血管骨移植体植入后 2 年。

植物形状、大小、定位等的主观猜测。对于带血管的骨移植，在术前计划中可以通过模型预测血管的蒂的长度和方向以及移植骨位置的轮廓。根据我们的经验，数字化复制得到的缺陷“实际尺寸”往往比用“肉眼”通过 CT、MRI 或普通 X 片估计得到的尺寸要大一些。这项技术的优点是根据模型雕刻的移植物可以和移植部位精确吻合，而不需反复的取出、雕刻。关于深度、倾斜度和弧度等的细节都可以在移植前得到重视，移植中的不对称问题出现的几率大大降低了。而且由于充分利用了手术时间，麻醉时间减少了，这完全可以抵消计算机设计和构建模型所花的费用。

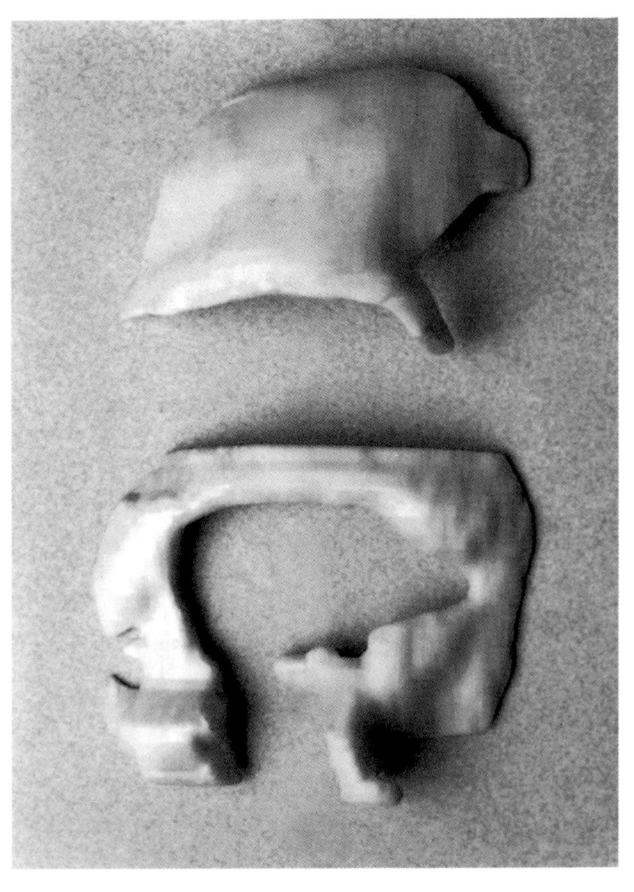

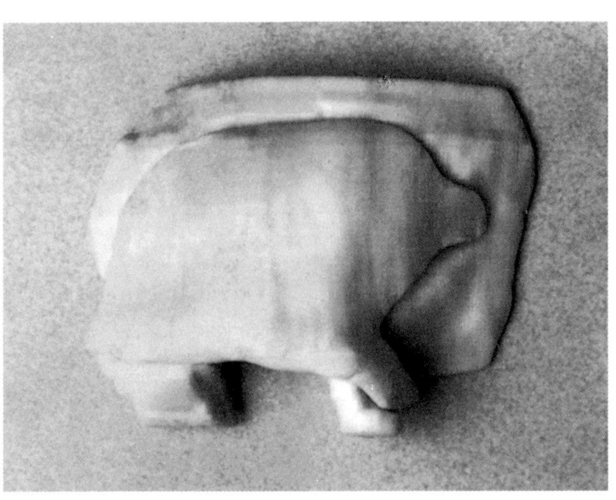

图 3-9 例 3 丙烯酸脂模型
左：分开的丙烯酸脂模型。
右：各部分很密合的结合在一起。

三、面部成像

过去，整形外科医生和患者讨论预期手术效果时，总是用一些例如“文雅的”、“优雅的”、“柔软的”等模糊的形容词描述他的感受。这些描述来源于他本人的直觉和经验。现在，医生通常用 35mm 图片或幻灯片展示别的患者术前和术后的照片，说明他的技术可以达到的结果。这种迂回的过程很像品酒家用诸如“协调的”、“完美的”、“复杂的”等词描述对一种好酒在味觉上的感受。而对于接受者来说，在未饮酒之前，其亲身感受总是不深刻的。患者在没有看到术后结果之前也有同样的心情。

随着尖端成像技术的发展，整形外科医生现在可以提供给病人一套重建治疗方案和可能条件下最佳的预期手术效果。这一交际工具保证了病人和医生在开拓性外科领域内的健康交流。

1. 图像处理

图像处理指的是以视觉信息进行分析、处理和合成。绝大部分的图像处理过程是由高级微型计算机和高速数字芯片完成的。

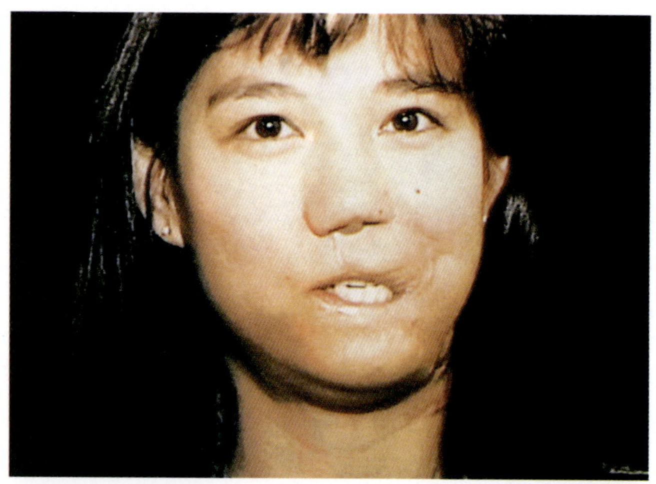

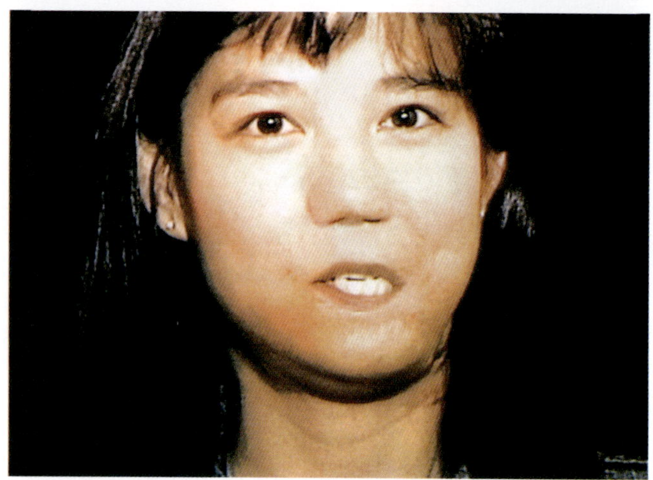

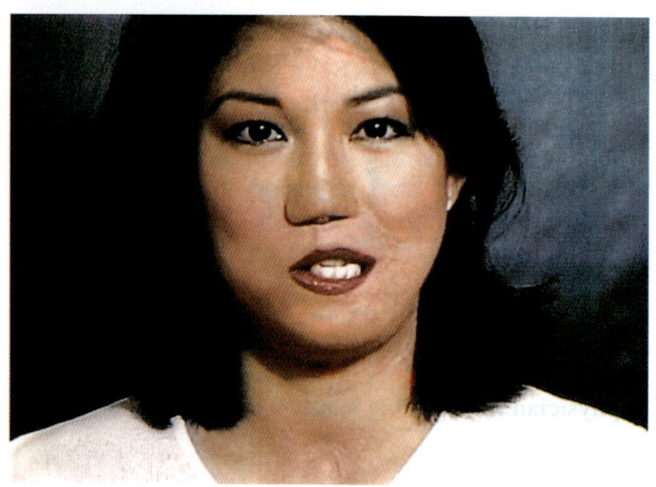

图 3-10 例 4

上：29 岁女性，患口周及鼻畸形术前立体图像。

中：由计算机成像软件作出的理想手术效果图。

下：真实的手术结果。

操作技术

高分辨率的数字摄像机（索尼 VX3—CCD）录下图像，并把记录的视频图像传输到图像捕捉板（TARGA - 64）。然后通过 MS - DOS 兼容机（Intel 80486）和镜Ⅱ美术图像软件，修改显示在 Mitsubishi 20 - in RGB 型显示器（51 点/英寸）上的图像。视频图像图片可以在松下视频印刷机上复制。

具有灰色背景的栅格极大地方便了连续拍照，有利于排放患者正面和侧面的图像。而且 ASPRS 摄影协会已经提前为照片的大小、定位制定了方针。

2. 图像修改

图像的修改可以通过 Wcon 书写板和无线笔操纵“图画”软件来完成。

操作技术

形状菜单可以允许对个人的面部特征进行沿长、削短、重新定位、旋转或改变尺寸的操作。这些修改功能很有用，如皮肤或颧骨突起的隆起；鼻尖和鼻底的重新定位；耳郭成形；眉的吊起；以及上颌骨或下颌骨的活动。复制工具允许将颜面的部分从一个图像覆盖到另一图像上，这种功能对于使用“双照片”方法（一张为自然的照片，另一张为伴有皮肤撕裂损伤的照片）评价整容效果，以及软组织的头部测量非常有用。

绘画菜单可以允许技师在照片上徒手或利用曲线在照片上绘画。使用画轮廓工具可重新确定平面（如正面的鼻成形）和淡化皱折（如：下眼睑、鼻唇沟）。使用小“喷枪”工具画出新的侧面轮廓线（如笔直的鼻梁侧面像，去除颏下部多余脂肪）。使用混合工具纠正不明显的疤痕和除皱。

3. 重建技术的应用

在重建过程中，视频图像处理是对手术计划的有用的辅助手段（图 3-10）。通过一步步地对面部特征的评估，医生可以勾画出每个面部细节。使用计算机对面部缺陷进行修改，可使外科医生确定最直接的重建方法来治疗千变万化的畸形。事实上，通过与患者一起讨论手术计划，医生可以使患者更好地理解面部修复手术的复杂性，并对最终的手术结果间接地承担更多的责任。与患者的交流也能够使医生评价患者对结果的期望值，并排除对结果期望不现实的患者。如果患者对视频图像不满意，那么他对实际的手术结果当然也不会满意。

一个 540 兆的硬盘可以存储 2 万张图片。这些视频图像可以单独取出用于手术前或术后评价，或者按照数据分类成组的提取。视频图像可以很容易地转换成 35mm 的透明胶片来制作文献、资料等。将来，有可能使用这些图像和存储—再显示系统代替传统的照相和麻烦的幻灯片。

第4章 辅助治疗

为了在面部修复中达到最佳的美容效果，在整个治疗过程中结合使用了一些传统的整形外科技术，有很多的方法能提供有用的辅助手段，有助于使带有微血管的游离组织移植达到最佳的面部轮廓、改善皮肤组织、尽量减小疤痕。

一、组织扩张

自从 Radovan 首次提出比较简单的组织扩张概念后，这种方法已被广泛地应用于外伤、烧伤后的面部缺损修复或先天性畸形修复。这种技术的诱人之处在于能够利用颜色、结构形态近似的周围组织修复缺损，避免了用远端组织移植。

1. 在面部修复中的临床应用

组织扩张器已经被广泛地应用于不同类型的复杂的面部缺损的修复，包括颊部、颈部、耳、鼻和头皮（图 4-1）。治疗的细节包括扩张器的设计和放置、体积扩张的长度和频度、已扩张的组织瓣的提起和嵌入，这些情况必须与每个患者相适应，取决于缺损的解剖位置、皮肤的厚度、供体部位的松弛度、受伤软组织的状况、肥大瘢痕的潜势等方面。

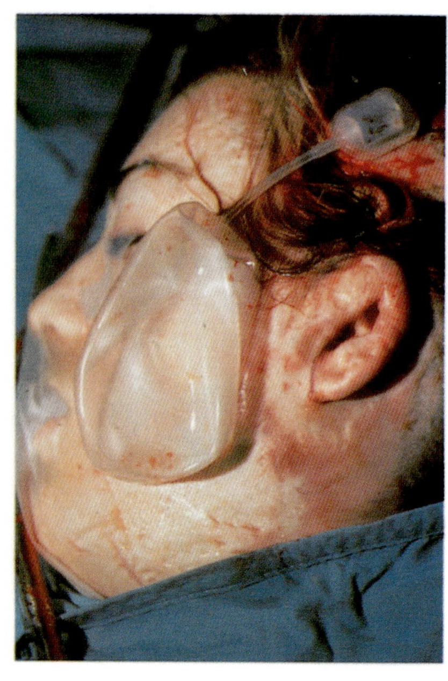
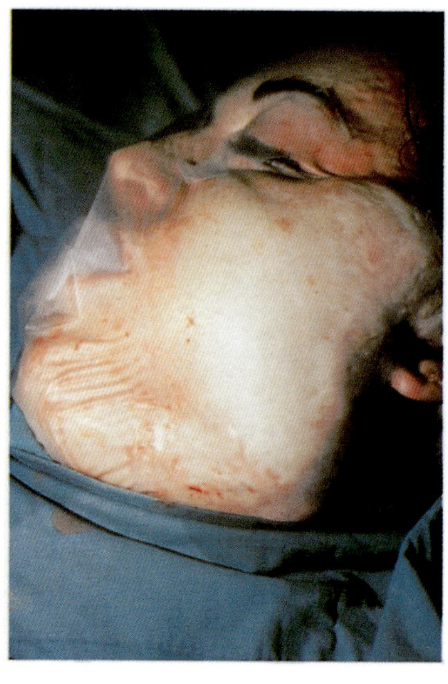
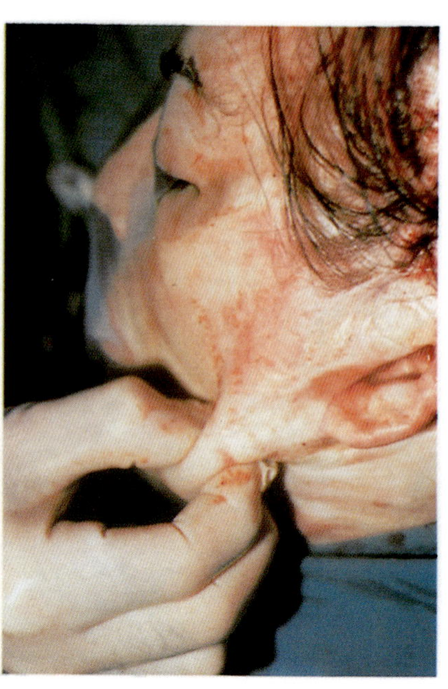

图 4-1 使用组织扩张器进行颊部修复 左：在深部皮下平面放置组织扩张器。中：术中组织扩张。 右：颊部移植前取出扩张器后充足的皮肤。

对于颊中部缺损，Radoran 使用外侧的皮肤行直接徒前术（图 4-1）。扩张器最好置于皮下平面，以便于胶原组织的重新排列和真皮的变薄，同时避免损伤面部神经和深层组织结构。Marchac 和 Pugash 曾经用带有大块头皮皮瓣的已扩张的前额部皮肤行胡须再造术。Marks 等曾阐述用带有发须的头皮皮瓣行男子颊部缺损修复。

颈部和上胸部的快速扩张使整个颊部的美容修复成为可能。然而，来自上胸部和颈部的扩张的皮肤，由于其伸展性和向下延伸的倾向，而局限于下眼睑和下唇部的应用。Neale 等警告，颈部皮肤的延伸不要超越下颌骨的边界。在下面部和颈前部 52 例使用组织扩张器的 37 名患儿中，4 儿（10.8%）引起下眼睑外翻，5 名（13.5%）引起下唇外翻。

在颈上部区域，使用预扩张的、无瘢痕的锁骨上皮肤对较大转移皮瓣的推进是有效的。放置的最佳时间是 3 ~ 6 个月。通常，囊的释放对于提高皮瓣的伸展性是必要的。正如动物实验研究所显示的，变薄的真皮和皮下组织仿造出柔韧的颈部皮肤。对于中间的瘢痕，两侧扩张的颈部皮瓣向前延伸并以“Z”字型犬牙交错。大块的斜方肌—肩胛部的已扩张的带筋膜皮瓣的旋转，允许一步完成颈部解剖单位的修复。如把扩张器直接放在颈部的话，其效果较差，这是因为在器具下方缺乏硬组织来为圆顶形扩张物提供坚实的基础。由于内部压力，下面的颈动脉、颈静脉或气管会发生损伤。为了避免伤及气管，扩张器绝不能越过颈中线。在耳再造术中（图 4-2），根据皮肤的柔软性和弹性，可在耳后的预扩张的皮肤下面放置异体或软骨支架。用一种肾形的扩张器放置在接触乳突的皮肤下面。通常需要 3 ~ 4个月的逐渐扩张，以达到适当的皮肤面积。这种技术在修复

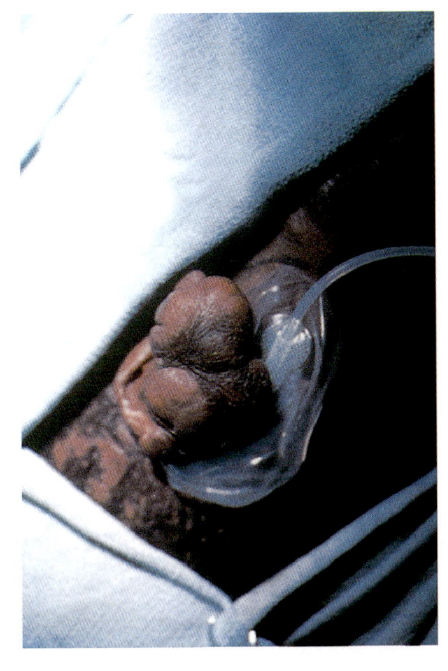

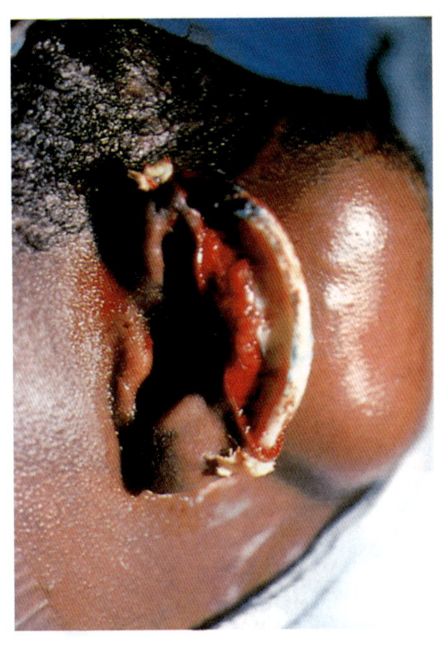

图 4-2 在耳修复术中使用扩张器
左：耳后区放置肾形扩张器。
右：扩张后的皮肤准备用于覆盖耳软骨支架。

先天发育不全的耳畸形中特别适用。

对于头皮缺损、组织扩张术不仅用于外伤后缺失的重建，而且用于男性斑秃的美容修复。将一至多个扩张器置于帽状筋膜下。在扩张的开始几个星期内，首先出现的现象是帽状筋膜屏障的改变和皮肤顺从性的快速增长。鉴于皮肤的厚度、组织结构和毛发粗细程度一致性的考虑，所以没有比相邻的头皮皮肤更好的代替物。通过阶段性的扩张，两步可以移动最多30%以上的头皮。随着皮瓣的逐渐伸展，毛囊之间的距离增加了。Manders 等人曾经报道当毛囊间距离增长2倍后，头皮开始变薄。虽然在头皮伸展和皮瓣植入后，普遍存在毛囊暂时性缺失的情况，但即使在实际扩张期间，头发也一直继续生长。

在前额部，Coleman 曾经使用扩张后的颞部皮肤来修复前额正中部缺损。扩张器通常置于帽状筋膜下，以保持血管形成、神经支配和肌肉功能。Iwahira 和 Murugama 曾经报道一组半侧前额再造术，其中使用了一种带有眶上血管蒂的中外侧前额“船帆式”皮瓣。此皮瓣扩张后，像一个打开的船帆覆盖于前额部缺损位置。Zide 和 Karp 曾经强调指出，长方形的扩张器在前额组织扩张中可获得最大的效果。

额中部皮肤的预扩张，在全鼻或半侧鼻缺损修复术中，可使皮肤变薄，鼻翼增大，并有利于额部伤口的关闭。在移植时除去气囊可避免额部皮瓣的术后反应。好的皮瓣灌注术允许通过移去额肌使远端的皮瓣变薄，以便充分地覆盖鼻翼软骨，达到精美的鼻尖和鼻小柱的修复。

近来，有些关于在移植前对带血管皮瓣进行预扩张的报道（图4-3）。将扩张器放置于皮瓣轮廓的远端远离血管蒂部位，可使皮瓣变薄，并认为可加快“延迟现象”。Cherry 等人在猪身上已证实：组织扩张对于皮肤血管供应，和对皮瓣延迟一样，具同样的作用。Homma

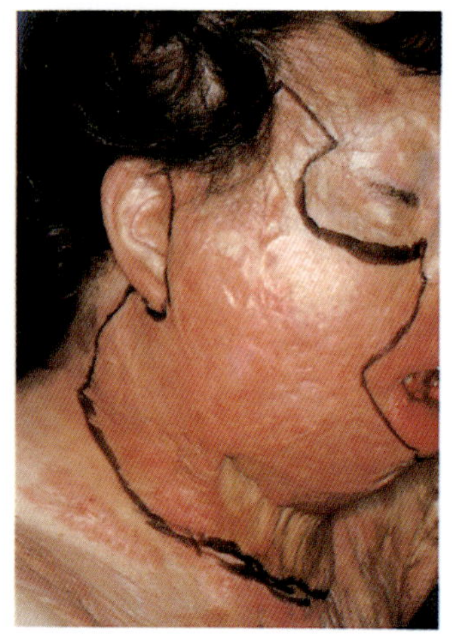
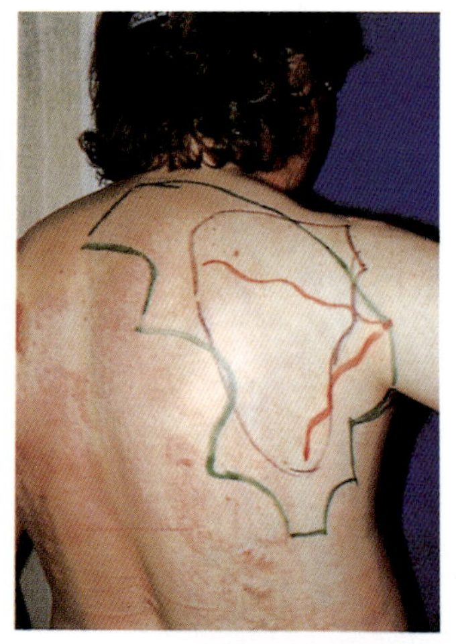
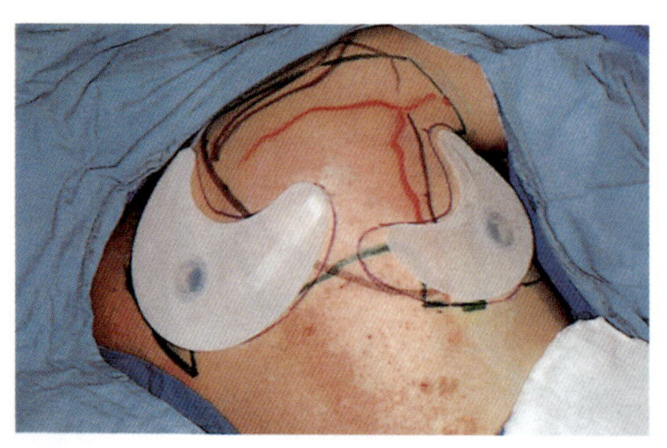
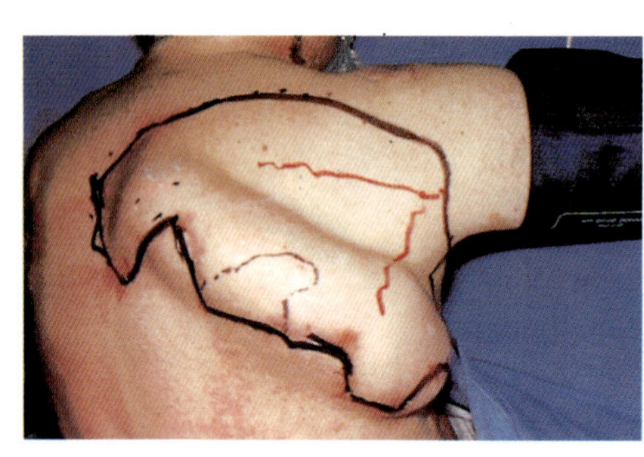
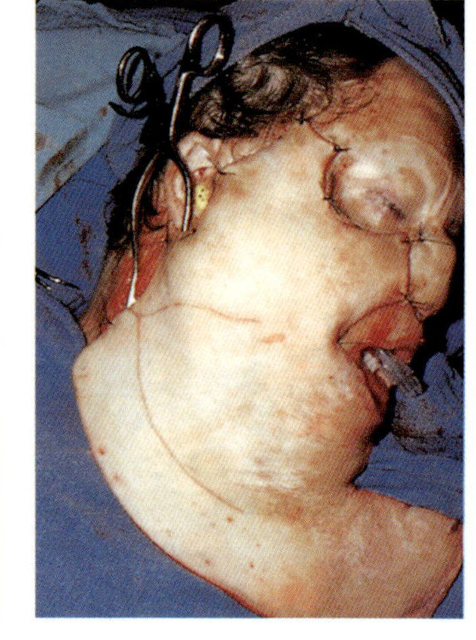
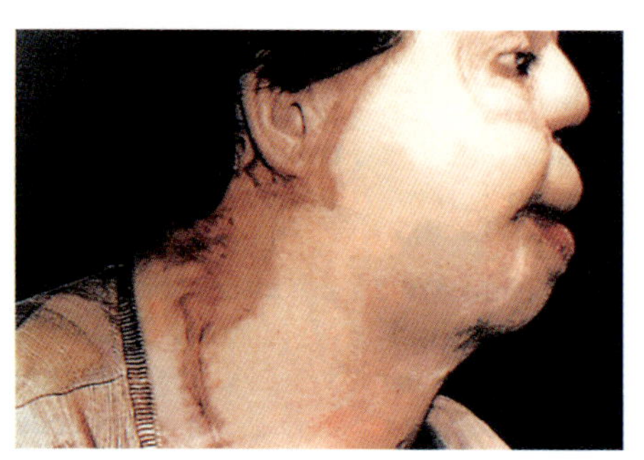

图 4-3 使用组织扩张器进行微血管游离皮瓣的预扩张
上左：面部切除划线。上中：在肩胛区画出微血管皮瓣。上右：置入扩张器和皮瓣的远端伸展。
下左：扩张 3 个多月。下中：皮瓣置于面部。 下右：皮瓣“延迟”部分存活。

等人曾经对小鼠的已扩张的血管形成蒂、肌皮瓣和未膨胀的皮瓣中的较大面积的存活皮瓣进行了定量分析。微血管造影术显示蒂本身的血管供应增加。当皮瓣在伸展状态下插入时，皮下的变厚的气囊可为缝合提供空间。供皮区的较大缺损的关闭由于皮瓣的预扩张而变得容易。

2. 合并症

当一般较小的缺损修复达到满意时，对于较大的面部修复使用组织扩张，特别在烧伤病人，会带来一定的合并症发病率。De Augustin 等人报道说，在使用 46 个扩张器的 17 名儿科病人中并发症的发病率为 37%，包括感染、植入物和创口暴露、部分皮瓣坏死等。Neligan 和 Peters 叙述说 42 个扩张器中有 9 个出现植入物外露(21.5%)。另外，一例创口暴露和一例面神经瘫痪。Zellveger 和 Kunzi 在 20 名置入 33 个组织扩张器的患者中发现 6 种主要的和 11 种次要的并发症。这些并发症包括感染（3个）；伤口裂开（2个）；扩张不够伴血肿（1个）；漏出（6个）；表面皮肤损伤（3个）和间发的血肿形成（2个）。Neale等人的37名儿科患者中29.7%的并发症发病率，促使他们“重新评价”使用组织扩张器所带来的好处，列举了严重的副作用，如增生及疤痕。

3. 术中周期性组织扩张

为了避免长时间组织缓慢扩张引起的并发症和不便，现在已普遍采用术中组织扩张（图4-1)。这种方法具有在单一手术环境下达到表面皮肤扩张的优点，使皮瓣局部缺血、感染或植入物溢出的危险减到最小，并使患者免除“戴圆囊”的窘境。Sasaki曾经描述过术中支撑限制性扩张（ISLE)，也称为快速术中组织扩张（RITE）的技术，使用周期性加载或暂时性扩张器扩张3～5分钟，再放松2分钟。这种短暂的、间歇性的扩张和放松充分利用了粘弹性皮肤的特性，机械性的“伸”和“张”的松弛，增加了扩张皮肤的长度。这种现象部分被认为是由于逐出了真皮中胶原纤维之间的间隙液体，使它们向扩张力的方向流动。不像在缓慢扩张的皮肤上观察到的表皮变厚和真皮变薄的现象，在快速扩张的皮肤上没有出现表皮、真皮、脂肪组织或真皮附件的组织学改变。特殊的弹性蛋白和胶原纤维的染色显示，仅有平行胶原纤维的轻度排列，而没有微断裂的现象。

Fukata等人曾经能够测算出通过快速扩张增加了44.4%的表面面积，但他们将这种现象归因于邻近皮肤的“补充”而不是生物性“蔓延”。Siegert等人证实，在小耳畸形修复中承受术中组织扩张的患者，“获得的组织”每小时会增加10%。不考虑扩张体积的增加，皮瓣伸长15%～20%后就达到一个平稳阶段。在我们的超过12例的术中快速组织扩张和面颈部整形术的实验中，通过使用比其他作者更长的术中扩张/放松周期，可增加30%～40%额外的皮瓣长度。单次加载扩张器的压力和体积与缓慢扩张相比有所增加，这是因为不存在短期皮瓣缺血。

操作技术

在邻近瘢痕或皮肤损害区域的皮肤表面画出扩张器的图形。在正常和异常皮肤交界处有策略地行小的切口。在画线区域下方钝性分离出宽大的囊袋。使用光导纤维照明系统，烧灼大的出血口。把植入物插入袋内，用“2-0”丝线交错缝合关闭切口（这种操作方法对于避免扩张器通过间断缝合的间隙形成盲囊是必要的)。但在此方法中应避免有尖锐的缝合点，否则可能刺破扩张的植入物。在一系列充分的扩张中，每次持续15～20分钟，扩张器会达到最大的体积。在每次扩张中,“结束点”是皮肤绷紧,而不是皮肤变白。在每次扩张之间有7～10分钟放松间隙。每次抽出足够的液体,以便清晰地观察毛细管的变化(通常为充血)。周期性操作的总次数可为3～5次，

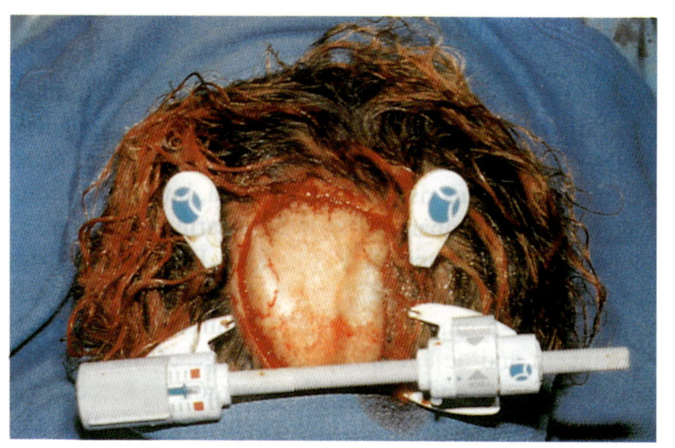

图 4-4 缝合关闭前 SSD 用于头部缺损的外周

取决于希望的皮瓣尺寸增加量和供皮区的粘弹性质。到此，皮肤十分松弛并有皱褶，准备移植或嵌入。

二、皮肤伸展器

利用与周期性术中扩张相似的皮肤“伸”和“张”松弛的生物力学特征，近来介绍的皮肤伸展器（SSD）利用皮肤的粘弹性特性，采用逐渐增加的牵引力。这种器械可以在术前、术中、术后的任何阶段使用，便于使通常需要全厚游离皮肤移植或皮瓣旋转的伤口愈合。这种器械平行地置于伤口边缘，用力拉拢时使用的是切向力。将直针穿过切口边缘，使外力均匀地分布在伤口边缘。Hirshowitz 等人在早期实验中曾经确定，为使伤口在中等拉力下关闭，需要施加 0.5 ~ 3kg 的力。过大的拉力将会使血管腔收缩，灌注减弱。在1.6kg 的拉力下，氧饱和度水平减至 70%，但几秒钟内会恢复正常。引起血管流量的不可逆性闭塞的最大拉力还没有被确定。

目前商业销售的器械装有一个弹簧机构，用来测量最高至 3kg 的拉力，超过这个压力时离合器会关闭不再施加拉力。

使用 SSD 的临床实验是令人鼓舞的。在使用 SSD 的 53 名病人中，有 3 人出现部分裂开或坏死，有 5 名出现伤口感染。影响结果的因素是年龄、性别、病史、皮肤位置、皮肤厚度、大小和施加拉力的持续时间。SSD 可以在术前 2 ~ 3 天局麻下放置，可以为最后关闭伤口作准备，或者在术中关闭伤口时应用。作者的经验，SSD 在与预扩张皮肤结合使用时特别有效。快速皮肤伸展可在 20 ~ 30 分钟或更长的时间内达到，如果皮肤慢性水肿或纤维变性则时间长些。

操作技术

用两个长针水平地从伤口边界的切口边缘穿过真皮 2 ~ 3mm。用下面的两个带有尖针的 U 形臂衔接经皮的针。U 形臂能最多旋转 25°，以便在针不能精确地相互平行时能保证使针固定住。用螺钉连接两个U形臂。连接后，通过旋动压力旋扭来施加增长的外力（最高可达3kg）。外力沿伤口边缘均匀分布。牵拉的终点根据皮肤颜色、紧张度和主观的疼痛来决定。当用缝线将伤口关闭后，卸下U形臂并取出穿针。

三、自体阔筋膜和真皮移植及胶原注射

1. 阔筋膜移植

由于颈部和面部长期瘢痕形成强大的向下拉力，使面部软组织，例如下唇、唇结合部和下眼睑，承受过度的向下牵拉。即使用柔软的组织行美容修复，但内在的支持系统（例如口轮匝肌、蜗轴、眼轮匝肌、横的眼眦纤维等）经常受到牵拉，以致外翻，是常见问题。这种向下牵拉的倾向可利用牢固地固定在面部骨骼固定点的张肌阔筋膜悬带，通过静态悬吊作用来抵消（图4-5～图4-7）。

自体筋膜取自大腿外侧张肌筋膜的阔筋膜。临床上常被用于纠正下睑下垂，第七支神经麻痹引起的畸形，或者作为治疗面部瘫痪用的固定悬带。移植物的存活是由宿主的成纤维细胞生活力或新的成纤维细胞长入胶原纤维基质来保证的，这将继续保持胶原的吸收和新生胶原基质物质的产生之间的平衡。

操作技术

在大腿外侧中1/3处，大转子粗隆到股骨髁之间的一条线上，以10～15cm的间距做几个横行切口。切口要足够深以暴露筋膜表面。将皮下袋钝性分离，以连接几个切口。在筋膜上纵向地做若干平行切口，间隔2cm，直到深部肌肉开始膨出。常用两种方法：直

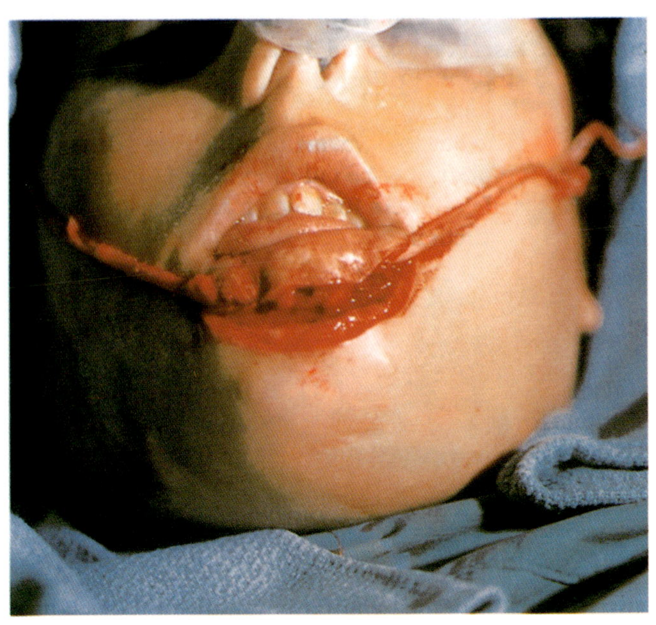

图4-5　两颧筋膜悬吊用于提升下唇

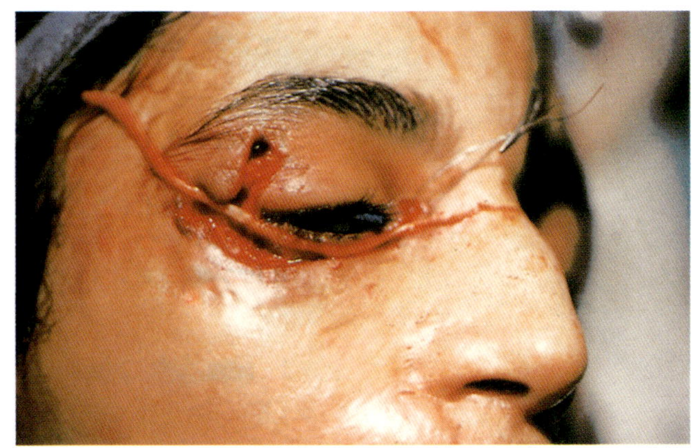

图4-6　下眼睑筋膜悬吊用于纠正外翻

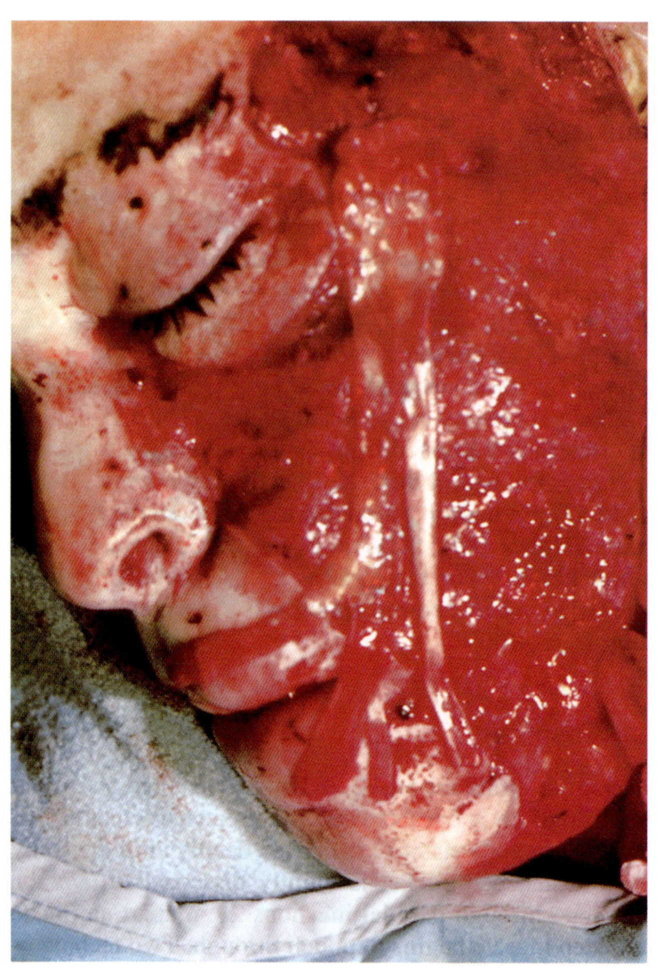

图 4-7 外侧唇连合筋膜悬吊术

接剥离或用剥离器盲剥。直接剥离的技术中，将光导纤维照明的牵拉器（可选用一种 Aufricht 鼻牵拉器）穿入皮下袋，用直剪子的钝尖在大腿的两个平行切口间向远端剥离。用长颞子将拉长的筋膜穿过皮下袋，并将其送至另一端。盲剥技术中，将腱剥离器固定于筋膜的切开端，向远端剥离，当它向远端移动时可产生袋。在皮肤表面触摸到剥离器的末端，作一个穿出切口，由此送出剥离物。一次剥离可获得最长 25cm 的完整阔筋膜。将剥离物置于湿的金属表面，从表面上去除附带的脂肪。用于眼睑修复术时可将移植体切成 1～2mm 的薄条，用于下唇悬吊术时，切成 1～1.5 cm 的较厚的条，用于口角修复时，分为几段。

2. 保存的、照射过的筋膜

保存的、照射过的筋膜也曾经被认为是一种自体悬带材料的替代物。实验显示无细胞真皮胶原不会产生免疫反应。

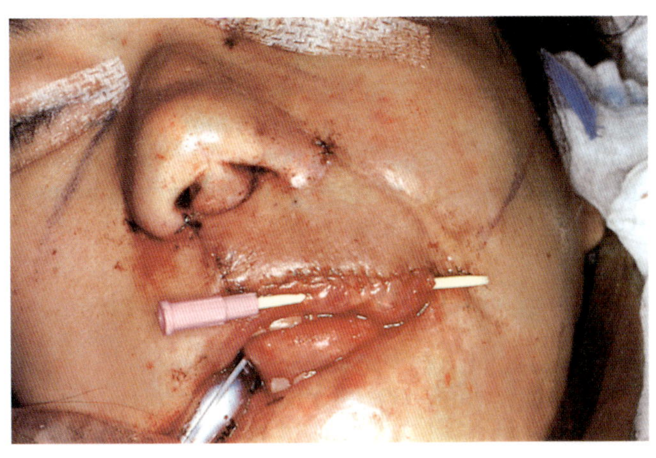

图 4-8 在上唇穿道插入皮肤—脂肪移植体用于唇增厚术

3. 真皮脂肪移植

去上皮的真皮和脂肪的游离移植适用于增厚外形凹陷，使收缩的唇组织丰满或使不规则唇红光滑（图 4-8）。毛囊、汗腺和皮脂腺在几个星期内退化。存活的表皮成分形成小的角化囊肿，这些角化囊肿会在几个月内消失。

在微血管游离移植的时代之前，Thompson 曾经报道过用皮下真皮移植体的游离移植来充填大的软组织缺损和骨骼缺损，也用于半侧面部萎缩的修复。在这些移植体中有效生存的约占 90%，特别是在较小的缺损修复时。一年内通常会产生 20%的吸收。真皮中丰富的血管网也会给移植体包括的脂肪细胞薄层增加营养。

临床研究的令人兴奋的领域包括无细胞真皮胶原的实验性移植。用 0.1%戊二醛溶液进行预处理可使胶原的交联键稳定，而避免被胶原酶溶解。在临床中，没有报道因移植到前臂的皮下和腹部而引起囊肿形成或炎性反应。组织学上，作者曾经证实真皮移植物靠宿主血管内的成纤维细胞移生。没有观察到胶原吸收。Cueno 等人曾经利用人体自体真皮作为一种替代物，放置于培养的上皮自体移植物的下面，作为一种尝试，构造一种永久性的皮肤替代物用于急性烧伤病人。

操作技术

在腹股沟褶外侧至耻骨的毛发处，预先画出一块椭圆的皮肤。在伤口边缘向外牵拉，同时使 15cm 解剖刀刀刃的斜面正好贴在上皮表面下边。当取下整个上皮时，抓住移植物的外侧缘并翻转在伸直的中指上。毛细血管出血用低电压烧灼器止血。切除完整的真皮，保留表面的少量悬挂着的脂肪细胞。获取移植物后，将移植物置于平坦的金属表面，切成小段用于移植。供皮区直接拉拢逐层缝合关闭。

4. 胶原注射

可注射的胶原适用于纠正小的不规则外形或瘢痕压迹。商业上常用的如 Xyderms 或 Xyrlast（Collagen Corp. Polo Alto. CA，USA）。这种牛的胶原异体移植物主要由Ⅰ型胶原和 < 5%的牛的Ⅲ型胶原组成。在 1981 ~ 1985 年的多中心的研究中，用 Xyderm 胶原实验的题目中约 3%证实存在对真皮内的胶原植入物有局部过度敏感反应，而在实际的治疗部位仅显示 1%的过度敏感症状。存在局部反应如红斑、硬结、瘙痒的病人中有 88%的人被发现具有牛胶原的循环抗体。这些抗体没有显示对人类Ⅰ型或Ⅲ型胶原有反应。组织学上观察，显示经过一段时间大多数胶原纤维被吸收。临床上，胶原的再注射对于保持轮廓外形的改善是必要的。

四、抽吸脂肪切除术

抽吸脂肪切除术是在面部美容部位植入仿造的微血管植入物后，用以恢复面部轮廓的方法中的一个重要的附加步骤（图 4-9）。此步骤使外科大夫能够调整厚度的细微差异，限定凹陷的轮廓，绘清楚面部连接处。

在 80 年代初期，抽吸脂肪切除术被欧洲和美国的三位外科医生广泛地独立应用。新西兰的 Kesselring 和 Meyer 曾详细介绍了一种伴有强大吸力的刮除方法。在华盛顿，Temourian 曾经使用一种小直径的钝的套管，试图避免由于过度或太多的表层脂肪吸出而引起不理想的波动和不规则现象。在巴黎，Illouz 先注射高渗盐水分解脂肪，再在大于一个大气压的高真空下吸取脂肪。这项新技术被美国整形和重建外科协会成员所承认，并制定了技术应用和分析结果指南。

1. 脂肪生理学和解剖学

脂肪细胞来源于中胚层的成脂肪细胞，这种细胞首先形成于妊娠的第三个月。在儿童期，脂肪的堆积完全取决于成脂肪细胞数目的增加（增生）。青春期后或成年早期，成脂肪细胞的数量保持不变，但当脂肪堆积时，细胞的体积增大（肥大）。遗传倾向是成年人肥胖的一个重要因素。荷尔蒙因素影响脂肪分解，分为女性和男性荷尔蒙两类。在深部脂肪分解中曾发现芳香酶水平的提高（它的副产品是 β - 雌二醇）。女性全身的脂肪较男性多几个百分点，反应在皮下有较厚的脂肪层。

在深层的筋膜或骨层与真皮乳头之间，一种“网格”状的纤维间隔形成一系列的“房间”，脂肪细胞沉积其中。皮下组织内格状网状结构的致密度和伸展度根据解剖位置和皮肤外侧可动性的程度而变化。脂肪堆积的相对密度决定了纤维网状结构扩大或收缩的程度（像“手风琴”）。有一种假说，这些有脂肪沉积的“房间”的膨胀可

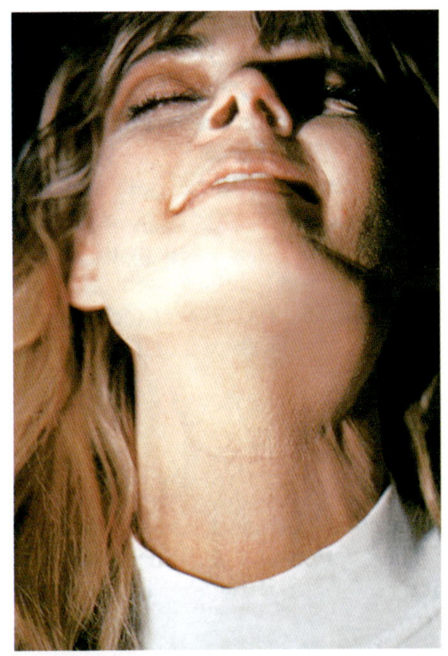

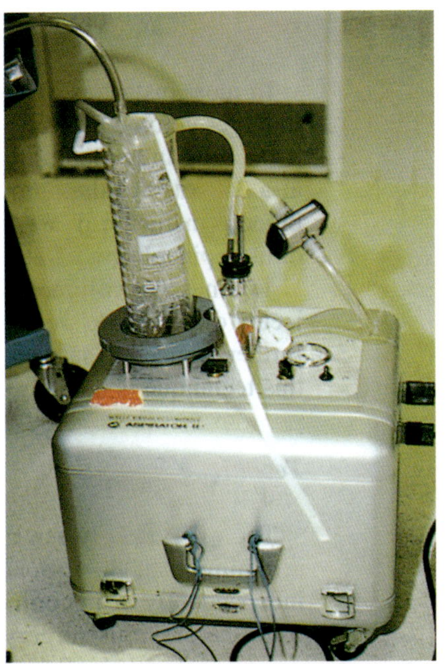

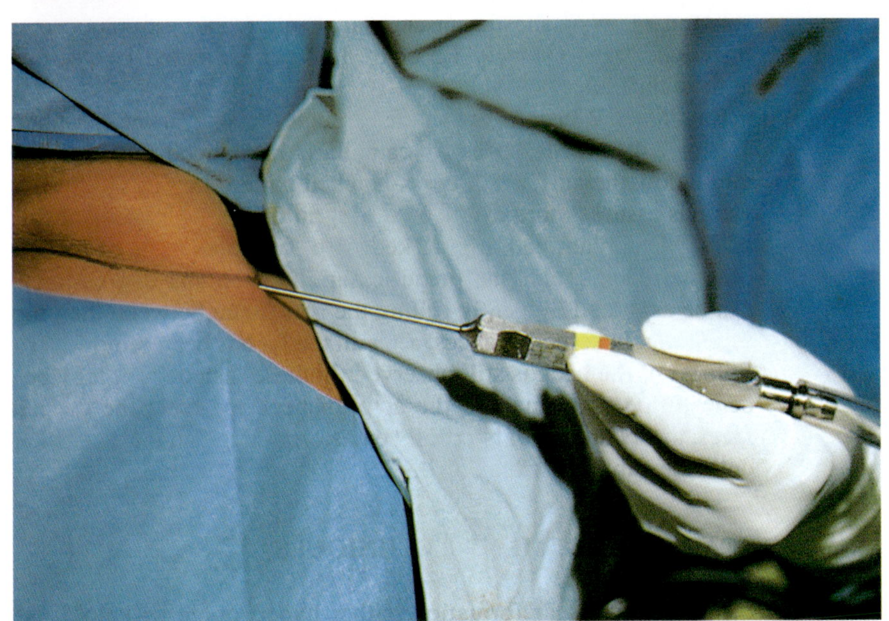

图 4-9 抽吸脂肪切除术用于游离组织移植的成形
左：颈部近根处饱满。 上右：吸脂器。 下：Mercedes 套管头插入针刺切口。

使深层真皮与间隔连接处的皮肤向下收缩，形成蜂窝织炎样的“桔皮样”外观。Markman 和 Barton 曾经描述过Camper’s 筋膜内含有的表浅脂肪层的致密结构，Searpa’s 筋膜内含有的较深部脂肪的松散结构。垂直方向的皮下筋膜或皮下肌层穿过的血管平行于纤维间隔。

2. 皮瓣塑形的临床应用

尽管抽吸脂肪切除术在美容外科领域得到热心推荐和成功，但在整形外科中的应用比较落后。Hollock 和 Baird Nahai 报道的有限的病例阐述了在成形中的抽吸脂肪切除术和皮瓣清创术的应用。当然，它的优点是能够通过微小的针刺切口实现大面积皮下组织的整形，从而保护皮瓣的边缘，并保护轴向血管成形皮瓣的蒂。抽吸脂肪切除术也可以作为二期修复程序，用于游离微血管组织移植后的美容成形（图 4-9）。作者提醒在植入和抽吸脂肪切除术之间应有适当的时间间隔，以确保在受体部位有充分的新血管形成，在蒂意外地被套管损伤时，仍能保持血运。我们的经验 3～4 个月为宜。

3. 失血和血容量的补充

在大多数皮瓣修复术中，体液和血液的流失是不重要的，但在较大的容量吸出时，主要的体液就会发生改变。每抽出 150ml 脂肪后，红细胞压积会减低 1%。体液的缺失应用晶体样液体，按与抽出的脂肪量 3：1 的比率来补充。如果抽出超过 1500ml，Illouz 和 Hetter 建议输血。如果在利多卡因注射中加入至少为1:400 000 的稀肾上腺素，这些情况都可以改变。使用大容量的盐水缓冲剂和1:150 万的肾上腺素直接注射于吸引术区（肿胀的技术），血液缺失会进一步减少至安全水平。Klein 指出，使用这种技术吸出的物质实际含有 1% 以下的血液。

操作技术

在微血管皮瓣移入和二期成形之间的间隔通常为 3～4 个月。抽吸脂肪切除技术常单独使用或同皮瓣的开放性减容术联合使用。回顾先前的外科手术记录，以确认血管吻合的位置。如果蒂的位置不明确，可通过多谱勒听诊法定位。局部注射麻醉剂与盐水稀释成1:500 000 的肾上腺素。每抽出约 1ml 的脂肪大约有 1.5ml 的液体渗出。

在皮瓣的外周穿过疤痕做若干小的针刺切口。将 1.7mm 或 2.4mm 细的 Mercedes 尖插管插入到皮下层表面以下 3～4mm 处。通过多个针刺伤口做十字图案以保证皮瓣成形更均匀。预先标出厚度的细微差异和面部平面下的范围。特别注意的区域是下颏和颈线、鼻唇褶、耳前和颊下的压迹。在吸脂时用手指轻柔地推挤软组织可以吸出更多的表浅的脂肪。在一些病例中，全部的脂肪从皮瓣吸出后，仍能观察到颈部的持续的饱满。在这些病例中，可能需要在颈阔肌和颈前部下面继续吸脂，以切除深部的脂肪袋。在圆形的面部，眶内入路切除双颊脂肪的技术可以使颊部近颧下区“凹陷”。

五、疤痕处理技术

增生疤痕的形成，不论是肥大的还是瘢痕疙瘩，都是外伤后损伤或深度烧伤的必然后遗症，特别在儿童。在急性期，肥大的疤痕的发展认为与伤口处于炎症阶段的时间长短有关（早期切除或移植）。

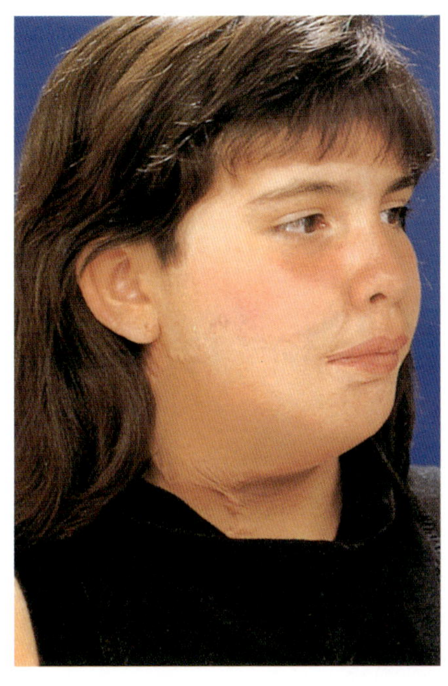
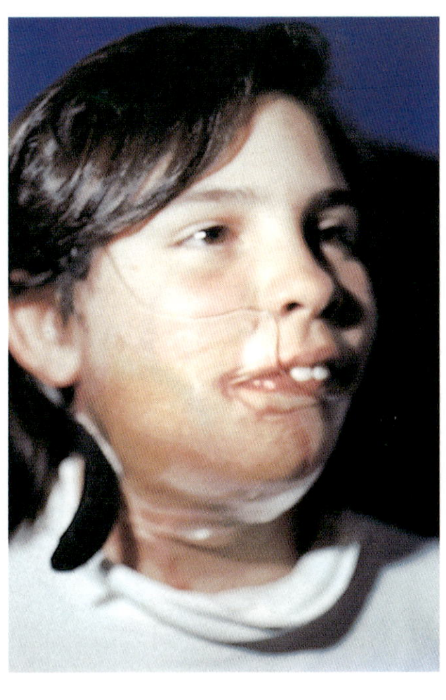

图 4-10
传统的热塑面罩用于压缩颈部和颊部皮瓣

晚期疤痕增生通常由以下几个因素产生：(1) 由暂时的薄层换肤术产生的伤口收缩；(2) 活动关节表面的伤口挛缩；(3) 组织缺失；(4) 活动区 (面部的表情肌肉) 和 (5) 遗传倾向 (如黑人、西班牙人、亚洲人)。成功的面部整形术要求意识到疤痕增生的病因并消除不利的因素。技术方面，切口应位于面部各平面的连接处，并沿最小张力的方向。利用厚度适宜的复合皮瓣修复美容部位。

尽管做出了努力，但是，在这些很困难的患者中，疤痕增生仍是难以克服的挑战。为了达到理想的结果，疤痕处理技术的多方面适用性是面部美观恢复综合性策略的重要部分。

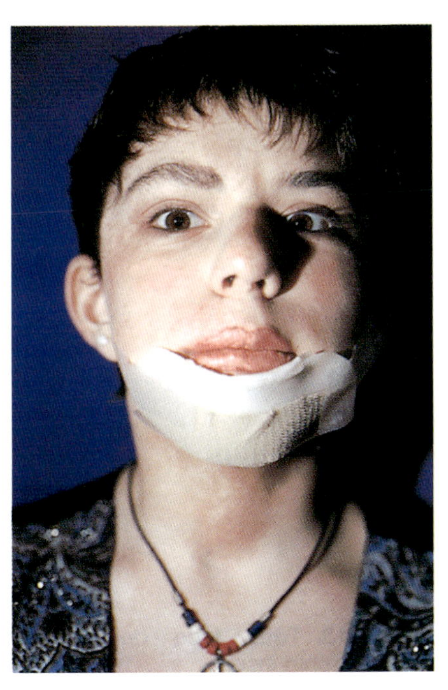
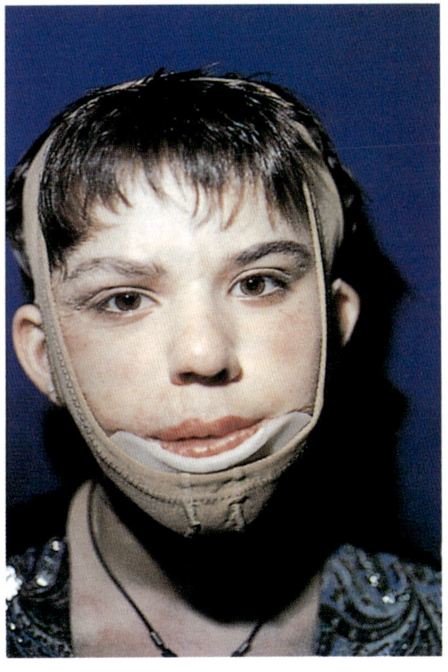

图 4-11
自制 Silastic 弹性物嵌入颏部和下唇

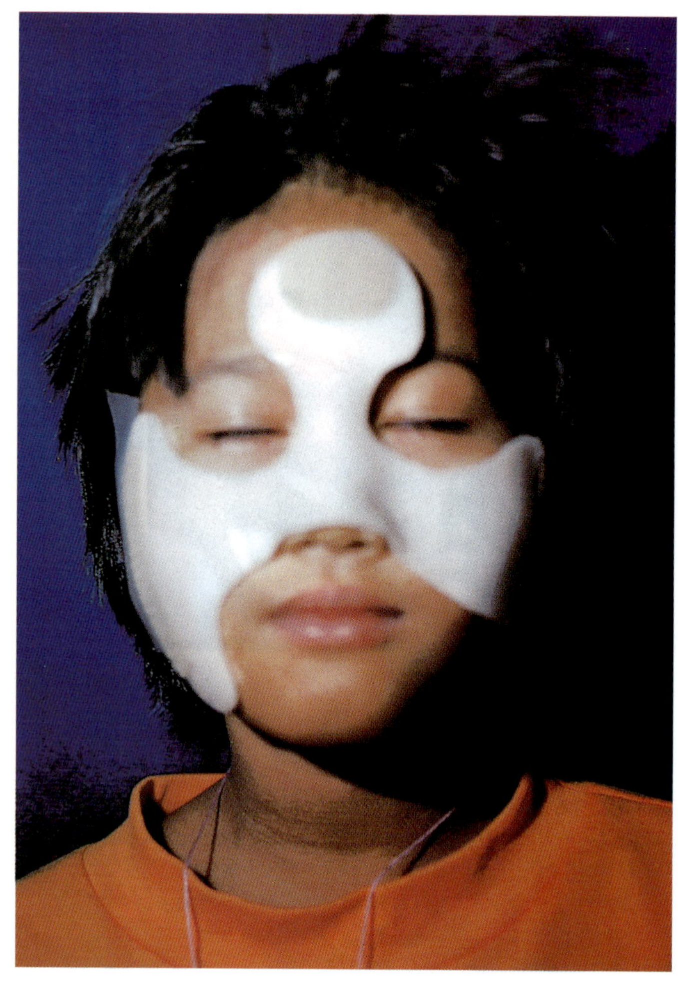

图 4-12 自制的 Silastic 嵌到鼻部和上颊部

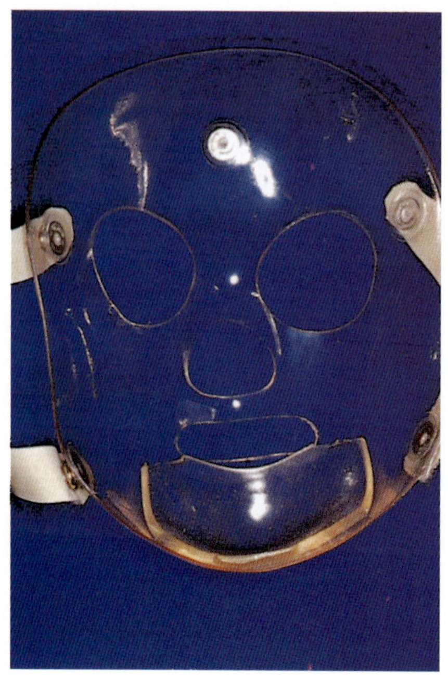

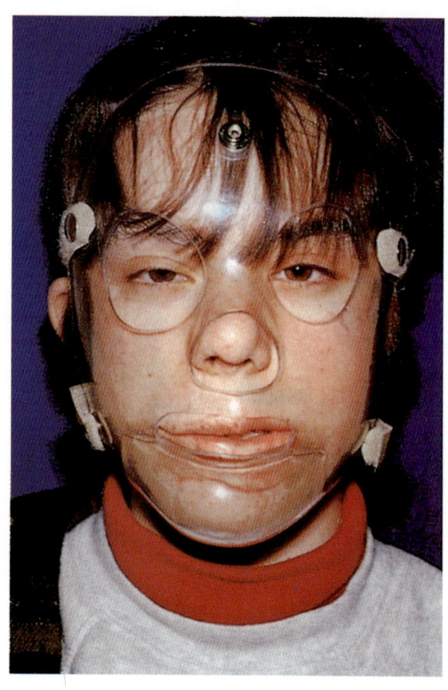

图 4-13
带有颏嵌入体全面部皮塑面罩

1. 压缩性面罩

Larson 等人指出，胶原纤维束的定位，特别是通过持续外力加压治疗的增生性瘢痕皮肤的胶原纤维平行于皮肤表面（图 4-10 ~ 图 4-13）。在 4kPa（30mmHg）的压力下，由于胶原的重新塑造，可使疤痕伸长并平整。典型的增生性疤痕将在新鲜伤口后 3 ~ 6 周开始出现。当伤口急性愈合一完成，就应使用按面部制作的加压罩，并使局部疼痛尽量减少以延长使用时间。当急性肿胀消退后，应立即测量面部尺寸以便留出制作和重建时间。商用产品如 Jobskin（Toledo, OH, USA）或 Bioconcepts，可为正在形成的疤痕提供适宜的阶段性的压力。这种面罩的有效期为 2 ~ 3 个月，根据患者的活动面部形态的随时变化和水肿的消退情况而决定。最好有备用面罩，以便刷洗或面罩弹性消失时更换。面罩要持续使用至少 6 ~ 18 个月，直到斑块的厚度完全变平或疤痕完全成熟。

在复杂的整形部位常需要补充压力，如上、下唇、颏、颈和鼻梁等处（图 4-11 ~ 图 4-13）。硅橡胶液体弹性材料或油灰样的硅胶（WFK Aquaplast, Wyckoff, NJ, USA），通过催化剂活化后，很容易进行模制和加入面罩，通过不规则的外形提供限定的压力。一种透明的热塑性面罩（UVEX）提供更均匀的但较小的压力，适用于复杂的外形，在部分病例中更易于被患者接受（图 4-10）。

当每天佩戴 23 ~ 24 小时，特别是纤维组织再成形阶段完成后，外部加压是最有效的。然而，使用率较低，仅有 41.2% 的人佩戴 10% 的时间，30% 的人佩戴时间少于 50%。影响使用的因素是（a）对加压程序及其效果的理解，（b）心理影响，（c）面罩的舒适度和（d）独立处事的程度。

2. 损伤区内类固醇注射

损伤内注射皮质类固醇可在手术 2 ~ 3 周内阻止感染和纤维化，从而减少增生性疤痕的形成。在 20 世纪 50 年代后期，氢化可的松分子中 9 号位的氟化大大地增加了其抗感染性质。通过已形成增生性疤痕内注射，溶胶原活性的提高有利于疤痕的消失。在大量的临床病例中，曾报道在 90% 的患者中有不同程度的改善。

操作技术

首先在术后 4 ~ 6 周于增厚的红斑处，行损伤内注射 Kenalog 40mg/ml 混合 1% 利多卡因。将连接在结核菌素注射器的 27 号针插于疤痕内，通过持续的压力仔细将药液注入斑块内使疤痕膨胀。最初的注射通常是最困难的；当疤痕变软后其渗透就较容易了。通常间隔 3 ~ 4 周后实施重复性注射，最多重复 6 次。

损伤内注射皮质类固醇后，70% 以上的患者会出现强烈的疼痛。在针刺入前喷撒氧化乙烯“冰冻”皮肤可使疼痛稍有缓解。由于多次注射可能在疤痕的相邻部位发生色素沉着。如果溶液被偶然注入正常皮肤下，可能会发生不可逆性皮下组织萎缩。

3. 硅胶薄膜

市售硅胶薄膜（Dow Coming Wright，Arlington，TX，USA）是防止疤痕增生和减少已形成增生性疤痕的一种有效的、非破坏性的材料。硅橡胶薄膜是一种聚酯网增强的 polydemethysiooxane 聚合物。用带子或纱布固定在疤痕上，或置于普通的压缩面罩下面。其作用机制认为是角质层的水化和（或）低分子量重硅胶液体的释放。组织学显示没有硅胶的吸收；利用电子显微镜扫描分析也没有发现；其他化学效应尚不清楚。

在对增生性疤痕患者对照研究中，使用硅胶薄膜 1～2 个月后的患者，与对照组患者比较疤痕的弹性提高。开始改善的平均时间（3.9 天）早于损伤内注射类固醇的对照组（6～8 天）。通过使用硅胶，疤痕软化且体积减小。

在新鲜的手术切口，使用硅胶薄膜可防止增生性疤痕发生。临床追踪显示，对照组中疤痕的体积较使用硅胶 2 个月的疤痕大 25%～75%。

操作技术

在切口部分仔细地涂擦温和的肥皂并轻轻拍干。将厚度为 0.3mm 的硅橡胶薄膜（Dow Corning Corp. Midland，MI，UAS）切成疤痕的长度。宽度不要超过疤痕1.5～2cm 。硅胶可以用无过敏性的胶布固定，或者松弛地配入面罩内。制造者建议，不要在硅胶片上给予过大的压力，以防止浸软作用。如果在特殊解剖部位需要较厚的一条给予局部加压，用德国制造的 Siloposis 胶薄膜制成 5mm 大小插入面罩内。如果耐受的话，每天应佩戴硅胶覆盖体至少 12 小时或更长。治疗的持续时间是 2 个月以上，或直到触不到疤痕块为止。如果发生接触性皮炎就应该暂停使用。

4. 磨皮法

磨皮法最初是在第一次世界大战前提出的。它是平整发展中的或已成形的增生性疤痕的一种有效方法。通过高速旋转的砂轮造成机械性的损伤，延伸至皮肤乳头层水平。伤口由较深的附件结构重新上皮化以形成更平坦、光滑的表面。在组织学上，除了皮肤永久性变薄的影响外，没有其他组织学变化。

必须仔细选择符合适应证的患者。有较黑皮肤的人可能会在磨擦部位出现色素沉着。在肤色较浅的患者中，术后可能存在块状红斑几周或更长时间。

操作技术

术前，对于有单纯疱疹病史的患者，应该预防性地给予阿昔洛韦（Zovirax）。用维A酸（Retin-A）进行10~20天局部治疗可以促进磨皮术后重新上皮化。

局部用利多卡因（Xylocaine）和肾上腺素渗透至皮下组织。将带有金刚石面的圆锥形砂轮装到高速旋转的机器上。在疤痕四周向外侧牵拉。像拿铅笔一样拿起手柄，磨掉增生性疤痕的各层，直到观察到细微的毛细血管出血。不扩散的点状出血表明较深层的损伤。在不规则凹陷的区域，消除凹陷周围的肩台。使用一种较小的柱形的砂轮，使与相邻皮肤融合的边缘处磨成“羽毛状”。完成磨皮术后，用低压针尖电烧器或局部喷涂凝血酶控制乳头层出血。

正确的术后护理对于达到理想的结果是重要的。伤口应该持续涂加抗菌的 betrilatum 基软膏即杆菌肽，以保持湿润。含有新霉素的化合物在5%~10%的患者中可能引起过敏反应（如红斑和流泪）。要避免产生厚痂，因为它能够隐藏细菌并干扰重新上皮化。生物敷料（Omniderm 或 Vigilon）可能减少愈合时间和疼痛的程度，但很难在面部保持。7~10天后，在磨过的表面上可观察到新的粉红色上皮。此时，每天二次给予薄层的皮质类固醇（Kenalog 0.025%）或浸有可的松的粘膏（Cordran 4mg/cm^2）。每天必须坚持涂用防晒系数SPF为15或更强的防晒霜。如果发现有过度着色，开始使用4%对苯二酚溶液每天一到二次。

保守治疗是关键。磨皮至皮肤深部乳头层或网状层可能会产生永久性的疤痕。以6~12周的间隔时间重复磨削表皮可产生更平坦、更光滑的表面。

六、激光换肤术

1994年秋天采用了高能量的 CO_2 激光系统进行短时间红外线照射，对结构不规整皮肤修整具有非常明显的效果。CO_2 激光（波长 10.6μm）是通过使皮肤浅表层组织汽化而起作用的。激光的能量必须以短脉冲（<1ms）形式传送，以尽量减少对底层真皮的破坏。能量密度要足够大，以使汽化速度大于热传导速度。水的汽化大约需耗2000J/g的能量。对于正常皮肤脱落，需要至少3.0J/cm^2 的照射能量。

为了获得1ms的持续时间，>3J/cm^2 的照射能量可以有两种不同的方法。第一种方法是以小于1ms间隔时间，3mm平行光束的单一“激光脉冲”发送控制表面汽化的总能量。因为光束是平行的，所以“离散”是微小的，没有必要聚焦。“超高脉冲”的激光是为皮肤的限制性切除特殊设计的。商业上出售的有超高脉冲5000C美容激光外科系统（Coherent Corp. Polo Alto. CA，USA）（图4-14）。在推广期间，费用大约是110 000美元。不太昂贵的超高脉冲激光产品是 Novapulse 系统（Luxar Corp，Bethell WA，USA）和特优质 CO_2 激光系统（Lasersonics，Division of Heraeus Surgical Inc.）。

产生相同效果的第二种方法是，在焦距或光斑范围内快速移动光束，使光束范围内的任何点处的实际照射时间限制在1ms之内。

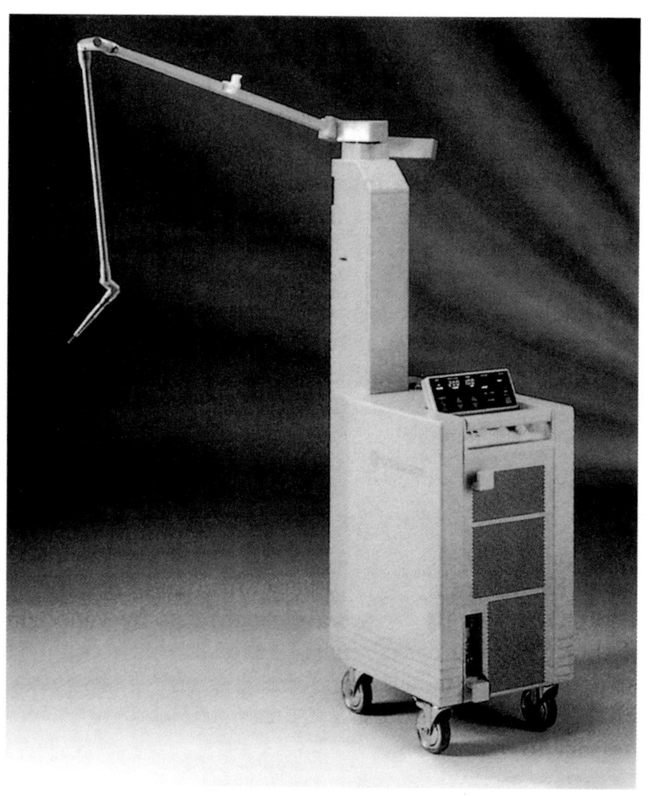

图 4-14　高脉冲 CO_2 激光手术仪

微处理器控制的扫描仪由若干快速旋转的镜子组成，产生一种螺旋形的激光光束。商业上销售的这类闪光扫描系统如 Silk Touck 激光器（Sharplan Laser Inc. Alleridale, N. J. USA）。焦点的大小可为 1～6mm 不等。Silk Touch 激光仪均匀覆盖2.0cm 光斑所用的时间是0.2s。费用约 70 000 美元。

两种系统每次照射达到的浅表切除深度为 50～100μm，伴有残余热损伤（一般为 50～150μm）。扫描 CO_2 激光仪更小且技术方面更易操作。高脉冲激光的平行光束不需要特殊的光束深度聚焦。

在组织学上，Lask 已证明任一系统的第 1 次照射可去除表皮；第 2 次照射除去乳头状的真皮中层；第 3 次照射显示涉及整个乳头状真皮；第 4 次照射显示切除至网状真皮。在这一水平上，更易形成瘢痕疙瘩或增生性疤痕。

临床上，CO_2 激光适用于治疗各类表面缺陷，包括浅表皱纹、日光性损伤、病灶结疤、痤疮结节和火山口样缺损。结合使用皮肤漂白剂和表皮剥脱的护肤产品，也可以用来纠正色素沉着。在我们手中，错构瘤病变的不规则表面（如草莓样血管瘤"烧灼"）使用具有宽大光斑的激光束进行治疗，可使表面光滑度明显改善。

操作技术

在激光治疗前 2 周开始术前恢复皮肤活力步骤，包括局部使用维A酸或α-羟基酸乳膏。如果要预防过度着色，在治疗方案中加入4%

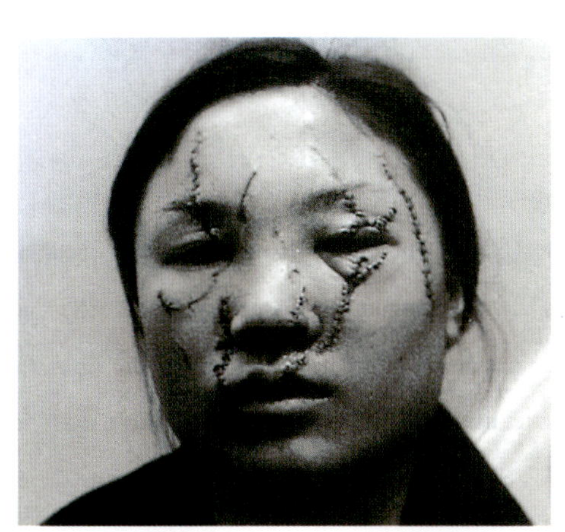

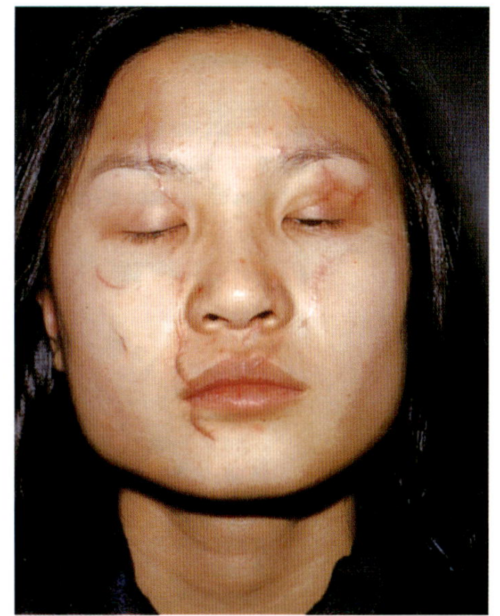

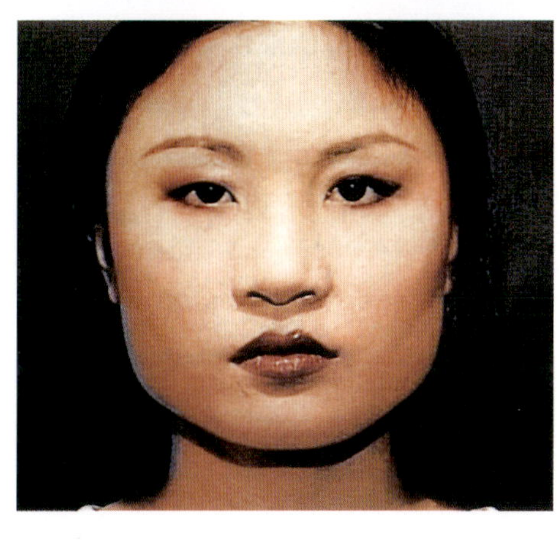

图 4-15 被地铁内锐利物割伤的17岁受害者 上左：最初的裂伤。上右：六周时的增生性疤痕。下：疤痕切除和激光换肤后的面部表现，涂擦了肤色粉底。

对苯二酚。在有单纯疱疹病史的患者，术前给予阿昔洛韦。

麻醉方法采用利多卡因/盐酸麻卡因溶液局部浸润或区域阻滞麻醉。在全面部磨皮术中实施静脉内镇静。EMLA（Astra Pharmaceutical Products，Inc.，Westborough，MA，USA）是对浅表磨皮者有用的辅助品，但必须在治疗前至少1小时时给予才能达到最佳的效果。

用不燃溶液准备面部，手术区围上湿润的毛巾或纱布垫。所有人员都应该佩戴特殊波长的眼镜或合适的护目镜。在眶周手术中，患者的眼睛应该用湿的眼垫或角膜防护器覆盖。所有易燃品（如干纱布、纸巾、氧气瓶）都应该远离手术区。

光斑的大小根据疤痕和表面缺陷的宽度设定在3～6mm。根据预定的穿透深度，将功率设定在6～16W。在真皮乳头层上部，颜色是粉红色（50μm）；在真皮乳头层中部，颜色是黄褐色（80μm）；在真皮乳头层下部，颜色是黄的。在相继的照射中，每个光斑有10%的部分重叠。使用生理盐水湿润的海绵“扫去”变松的角质。强聚焦的光斑用于脊状区或“肩状区”。较大的光斑用于广阔表面换肤和“边缘修整”。

术后，换肤区要保持湿润，以尽量减少痂皮形成。每天至少三次在红斑样磨皮区涂擦杆菌肽软膏。如果发生过敏反应（约 5% ~ 10%的病例中存在），用带苯醋椒哌嗪或不带苯醋椒哌嗪凡士林来替代。在最初的 12 小时内可用冰块冷敷以减少肿胀。如果涉及囊性部分，则应该持续 5 天或更长时间全身抗菌治疗，头孢羟氨苄 500mg 每天二次口服。广泛的或全面部换肤中，术中还要给患者注射地塞米松 8 ~ 12mg 并保持 6 天递减剂量的甲基泼尼龙和局部外用 4%对苯二酚。在完全再上皮化后（通常在 10 ~ 12 天）开始使用几天漂白剂，在 3 周后开始进行皮肤恢复活力措施（维甲酸或 α – 羟基酸）。

换肤术后的红斑预期至少持续 2 ~ 3 周，在选择性患者中可能要持续 4 ~ 6 个月。红斑的持续时间与穿透的深度有关。避免日晒或使用 SPF > 15 的防晒霜，直到红斑完全消退。术后，色素过度沉着可能发生在皮肤较黑或黄褐色皮肤的患者中，而极少发生在Ⅰ型或Ⅱ型皮肤的患者中。在对色素过度沉着进行预处理的患者中，术前用漂白剂是必要的辅助措施。很少发生色素沉着不足，仅发现于非常深的穿透时。

激光换肤术适用于修整如先天性退化性错构瘤后遗症引起的皮肤缺陷，或创伤后或烧伤的增生性疤痕（图 4-15）。小光斑 CO_2 激光束 用于高出的疤痕脊和“火山口”的肩状部分。较大的光斑用于较广阔的美容部位的换肤，特别适用于除去葡萄酒色痣、血管瘤或蜘蛛痣。氩激光器产生蓝绿色光，可以被血管内的红色血红蛋白成分吸收。为了除去纹身，红宝石或 YAG 激光被用于 CO_2 换肤的辅助治疗。

第 5 章

面部复合组织移植的设计

显微外科技术和游离组织供体部位精制技术的进步，使我们修复面部和颈部的能力不断提高。现在，在全身麻醉下，外科医生能够移植复合组织，如游离的、带蒂的或复合的皮瓣，完成整复手术，而在过去，这需要五个或更多的独立的手术。现在的大多数住院医师及其同事都不熟悉旧的技术，如皮肤脂肪移植、带血管蒂皮瓣移植术和迟发现象的病理生理学。且不说外科医生在这么短的时间内完成一个复杂的修复术后产生的喜悦，单就为患者省时间、减少不便和免除疼痛方面来说，意义就很大了。

在具有明显先天性面部发育不全、大块肿瘤切除术后缺损和辐射后的缺损畸形的儿童和成年患者中，软组织和骨骼可能同时缺损。在过去，一个阶段仅能修复一种类型的组织，多数修复只有待患者到了青少年后才能进行。现在，能够在一个阶段修复全部的缺损，如果可能的话，在更早的年龄开始（图 5-1）。现在，利用微血管技术，可在能完全切除的时间内切除位于颞下凹和颅底的儿童早期肿瘤，并且用游离组织移植术即时关闭创口。那些有严重半侧面部短小和其他一般性颅面部畸形的儿童，可以在 6 岁以前用骨和软组织移植恢复，而这些骨骼和组织可随面部其他组织相应地生长。

更加广泛的和复杂的手术会带来更大的风险和极度困难。这些外科手术强度很高，费用昂贵。这些复杂的修复术成功的关键在于术前计划，成功的效果中检测和设计占75%，手术操作和术后护理

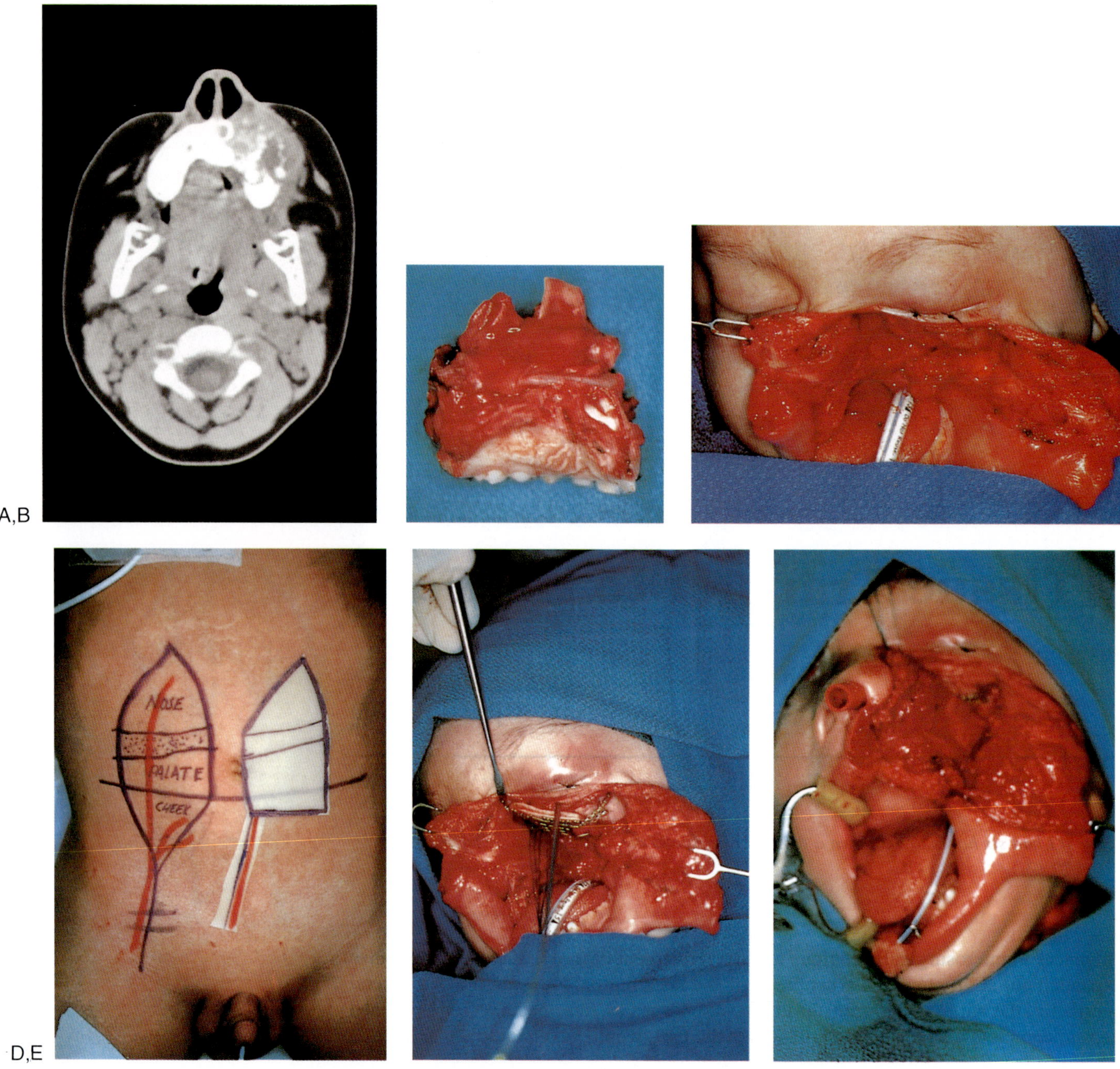

图 5-1 例 1 A：一个 4 岁的儿童左侧面部骨肉瘤侵蚀至上颌骨的临床表现和 MRI 影像，在计划好的大块切除术前已完成术前化疗。B：外科手术标本，包括整个半侧上颌骨和腭部。C：复杂缺损要求骨修复眶下部边缘和眶底，软组织填塞空洞，上皮衬里口腔侧和鼻腔侧。D：制作模板并移植到腹部覆盖右侧腹直肌。E：髂骨移植物已用骨板及骨钉固定。由于心脏畸形在较早期已经过修复，所以术中很难保持血压。伤口包扎好，患者苏醒后，被送回紧急护理中心。F：三天后，再次麻醉，由腹部取现皮瓣，移到面部并嵌入。

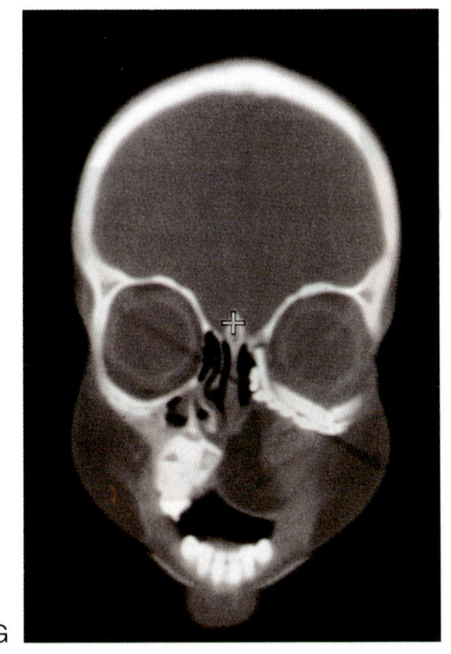

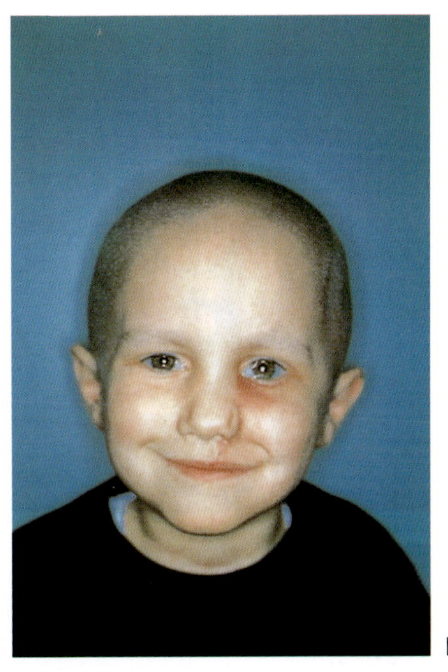

图 5-1　G.H：术后二周临床表现和 MRI 影像。内侧眼角小区域感染用抗生素消除。在此手术中，割取皮瓣前应完成预先设计好的程序。设计出精确的模板之后才能取皮瓣。超出外科医生能力控制以外的情况发生时，需要延迟和改变原设计。但因为预计到这些潜在的问题，所以不能实施过早的皮瓣提起术。

占 25%。

一、模板

计划的第一步是建造一个模板，在二维（最好是三维）空间内精确地确定缺损（图 5-2）。对于单层的组织如头皮、鼻子、颊或面部其他美容单元的表层，按缺损的尺寸切取一片 Esmarck 弹性薄膜。皮瓣应该设计成比缺损大出0.5～1.0cm，以便在植入过程中可以有选择地整饰边缘。不必过度矫正，因为带血管的皮肤－脂肪－筋膜皮瓣不像微血管时代前使用的无血管真皮脂肪移植物一样被吸收。

至少选择两组受体血管，并确定供体皮瓣上的血管蒂的长度。必须选择有足够血管蒂长度和血管管径的供体皮瓣。在肩胛区的供体，解剖时可能需要在腋窝内获得足够的长度。根据这些预先确定的情况，外科医生即可安排适当的助手、器械和需要的其他事项，以免在供体蒂和受体部位解剖期间发生困难。

肿瘤联合根治术、放射照射引起的生长改变和大的畸形修复之后，组织的需求可能不只是单一的皮肤和/或粘膜表层、脂肪、肌肉和骨骼。大多数面部缺损是三维立体的，而且可通过几种方法检测。一些方法是将快速凝固的海藻酸钠胶注入缺损来得到复合缺损的三

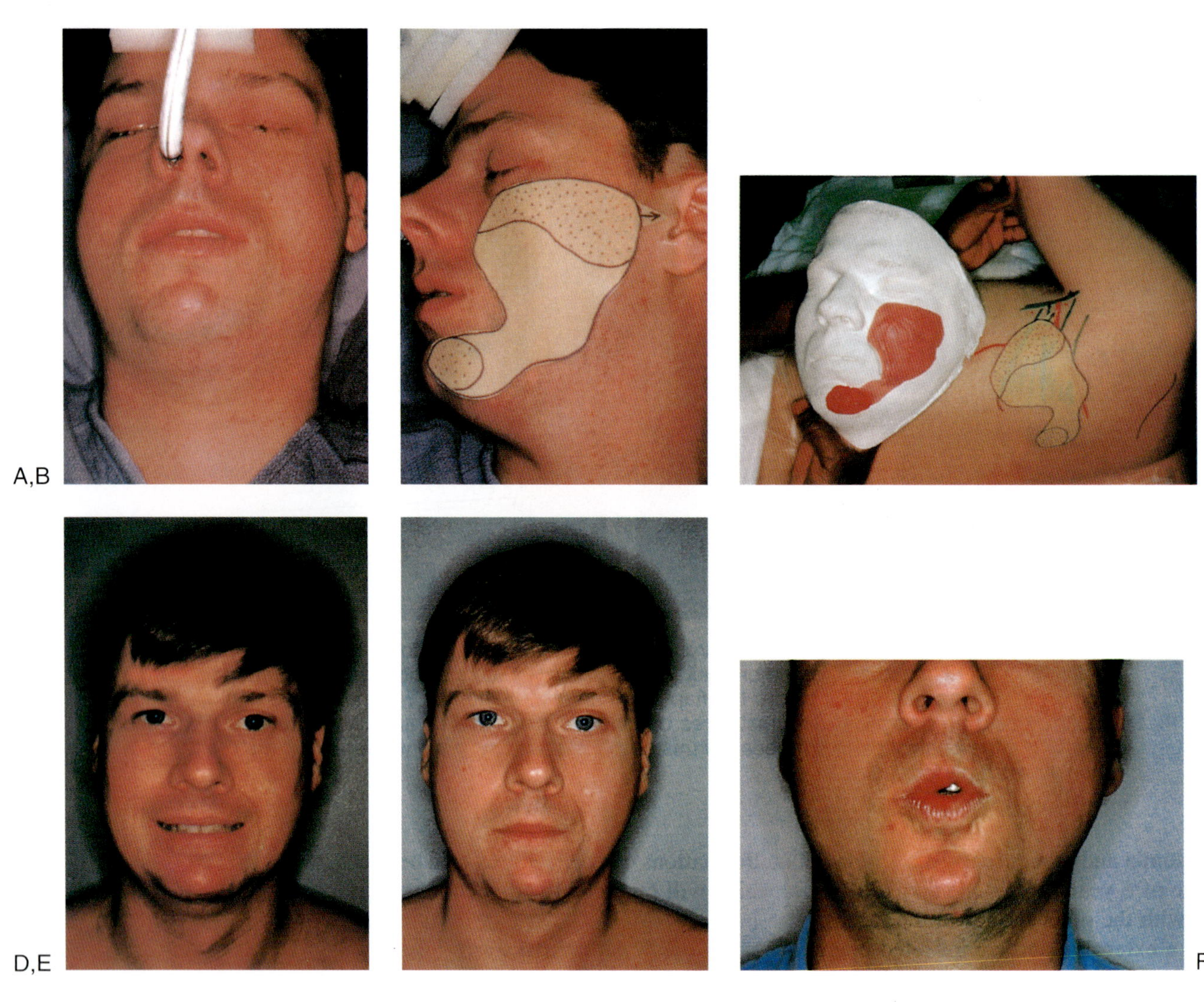

图 5-2 例 2 A、B：为一中度以上 1/2 和 1/3 分布区缺损罗姆伯格病(Nomberg's)的年轻男患者制作模板；带点的区域表示需要增加磨牙隆突和左侧颊垫的深度上皮化皮肤的区域；箭头指旋绕的肩胛的血管蒂，它将与颞浅动、静脉吻合。C：模板已转移到背部，放置于弯曲的肩胛动脉的横支与降支相结合的位置；制造面部蜡模，颊及颈部缺损加蜡矫正；皮瓣的体积通过将蜡在水中置换的方法计算；在血运重新建立前皮瓣的表现。D、F：形态和对称性保持 6 年；他的口轮匝肌有功能且双颊对称。

维正模，这种胶在口腔实验室内用于制造印模。我们提倡制作各种特殊表面的模板，当需要时将它们缝合在一起，并使所需植入的软组织和（或）骨骼具体化。虽然计算机辅助修复由于有了改进的颅颌骨骼问题的软件而得到改善，但它们还不能代替这些用于联合整复术的实用模板。然而它们对于骨骼缺损的术前分析非常有用。当需要的组织被精确地定下来后，它们将被展示在供体区域，患者和家属可以看到手术计划并可提出问题，肯定会提很多问题。

外科医生和助手们对正常供体皮瓣的解剖和叙述过的变异不可能了解太多。如果不能确定，那么他必须复习提供有适用内容的显微外科教科书、杂志文献或解剖书。这时最主要的问题是没有一本书或图谱包含所有提及的皮瓣和它们的血管变异。每月都有新型皮瓣和临床应用情况被提出。

二、蜡模

精确的三维表面缺损重现模型可以采用制作面部蜡模的方法制作。使用的成套器材中包括有一种粉末，和水混合后形成糊状，敷于面部缺损处，待干。如果此糊剂混合适当并从容地铺在面部，那么每一个疤痕或畸形轮廓都会包括在蜡模中，这就成为阴模。最后的模型是将液体的牙科硬石膏注入阴模后产生的。

另一种较实用但不甚精确的方法，是在要重建的面部轮廓上轻轻地涂上2~3层快干石膏。在皮肤表面一定要涂上凡士林，在毛囊上一定要覆盖塑料罩，因为眼睫毛、眉毛和头皮毛囊可能会由于疏忽被干的面模拉下。薄的硅橡胶薄膜也可加热并能与石膏相同的形式在面部变干。然而，这两种方法都没有蜡模精确。

接下来，使用牙科用蜡或陶土填充模内的缺损区。我们有许多事情要向口腔和颌面科医师学习，他们经常制作上、下颌牙体模型，在确定适宜的咬合关系后将模型置于殆架上。他们在工作台上设计并实现他们的手术。并可处理很多潜在的问题。整形外科医师利用他（她）们手中的蜡模能够感觉、观察和研究问题。计算机设计对于确定骨骼缺损有帮助，但对于确定软组织和骨骼联合缺损帮助甚微。

需要的组织体积可以通过水置换法确定。在大多数面部整复术中所需的总体积通常是出奇地低，极少超过150~300ml。主要的问题是如何将组织准确牢固地放置于需要的地方。在颊和半侧面部整复术中，由于软组织会逐渐松垂，所以在颧颊区支撑住软组织是最困难的。高嵌体骨移植物或异质成形物通常更加实用。

血管重建前对软组织皮瓣进行的修整、成形可能是一项费时的工作，而且必须仔细去做。除了取皮瓣以外，蒂的分离和供体血管的准备，都是整容中最重要的部分。年轻的或缺乏经验的外科医生可以练习用无菌泡沫塑料雕刻组织移植物的立体形状，这样，当他准备将组织移植和嵌入时，会更熟悉已设计的形状和轮廓。在手术间歇期中（通常是由耳鼻喉科医师进行交互切除术），即可雕刻无菌塑料泡沫模型。通过练习，可在实际皮瓣嵌入时增加精确度并能节约时间。在皮瓣最后修整和植入前，必须进行血管循环的重建，以便控制所有的潜在出血。我们曾遇到过多次难处理的血肿，只能把重建血管循环前已修整并植入的颊部皮瓣重新提起来才能控制。

三、设计

如果一种设计方案不可能完成或不合适的话，那么必须有第二个偶尔有第三个可供选择的整形方案。供体皮瓣的选择必须在术前通过与患者和家属讨论而决定。术前疾病情况应该强调指出，如血管内血栓形成和血肿以及需要在特护中心观察的情况。诸如腓骨移植后的活动和生长，大块肩胛皮瓣所致的宽大瘢痕，或前臂的瘢痕和移植体的能见度等长期的问题均应该提出。由于这些情况可能会

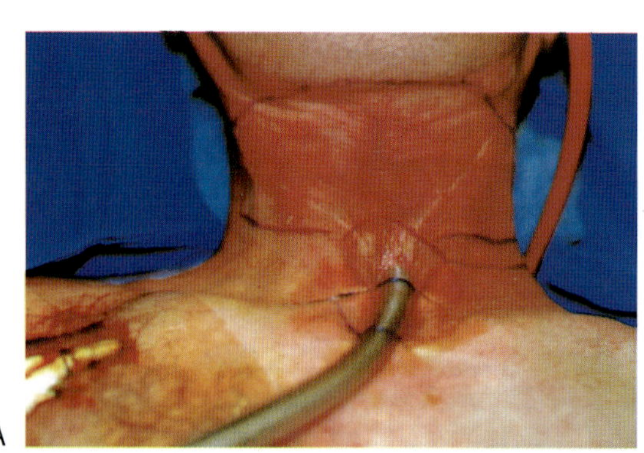

A

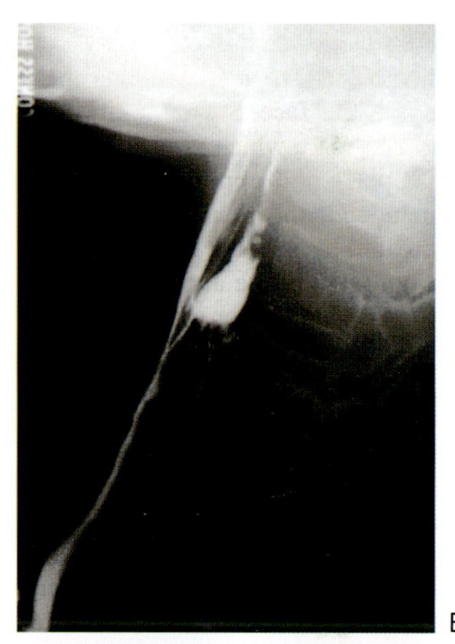

B

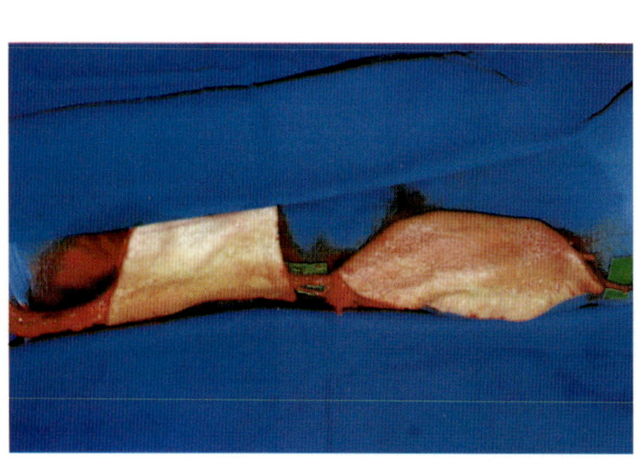

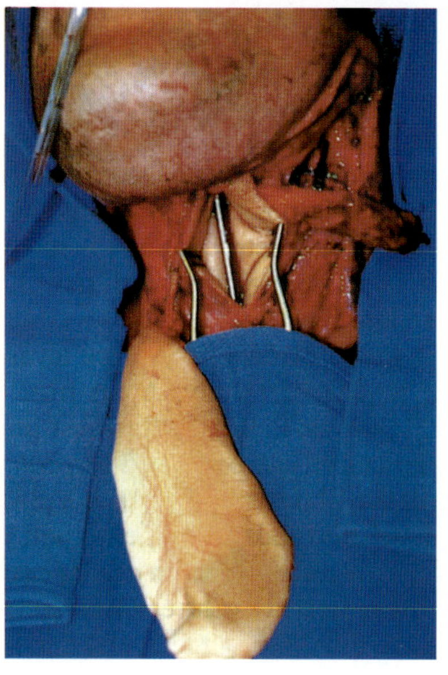

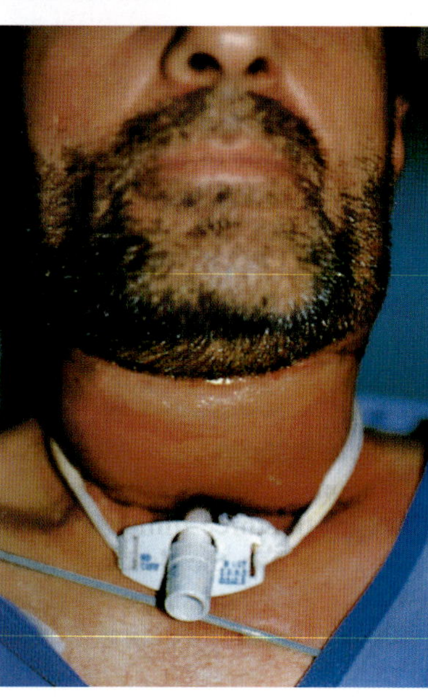

C,D

图 5-3 例 3 **A**：一名 **42** 岁男性喉癌患者，全程放疗后行喉切除术和双侧颈部清扫术后几年的临床表现。**B**：他主要的问题包括疼痛、硬结、严重的瘢痕、不清晰的颈部组织和食道狭窄。他已有二年不能进固体食物和无痛睡眠。**C**、**D**：两个放射状的前臂皮瓣吻合在一起——一个覆盖整个颈部，另一个修复颈内食管的 **9.0cm** 缺损。在消毒台上解剖和接合两个皮瓣，同时对照射过的颈部受体血管进行外科解剖和分离。**E**：术后无合并症，**10** 天后出院。在最初的 **4** 年，他能吞咽并疼痛消失。这个病例标志游离组织移植的极大进展。我在担任整形外科住院医师期间，同样的病例在二年时间中进行过 **29** 次手术修复。此种最保守的方法很多人将它看做是一个根本的手术。

改变供体组织的最佳选择。大多数家属遵守外科医生提出的最初治疗方案。有经验及有准备的外科医生，在出现异常情况时，能够毫无困难地做出决定。术中可能发生如不合格的、经受过辐射的受体血管，供体或受体血管管径不足，异常的皮瓣解剖，以及分离组织过程中的技术错误等情况。麻醉问题可能会超出外科医生的控制范围，必要时只能提早结束计划的步骤（图 5-3）。外科医生必须有备用计划方案并能在整复术中的任何阶段改变治疗计划和选择手术方法。例如，假如发现同侧颈部受体血管供血不足而需要移植静脉到对侧，那么应该在腿部准备血管，而且不用血管内线定位、血压套或系在大腿部的福利导管定位。与延长手术过程耗费的时间相比，术前计划的意义很大。

患者的社交问题，代谢疾病如糖尿病，血管疾病和特别是吸烟史都是需考虑的重要问题。能够实施复杂的整形手术吗？患者会花费多少？带蒂皮瓣和游离皮瓣一样有效吗？在患有静脉功能不全的患者身上取足部静脉移植物，供体部位会不会存在潜在问题如伤口裂开？所有这些问题或更多的问题都应该考虑。由于存在单项或多项的问题，他们可能取消复杂的整复计划 A，并选择简单的 B 或 C 计划方案。

有时，看起来较复杂的单一步骤的程序是最保守的修复术。经过 20 年的实践，目前我们乐于在儿童或年轻成人中通过一个单一的手术完成骨骼和软组织缺损的修复，以代替通过几个麻醉手术实行阶段性治疗。使用肩部穿行皮瓣行口底、下颌和颈联合整复术，较费力的获取腓外侧皮肤和腓骨皮瓣简单而且迅速。一块精确的前臂皮瓣可以更迅速取得，而且当骨切开术和固定术完成后，皮瓣的血管同腓骨受体处的血管吻合（图 5-3）。

在几乎一半的患者中，二期修复如骨移植、整修和疤痕修整术是不可避免的，特别是儿童，他们移植到面部和颊部的软组织会随着生长而改变。在下颌下部和颊部移植的软组织经常松垂，需要悬吊。移植的组织始终保持供体区域的生物学特性。女性的粗隆区的脂肪和男性下腹部皮下组织预计经过一段体重的获得而增加。

四、随访

在带蒂管状皮瓣、延迟皮瓣和真皮脂肪移植时代接受过训练的整形外科医生，极少能够真正地完成头颈部游离组织移植。这些医生一定要保留并分享这些知识的大部分，这些会在一些整复方法中占一席之地。对于新手来说，仔细用资料证明好的和坏的结果和术中的难点是非常重要的。显微外科知识是积累出来的，一个人不能重复范同一错误。经过仔细地分析，年轻的外科医生将会认识到先前的错误能够通过更全面的术前设计来避免。即使那些具备优越的手 - 眼协调和洞察三维立体能力的人，也必须努力工作才能成为成功的显微外科医师。

五、显微外科医生的要求

要想在显微外科整形手术的挑战中取得成就，一个外科医生必须具备优于其他人的精力充沛的身体。有三个内在的素质或成分必须综合考虑。这三个成分是（1）精神集中，（2）精力充沛，（3）体格健康。这些都是不容易学到的，而且必须加以发展。像一名运动员一样，显微外科医师必须学会忘记每一件事，并集中精力在手头的工作上，避免外界的干扰和经常的狂乱的电话铃声、喇叭声和急救中心的报告。充沛的精力可为成功提供动力，在紧张的条件下要保持放松，要始终坚持一个努力去完成的信心，不要害怕失败。

不要把显微外科手术过程中的困难，看成是不愉快的经历或即将发生的失败，而应认为是学习的机会。Joseph Murray 博士，Nobel Laureate 博士和 Brigham 妇科医院的成形外科创始人曾说过，“困难就是机会”。每个外科医生都有才干，有些人可能比另一些人多些，但没有人具有与生俱来的设计和完成一个困难的显微外科整形术的能力。必须学习全部的技术和心理学技能。没有人能经过一夜努力即可成功。如果没有训练、训练、再训练，没有任何运动员能够成功。由于显微外科中需要心理、精力和体力因素的结合。所以，显微外科变得更有价值和魅力。那些在治疗前、治疗中或治疗后持续经受挫折和焦虑的人不应该继续从事这类外科工作。

第6章

面部单位的预制

目前，面部整形术可能存在着众所周知的问题，即适于利用的供体部位（大小和颜色相配）的数量及供体部位功能和美观上的遗患。此外，在面部不同位置的多发缺陷或需要复合组织移植的复杂面部整形术中，通常要经过几次修复治疗才能达到满意的结果。这些整形步骤可能有困难并对于重建术来说具风险性。为了避免这些问题，近来新的技术已被应用并发表论著。他们被正式命名为“预制”。

这个命名包含了可能被用来补充和联合使用的不同外科技术的广阔领域。标准是这项技术扩大了带蒂或游离皮瓣的指征和潜力。目前的皮瓣预制方法依据的基础是整形外科、传统显微外科的一个或几个原理，而全新的概念还处于实验阶段。

一、延迟皮瓣

众所周知，延迟皮瓣的技术作为一种增大皮瓣覆盖潜力的同时确保其更可靠成活的常规方法，也可以用作为游离皮瓣的开始阶段。有几种不同的延迟方式，应该考虑到皮瓣的解剖类型（筋膜皮瓣、肌皮瓣或肌肉瓣）及其具体的血供方式。

对于筋膜皮瓣，最常使用的方法是在边缘和尖端行分段切口，同时，将皮瓣部分提起，也可以不提起，但最好还是前者。正如

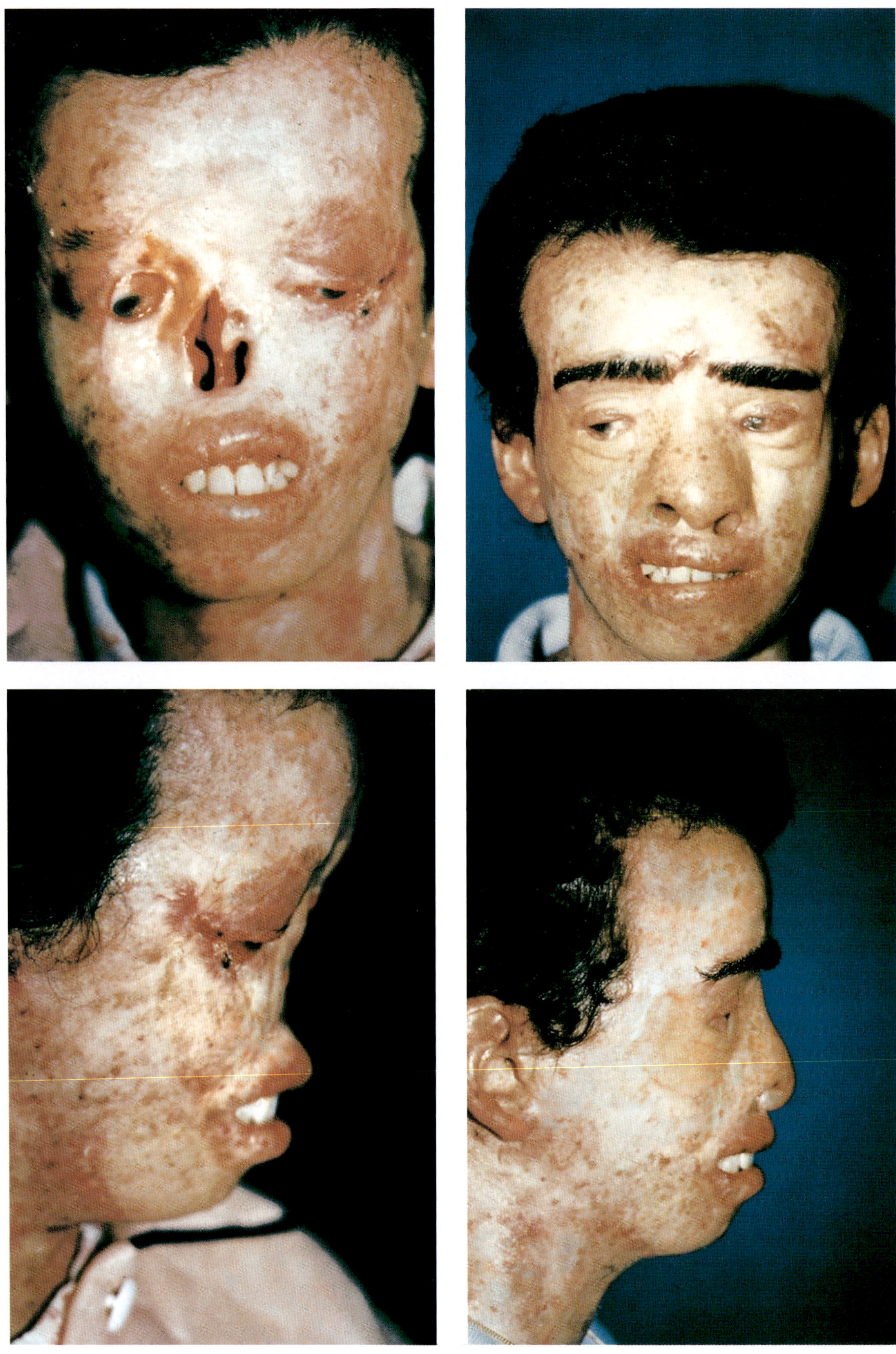

Callegari 等人强调的，用狗作为实验动物，最有效的延 迟是使用管状带蒂皮瓣技术，使皮瓣的尖端最后提起。在临床实践中，为了避免供皮区与皮瓣重新连接，较可行的方法是借助一个插入的皮肤移植物或硅酮薄片。这种外科延迟术通过使相邻孔口（perforator）间的“阻塞血管”扩大来提高皮瓣的成活率。

对于肌肉瓣，一个或多个蒂的手术延迟可以在组织的血管网络中产生相似的变化，扩大连接各部分的阻塞血管。对于肌皮瓣，建议联合应用前述的皮瓣和肌肉瓣技术。

二、预扩张皮瓣

一个皮瓣，无论是何种解剖类型，都可以在移植前进行扩张。这个技术有两个优点：（1）它提高了皮瓣的可利用面积，这会带来更好的血液供应，因而具有安全性，（2）它使供皮区更易缝合关闭。

根据 Callegari 等人介绍，组织扩张是延迟的一种形式，或使阻塞打开和刺激血管增大。另外，当需要薄皮瓣时（如眼睑、鼻等），扩张能帮助达到要求；此外，在选择适当的颜色匹配的供皮区时，即便没有足够的皮用于整形术，可使用扩张的方法。

然而，众所周知，皮瓣的扩张并发症发病率很高（血肿、血清肿、感染、表皮或全厚皮肤坏死），因而选择时要权衡利弊。另外，并发症的可能会发生主要的血管主干和（或）分支的部分血栓形成，解释了一些难预料的皮肤坏死的原因。

三、诱生新血管皮瓣

诱生新血管皮瓣是过去 20 年来最令人振奋的，最有希望的进展。任何类型的组织（皮肤、骨骼、肌肉连接体——脂肪）都可以移植，只要有一根血管主干和一定数量的周围组织（筋膜、肌肉）与之连接一段时间即可。

1971 年，Orticochea 首先使用这个原理进行临床鼻整形术。将颞浅血管移植到耳后区域，作为一个带蒂的联合皮瓣在第二阶段应用。

1976 年，Erol 发展了将厚断层皮肤移植物转变为继发血管皮瓣的理论。在 9 个患者中使用颞浅血管的颞顶部分支或前部分支来预备带蒂血管皮瓣，至少 3 周后进行皮瓣移植，修复眶下、颧部或颊部的缺损，也用于鼻和耳整形。

1980，Erol 和 Spina 发表了在猪身上实验的结果。游离出大网膜，用来使皮肤移植皮瓣、肌肉皮瓣和骨皮瓣岛状瓣形成血管。1 个月后，取出大网膜并成功地作为预制的带蒂或游离皮瓣移植。

图 6-1　例 1　上左和下左：一位年轻女孩患有面部着色性干皮病伴有极多的破坏性的基底细胞癌和表浅恶性黑瘤病史，需要行鼻，上、下眼睑和双侧眉毛修复术。上右和下右：修复术的最终效果，注意再造鼻的满意的形状和突出部分。

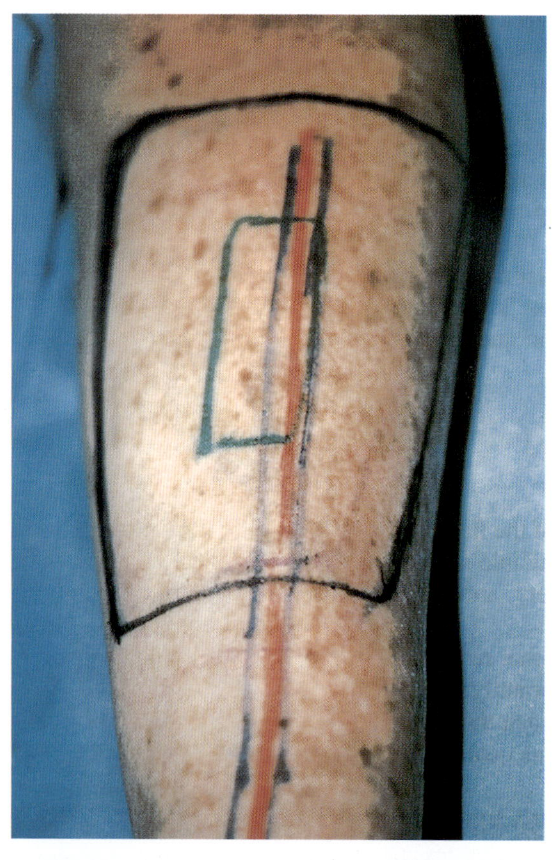

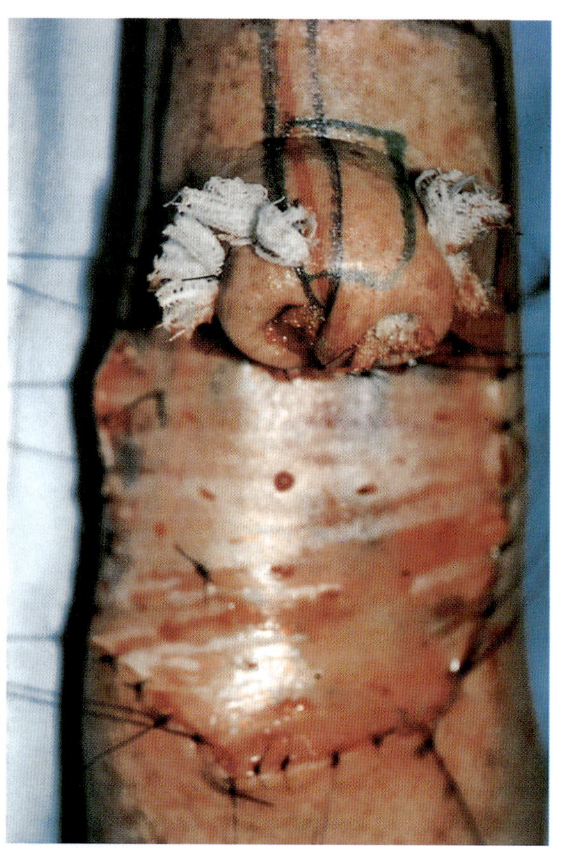

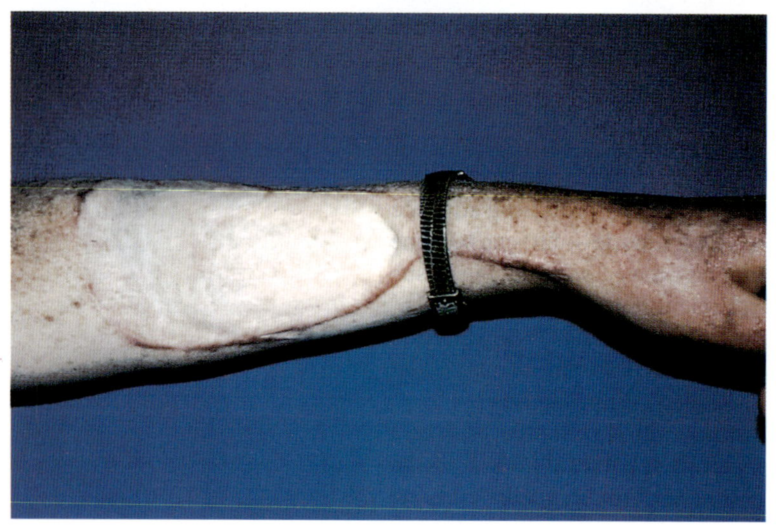

图 6-2 例 2 上左：在左侧前臂围绕桡动脉画出皮的区域，设计鼻的预建部分。绿色区域对应于桡骨范围将被结合到皮瓣作为血管化的骨骼以确保鼻子的支撑。上右：预制的情况。鼻子已塑造成形，供体区已移植。下：移植的供体区的后遗症。

1981，Shen 报告了几例将颞浅动、静脉移植到颈部薄的长管皮瓣中，行耳轮整形术的成功病例。其结果满意。两次手术间的平均时间为4.5周。

使用面部动、静脉置入颈部皮瓣修复因颊部疤痕所致小口畸形的相同技术也被使用。Shen 是第一位成功的移植伴有初试血管诱生的预制游离皮瓣的人。在第一阶段，外侧股动脉的下方分支被移植到大腿外侧皮肤区域的下面；6 周后，一个2.6cm×16cm 的皮瓣被移植，并在颈部再形成血管，治疗严重的烧伤所致的挛缩。

根据相同的原理，一块皮肤区域能够通过游离移植动静脉蒂和它的周围筋膜或肌肉套而形成新血管为第一步。这个方法被Khouri等人成功应用。中国皮瓣的辐射性动静脉蒂被移植到颈部，埋于锁骨上区域，随后用于修复严重面部烧伤。

Falco等人曾报道，在小鼠实验中，将股动脉和静脉作为一个单位种植于腹部皮肤下面，6周后，将其一部分，和以这些血管为基础的岛状瓣提起。在第一组，周围的肌肉保留在蒂的四周，第二组使用骨骼化蒂，两组的存活率无显著差异（73%比77%）。但这些理论没有在人类的临床实践中证明，最宽的血管与供皮区相关连是可行的。

在对兔子进行的实验中，Pribaz等人曾证实，利用血管预制皮瓣的原理，可以成功地重复皮瓣预制，其方法是将第一片新血管皮瓣移植后2周，将同一蒂移植于第二块供皮区。但他们注意到，第二次移植时皮瓣生存率下降（从96.2%降到86%）。随后，他们在严重烧伤面部整形术中使用了这一原理。血管蒂被三次用来供血到锁骨上皮肤、头皮和颞部皮肤。

最后，为了评价使用薄的预制的皮瓣对建立轴向型皮肤的安全性，Maitz等人曾经通过将取自兔子耳朵的动静脉蒂移植到兔子颈部的方法预制皮瓣。他们利用一对照组进行比较，使用大小相同并以同一蒂为基础的自然的轴向型皮瓣。把这些皮瓣绕兔子耳朵的边缘折叠180°，用来覆盖一个无血管床或移植到直的无血管受体床上。折叠的轴向型皮瓣与缝合在直受体床上的轴向型皮瓣一样100%存活。虽然沿耳朵边缘折叠的预制皮瓣平均存活率为56%，但相同的皮瓣缝合在直的受体区100%存活。

四、诱生延迟新血管皮瓣

在一项对兔子的动物实验研究中，Maitz等人证实了在皮瓣预制中延迟现象的价值。将动静脉蒂植入薄的皮瓣中，通过在设计的皮瓣的外侧边界做切口达到延迟。当在蒂植入前或后一周实行皮瓣延迟时，发现一周后评估的皮瓣存活期延长。血管造影研究证实在这些延迟皮瓣中血管网的密度和长度都有所增加。

五、预扩张的诱生新血管皮瓣

任意皮肤区域都可以通过带蒂或游离的动静脉束来形成新血管，而且作为第二步，可在最后的移植前进行扩张。为了避免“血管载体”与受体区域的严重的粘连，以及随后在皮瓣移植时需要进行的即烦人又冒险的解剖过程，Khouri曾经建议用硅胶隔离皮瓣。

六、小结

显而易见，这些步骤的联合应用增加了很多领域并扩大了面部整形的可能性。这意味着较大的缺损最终可以用适当结构、颜色和形态的组织修复。但不能忽略一个事实，就是每一个阶段都伴有它自己的特殊的难点。

七、预制的复合皮瓣

在面部整形中，无论何时都需要对几个解剖部位和美容单位进行皮肤整复术，或以多复合组织移植完成复杂的整形术，最后的结

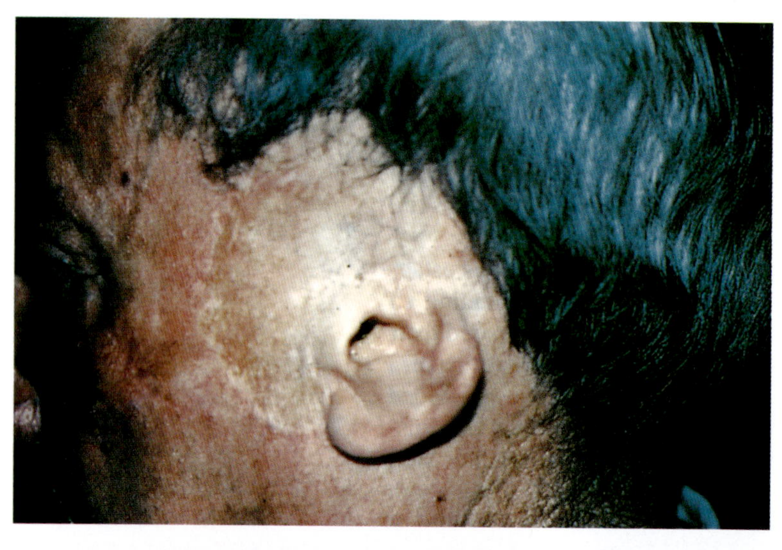

图 6-3 例 2 上：广泛的鳞状细胞癌切除耳廓、耳后周围和颞部皮肤。下左和下右：未经过进一步成形的术后效果。

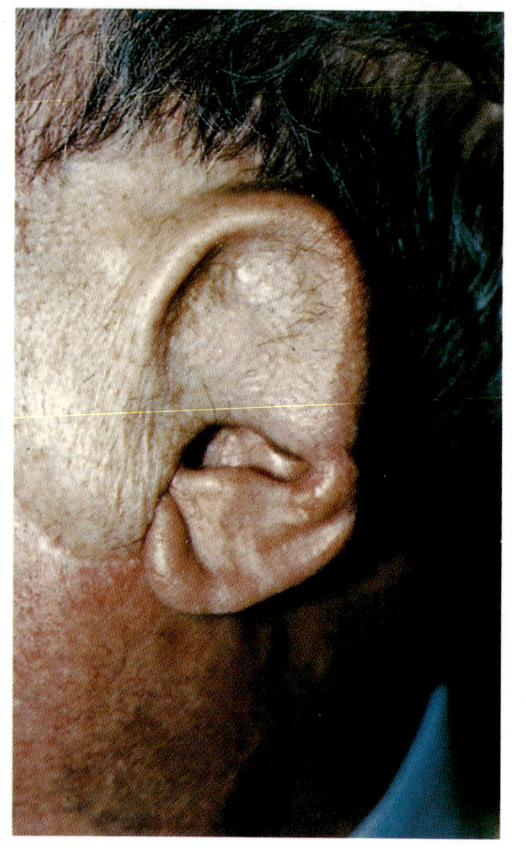

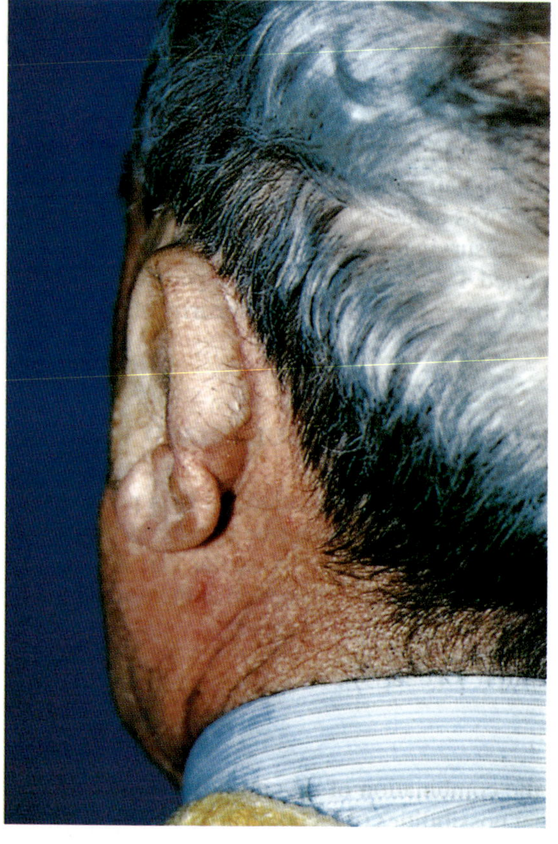

果只有通过几个程序后才能达到，不论术者的专业知识和技术如何，治疗结果都是不能肯定的。在供体区完成全部的不同组织移植后，再移植预制好的单位，是更加令人放心和使效果更精致的作法。

当然，只要有可能，最好用一个区域作为主要的供体区，如一个轴向型的皮瓣，如果可能，在完成预先的外科手术步骤后，作为带蒂皮瓣移植。潜在的供皮区是：以颞部蒂为基础的颞面皮瓣，由面部血管的终末分支、颏下动静脉供血的颏下皮瓣，以及由横向的颈束形成血管的锁骨上皮瓣。虽然颞面皮瓣薄，但另外两种皮瓣需要预先扩张才能更好地匹配面部皮肤的厚度。根据这些蒂的适宜长度，颞面皮瓣和颏下皮瓣可轻易地到达面部的任何部位，而锁骨上供皮区由于它旋转弧度的局限性而不能到达。

八、临床应用

预制的头皮和颞面皮瓣可用于眼睑和眉毛的整复。对于上眼睑，外部的覆盖物和内部衬里可以由一个中等厚度的移植物覆盖一片薄的颞面皮瓣来达到。对于下眼睑，至少有两种可能性：把颞顶筋膜折叠覆盖耳甲软骨移植物，形成三明治形状，并移植皮肤（厚层）；或者，使用取自鼻中隔粘膜软骨移植物作为支撑和内衬。在筋膜上保留一条头皮，用于眉毛的整复。

对于一侧颊和双唇的修复，预先扩张的带蒂颏下皮瓣可提供适宜的厚度和颜色。如这些解剖部位的全层缺失，则需要在未扩张的皮瓣上进行初步的皮肤移植步骤。

对于唇或鼻（包括鼻翼）的全层缺损，当不能利用前额皮瓣时，可以利用预先扩张的预制皮瓣加上来自双侧鼻甲的皮肤和软骨复合

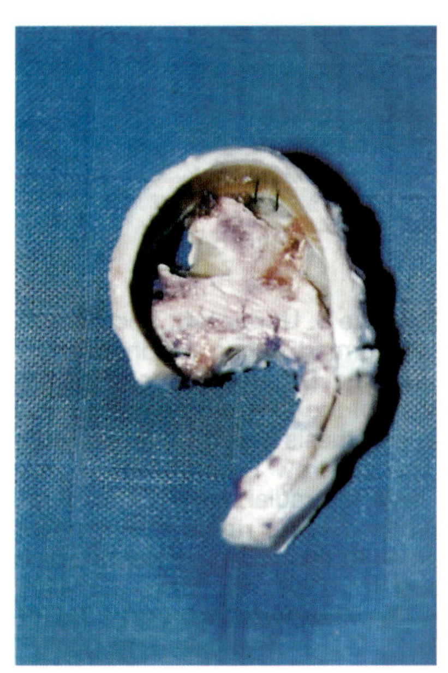
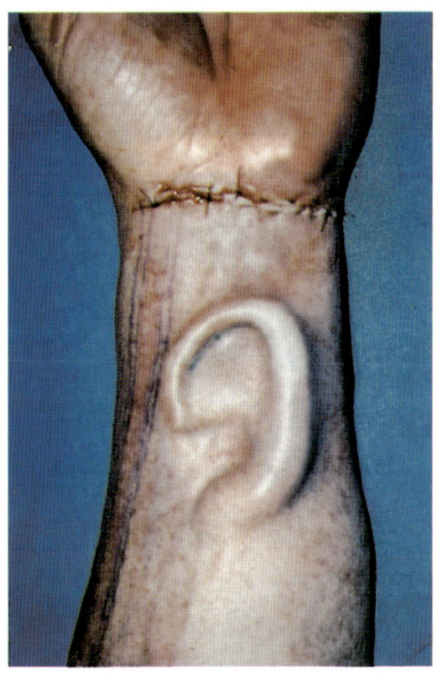
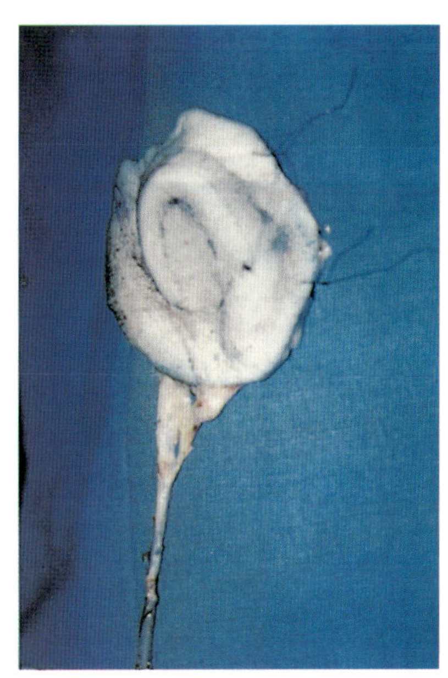

图6-4　例2　左：雕塑成形的软骨支架。中：术后即刻外观，支架埋于前臂皮肤下。右：预制耳廓移植40天后。

移植体来完成修复。供皮区可以是颏下皮瓣或诱生新血管锁骨上皮瓣，作为带蒂皮瓣移植，条件是能达到适宜的旋转弧度。这可以通过下列方式达到：在耳前解剖颞浅血管蒂，通过桡动静脉束或外侧卷曲动脉的下级分支加长，它的伴行静脉和周围筋膜，作为游离皮瓣，最后置于锁骨上区域下面。Pribaz 等人成功地报告了此作法的可能性。

全鼻修复术可以在前臂上进行预制，正如例 1 证实的那样（图 6-1 和图 6-2）。第一步，鼻子被适当成形，1 个月后，移植到受体部位，包括作为鼻子支撑的部分形成血管的桡骨。

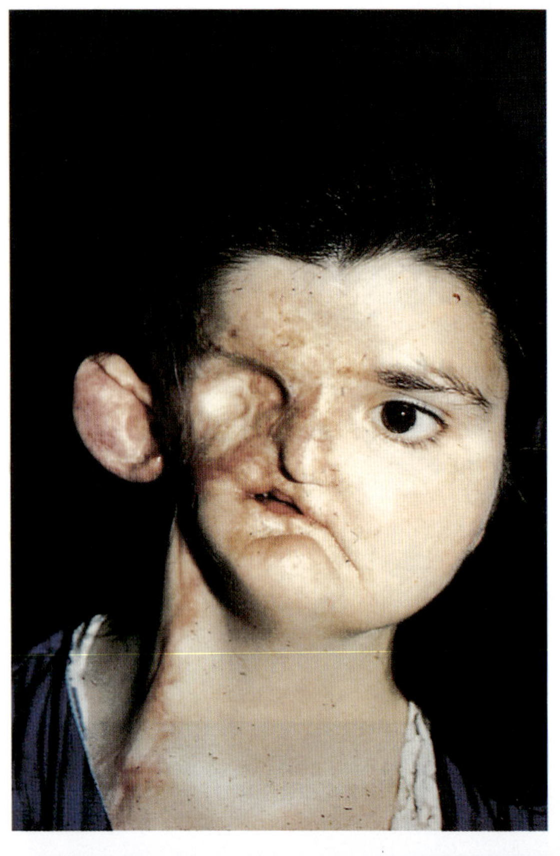

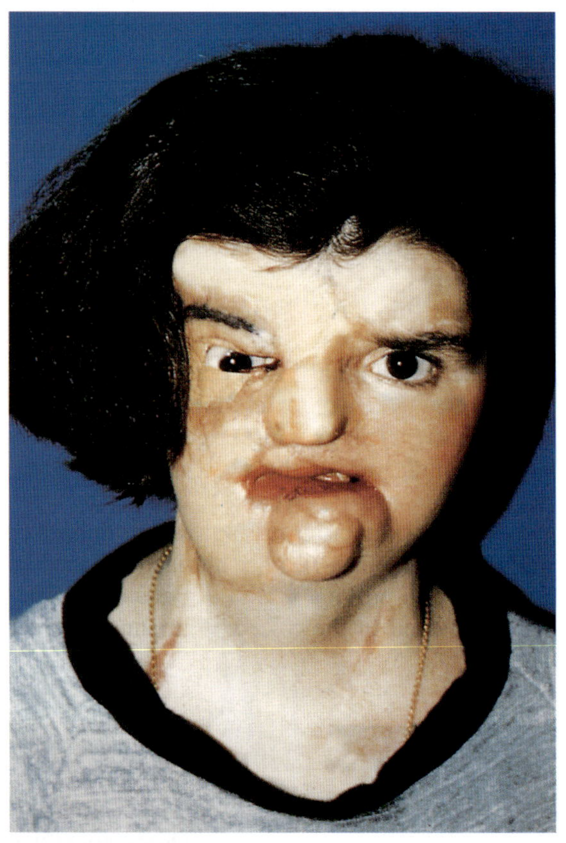

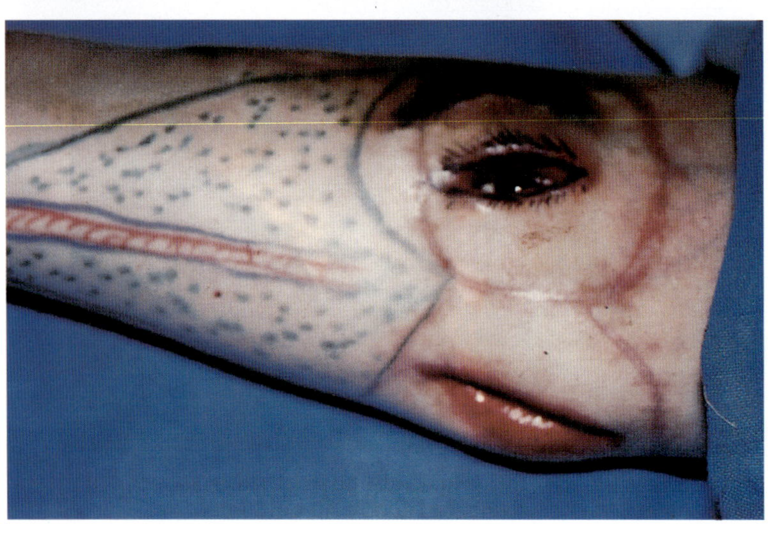

图 6-5　例 3　上左：儿童期为治疗未成熟血管瘤施行放疗的后遗症。下左：在前臂桡动脉预制。眶窝和假眼已经就位，通过端-侧相接的游离头皮移植到桡动脉来修复眉毛。上下唇的形成。上右：通过 4 次显微外科移植施行的复杂整形术的最后效果，包括预制的游离皮瓣。

对于耳再造术，当简单的解决方案（耳后皮肤和颞面皮瓣扩张）不可能时，需要经过预制程序。例2示出了这一情况（图6-3和图6-4）。广泛的鳞状上皮细胞癌已预先切除，并切去耳廓和颞部区域，包括颞浅血管。因此，不能利用颞部筋膜皮瓣。和在例1中一样，我们决定从前臂中国皮瓣中预制耳朵。耳的软骨支架由最低的肋软骨获得，按照Brent的技术雕刻成形。这种支架插入前臂前部的远端部分皮肤下面，选择厚度适宜的位置，用引流管压平皮肤。最后，将其覆盖于下面的附件上。一个月后，预制的耳朵被成功移植。美

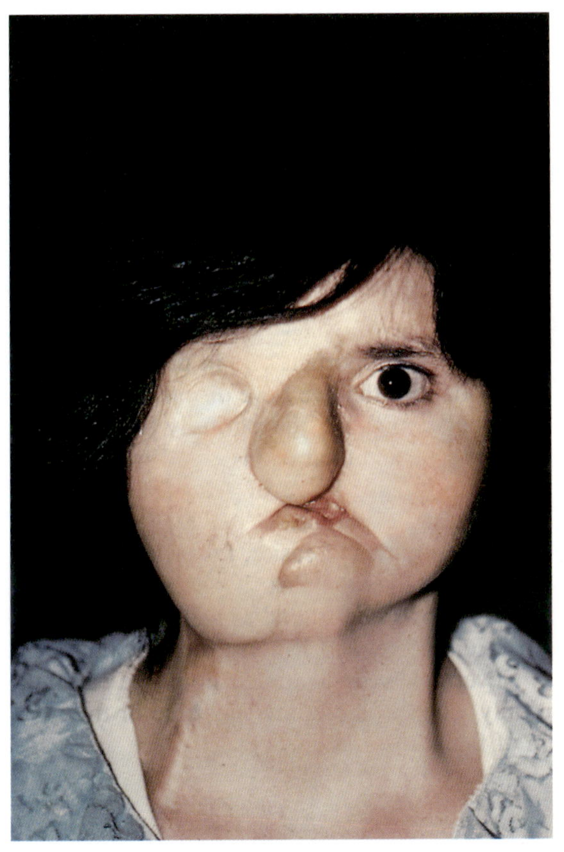

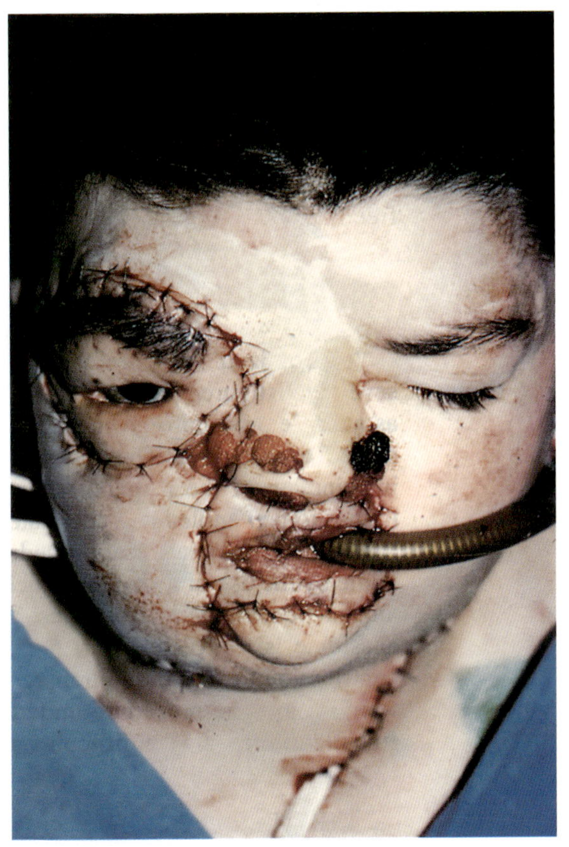

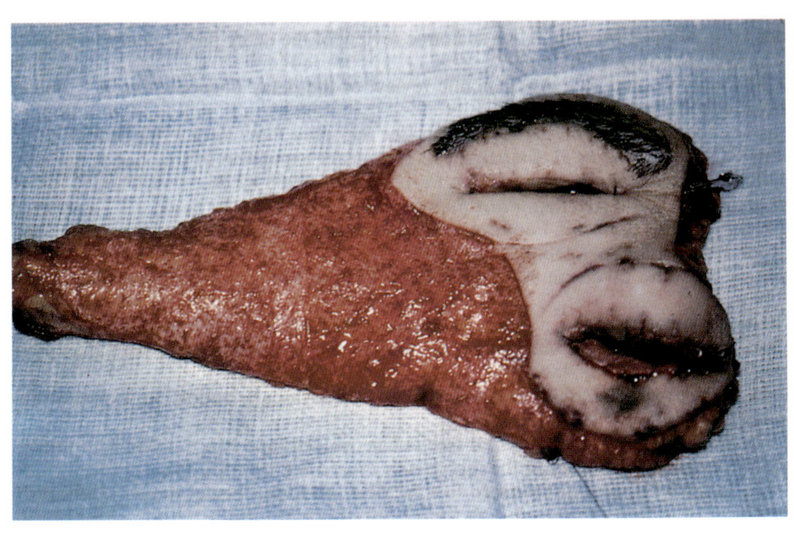

图6-6　例3　上左：最先二次显微外科移植后的临床表现：将腹股沟皮瓣移植到颊部，足背的骨皮瓣移植来修复鼻子。下：蒂断后游离移植的表现。深上皮化带被埋在先前用于整复颊部的游离腹股沟皮瓣下。上右：术后即刻表现。

容效果可以通过以后加深耳甲的手术而获得改善，但此患者很满意并拒绝再次手术。

几种解剖和美容单位的整形术是皮瓣预制的最明显的指征。这一目标要求在单一的供体区域完成多个连续的步骤。根据合适的表面、厚度、颜色的匹配和蒂的长度来选择供体区。当然，先前阐述的任何一种程序（延迟、预扩张、血管诱生），单独或联合运用都能够先于这种复合移植的预制步骤。最后完成可能需要使用自体移植物（皮肤、软骨—骨、筋膜）或皮瓣（局部的、带蒂的或游离的）。然后，可将预制的单位作为带蒂皮瓣或游离皮瓣移植到最终的受植区。这种复合整形术由例 3 可以说明（图 6-5 和图 6-6）。第一个游离腹股沟皮瓣移植到颊部。第二个皮瓣来自足背，包括第二跖骨，用于整复鼻子、眉毛、双眼睑、眶部和唇部，在原位成形。

用贮存的牛软骨支撑下眼睑。将掌肌的长肌肉插入唇部，以得到更佳的和更鲜明的轮廓。最后，成功地移植已完成的整个预制皮瓣。正如图 6-5 的说明中提到的，眉毛的整复术由带有辐射蒂的新血管形成的游离头皮皮瓣完成，而这证实了游离皮瓣作为多个连续步骤中的一部分，在选择好的供皮区实施的可能性。可以将此预制单位定义为“领先的游离皮瓣”。

九、结论

“定制皮瓣”或“预制皮瓣”在严重毁容病人的治疗中起了重要的作用。我们曾经讨论过的不同形式，作为单一程序或更多的作为联合程序使用，应该在技术上仔细设计。他们开拓了未来无尽的希望，他们的使用仅依赖于外科医生的想像力，需要掌握丰富的人体组织方面的知识、熟练的专业技术及技巧。

近来，显微外科手术方法通过使用小“订书机”而变得容易，更快、更可行，这是我们在过去六年中研制的，这种机器可送出金属的小 U 型针。这种“订书机”允许将直径1.5 ~ 2.5mm 的血管端-端和端-侧吻合，它为游离组织移植做出了重要贡献。然而，应仔细筛选指征，且只有在它是面部修复术困难问题的惟一可能或最适宜的解决方法时才选择此方法。

第7章

矫正化妆技术

在我15年的职业化妆师的生涯中，最让我骄傲的是为面部有缺陷的顾客所做的工作。我经常碰见这样的人，他们用自己的一生去试图接受他们的疤痕、污点、面部不协调或者其他问题，其实小小的化妆技巧可以改变他们的一生。

在我的一本新书《化妆的奇迹——矫正化妆、整形外科、抗衰老对策指南》中，利用200多张化妆前后的照片展示矫正化妆艺术。无一例外，读者告诉我对书中印象最深的是面部损害者，尤其是烧伤的幸存者化妆前后的照片。我经常听到对这些照片的评价“这真是个奇迹”，但对我来说，奇迹不仅仅是让患者看起来漂亮一些，而是让患者心里感觉好。

对于一个面部有问题的患者（包括天生的缺陷、意外造成面部不协调的改变、由于疾病、手术、化学、放射引起的面部破坏），他们的最大愿望是让自己看起来“正常”一些，没有经历这些的人是无法想象那些孤独、被抛弃、失去自信的感受。

无论问题多么严重，化妆总能有所帮助。然而特殊设计的化妆技术和化妆品资料极少有对那些可能是最大受益者进行指导。化妆中最关键的是了解怎样利用矫正方法去改善特殊问题，怎样利用不很显眼的化妆达到最好效果。化妆的目的是消除不协调，把注意力引向别的地方，因为每一个人都有美的地方，有可以展示的地方。但错误或不恰当的化妆常常会使问题更加严重，经常有患者经过不

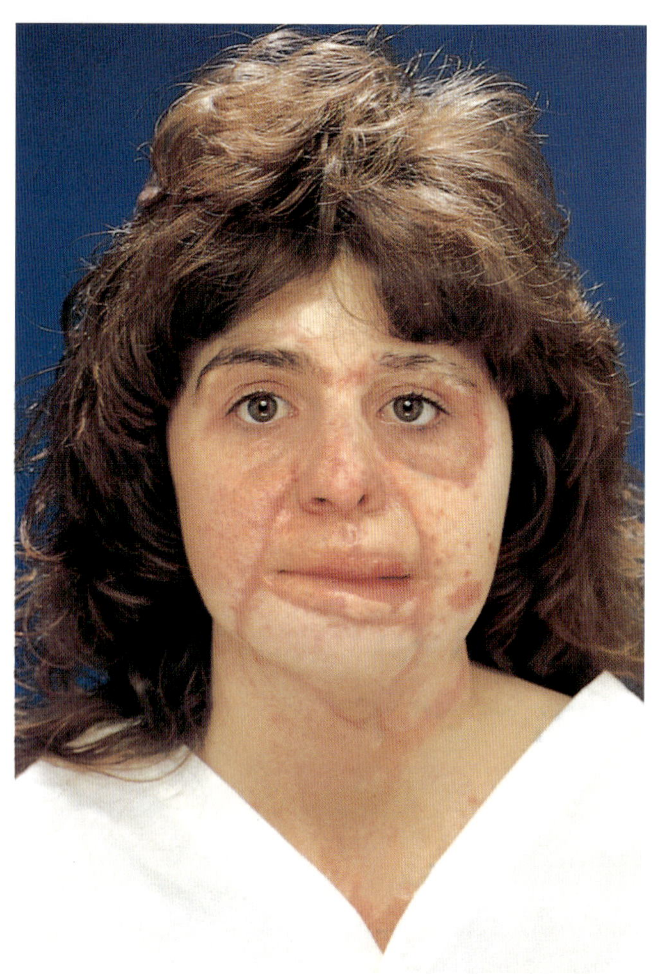

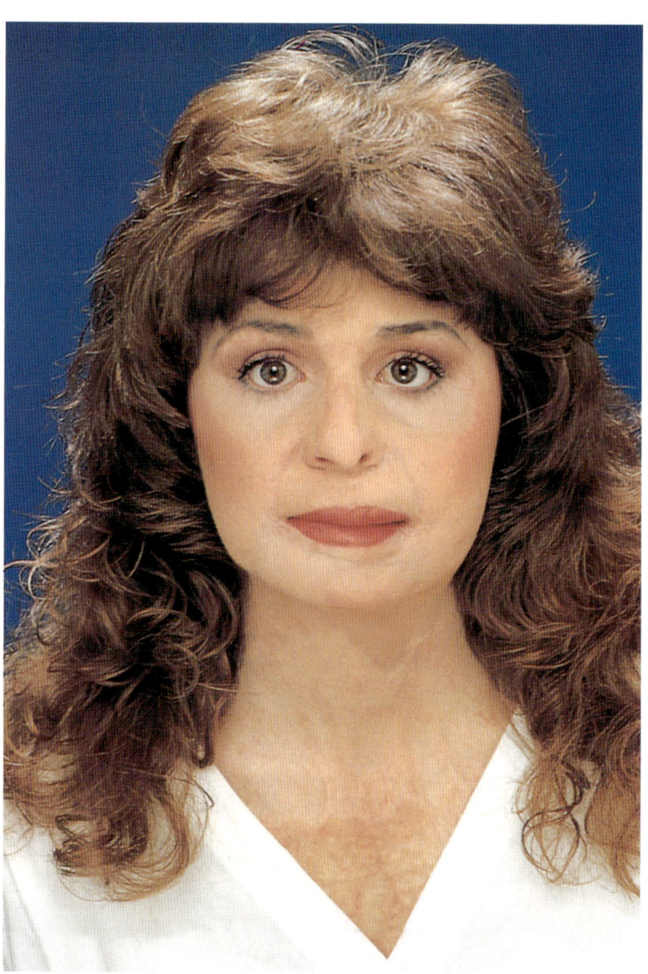

图 7-1 左：经过多次矫正手术的 29 岁烧伤患者。 右：术后使用矫正化妆之后。

恰当的化妆后觉得像个小丑，并且从此不再接受化妆。当化妆被正确使用后，患者会从中得到很大的益处——心理支持。无论男女，化妆技术不会比穿一双矫正的鞋更让人难以忍受。遭受不同程度容颜问题困扰的患者都会觉得失去了希望，而且和整个人的形象联系时失去了对缺陷的信心。正确使用矫正化妆技术可以帮助患者尽快了解自己的缺陷和发现自己优点的方法。这样可以帮助他们对自己有正确的认识。必须要告诉患者的是化妆并不能改变他们的一切，但可以使他们看起来好一些。

很久以前我就注意到，不论现代整形手术多么神奇，总有一些问题是不能单独依靠手术解决的。医护人员应该意识到矫正化妆技术是手术的一个必要补充，特别是对面部缺陷的美容修复。许多医生害怕被别人称之为化妆师而拒绝有关化妆的建议。当手术和化妆艺术结合时，手术的效果会被优化，而病人也会更快乐（图 7-1）。

为把化妆技术恰当地介绍给面部有缺陷的患者，我们必须支持患者的身体和心理康复。我永远忘不掉，一位作家、讲演家、人类学家和烧伤幸存者——Barbara Kammerer-Quayle 对我所说的“留给你的东西并不重要，重要的是你如何去对待它们。”

化妆不应该强加于患者，特别是一些男性患者，因为他们认为化妆是女人的事情。虽然矫正化妆技术需要一定的技巧，但对于患者的指导不能太专业了。矫正化妆必须简单，患者想使用时不会感到困难，不会把它当作一项任务去做。有些烧伤患者失去了活动能力或失去了灵活性，以至于不能完成像描眉这样的动作。所以应根据患者的情况，简化或省去一些化妆步骤。

矫正化妆的目的是使皮肤或缺陷正常化，所以矫正化妆的专业人士常称它为“掩饰”、“伪装”或“医疗辅助性的”化妆。

虽然矫正化妆技术已经诞生了很长时间（来源于戏剧的化装），但真正被大家广泛接受还是近两年的事。以前只有戏剧美容店和特殊化妆店才能见到的化妆品，现在已经在零售店和沙龙里渐渐开始销售，并且简单、便宜。

我的矫正化妆系统可以分为三个步骤。我把他们称为 3 “C” 化妆法，即抵消、掩盖、创造。抵消是指矫正或协调皮肤的底色，掩

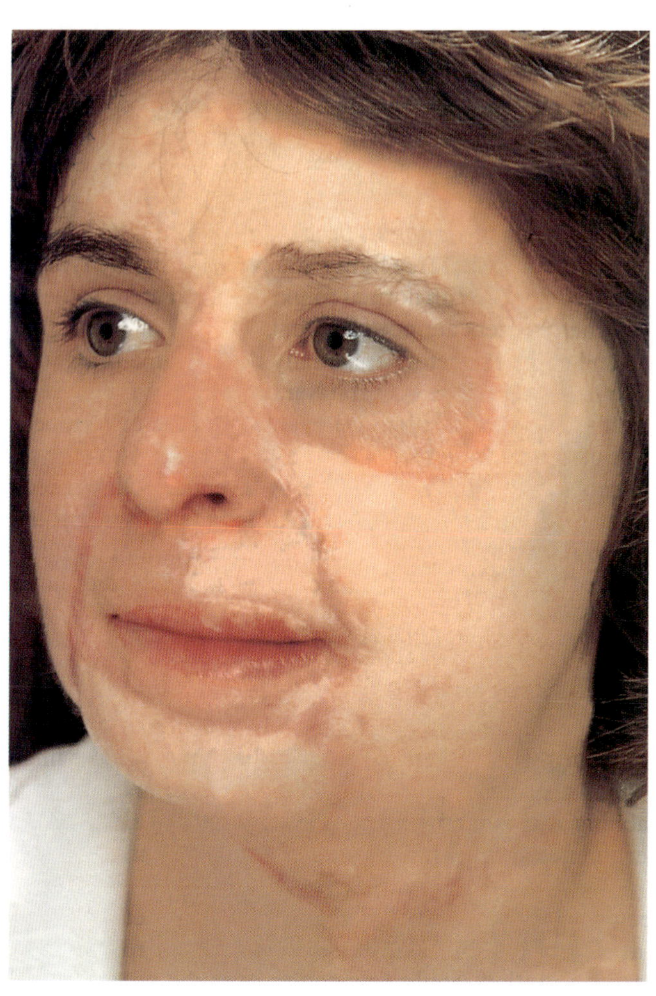

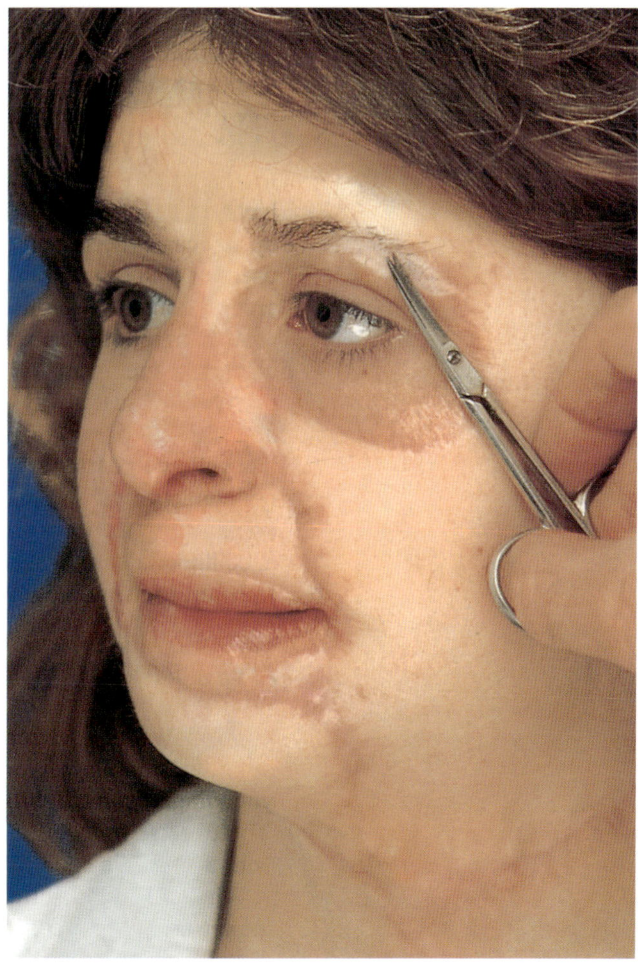

图 7-2　通过修剪和拔除梳理眉毛

盖是指消除或掩藏皮肤阴影的地方，创造是勾画或调整面部结构。这三个步骤不是每个人每次都需要做的，但了解这三个步骤对于选择最合适的化妆品是很有帮助的。

手术后，患者应该避免使用表面脱落剂、过紧的口罩、能引起擦伤的垫子以及含有酒精和丙酮的护肤用品。化妆前，皮肤应该清洗干净，充分润湿（烧伤后的患者往往会皮肤干燥），这样可以提高皮肤的质地、皮肤的粘附性，使化妆容易进行。此外，进行化妆前，手应该洗净，同时工具、用品也应是清洁的。还需注意的是化妆不是无菌的，所以必须在伤口已经愈合后方能进行化妆。

化妆前，眉毛应通过梳理、拔除修理整齐。这一步骤可以调整眉毛的位置（相隔的远还是近）、高度（相对于眼睛高还是低）、形态（浓还是稀）。注意，带毛发移植的皮肤对拔除十分敏感，拔除对它们不适用，应该用小剪子剪齐或用剃须刀小心剃除。

一、第一步：中和

用品：中和剂或颜色矫正剂

中和剂或颜色矫正剂（也称为基底色矫正剂或调色剂）不能引入颜色，但它们可以抵消一些颜色。根据可见光谱互补色原理：当两种互补色混合时，它们会相互抵消形成中性色调。

以霜剂或化妆棒形式销售的中和剂为黄色，可以中和红色而且不需要用粉底，也不需要用厚的掩盖剂，后者虽能掩盖颜色但会使掩盖的区域变成亮粉色。中和剂特别适用于局部的粗糙皮肤。使用粉底时，如果不首先使用中和剂，红色区域白天会蔓延。

虽然中和剂和颜色矫正剂都起同一作用，但颜色矫正剂通常是用于整个面部或较大的区域。它们都作为底色，其后必须配合粉底使用。如果皮肤的底色是蓝的，它会显现红色或粉红色，绿色的颜色矫正剂可以抵消它。如果皮肤的底色是黄色的，它会显现深黄色或橄榄绿色，淡紫色的颜色矫正剂可以抵消它。颜色矫正剂对于白天颜色变化的粉底，或长有粉刺的、油性的皮肤也有好处。因为颜色矫正剂是在基质下使用，所以可以用水基的液体粉底来代替浓的掩盖剂。

用法

首先用你柔软的指尖（通常是小指或中指）或小刷子蘸少量的颜色矫正剂涂在红色的地方，然后用指尖混合均匀，小心地、轻轻地向周围皮肤涂抹（图 7-3）。你可以在颜色矫正剂上面使用粉底，但是必须用化妆海绵来扑粉底。

使用颜色矫正剂时，用楔形的化妆海绵薄薄地涂抹（避免有化妆痕迹），直到黄色或红色的底色消失为止。然后通过拍打，用化妆海绵或手指把粉底涂在颜色矫正剂上。

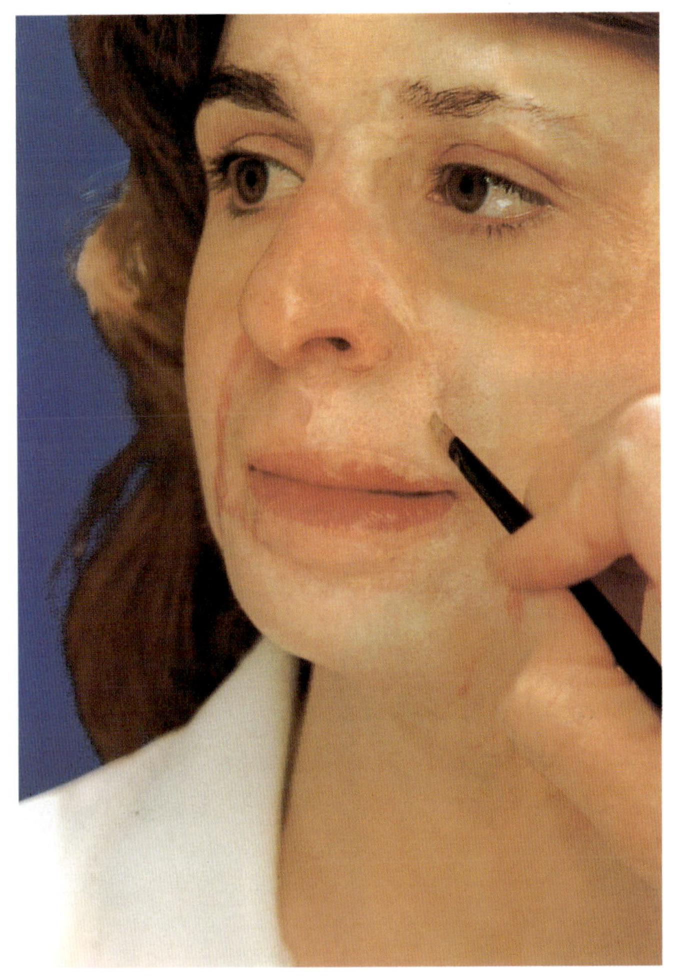

图 7-3　在红色伤疤上使用黄绿中和剂作为基底

二、第二步：掩盖

用品：掩盖霜

掩盖霜是矫正化妆中的核心。掩盖霜可以掩盖伤疤、切割线、胎记、伤口、痣、色素过多或过少、以及在实际中难以被粉底和隐藏剂所掩饰的缺陷。掩盖霜还可以涂在眼睛下面的地方用于掩盖黑眼圈。

除了比通常的粉底要稠一些、更不透明，掩盖霜还应该质地光泽、乳状、不油腻、不透气、不透水、防污、持久。

用法

和粉底的选择一样，掩盖霜也应和皮肤基本颜色相匹配（图 7-4）。注意：皮肤的颜色不会透过掩盖霜，所以二者的匹配与否对于能否消除分界线是很关键的。实际上很难有一种掩盖霜能和皮肤完全匹配，但经过一些培训后，你就可以用一种或两种掩盖霜混合来达到与皮肤很好的匹配。

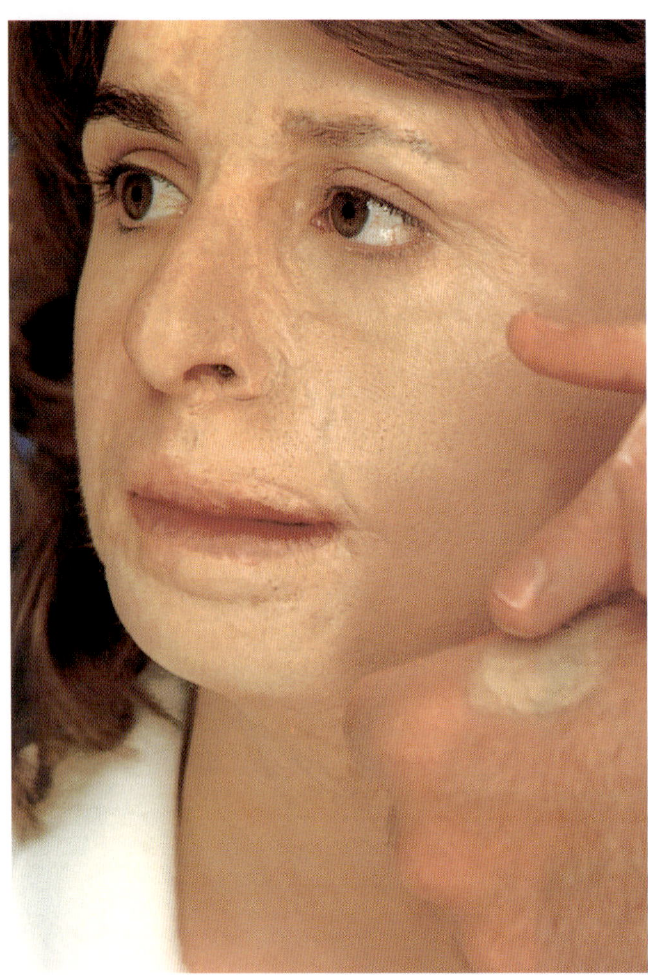
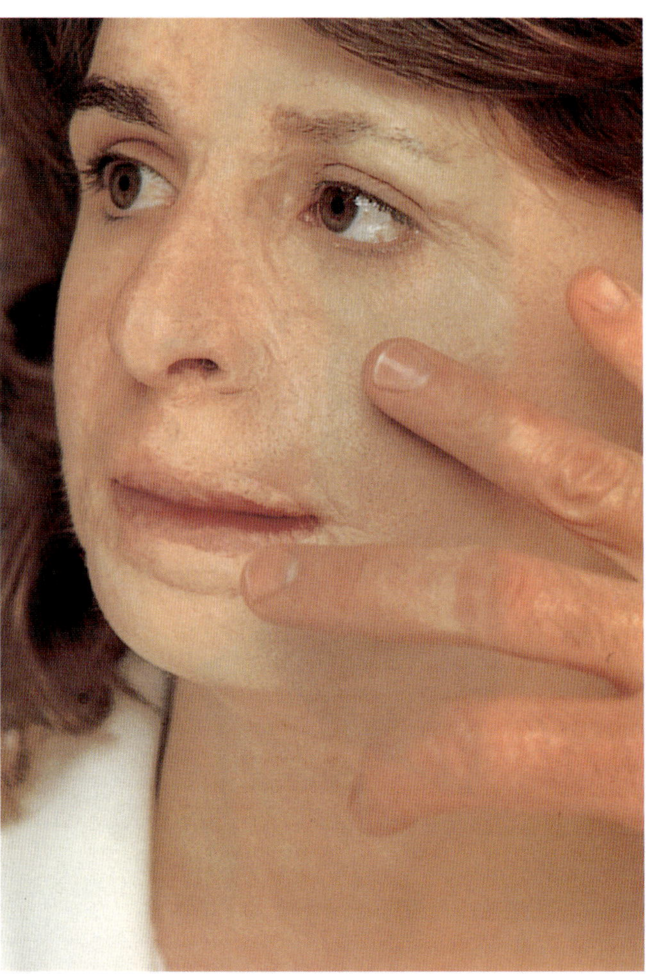

图 7-4 左：用手背作为“调色板”，应用肉色掩盖霜。右：用手指平稳地在脸上涂粉底。

皮肤的色调按明暗是以从暗到亮，按色调是从黄/黄绿色到灰棕色再到粉红/玫瑰红色进行排列。有些时候这些掩盖剂必须在脸上直接调和找到一种最匹配的。掩盖剂也必须和周围的皮肤相匹配。对于烧伤后的患者，伤疤组织通常是红色的，而移植的部分显黄色。在使用掩盖霜之前可以大面积使用颜色矫正剂，这样不仅能匹配患者皮肤的实际色调，还能使色调一致，从而使掩盖剂也不必涂那么厚。另外，皮肤的色调会随季节变化而变化，所以掩盖剂也应该在一年中随之改变。

有时周围的皮肤会起斑点，在这种情况下，可以用中性的掩盖剂笔在掩盖的区域点一点，在这些区域里也做出类似的斑点。

为了方便，可以用你的手背作为调色板（图 7-4）。用勺子取出一些面霜放在手上，在这里使用勺子可以防止交叉感染。然后利用手指的温度使面霜软化并混合，直到可以轻松地涂抹为止。接着用中指或无名指把面霜轻轻地点在面部变色的地方。如果和皮肤匹配的不好，你可以加上另外一种面霜在脸上直接混合。如果需要可以通过拍打和展平再加一层面霜。注意在涂下一层之前要先扑上化妆粉。

如果色素沉积占了面部的大部分，可以用化妆海绵在没有色素沉积的区域涂一层较薄的掩盖霜。再沿着向下的方向搽粉底，因为面部的汗毛也是沿着向下的方向生长，这样可以使脸上细小的汗毛变平。除非你想掩盖脖颈上的什么东西，否则一定要使唇上、下颌线下的毛发相协调。使用润湿的海绵涂抹掩盖霜可以覆盖得更薄一些。为了覆盖较大的间隙要沿着相反的方向去涂填那些“跳过”的地方。

掩盖霜必须用研细的、透明的固定粉封闭（图 7-5），这样可以产生一层特殊的封闭面防止掩盖剂脱落，并且能吸收多余的油脂降低光泽，给皮肤一个光滑的表面。表面太亮会把别人的注意力引向皮肤上有伤疤、痣、粗糙的部分。此外，化妆粉还可以阻止水对掩盖霜的浸润。

取少量的化妆粉置于手中，用棉球或化妆清洁布蘸取少许，甩去多余的化妆粉，然后轻轻地压在掩盖霜层上至少保持 2～3 分钟，利用柔软的毛刷沿着向下的方向刷去多余的化妆粉。在涂下一层掩盖霜之前要在前一层掩盖霜上覆盖一层化妆粉。

化妆粉也可以用在没有涂掩盖霜的其他部位，如果要在整个面部使用掩盖霜，则需要在吹去多余的化妆粉之后，在脸上轻轻地喷上一层水，这样在掩盖霜上的化妆粉就会显得颗粒细一些，同时脸上形成的水气会增添露水样的光泽。

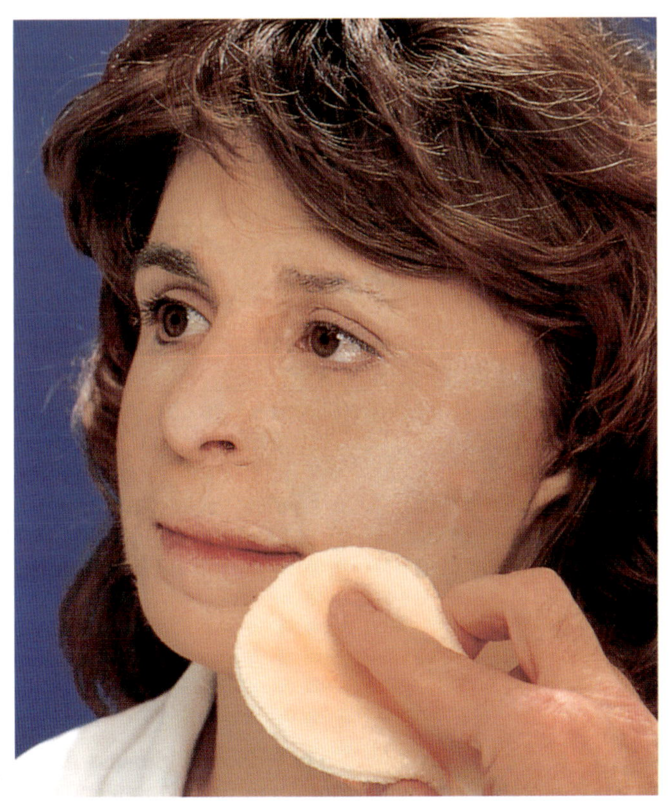

图 7-5 用化妆粉封闭掩盖霜

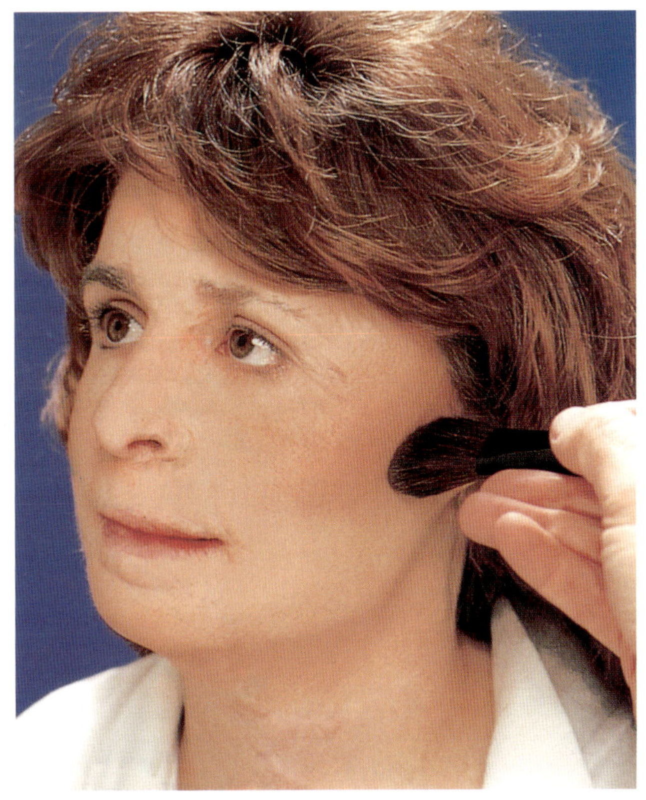

图 7-6 用腮部红润剂增亮皮肤的底色

因为掩盖霜是不透明的，应该用化妆粉刷还原失去的皮肤底色（图 7-6）。在面颊、前额、太阳穴、鼻梁、颏部等处用化妆刷修整，使它们产生一种健康而自然的光泽。

如果是为了掩盖脸上一小块缺陷，如伤疤、淤伤和局部色变，可以用指尖取一点掩盖霜涂在所需要的地方（注意：对于局部掩盖，掩盖霜匹配与否很关键），然后在掩盖的地方涂上粉底，使粉底与掩盖霜的边际融合，最后再使用化妆粉。必须保证粉底和掩盖霜相匹配。对于细微的地方，如斑点、切口线、小伤疤等，利用小刷就可以把它们都“勾画”没了。在对局部使用过粉底、化妆粉后要经常再检查一下，我把这称为“斑点检查”。对于局部的掩盖，可以把掩盖霜涂在所需用的地方。但在整个面部涂抹粉底之前要使掩盖霜与周围的皮肤相融合。

如果要掩盖大片区域，则从区域中心开始，慢慢地将掩盖霜向周围涂抹，使周围皮肤与掩盖霜的边际融合。如果仅仅掩盖脸上一边的缺陷，为了协调，脸的另一边也应用少量颜色相同的掩盖霜覆盖。

有的疤痕失去了色素而显现白色，它们容易被掩盖霜所掩盖。伤疤无论突起的还是凹陷的，它们都是光滑的、无孔的，所以化妆时需要用像掩盖霜这样具有粘附性的化妆品。此外，覆盖伤疤时要避免在伤疤上使用油性的润湿剂，因为油性物质可以阻止掩盖霜对皮肤的附着。

对男性患者，伤疤有时会位于长胡须的区城。这就需要一个特殊的步骤——“点刻法”。在伤疤上使用掩盖霜、化妆粉后，根据胡须的颜色，用“点彩海绵”（戏剧化妆品店或一些艺术化妆品店有售）蘸取相应颜色的掩盖霜或其他化妆霜，先在手背上试一试，然后轻轻地点在涂有掩盖霜的伤疤上，这样“短须茬”就在伤疤上造出来了，最后再扑上化妆粉。

三、第三步：创造

用品：轮廓阴影剂

当整个面部使用掩盖霜时，看起来脸是平面的、一维的，就像戴了面具似的。为改善这种情况可以用颜色更深一点的掩盖霜勾画出轮廓，从而产生形状和恢复深度。

轮廓勾画可能是矫正化妆中最具有创造性的步骤。它应用光—阴影原理：亮的地方会显得突出，而暗的地方显凹陷或小。

轮廓阴影剂可以从外观上改变脸形，它可以使面部各种特征加宽、缩窄、缩短、加长、得到强调或消除。对于整个脸化妆来说它就是一种“快餐”，它可以在未处理的脸上产生棱角，可以消除脸上看起来臃肿的感觉。

在选择时，轮廓阴影剂应该比你的皮肤大约黑两个色度，看起来就像真正的阴影的颜色——中性灰褐色。

轮廓阴影剂可以是霜剂、液体，也可以为粉末（如眼影）。利用刷子也能造出一些阴影的效果，但效果最好的还是轮廓阴影剂。如果你在挑选专业轮廓阴影剂时有困难，可以采用比皮肤黑两个色度的粉底或掩盖霜，但可能用起来不太方便。轮廓阴影剂应配合粉底使用。想一想，实际上这就像是在脸上使粉底直接变暗一些。

用法

如果使用乳状的或液体的轮廓阴影剂，应该在化妆粉和面部红润剂使用之前。用指尖或化妆海绵取出轮廓阴影剂，并通过拍打、挤压将其混合均匀。如果使用粉末状的轮廓阴影剂则先将粉洒上，然后用小刷子描绘。

尽管通过化妆技术的全面应用已经将化妆师的“戏法”实施的很好了，但使用轮廓阴影剂仍会对实施效果有特殊帮助。在化妆时，要不时地眯起你的眼睛观察化妆效果，因为眯眼就像照相机的“缩小光圈”，可以阻止过多的光线进入眼睛，减少额外的观察细节，从而使你集中观察局部的“光—阴影”的情况，使描彩和调和工作更容易。

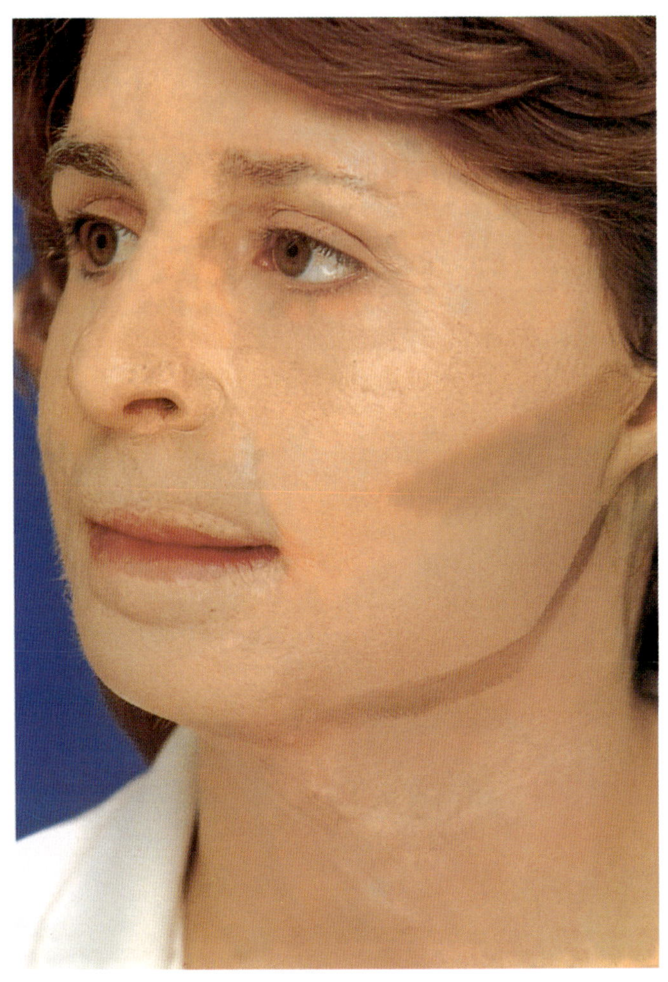

图 7-7 在面颧下区使用轮廓阴影剂

为了使颧骨有高一些或更突出的感觉，可以在面颊凹陷的地方使用轮廓阴影剂。从颧骨下中心位置开始但不要低于鼻与嘴的中线，沿着颧骨斜向耳中心描绘（图 7-7）。注意，轮廓阴影剂在颧骨下形成的角度越陡，脸形会显得越窄。另外，使用轮廓阴影剂描影时，如果配合使用增亮剂（一种比皮肤亮两面个色度的粉底或掩盖霜），效果会更好。脸上其他地方棱角也可以通过用增亮剂增加颧骨边缘的亮度来实现。同时对于下陷的轮廓和线条，经过对这些地方用增亮剂进行增亮，下陷程度也会减小。这里的关键问题是增亮剂与轮廓的调和，任何灰色阴影条和明显的白色区域都是我们所不希望看到的。

使用轮廓阴影剂还可以有效地从视觉上消除面部的一些缺陷，如脸过长、过宽、鹰钩鼻、过胖、双下巴、下垂颌肉、下颌线不平和脖子过粗。

描轮廓时，除了其他任何矫正化妆技术所需要的以外，还需要细致，所以不要轻易使用，化妆的作用也不能过度夸大。你不要看化妆过程，要看它的效果，这就是真正的化妆艺术。

四、修整眉毛、眼睛和嘴唇

1. 眉毛

眉毛作为眼睛的框架，在眼睛的化妆中有助于眼睛位置的确定。实际上，眉毛影响着整个脸部的和谐，甚至影响别人观察鼻子的视觉效果。眉毛的走向是否沿着眼睛、眼皮的自然曲线以及鼻子轮廓是非常重要的。

能给人以美感的眉毛（对于女性来说）应该是从始到末逐渐变细。如果眉毛过多就会看起来很浓，像男性，从视觉上压倒了眼睛，使眼睛看起来小了一些。通常，从眼睛到眉毛最高点的距离应该大致与虹膜大小相当。

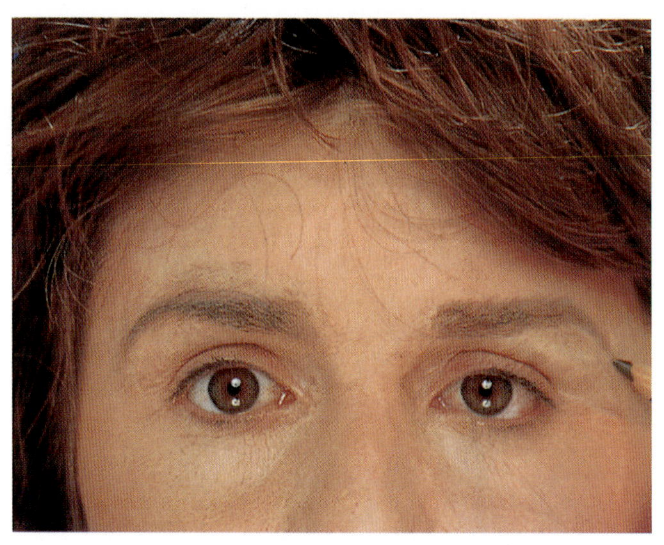

图 7-8 使用眉笔整形眉毛和确定眉毛范围

眉毛应该从眼睛的内角处开始。眉毛到什么地方结束可以通过鼻孔的外拐角到外眼角的沿长线来确定。眉毛的拱顶（即最高点）应位于虹膜外缘的远端。

眉毛可以用眼影或眉笔（自动眉笔不需要削，这对于失去灵活性的患者很方便）（图7-8）进行勾描或改变形状。眉毛的颜色应该与头发颜色一致或亮一个色度。眉毛化妆常用的颜色有灰褐色、灰色、碳黑色。尽量调整使双眉对称。通过在眉毛上下加宽可以使眉毛的高度升高或降低。延长短的眉毛可以使眼睛大一些。

应用

使用眉笔之前先用斜面硬毛刷配合不光滑的眼影塑造眉毛形状（图7-8），接着用削好的深色眉笔勾画出短斜的羽毛状的“眉毛”，然后扑上化妆粉用于降低画出的眉毛的光泽并能使其持久。最后使用眉刷由下向上梳理眉毛使它们协调。化妆中应避免眉毛过于明显、底色单一，避免看起来是由眉笔画的。在没有眉毛的地方，使用眉笔有助于重新创造出感观自然的眉毛。Senna化妆品公司（800－537－3662）就推出了名叫“Form－A－Brow”的眉笔（有三种基本型）。

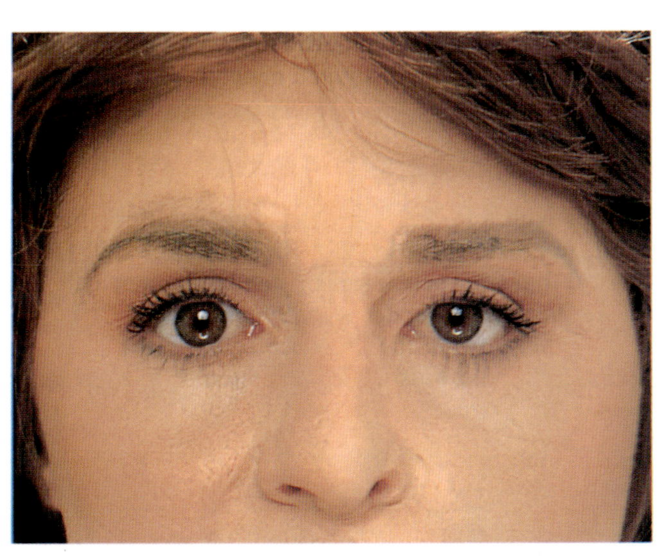

图7-9 眼影、画线和染睫毛油使眼睛“睁开”了

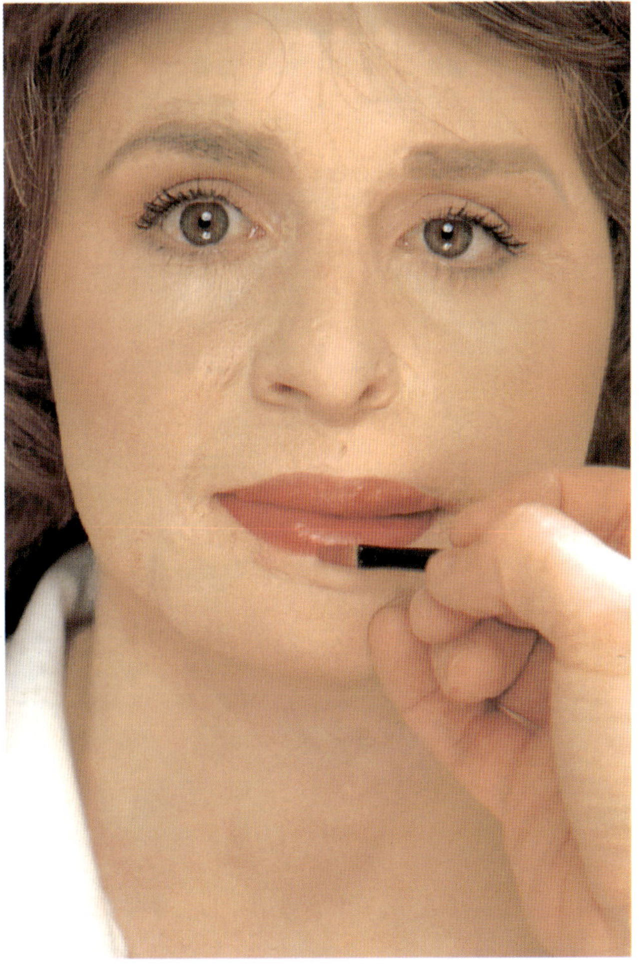

图7-10 唇线和唇色使嘴唇富于光泽，增加了嘴唇轮廓的清晰度

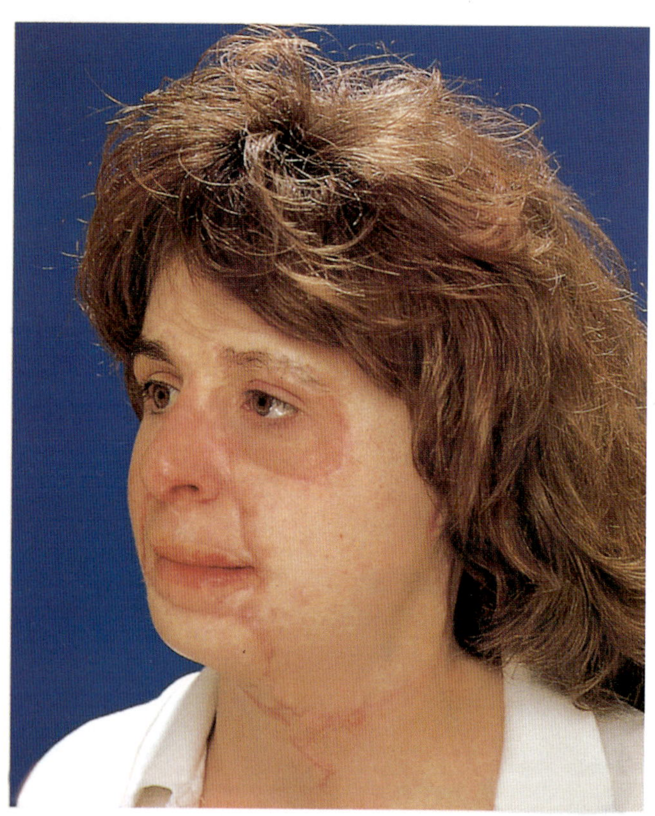
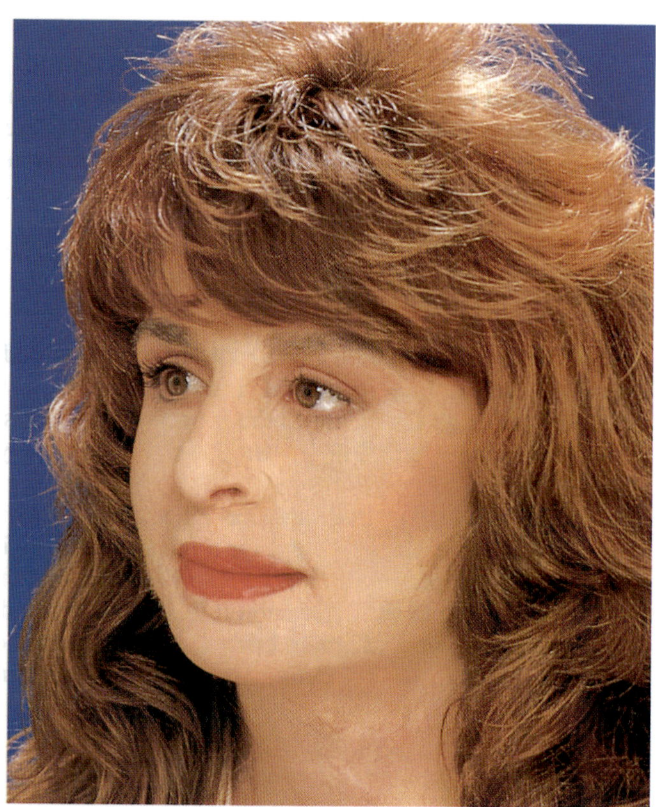

图 7-11 一位 29 岁的烧伤患者在使用矫正化妆技术化妆前后的对比

2. 眼睛

在调整眼睛位置时，不光滑的压碎的眼影是最容易使用的。而中性的色调，如灰褐色、褐色、紫红色、灰色，又是用起来最保险的颜色。涂黑眼睛的自然皱痕可使眼睛看起来变大。使用眼影提高眼的皱痕可造成眼睛变大或减少下垂的效果。

应用

用棉签、有海绵头的涂药器或小硬刷将最黑的眼影沿着眼睛的自然皱痕涂抹，直到皱痕上面的区域（大约眉毛与皱痕的中心点）（图 7-9）。眼睑的外部 1/3 也应涂黑，并向外、向上延伸，然后调和。再在眼睑上涂上稍微亮一点的眼影。给眼睛化妆可以选用中性色调的眉笔，如褐色的或灰色的（注意：眉笔使用前要削好，如果行动不方便可选用自动眉笔）。上眼睑要沿着睫毛线画，下眼睑从眼中部向外眼角画，然后用棉签轻轻地涂黑。

可以使用黑色或褐色的染睫毛油，使睫毛向外伸展、变浓。而在眼睛手术后要避免使用不透水的染睫毛油或包含睫毛增长纤维的染睫毛油。在睫毛完全缺失的情况下应使用人工睫毛。注意，染睫毛油要每隔 4 个月更换，以避免被污染，同时化妆棒也不应与他人共用。

3. 嘴唇

唇笔是矫正嘴唇形状的最重要的工具。唇笔的颜色应该和腮部红润剂在一个色族中，并且要和唇的颜色相匹配（或稍微深一点）。最实用的颜色是那种与唇红的边缘相匹配的颜色（淡赤土色）。这种颜色可以重新制造出自然的，看起来更正常的唇（特别适合唇受到损伤的男性。）

应用

在勾画前涂上唇膏使嘴唇适应，再用掩盖霜掩盖不平或不规则的嘴唇（图 7-10）。然后闭上嘴以确定嘴唇形状。接着用削好的唇笔（软笔）（普通的或自动的都可以）勾画出所需要的形状，但不要过度夸张嘴唇。理想的形状应是对称的且看起来是自然的。再在嘴唇上撒上粉，最后用小的硬毛刷在新的唇形中填上嘴唇颜色。要避免嘴唇过亮、过暗、过度光泽，避免像覆盖了一层霜。

第 8 章

微皮着色

矫正着色掩饰（CPC）也被称为微皮着色，是将不透光的着色物植入皮肤的乳头状层和网状层，以矫正颜色的色度来掩饰瘢痕组织。实际上，世界上的每一个民族都有纹身史。纹身可以追溯到公元前8000年以前。第一例纹身证据是在一名埃及女祭司的经过防腐保护的皮肤上。她的胃部位置上有水平线条记号，认为是药物作用现象(也许用来减低/减轻疼痛或促进怀孕)。

1853 年，Pauley 博士使用一种纹身来治疗患有各种皮肤病变的病人，包括先天性紫斑。在第二次世界大战中，使用医学纹身，将社会安全号码和血型纹在士兵身上，以便受伤或死亡后治疗、辨认。纹身在当代整形外科中以不同方式使用。医学上的使用包括乳头、乳晕、眉毛和唇整形，葡萄酒斑样血管瘤，角膜染色，放射治疗，结肠内窥镜着色，慢性瘙痒的肛门着色和疤痕皮瓣掩饰。

心脏病专家，器官移植外科创始人 Chris Tian Barnard 博士首先要求所有打算或决心捐献器官者，在他们脚上纹上供体组织。有些患者在脚上刺上“不移植”字样。

非修饰性的纹身也被用于区分罪犯、奴隶和二战中在集中营人的身份，直到 19 世纪末期，英国军队仍在士兵身上纹出“D”字。

皮肤的再染色包括对白斑、摩擦外伤所致的白斑病，撕脱伤、手术所致的瘢痕、疾病、事故和过度或不全着色的患者，纠正与组织不匹配的皮肤色度和颜色。

已接受毛发移植的男女患者可以选择“毛发模拟掩饰”来产生较厚的头发外观。“毛发模拟术”可能对因创伤或疾病而致眉毛缺失的患者是可行的。这种方法对运动和视力损害的患者也有利。此毛发模拟技术使用一种与氧化铁颜色相匹配的单头针，沿正常眉毛或头发生长的方向画出细的毛发。为了达到最好的效果，至少要利用3～4种颜色，以产生立体的外观。

Graham 和 Kligman 相信：“面部是非语言交流焦点，它提供一种即刻的心理记录表，揭示我们这个人的性别、身份、年龄、健康状况、体重、个性等信息”。研究科学家和纽约大学医学中心修复专业的成员，Fancis Cook Macgregor 博士指出：“在我们的民族，一个人的外观会是不同的。确定人的身份的是面孔，因为它决定其他人的反应。”有趣的是嘴是仅列眼之后的面部第二大特征。

畸形的面部可以通过整形外科、美容或最新的 CPC 来治疗。纹身用的物质包括炭黑、煤油、蜡烛燃烧后的烟油、印度墨水、镉铬盐、汞、木材、朱砂、碳酸铅和蔬菜染料。今天我们使用的色料主要包括氧化铁、二氧化钛、氧化亚铁和一些红色染料。色料被认为是美容物质，未被 PDA 批准可用于皮肤内。

大多数色料在酒精、甘油和无菌水或蒸馏水等湿润剂中成悬浮状态。色料颗料大小应该在 6～8μm 范围内。（这是为了确保组织中的巨噬细胞具有在纹身存在时限制氧化铁移动的能力）。色料的粘度应该用湿润剂的比例调节，使之便于使用和向真皮渗入，产生最小的扩散和最多的颜色保持。纹身（着色）一定要符合 OSHA 和 CPC 的全部指标。CPC 不是无菌过程而是浸入性过程。色料不需要无菌使用；然而，使用后的针和管子必须消毒（高压灭菌）。

色料和有关物品不能重复使用，以避免交叉污染。使用的针束从单头、3 头、5 头、7 头和 14 头到 4 或 6 层，包括大型的（4 个针在底部，3 个针在顶部）。大型针用于大面积的适当着色，如烧伤患者、白斑或乳房切除术后患者。适于使用的机器是 8 圈或 10 圈传统的（标准的）纹身机器。我们临床上曾使用不同品牌的纹身器械（微着色医学设备），但我们仍常用传统的标准纹身机器。此机器渗入作用是持续的，得到满意的结果，且器械的花费不像其他医学纹身机器一样昂贵。

病人的评估（预先评估）包括两个阶段：病史和对从最初交谈和检查所获得信息的分析。大多数烧伤患者具有较低的自尊、社交中的焦虑和害怕被抛弃的心理。基于这些认识，必须要获得重要的信息以便全面地评估。分析应该包括完整的医疗病史，包括对食物、麻醉、药物、化学物品、金属等的过敏反应。也包括任何疾病和不适（心理的或身体的）。如果患者处于医生护理下，他们在开始任何治疗前，必须得到护理医生的书面证明。

我们最初的咨询也应该包括对面部形态学的详细检查，预先实施镇静状态下耐受疼痛的能力，化妆前后像片，以及对常用颜色的敏感试验。其他必须考虑的事情应该包括轻度面部脱皮和术前持续7天使用PH3～4，15%～20%的未缓冲的甘醇胶。这种表皮剥脱过

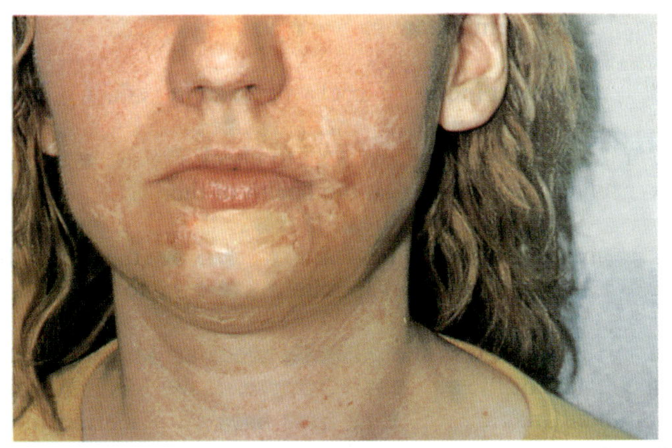

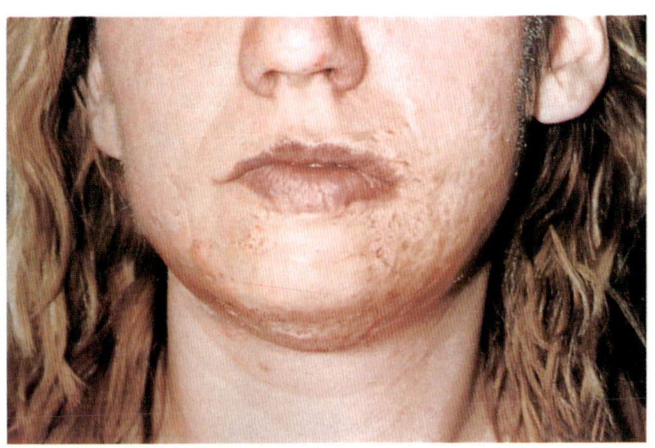

图 8-1　左：一位 33 岁患者组织挛缩，范围由左耳尖越过颧部到喉室平面。颊部和口周区域烧伤后瘢痕挛缩，包括着色过度和着色过少区域。重新着色前。
右：由于考虑瘢痕及恢复期问题，患者选择 CPC 代替前臂桡侧皮瓣。患者面部 CPC 术后 6 个月皮肤的颜色与周围融合在一起。

程致使皮肤更易于保持着色状态。要使患者意识到我们将会分析他们的特殊需要。不实际的期望是我们最大的阻碍。每个人都应该与患者的外科医生配合工作。我们的临床目标和主要关心的是矫正组织颜色的缺陷，产生平滑肌肤的视觉效果（图 8-1 和图 8-2）。并不是所有的患者都适合 CPC 手术。患有青光眼、糖尿病、高血压、血质不调或那些瘢痕体质的患者需要慎重评估。

对于患者不切实际的期望，我们必须延迟治疗。如果我们不能改善患者的外貌，我们将不能实施治疗。

颜色敏感实验应包括以下几部分：颜色色调和精确的掩饰效果的评估，包括所有皮肤的细微差异。在施行治疗的区域中进行全部颜色敏感实验，我们以7～8种色料植入物形成平均3～4种颜色组

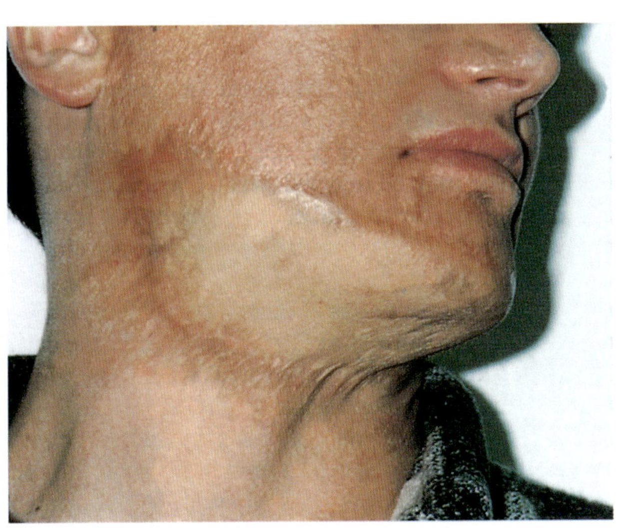
A

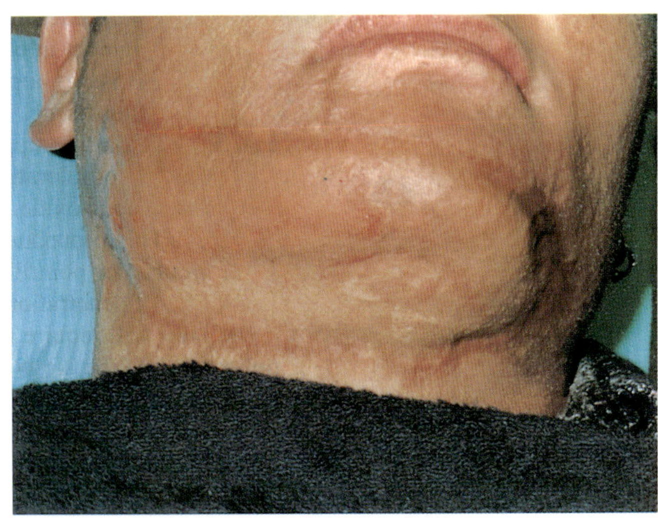
B

图 8-2　(A) 术前：一位三度烧伤的 24 岁患者残余的瘢痕区域。瘢痕使局部颜色较浅，和周围的正常组织不协调。(B) 术后，实施 CPC 治疗的患者，皮肤颜色调和，并使瘢痕组织变软。使用皮肤色料染色。需要三次治疗达到最后的外貌。

合，在不同区域实施实验。色料仅插入表皮的底层（这是我们将色料直接植入生发层产生满意的颜色结果的惟一机会）。

色料在大多数个体中通常是无害的；然而即刻变态反应是风团和潮红反应。指导患者对治疗区域进行适当的恢复期护理，在30~60天后安排着色结果随访检查。在一些病例中，根据患者的健康情况，治疗区域可能延迟愈合。如果是这种情况，医生应该在治疗部位完全愈合后再继续治疗，关于具有氧化铁的色料悬浮溶解，蒸发并自然干燥成颗粒。

在患者的随访中，我们再次分析患者的需要，复习病史，检查色料染色的结果。医生需要检查患者自从最初检查后进行的治疗结果，或检查CPC治疗的过程。

实际施加深度控制在0.5~2.0mm。第一次应用必须将色料置于正确的深度，以避免超涂，否则将引起过度的组织浸渍。

组织染色经过四个阶段：凝固、炎症、再生和成熟。在皮肤上做每个穿孔后，体内的血小板就会聚集形成血凝块。这被认为是自体恢复机理的开始阶段。当血凝块脱水后，形成血痂，覆盖于伤口处形成保护。组织浸渍的程度将决定痂的致密度，造成治疗区域潜在的色料丢失。

炎症反应是自体恢复机理的第二阶段。典型的症状包括发红、发热、肿胀、疼痛和淋巴引流。患者会出现典型的风团和潮红反应。最初几天，治疗区域将会有一点触痛。

第三阶段是新鲜组织的再生，包括重建和收缩，基底细胞分裂和生长，在痂皮下产生继发性上皮层。如果没有形成痂，上皮组织将呈现为高出的感染区域。

第四阶段是受伤组织的成熟。为了加强受伤组织，在未来几年中将经几次结构重建。

躯体对染色区域的反应有以下几种方式：覆盖的表皮的开始脱落，真皮的不同程度的感染和进入巨噬细胞的色料的逐步同化。

在治疗区域使用无菌的清洁剂。用蒸汽蒸皮肤10~20分钟使组织软化。如果治疗区域涉及唇或眼眉（图8-3和图8-4），则使用一种细尖的无毒的标志物来描画出边界。如果患者不能忍受疼痛，可注射利多卡因或麻卡因，或给予一氧化氮。使用无菌的针和管，将色料注入真皮内。此步骤采用缓慢和控制的移动，以卵球形（环形）或定点的（直接植入）方式操作。

渗透的深度根据组织的厚度而变化。没有正常孔隙的瘢痕组织较正常组织需要更大的压力，才能把色料压入真皮。注入要缓慢，因而耗时长。已经使用化学脱皮剂、类固醇乳膏或磨皮法处理过的皮肤，将以非常高的吸收率吸收色料。

当厚的移植的皮肤染色时，我们在可能的时候使用大的针束，以一种缓慢的环形移动方式注入色料，以确保不产生任何空隙（开放空间）。当组织由于使用类固醇、磨皮术和（或）化学性脱皮而变薄时，我们使用单针或三针束和点画法，这产生小的组织浸渍。最初的色料注入以后，真皮穿孔内的出血形成血块。组织液和淋巴液

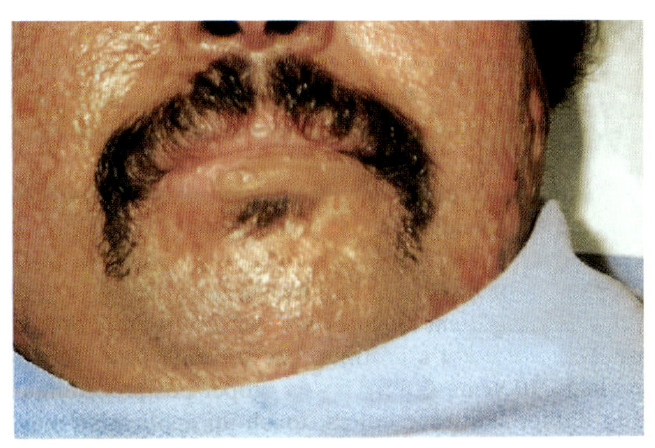
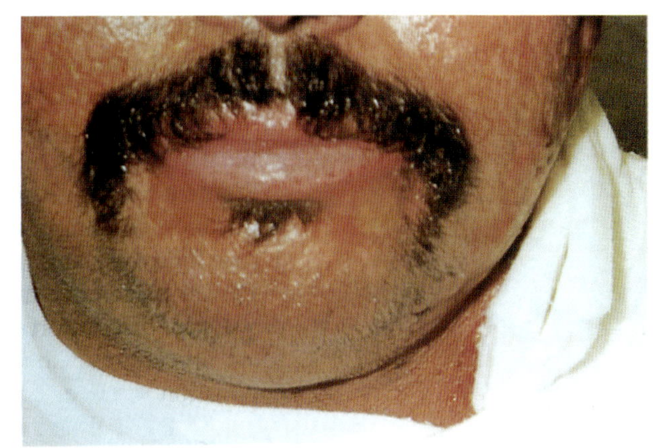

图 8-3　左：一位 25 岁患者唇红烧伤/结痂。染色过程开始前。
右：患者术后 2 周，应用自然传统的混合唇色产生自然的唇红外形。在瘢痕组织下没有染色。如果染色过深，将会产生真正的创伤，而如果染色过浅，染色将不能保存在皮肤内。

的一般性排出可能会在治疗期间和之后由治疗区域缓慢渗出。

微小的血痂将形成，建议患者不要去撕扯或搔抓皮肤并保持局部湿润，并且在术后涂擦皮肤愈合剂一天 4 次，或抗生素软膏持续 12～24 小时（保持局部免受游离基和污染物的影响）。如果需要，可在局部放置无菌敷料 24 小时。

完成染色的局部将会产生红色的边界且轻微升高。风团和潮红反应在几小时内减轻。染色完成后，也要建议患者严格护理治疗区域。这包括避免阳光、蒸汽、桑纳浴，充满蒸汽的热水淋浴，或术后 7～10 天内或直到治疗区域完全愈合前，避免在含盐或氯的水中游泳。患者在淋浴或洗澡时也应该用干净的棉球在治疗局部涂一薄

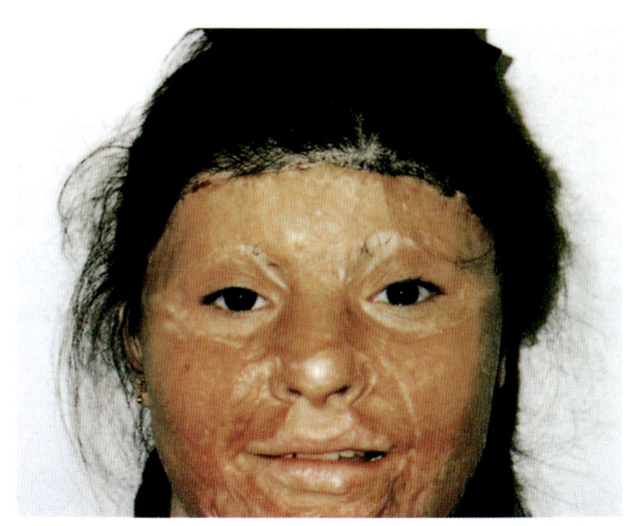
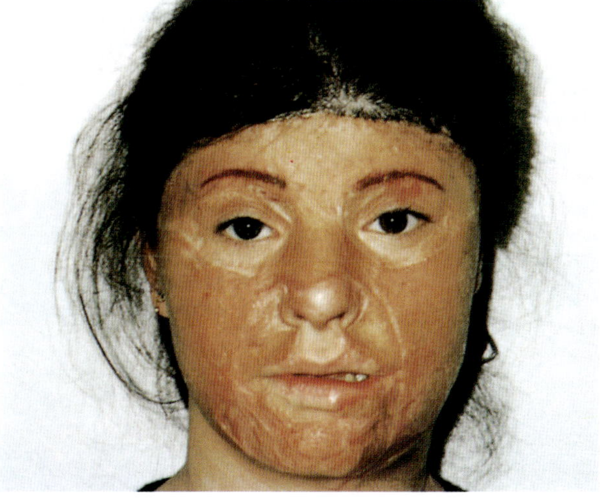

图 8-4　（A）术前，一位 14 岁患者多处瘢痕挛缩，在眉毛未修饰前，皱眉肌/眼部周围几乎没有毛发。（B）术后：眉毛修饰后的患者，利用四种不同颜色的混合色产生自然的立体的眉毛。

层凡士林以保持干燥。

禁止暴露在强阳光下，而且为了防止远期褪色，应该每天在治疗区域使用一种防晒系数至少为15的防水的防晒物质。当进行任何的面部治疗时，如果患者易患疱疹，则应该与他们的医生商量，并且在唇红染色前后使用Zovivax。接受大面积使用CPC的患者（烧伤患者）在开放性缺损上局部使用化妆品会产生发暗的染色效果。所有永久性的整形都是二步过程，包括多种治疗阶段。我们关心的是与每个患者成功的临床结果有关的全部因素。

颜色可能褪色达30%，最后的结果只有修饰完成后才能确定。红十字会警告：任何染色治疗后患者1年内禁止献血。

患者对这种治疗的表现和承受力是良好的。治疗后，不适的感觉是微弱的。患者在7～10天内恢复正常的活动。大部分治疗可以维持一生，但在一些病历中，根据患者适当的术后护理，能够要求在5～10年内进行修饰处理。当使用较浅的皮肤色调时，需要修饰处理的时间可能更早些。

连续地操作和向真皮内注入色料可促进面部运动的灵敏性并削弱一些挛缩。显著的毛发生长常可通过CPC的治疗而达到。这些治疗有助于重新建立患者的自尊和自信心。癌症脱发和白斑患者，以及烧伤患者认为这些修复性掩饰治疗是改善面部、身体外形和功能的必要治疗，而美容患者认为是一种奢侈的治疗。

CPC很快流行，皮肤对色料的反应相当少。当炎症以接触性皮炎的方式表现时，与汞、钴或铬的色料有关。

希望关于CPC的这些信息能够帮助你理解美学的心理，超出了它的传统的价值。这种新的医学技术的应用和潜在的价值还没有完全开发出来。我的目的是向我的同事提供资料，并将CPC作为一种可选用的治疗方式提出。

第 9 章

颊部缺损的修复

颊部是最大的面部美容单位，其上缘呈圆弧状环绕于半球形的眶下缘，斜过颞窝至发际，外侧沿耳屏前或耳屏后，稍呈皱褶状，下方沿颌骨线，中央在唇皱襞，有一个小的切迹与嘴外侧相连合。它与鼻、唇、眼睑和耳有复杂的关联，要求一个无张力的平滑表面而不使这些结构复杂的附件部分变形。颊部，像一个帘，覆盖微小的面部肌肉，必须足够柔韧以完成面部的表情动作。为了达到令人愉悦的视觉效果。颊部的皮肤必须保持其“面团状”的质地、光泽度和面部平面的细微差别以提供美容修饰的基础。

一、颊部的外科解剖

颊部表面的肌腱膜系统（SMAS）和面部表情肌（眼轮匝肌、降口角肌、颧大肌、颧小肌、笑肌）共同形成了同轴的面部浅筋膜层（图 9-1 和图 9-2）。由 Mitz 和 Peyronie 最先定义的 SMAS，覆盖面部表情肌并相互交错。肌肉收缩通过从 SMAS 延伸至真皮的纵行隔，转化成表情运动。

SMAS 是颈浅筋膜和颈阔肌向面神经延伸形成的。筋膜包被腮腺的部分较厚而前方包被嚼肌和颊脂垫的部分较薄。SMAS 向上延伸至下睑的眼轮匝肌，但在颧弓处变成 1cm 以内的窄束，实际上，它与颞筋膜并不相邻接。SMAS 紧密结合在腮腺表面，但深层腮腺嚼肌筋

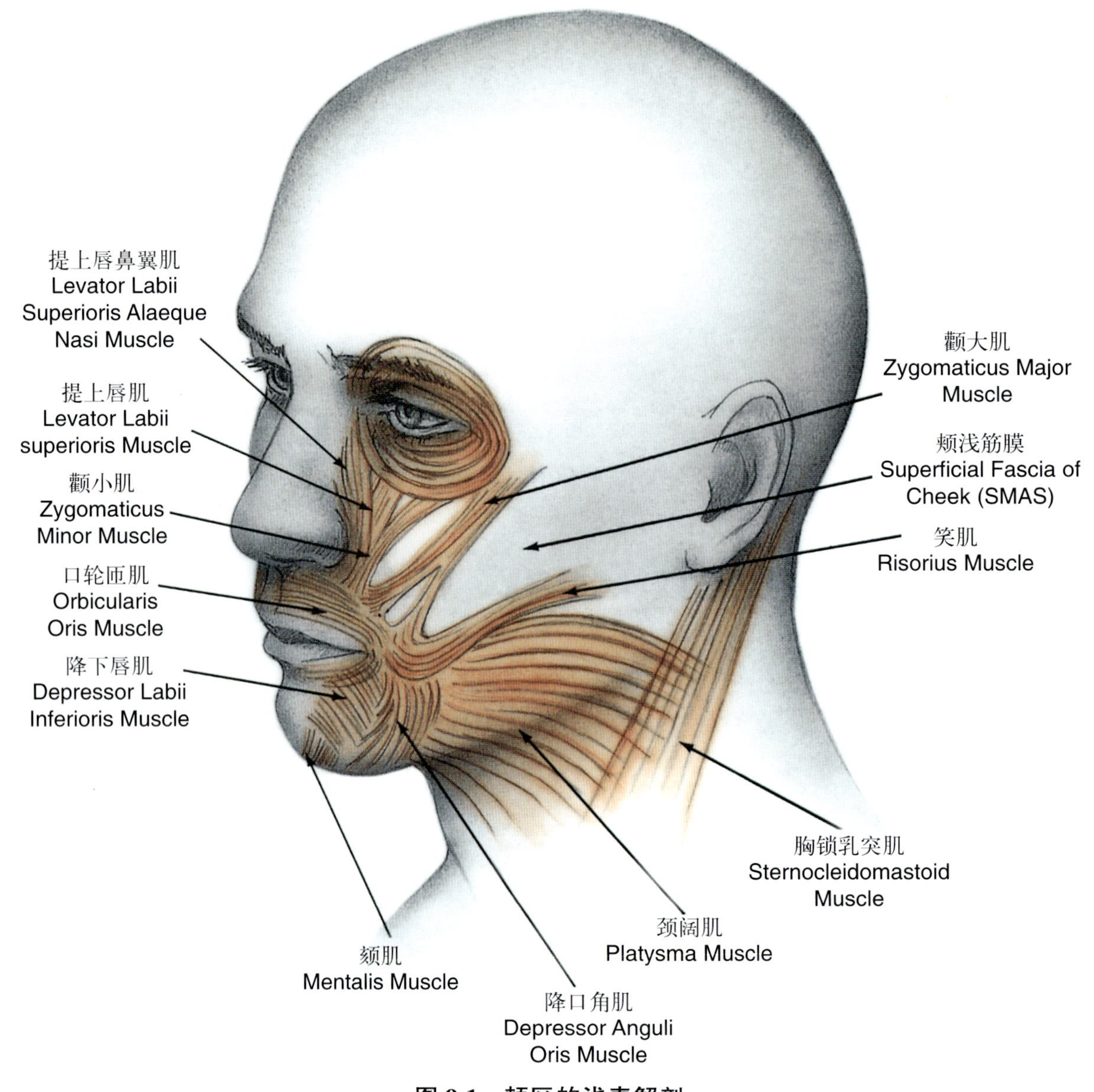

图 9-1 颊区的浅表解剖

膜则较清楚。

面中部的表层肌肉（颧大肌、颧小肌、提上唇肌、鼻肌）主要作用是面部表情和口、鼻括约肌的收缩。这些肌肉，起源于胚胎期的深层肠括约肌，且大部分直接起源于骨。而面下部和颈部的肌肉（颈阔肌、笑肌、降口角肌）则起源于胚胎期的原括约肌，很少附着于骨。深部的颊肌位于颊脂垫的下方。

面神经出茎突乳突孔后，在耳屏前区的深部进入腮腺。在茎突根部，主干分成上干（颞面干）和下干（颈面干）。颊支穿出腮腺面行于嚼肌之上。在这个区域，颊支位于深筋膜之下，但在深筋膜薄弱区提起 SMAS 则很易见到颊支。

神经分支的末梢穿过腮腺嚼肌筋膜以支配颊部的表情肌。大多数表层的颊部表情肌（颧大肌、颧小肌、提上唇肌，鼻肌）在其深

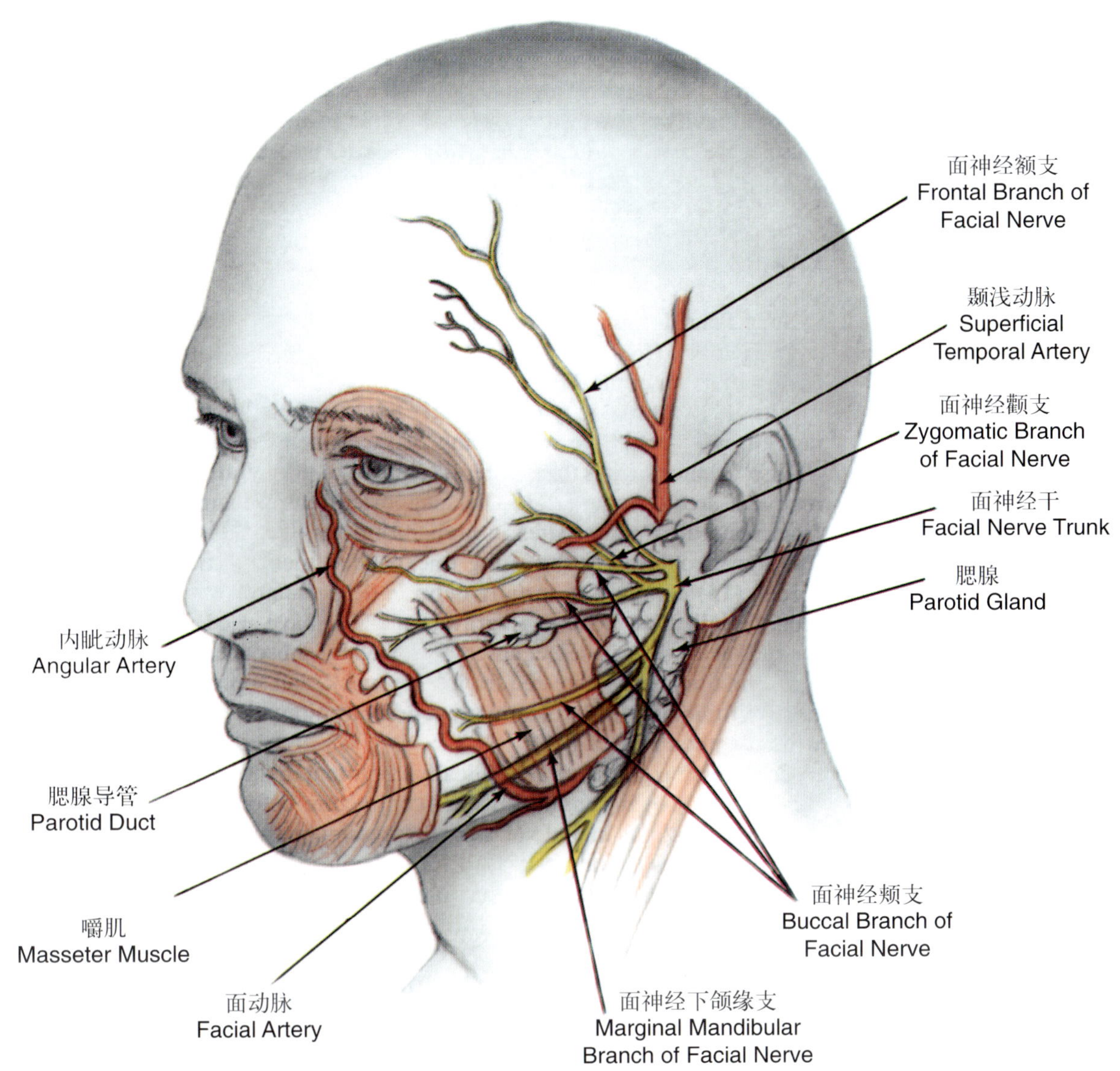

图 9-2　颊区的深层解剖

面接受神经刺激，而颊肌和提口角肌则在其浅面受神经支配。

颈外动脉系统分支的面动脉，绕过下颌骨在嚼肌前缘进入颌下腺深部。由于面动脉斜行于面中部，它经过颈阔肌、颧大肌、颧小肌的深面，及颊肌、提口角肌的浅面。面前部的皮肤主要由小而密集的肌皮穿支动脉供血。面侧部则由大的孤立的面横动脉、颏下动脉和颧眶动脉的分支供血。Whetzel 和 Mathes 在充血研究中提出中线处的独立穿支动脉 95%来自面横动脉。

腮腺位于耳前，上至颧弓，下至下颌角下方。其深面为嚼肌，腮腺导管向前延伸横过嚼肌中份，并经过颊肌纤维，进入口腔。在嚼肌中份，腮腺导管及面神经、颊脂垫、面动、静脉位于颊部同一解剖平面。

二、早期治疗

21天以内治愈的浅表烧伤对其外形和功能影响最小，但对于深部烧伤的破坏性后果则存在争论。早期切除术及植皮术的整容效果可能较好，但远期仍会出现收缩。利用锁骨上供皮区进行早期面部缺损整容术的缺点是皮瓣不易在受皮部位成活。Achaner建议暂时从非关键供区部位切取韧厚皮片移植，为以后瓣移植作准备。Warder等报告使用非扩张的网眼状的皮片修复2~50天很少有过度肥大的瘢痕形成。Krob和Jordan则持续地对面部深度烧伤进行清创，并应用同种移植物移植，直至上皮再生。Engron等挑选出的10天内切除创面的病例中，早期应用同种移植物，继而应用0.46~0.65mm（0.018~0.025英寸）的取自头皮、颈部和锁骨上区的自体移植皮瓣修复。采用这些方法似乎可以避免小口畸形、睑外翻等功能障碍。

早期加压包扎对减少瘢痕形成，防止深部组织挛缩畸形，促进皮瓣生长起关键作用。可以选用定制的弹性绷带或衬硅胶以利最大限度加压的透明面罩（UVEX）。后者耐受性好，但有成本较高、柔韧性差、外形不易改变、瘢痕易生长等缺点。在Fran Lin等的综述中，儿童在17.3个月中，每天戴17.1个小时，而成人在13.8个月中，每天戴16.8个小时。问题包括：冷或热不耐受，不便于吃饭、睡觉以及觉得麻烦。

三、常规修复术的选择

颊部小的缺损可以采用直接切除后拉拢缝合术、Z成形、W成形或局部转瓣手术（如Limberg旋转皮瓣）。需要注意的是应避免过分牵拉眼睑、耳垂、鼻底和口角。这些结构的很小的一点错位，就能导致令患者不能接受的面部不对称。必须尽可能地使瘢痕位于接近于正常皮肤皱褶或皮纹的地方，以避免在颧骨突出处或唇颊沟处出现而变得异常显眼。通常没必要为了接近“美容”单位的边缘而切除大量皮肤。

1.“大单位”皮片

对于面积较大的表面，Feldman曾用“大单位”皮片覆盖整个颊部，以保持其颜色和肌理的同一性。可以根据大小和可利用性选择锁骨周围、头皮或腹部0.47~0.56mm（0.018—0.022英寸）的皮片。用宽的鼓式取皮器可保证切取移植皮厚度一致。在某些选择性病例中，Feldman曾用一块全厚皮片覆盖整个面部。他感觉到全厚皮片的优点是（a）表面更加自然；（b）移植后保持供皮区的颜色而较少色素沉着。一般情况下至少两年时间，能达到正常面部皮肤的柔软和颜色。其缺点是（a）不完全接受的危险较大；（b）难以找到大小和颜色都接近正常的供皮区来覆盖整个颊部；（c）供皮区还需要断层皮片修复。Algenta等在获得全厚皮片之前预先扩张供皮区的皮肤以减小供皮区的损伤。那些自锁骨上区取得的全厚皮片颜色相称的达到98%，而取自锁骨下区的皮片颜色不好的占55%。在所有的病例中（包括所有类型的皮片），至少需要1.5～2年才能达到最佳的柔软度、肌理和颜色。

2. 皮瓣修复

即便在最佳的情况下，断层皮片或全厚皮片也无法与正常的颊部皮肤完全一样。留给病人的是一张表面纹理厚重、起皱的、缺乏活力的脸。许多学者提出分次切除瘢痕后用推进/旋转皮瓣，蒂可以在下中，也可以在下中和下侧方，蒂在下中的皮瓣，可以通过设计二叶的设计方法，获得更多的皮肤，即用乳突的皮肤推进到耳前区。对于许多颊部内侧缺损可以用蒂在下侧方的皮瓣。但亦有其缺点，即沿唇颊沟处留下一斜形瘢痕。颊中部和近口角的缺损可以用由颞浅动脉分支供血的前额岛状皮瓣。通过耳前切开的皮下通道可使这些皮瓣获得其血管蒂。有良好的血供的皮瓣很容易自身折叠或当必要时提供给口腔粘膜衬里。

大的颊部缺损，邻近的肩、颈、胸等处的颈肱骨皮瓣可以提供较薄的皮肤以获得良好的肌理和颜色。与在特殊的解剖区域内靠血供的真正的“轴状”皮瓣形成对比的多阶段的蒂的形成和延迟的复杂的作用，允许大块组织并移植填充到整个颊部的缺损。可以利用小块的无创伤或未烧伤的皮肤设计出“管形蒂”皮瓣。Feldman把由胸部和肩部获得的连续的“节片”管状皮瓣抬升以使供皮区和受皮区相结合。过一段时间在管内的纵形血管“膨胀”以加强皮瓣的灌注。最后使皮瓣展开、修薄与颊部相连接。在2～3周后蒂被切断。各种各样的肌皮瓣，包括背阔肌皮瓣、斜方肌和胸三角肌皮瓣都可以转移到脸上，但这些皮瓣通常较肥厚而不被应用。

3. 组织扩张器

自从radovan首次介绍的组织扩张器在临床应用后的过去十年中，这个方法被广泛的应用于面部烧伤及外伤后的修复。由于这种技术可以利用邻近的供皮区而减少远处供皮区皮瓣颜色和肌理的不一致，因此具有很大的吸引力。

Feldman主张如果颊部的瘢痕延伸至或位于颌骨以下，则可扩张颈部和上胸部的皮肤。扩张的皮瓣增加的长度和宽度为颊部单位的表面修复提供较大的余地。但取自上胸部、颈部的膨胀皮肤受到其延展性和向下拉力的限制。Neale等则反对应用超过下颌骨界限的颈部的皮肤。在他们于面下部及颈前部应用52个组织扩张器修复的37例儿科病人中，4例（10.8%）导致下睑外翻，5例（13.5%）唇外翻。颈部纵向的缝合线应改变方向以防止远期纵向挛缩。

用颈或胸部的预先扩张皮瓣修复颊部缺损的方法，在最初受到强烈攻击后，又有很多报道缓和地报告了这种方法的严重发病率。DeAuguston等报道在应用46个扩张器的17名儿科患者中37%发生并发症，包括暴露部分的感染、扩张器脱出和局部皮瓣坏死。Nelign和Peters报告在42例扩张器中，9例发生移植片暴露，1例扩张器暴露，1例面神经麻痹。Neale等报告，在他们治疗的37例患者中并发症率为29.7%，这促使他们对这种方法进行重新评价，包括重力、生长和瘢痕的影响。对于孤立的颊部缺损采用局部较小皮瓣预先扩张受到大多数学者的欢迎。对于中等颊部缺损，Radovan扩张颊部侧面的皮肤而采用直接推进术修复。Marchac和Pngah用预先扩张的光滑的前额侧皮肤修复大的头皮缺损。Marks等则报道用预先扩张的有头发的头皮来修复长有胡须的颊侧。Zide和Karp声称在面部应用矩形扩张器后在其上方采用直接推进皮瓣而获得较多组织。

为避免并发症的发生及长期分阶段的组织扩张的不便，术中组织扩张术被广泛采用（图9-3、9-4）。这种方法的优点是在单独的装置下皮肤能获得最大限度的扩张，减少长期的皮瓣缺血的危险，并把病人从“带着一个皮球”中解脱出来。Sasaki介绍了一种术中持续限制性扩张的技术（ISLE），它应用暂时扩张器进行3~5分钟的扩张，而后松弛2分钟的循环作业 。他声称短暂周期性的扩张和松弛对皮肤的粘性有好处（机械性“蔓延”与伸展松弛）。应用ISLE技术后，120个以上的病例获得了1~3cm的组织。通过组织学检查，缓慢扩张的皮瓣与术中扩张皮瓣的各层组织没有显著差异。特殊的胶原和弹性蛋白染色说明只有轻度的胶原平行排列而未出现微小断裂。Fukata等也证实用快速扩张法能增加44.4%的表面积，他们把这种现象称为邻近皮肤的补充而非生物性“蔓延”。Siegert等证实，在小耳畸形整复中使用扩张法，每小时能增加10%的组织。不计增加的扩张体积，瓣的长度延伸可达15%~20%。在我们的实验中，12例以上面部和颈部重建术的病人应用组织扩张术，像其他学者所述一样，术中反复进行扩张/松弛循环操作，皮瓣的长度可增加30%~40%。这种方法的显著优点是（a）使用单级扩张器；（b）增加单个扩张器的压力和容量（无皮瓣边缘慢性局部缺血）；（c）使患者不必再因长期在脸上带着慢性扩张器而苦恼。

操作技术：术中循环加载

颈部适度旋转，一个200~300ml新月形扩张器（Mentor或CUI）被描画在整个颊部（图9-4A）。在颞部头皮内做一3cm长的切口，在皮下组织的深面潜行分离成袋状。把植入物放进袋中，暂时用2-0的丝线将切口锁边缝合（这种手法是为防止植入物通过断裂缝线处的凹陷所必需的）。应避免用U形钉，锐利的植入点可导致扩张植入体的破裂。在连续的充气过程中，每次持续20分钟，总体积达200~300ml或更多一些（图9-4B）。在每次扩张中，最后使皮肤拉紧但不能变白。两次扩张之间间隔10分钟，使组织毛细血管灌注、充氧。一般需要经三次扩张/松弛的循环过程（术中总共需1.5小时）。这样，皮肤能非常松弛并有皱褶（图9-4C）。

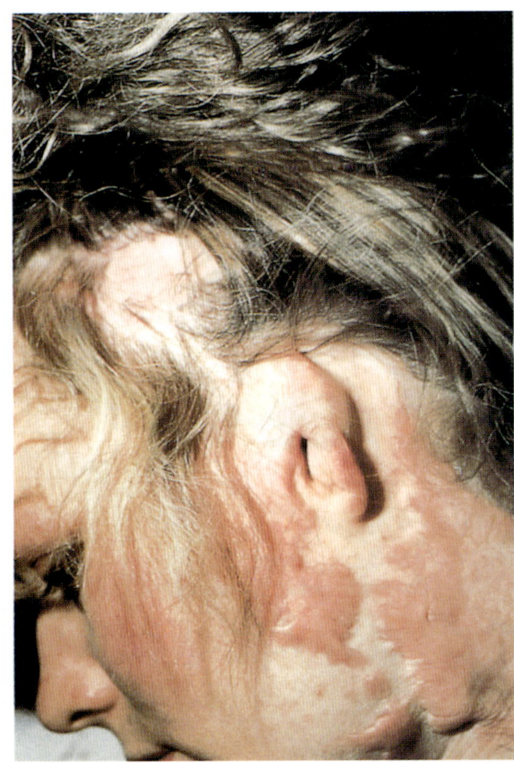

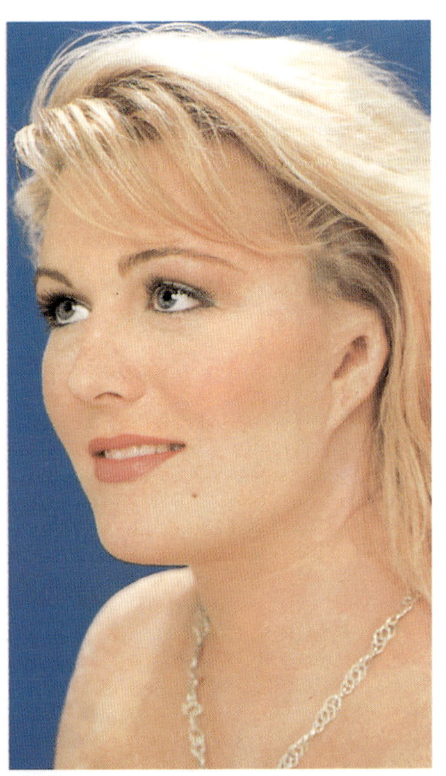

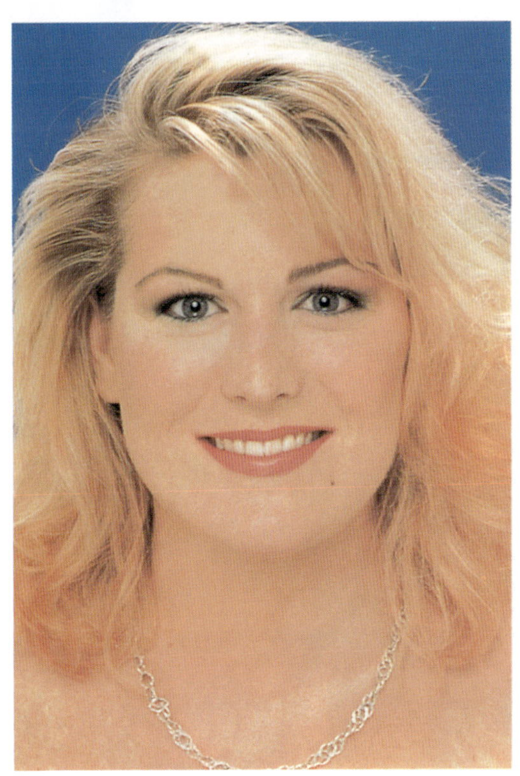

图 9-3　例 1　一位 32 岁的车祸致伤者　左上：一侧颊及颈部瘢痕畸形。　右上，下：术后、术中组织扩展术，颊部推进术，辅以磨皮术和纠正性化妆。

切口由颞部头皮沿“面部美容术”标记延续至耳屏后线，再至耳屏内切迹止于耳屏周边。随着扩张器的移动，整个颊部解剖部位在颈阔肌上和 SMAS 平面上形成宽大的潜洞，前缘至唇颊沟，颧弓之上，颈前三角之下。有时，如果血运不佳(例如老年患者或吸烟者)

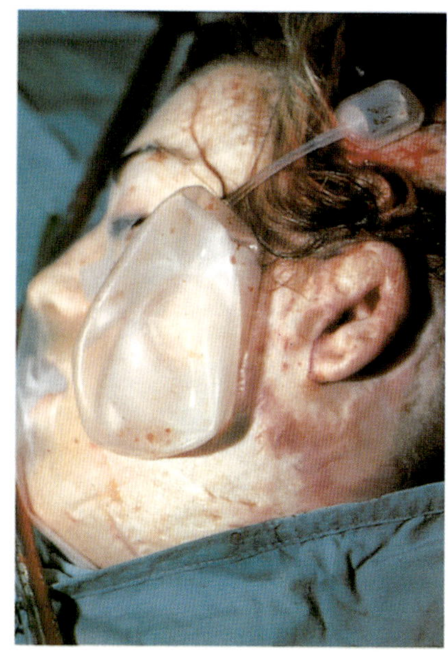

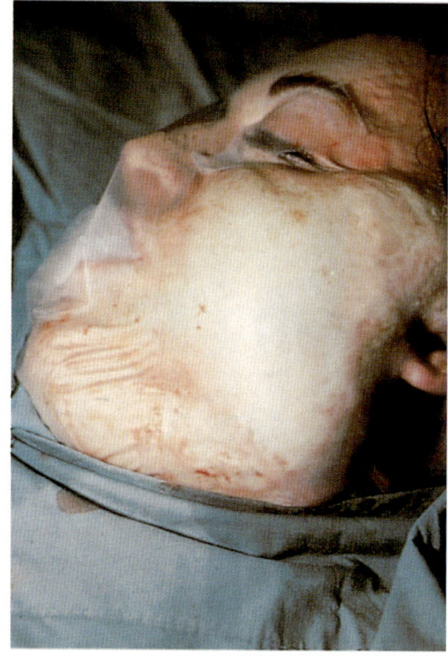

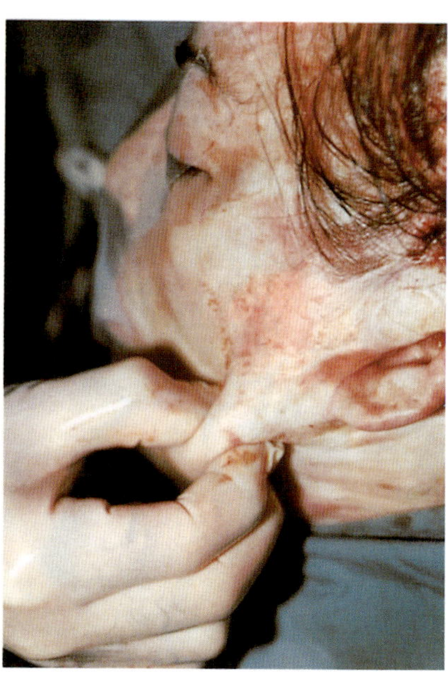

图 9-4 例 1 左：半月形组织扩展器置于颊组织下。 中：术中“循环加载”。 右：撤出组织扩展器后，松弛的面部皮肤。

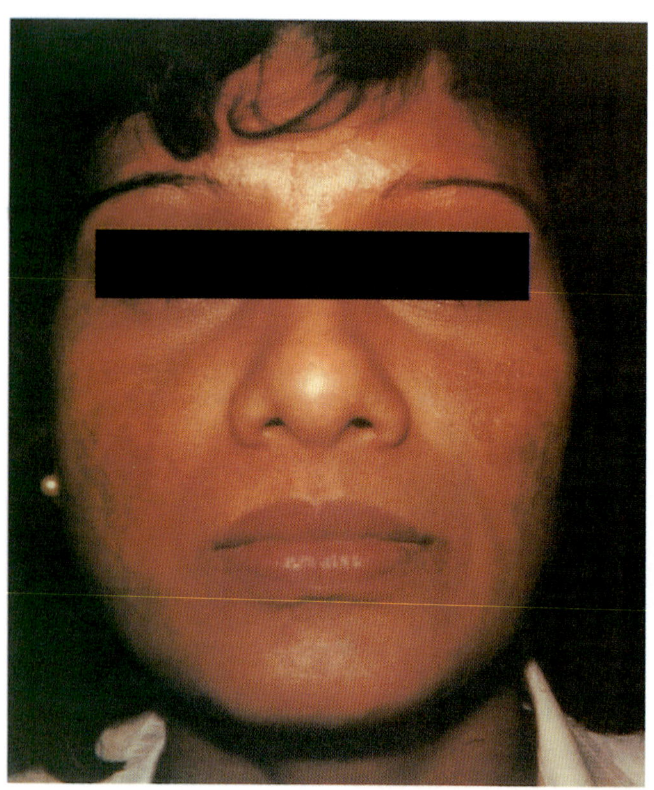

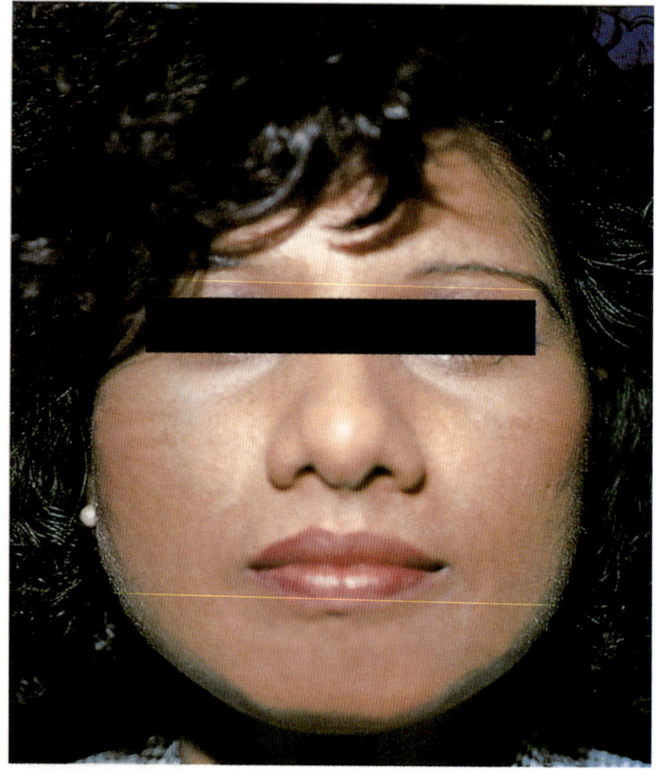

图 9-5 例 2 左：33 岁女性患者，由于寻常痤疮而致双侧面部皮肤表面不平整。 右：松解基底深部的纤维附着以便施行颊部推进术的微型整容术后，应用激光换肤及 α-羟基酸化学脱皮辅助治疗以形成光滑的皮肤纹理。

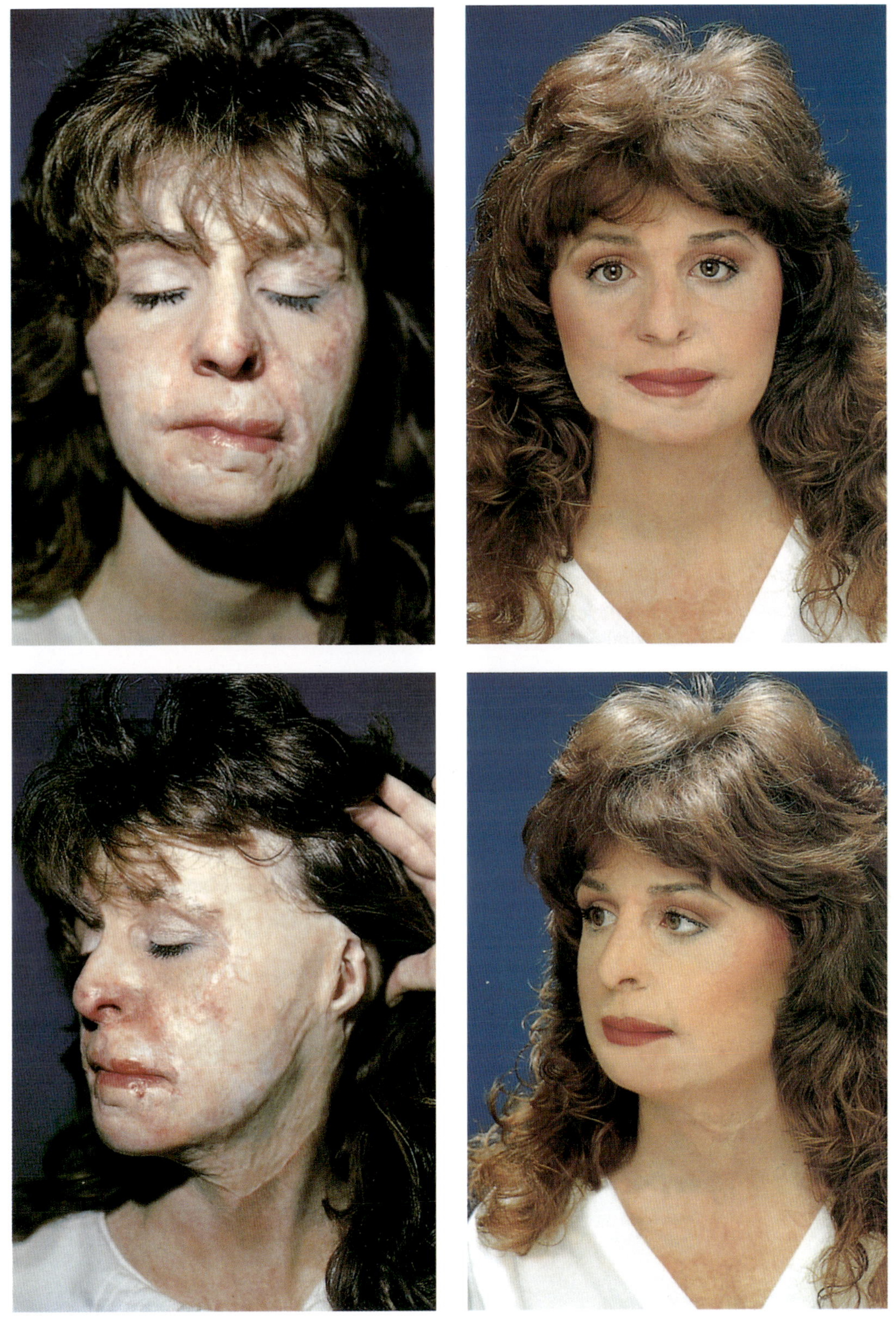

图 9-6　例 3　19 岁女性，因儿时梦游失火而被烧伤　左：术前。扁平无力的面容。　右：术后。左颊微血管游离组织转瓣术及右颊应用术中放置组织扩张器行推进术，修复术后，用美容剂化妆。

则需在颊部中 SMAS 平面的深层进行分离。将颊部皮肤以适中的拉力向外侧和后面牵拉，整平并分别在固定点处分别固定在颞部和乳突筋膜上。用 4-0 PDS 皮肤缝线和 5-0 尼龙线精心地缝合耳前切口。衬以 Reston 泡沫塑料的笨重的压力性面罩和 Surginet 可防止术后血肿形成。

虽然疤痕有变大的趋势，但通过适当的疤痕处理技术，可以通过新鲜的染色物质轻易地纠正。在颊部皮肤不平的病例中（如寻常痤疮、凹陷或残留血管瘤），这一技术可被用于整平皮肤纹理。在痤疮患者中，广泛的其底部损害可松解深部纤维与 SMAS 层的连接位点（图 9-5）。采用附加的磨皮术和（或）化学脱皮术“软化”表面的不平坦。

术中组织扩张也可用于中等颊部甚至 1/4 表面积的缺损（图 9-6）。将扩张器通过切口置入唇颊沟表情肌的浅面。随着扩张器的移动，颊部向中央和尾部推进。Neale 等人发现尾侧或近中的推进术可避免由皮肤或颈部推进皮瓣的向下垂直力量引起的眼睑或唇外翻的问题。

四、广泛颊部畸形的显微外科修复

1. 缺损的准备工作

面部用 0.25%麻卡因和 1/200 000 肾上腺素溶液充分浸润麻醉（图 9-7）。在 SMAS 平面和肌肉浅层切除瘢痕。如果需要切除整个颊部美容单位，那么前面沿唇颊沟和唇下颌皱襞，外侧至鼻翼画出边界。Feldman 曾建议也可将中间的边界扩展至包括半侧唇组织。我建议将上唇作为完全独立的部位整复。围绕口角以小切迹标出界限。围绕眶下侧和外侧半圆画出弧线，倾斜地穿过颞窝到达发际。在女性，随后沿耳前沟画线（伴逆向扩展）。而在男性则保留烧伤侧的鬓角（图 9-10 上左、下）。沿耳垂画线后，随后画线行于耳后并向下延伸到颈项发迹外侧。下界可沿下颌骨线（图 9-11 下）或颈颏联合处（图 9-13 下）。

2. 筋膜悬吊

在有慢性瘢痕时，向下的牵引力往往破坏外侧唇连接处（图 9-6 ~ 图 9-8）。由于附着口角的面部肌肉（大、小颧肌、上唇提肌）固有的松弛性和口轮匝肌的伸展性，疤痕的单纯软组织替代治疗不利于使口裂复位到适当的水平。这种向下的牵引力可以通过定向为外上方向的拉力的筋膜悬带的悬吊而抵消。

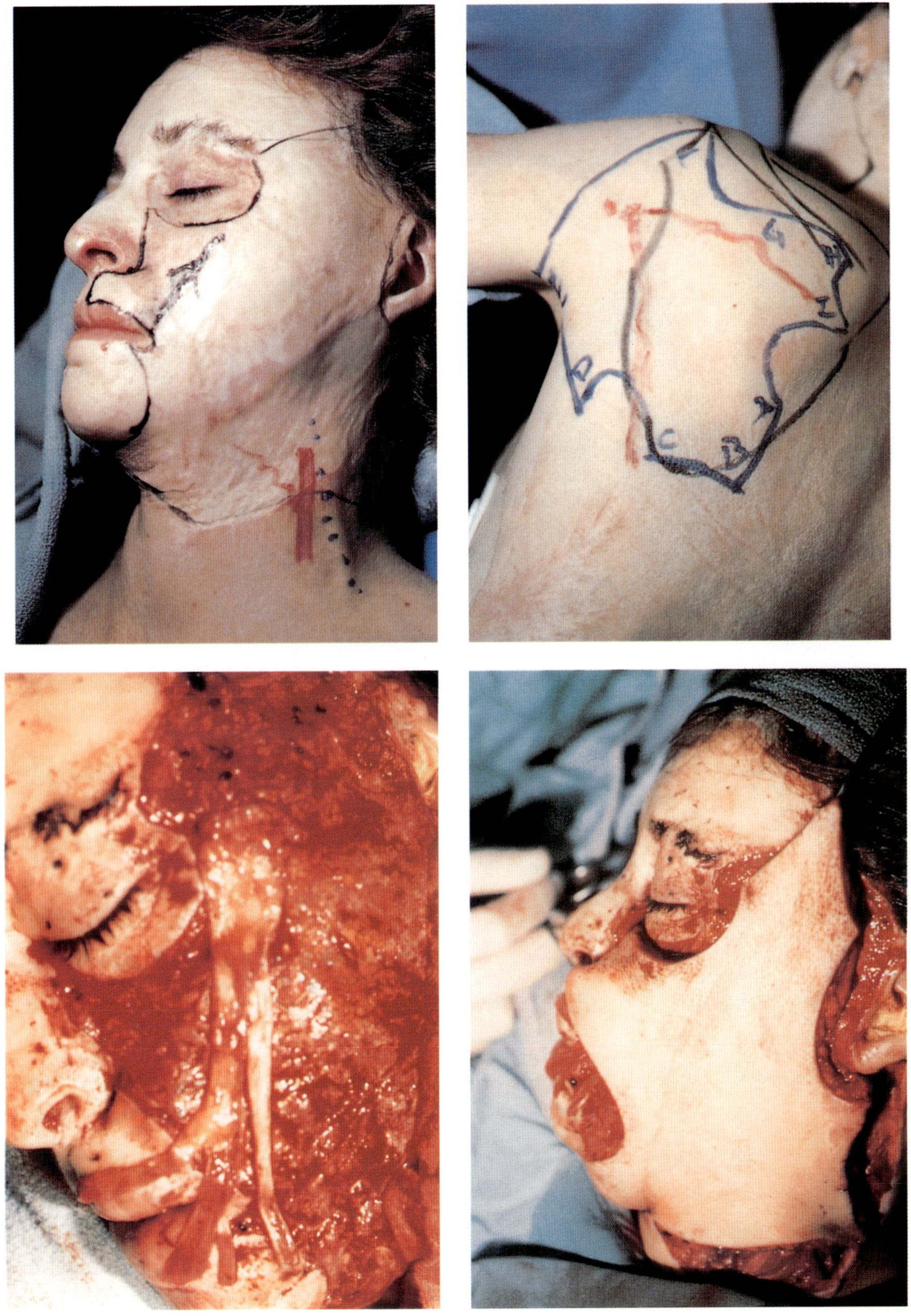

图 9-7　例 3　左上：半侧面部损伤术前准备，图示颊部需整容的范围。　右上：与半侧面部单位相符的肩胛皮瓣外形。　左下："三尾"筋膜吊带。　右下：准备植入的皮瓣。

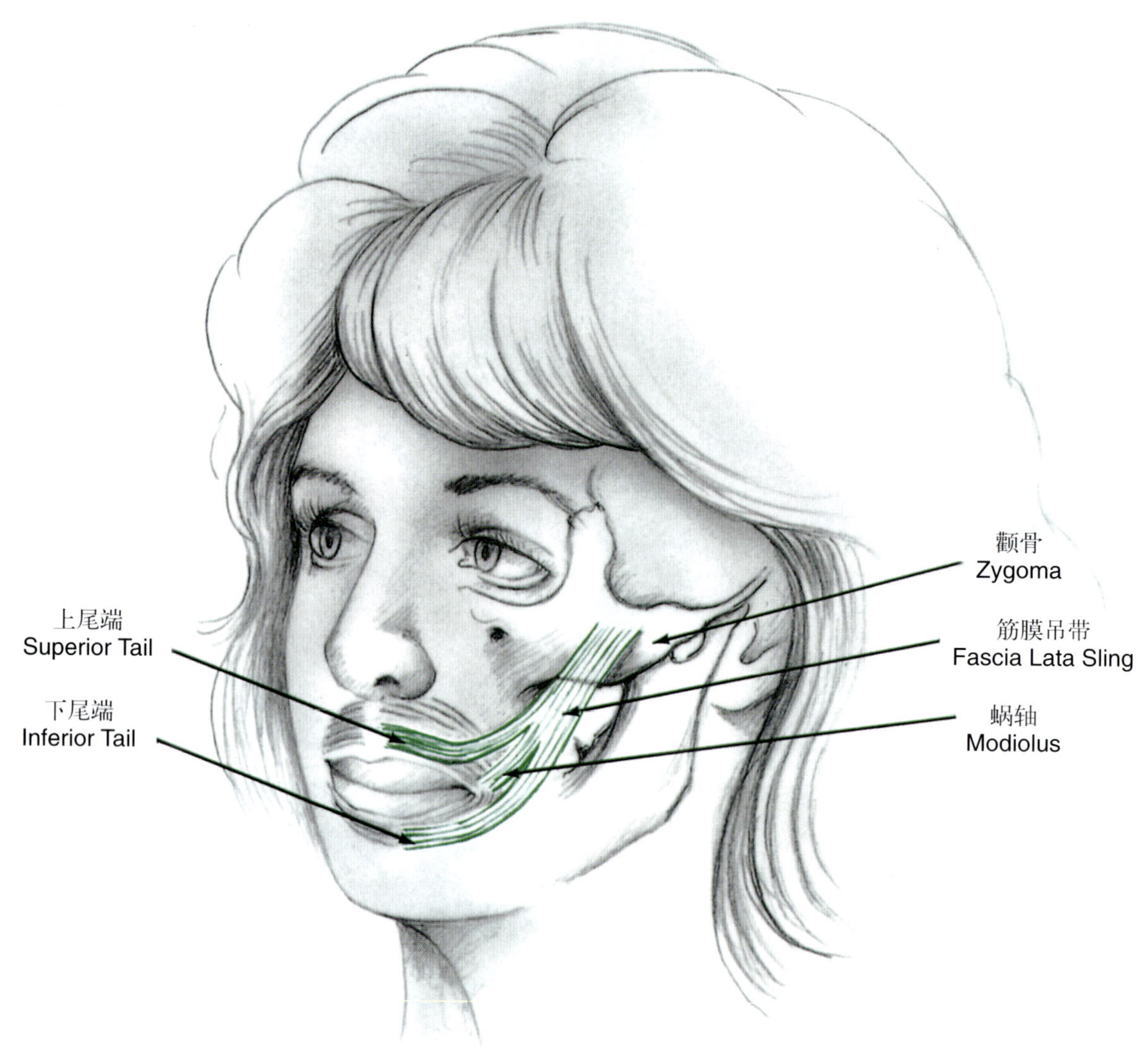

图 9-8 面筋膜悬吊，筋膜的尾部通过钻孔牢固地附着于颧弓，中央尾插入蜗轴，上尾和下尾分别布于上、下唇。

操作技术

宽度为 2～2.5cm 的筋膜吊带，通过一系列间隔的横向切口，由大腿外侧获得。近中端，将筋膜吊带放到颧骨上并用 28 号金属丝穿过颧骨上缘的钻孔。远中端，筋膜吊带尾端分为三份，中间部分折入肌腱内，上部和下部分别穿过上、下唇唇红的粘膜下层，并以长期可吸收的 PDS 缝线缝合。充分牵引静止的吊带来提升外侧唇部到比对侧唇部高 0.5～1.0cm 的水平位置。

3. 预制的肩胛游离皮瓣

将精确的颊部形态印在透明的塑料胶片上并转移到厚度、颜色和头发致密度相当的供体部位。在扩展到口内的全颊缺损的病历中，Upton制作面部蜡模，并作为术前设计的一部分，在缺损中注入蜡以产生模板来估计缺损大小和体积（图9-6～图9-16）。

首选用于颊部缺损修复的皮瓣是肩胛部皮瓣（病例3～7）。皮瓣厚且光滑，并能提供足够的皮下脂肪便于雕塑磨牙隆突、双颊和鼻唇沟。蒂的长度要长（8～10cm），且蒂可轻易地穿过下方的颈部隧道与内部的颈动脉系统的一支动脉分支吻合，减少插补静脉移植体的必要性。如果在肩胛冈上获取皮瓣，那么要经过一段时间才能与血运丰富的面部皮肤颜色相配。1980年由Dos Santos最初阐述肩胛皮瓣在头颈部修复术中已广泛应用。充足的组织允许其成为去上皮的并可折叠的组织瓣修复口内缺损。血运良好的皮瓣不会随时间推移而萎缩，因此，它在填补外形缺损，如半侧面部短小或Romberg氏萎缩时，不必过度矫正。

皮瓣的缺陷是在肥胖个体，颜色不匹配和供区的病变。在肤色浅的个体中，皮瓣保持苍白可以持续1～2年，但如果反复暴露阳光下就会最终晒成较黑的颜色。在皮肤较黑的患者中，皮瓣可能发展成蜡黄色。由于在整个或近全部的颊修复中需要大块的组织，所以供体部位通常不能通过直接拉拢关闭创口，而可能需要断层皮片移植。持续的肩部运动引起的肥大瘢痕和移植部位的小隆起，在背部留下难看的缺损，但可以通过着装轻易地遮盖。由于仅取皮肤厚度的皮瓣，所以在皮瓣供体部位不会出现肩胛运动或力量受限。相反，使用肌皮瓣时会出现肩部运动能力减弱（例如，背阔肌皮瓣或斜方肌皮瓣）。

操作技术

用多普勒定位横向的肩胛动脉，并在皮肤上，从三边孔的局部解剖部位沿平行于肩胛棘的血管走向标记在皮肤上。它通常位于肩胛棘和肩胛骨下尖部之间垂直距离的中点上。颊部缺损的模板沿轴血管定位。如果整个半侧面部需要修复，那么肩胛动脉的斜支和横支都要包括在皮瓣内。在三边孔内旋肩胛动脉的长度大约为4～5cm。预期要削薄的区域提前标出，当皮瓣由中部提起到外侧时，在皮下水平掀起较薄的部分。蒂附近的软组织需保留全层，以避免损伤轴血管。在肩胛外侧界，在筋膜下进行解剖。血管蒂由肩胛下动脉起始，在确保瓣动脉灌注后断开。在整个半侧面部整复术或儿童使用皮瓣修复的病例中，术前皮瓣的外周预先扩张4～6周，使之更薄些并增加“延迟现象”。

4. 前臂桡侧游离皮瓣

颊部修复的次选皮瓣是前臂桡侧皮瓣，它的柔软性和薄度允许它折叠或作口内内衬和填补颊部全层。Niranjan和Watson曾将掌长肌腱同前臂桡侧皮瓣的解剖结合起来以提供口角悬吊。前臂桡侧皮瓣的缺点是组织相对低的可利用性和雕刻颧骨区和颊区的颊部组织

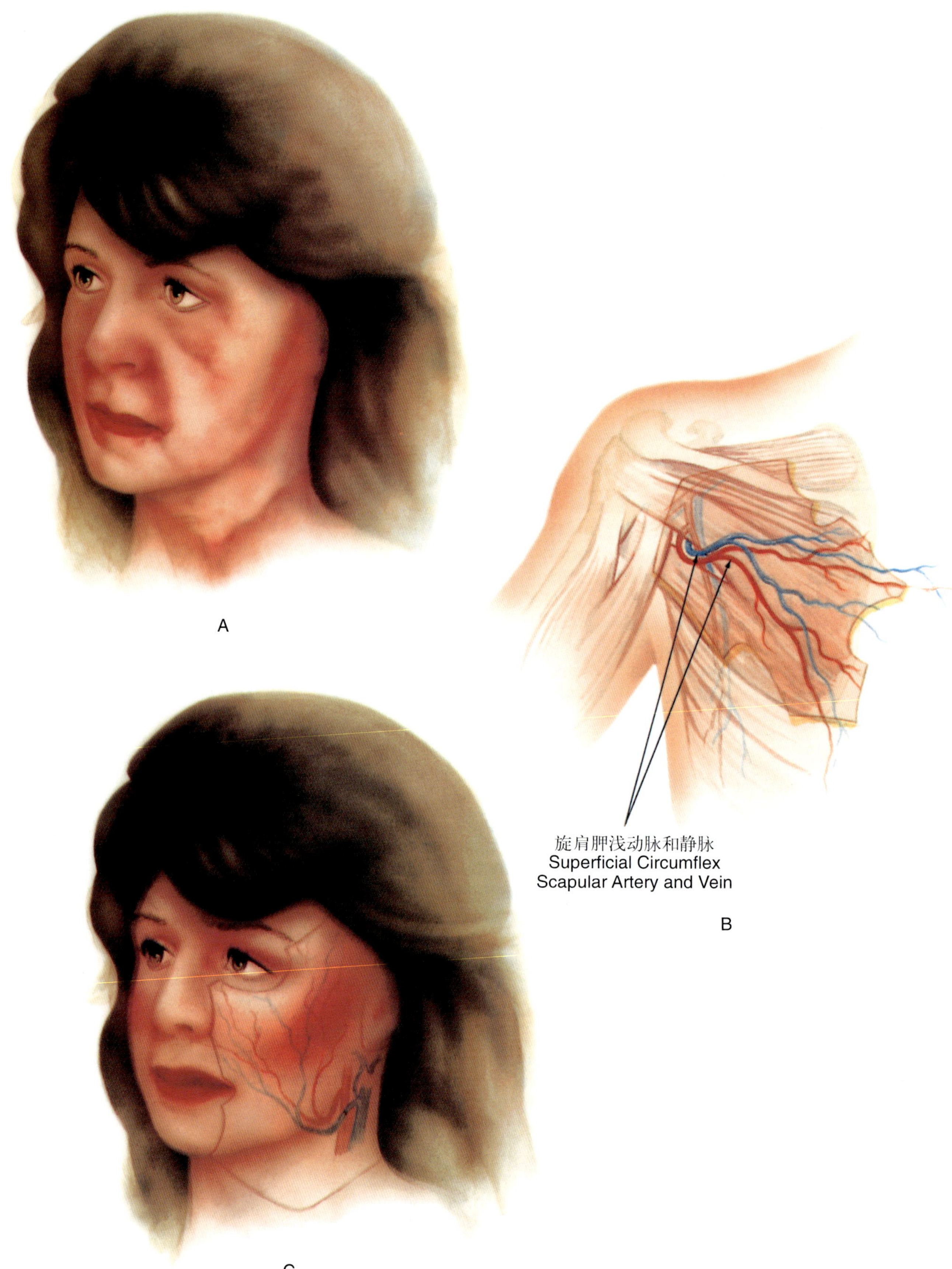
A
旋肩胛浅动脉和静脉
Superficial Circumflex
Scapular Artery and Vein
B
C

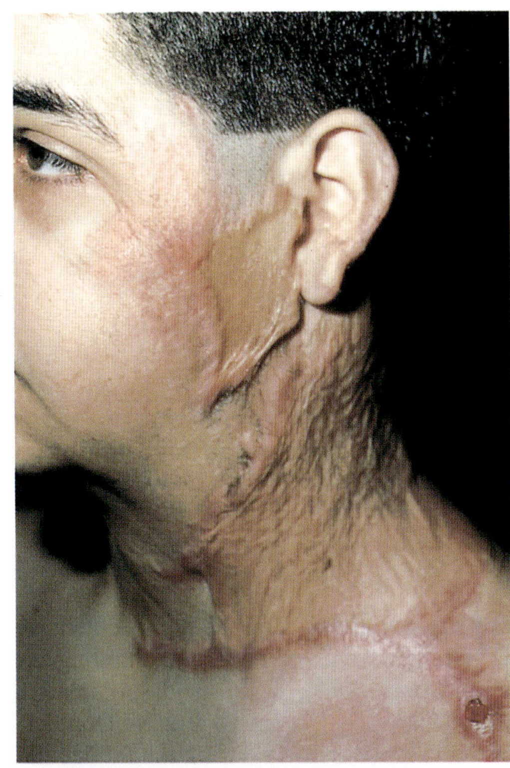

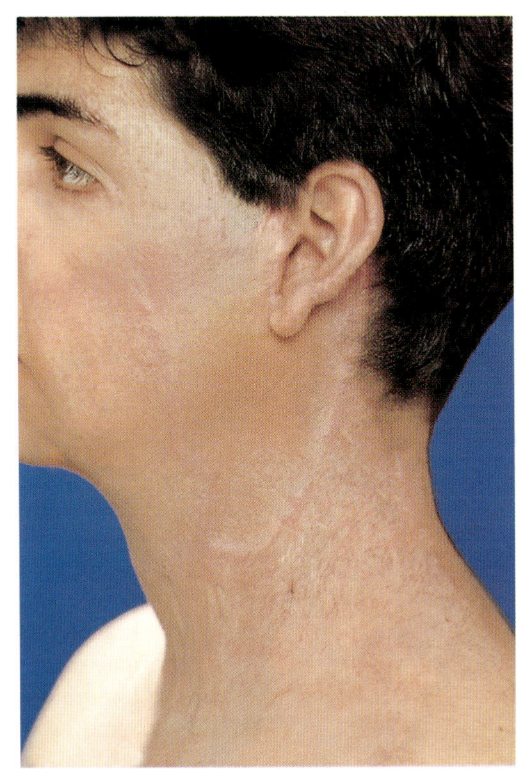

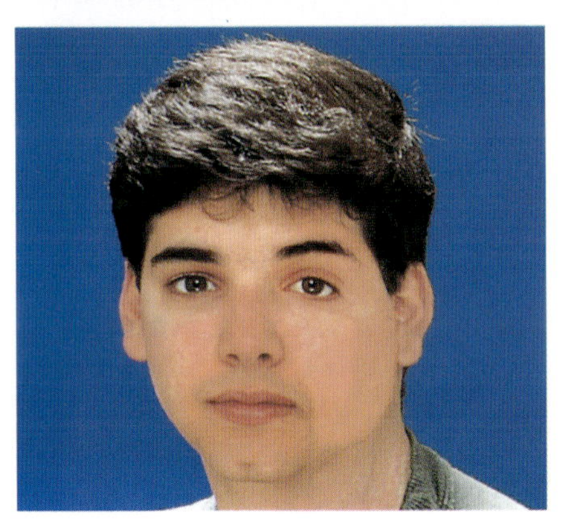

图 9-10　例 4　19 岁男性，因撞车致伤　左上：术前。瘢痕形成及一侧颊颈部畸形。右上、下：预成形肩胛瓣修复颊缺损术后。应用肉色化妆品化妆。

时厚度不够。因此，它受局限地使用于沿下颌支的小缺损或涉及口内的全层颊缺损。供体部位通常要求皮肤移植，操作必须谨慎以保护暴露的掌长肌、桡侧腕曲肌和肱桡肌腱。

5. 术中塑形

将预制好的复合游离皮瓣移植到颊部，用 U 形钉松松地插入裸露的面部缺损。通过显微血管吻合到颈外系统分支恢复灌注后，皮

←

图 9-9　例 3　预成形游离肩胛瓣修复半侧面部　A：整个一侧颊、颈区瘢痕形成。B：肩胛瓣的设计。　C：植入。

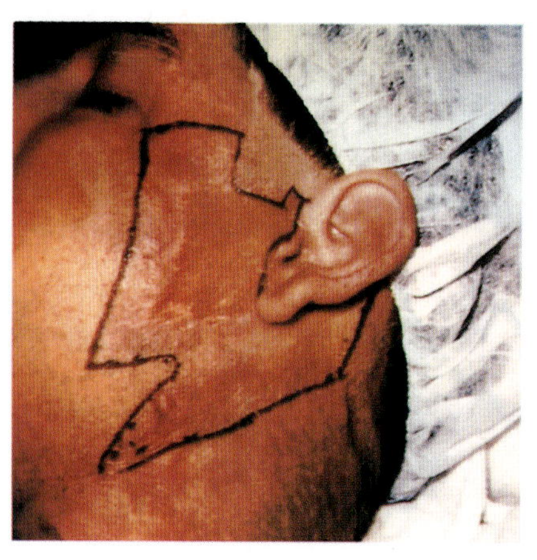
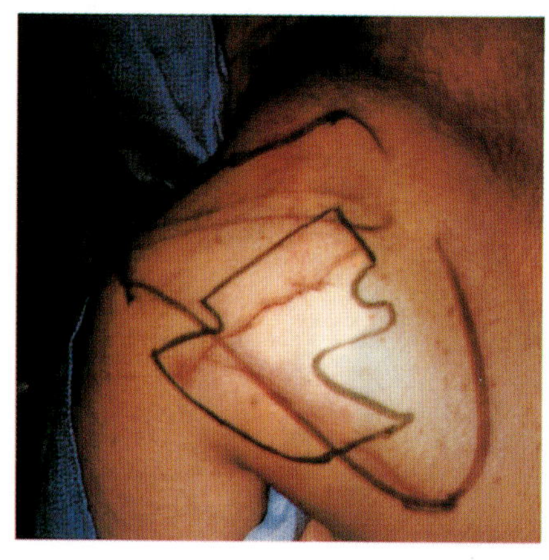
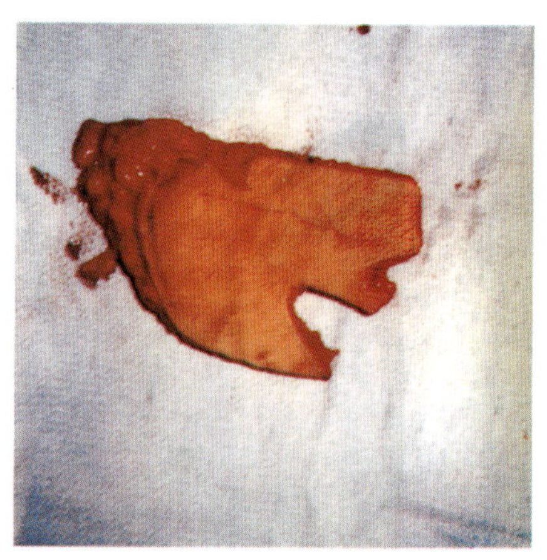

图 9-11　例 4　左：缺损的预处理，在男性，注意保存烧伤周围的发角。
中：预成形肩胛瓣的转印。　右：准备植入的复合瓣。

瓣充分雕刻成形达到正常的平面和外形。特别薄的区域是沿眶下缘、颞窝、耳前沟和磨牙下区。颧突和鼻唇沟要全部保留。术中多普勒监测仪协助确定血管蒂的位置。事实上，蒂的外形可通过 25 号针针刺美蓝染色绘在皮瓣表面。当皮瓣永久植入时，在面部单位的边缘缝合。如果仅有部分颊部要修复，则沿面部松弛线缝合。

6. 骨异常

如果存在骨异常，那么使用带减影分析的三维成像技术（CE-MAX Corp，Santaclara，CA，USA）评估面部结构的不对称，并通过计算机辅助制作丙烯酸模型帮助骨移植（图 9-8）。特制的模型方便了术前设计，它对移植体的大小、形态、定位都很精确，对于带血管的皮瓣特别有用，因为蒂的位置和长度是至关重要的（图 9-6A）。

7. 同侧颞顶筋膜/颅骨带蒂瓣

同侧颞顶筋膜/颅骨带蒂瓣是颧骨修复，特别是作颊部组织缺损时的首选复合瓣（图 9-17～图 9-20）（病例 8）。松质骨比软骨内所含骨质多。带有自己血管的颅骨与不带血管的骨移植体相比最大程度的保留骨组织。显微血管造影术显示，颅骨外板由从骨膜来的垂直穿支血管很好的支持。只要与帽状筋膜和其血管网保留广泛的附着，骨移植体就可以很好地保存下来。

操作技术

将消毒过的颧部缺损模板直接放在供区暴露的颅骨上。在顶区颅骨上调整模板，选择合适的颧骨凸度和弓形的部位。血管索到骨移植体基底部的距离应等于颞浅动脉枢点到受区的距离。将颞浅筋膜围绕骨折叠以增厚软组织，填充较高的颧部突起。全部骨移植体、

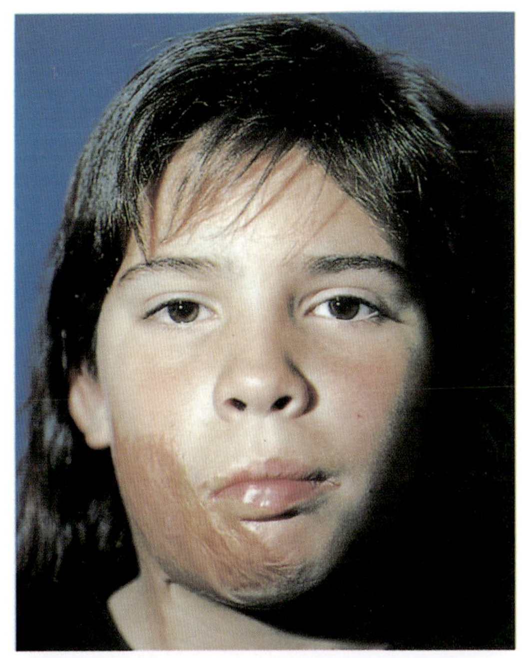
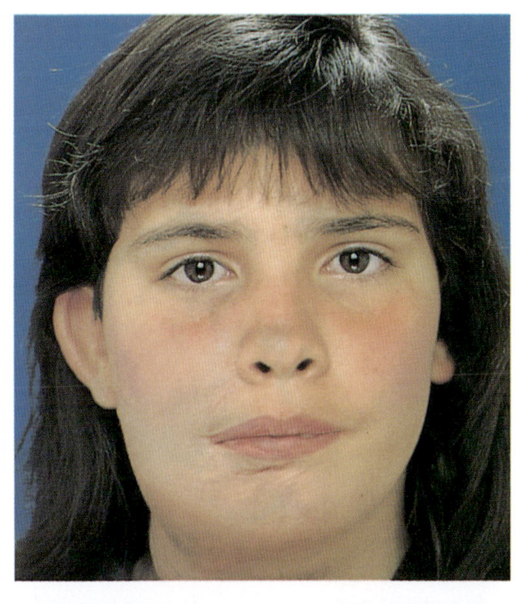
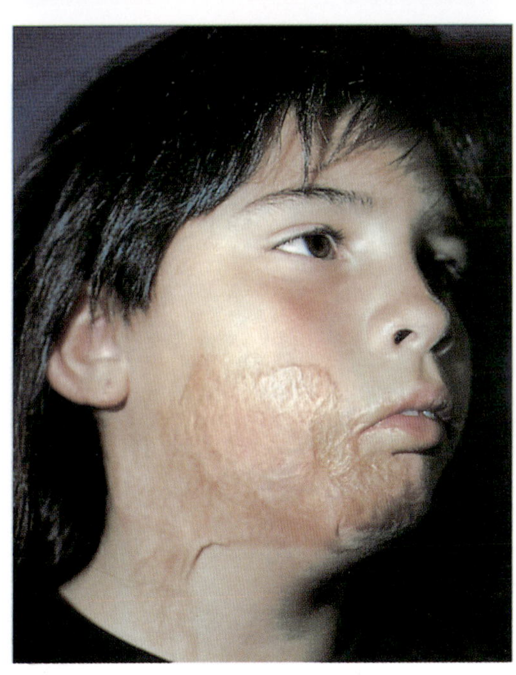
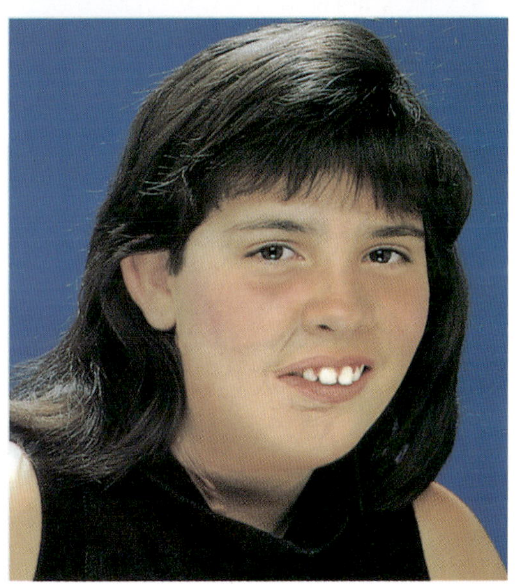

图 9-12　例 5　一位颊部烫伤后遗症的 10 岁女孩　左：颊部黑色素沉着，起皱的疤痕。　右：术后。预成形肩胛旁瓣植入后和二期吸脂术后，使用矫正性化妆。

颞浅筋膜和蒂，都穿过皮下隧道，经美容切口到达颧部缺损区。通过下眼睑作穿刺切口，将带蒂的骨移植体固定到面部深层骨组织中。

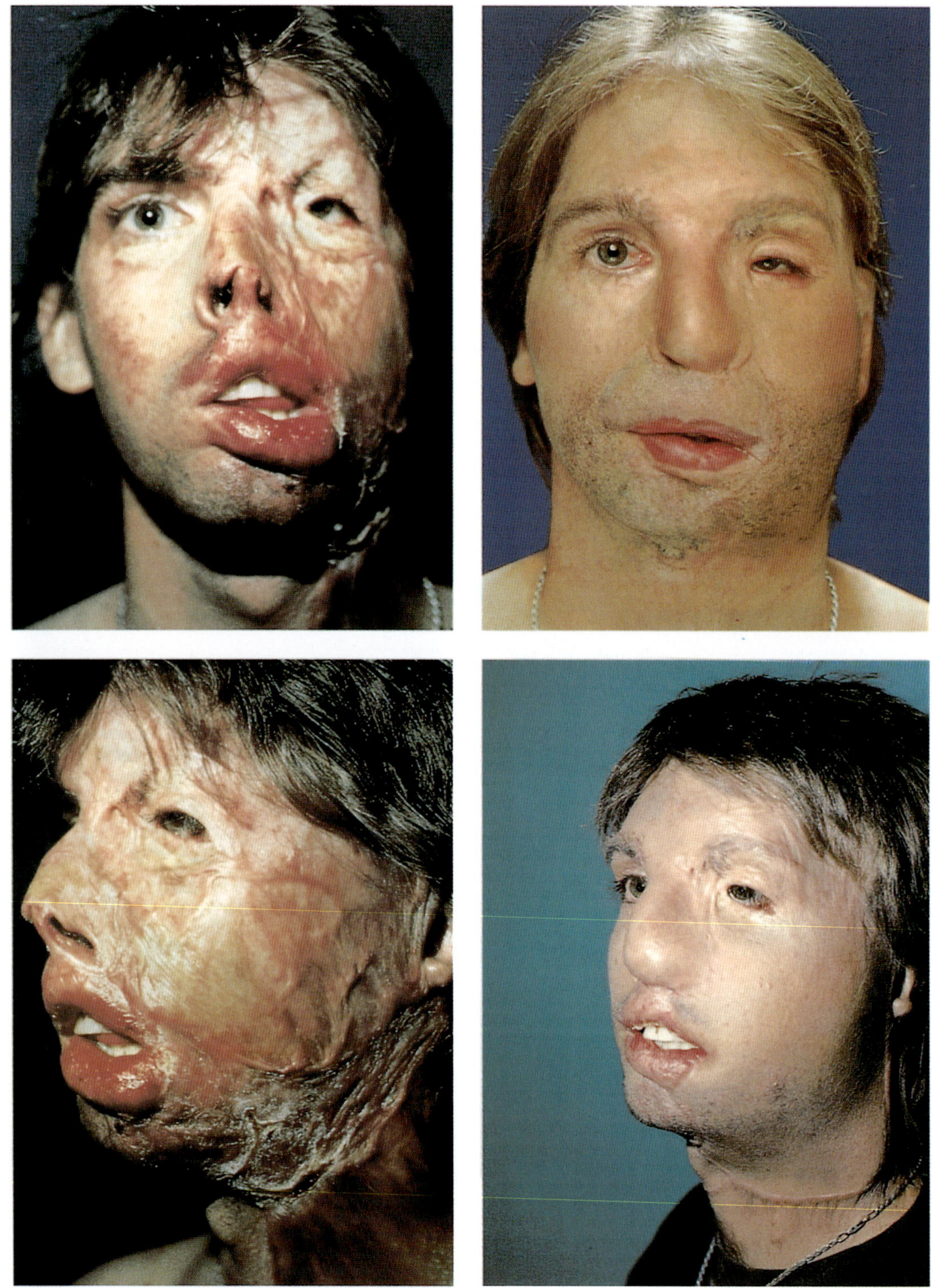

图 9-13 例 6 21 岁男性，因煤气爆炸而致伤 左：术前，左、正中面部的怪诞畸形。右：术后。颊、鼻、口周和眶周重建术后。应用永久性着色术和美容性“点刻法”模拟胡须。

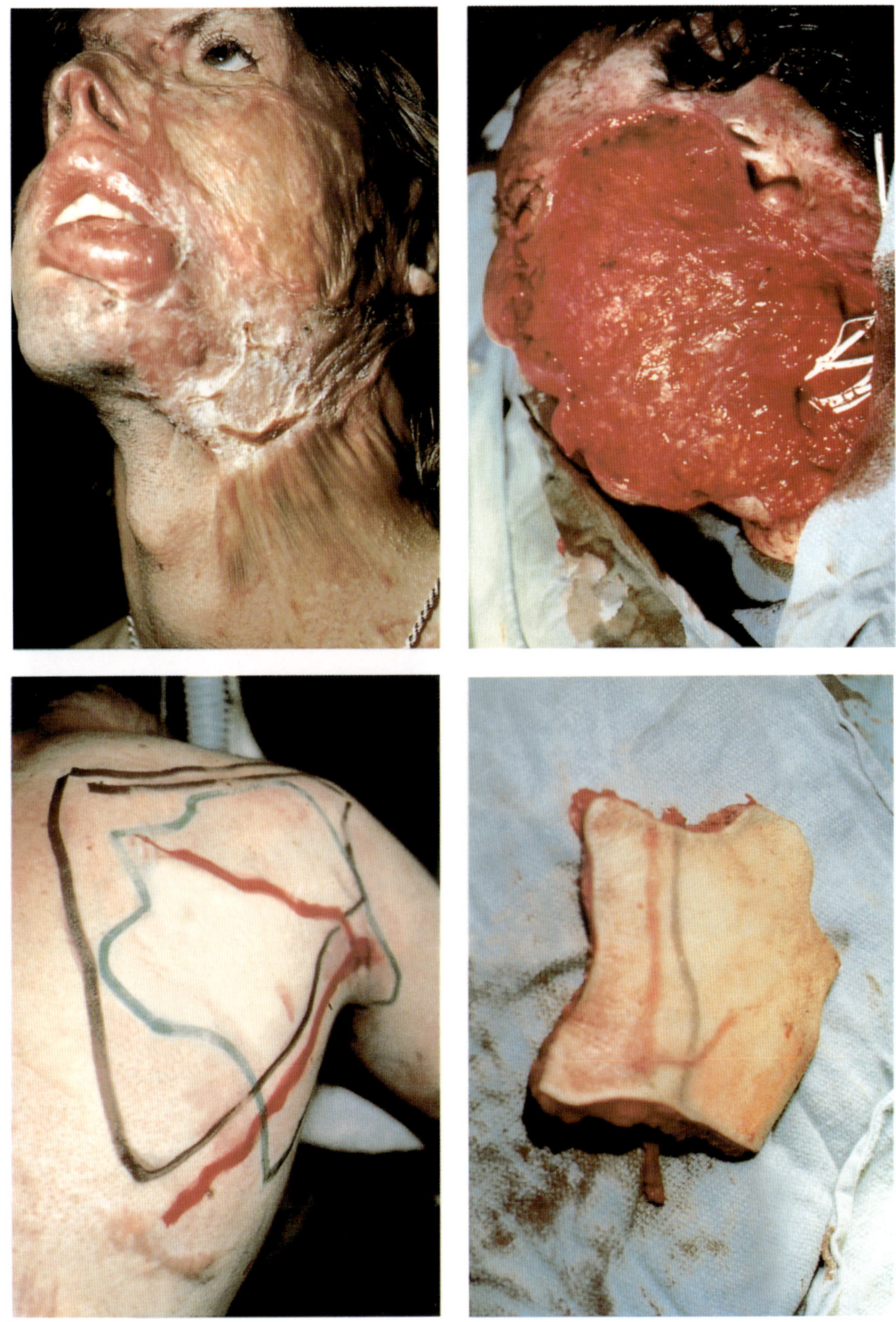

图 9-14　例 6　左上：跨颈颏角的严重挛缩。　右上：切除半侧面部皮肤的缺损预备。
左下：在背部描画瓣的图形。　右下：雕刻好的复合瓣，准备植入。

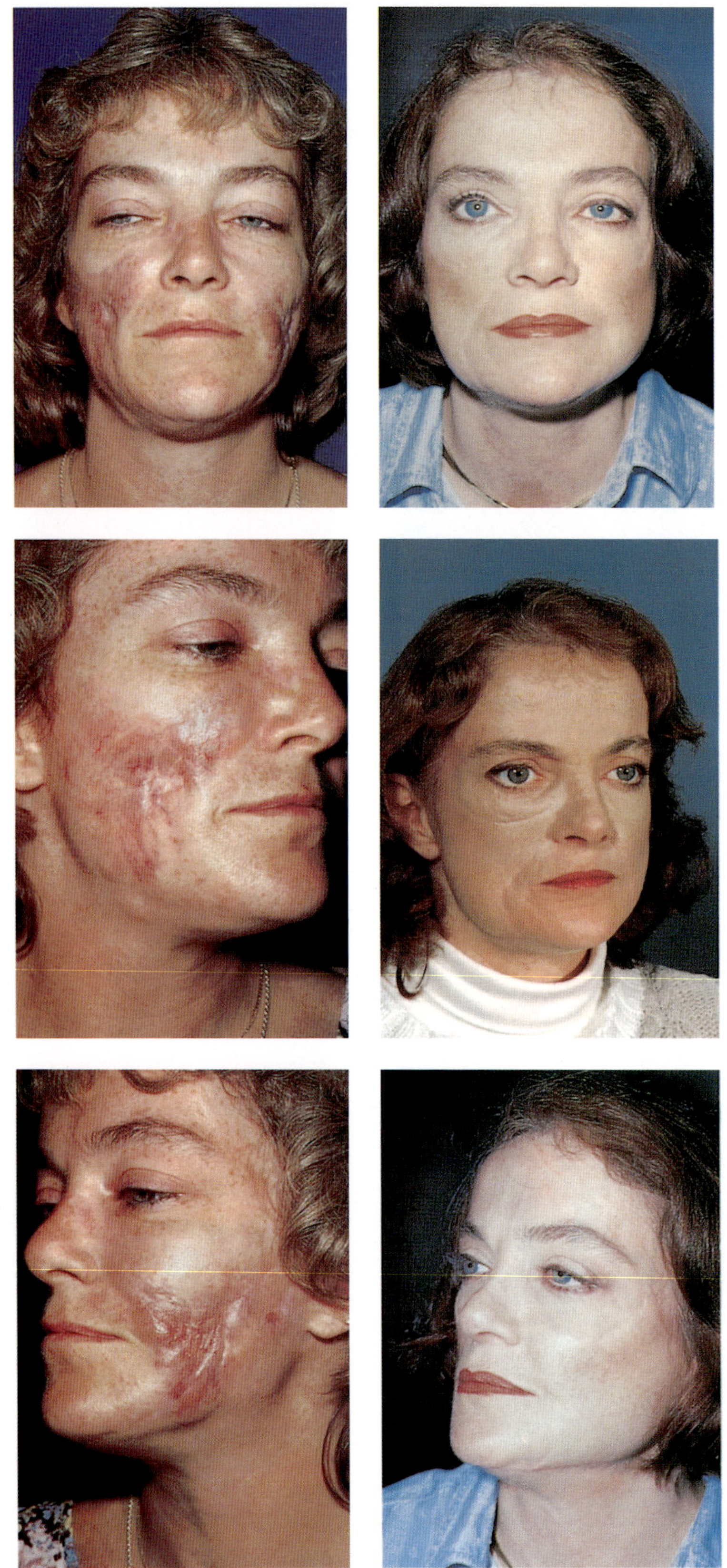

图 9-15　例 7　39 岁妇女，面部硅胶注射后遗症患者　左：术前，伴有软组织萎缩，硅胶肉芽肿和“蝴蝶样”盘状红斑狼疮。　右：应用预成形游离肩胛瓣修复双颊。轮廓修整和美容化妆后。

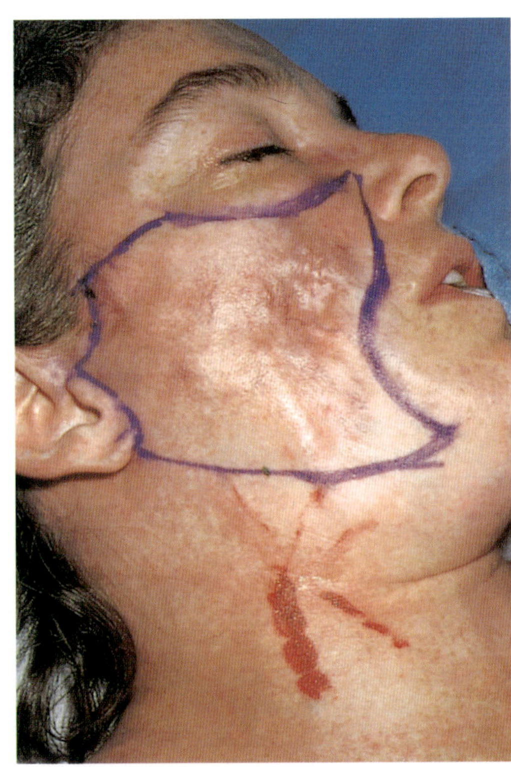

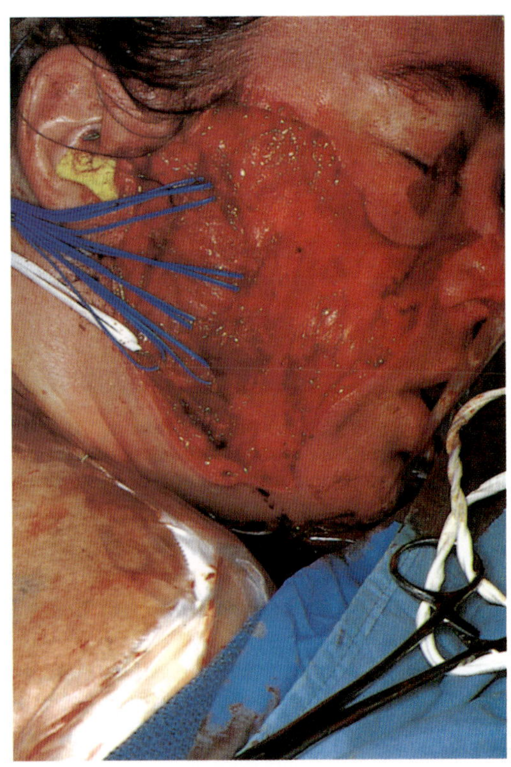

图 9-16　例 7　左：切除部分面部组织的图形。　右：显微解剖面神经分支。

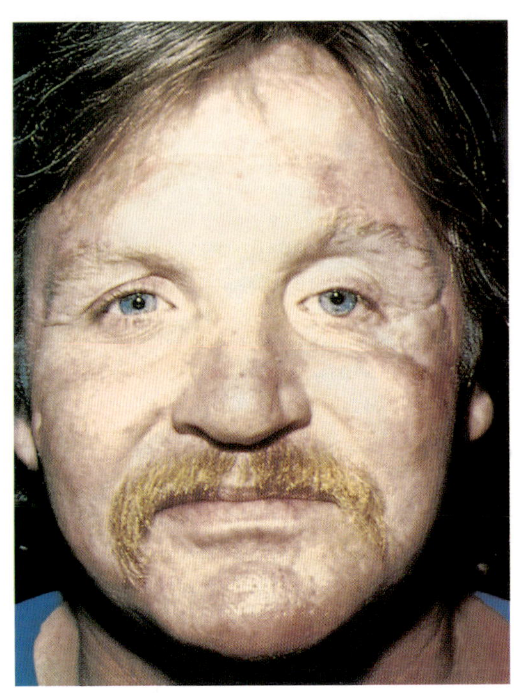

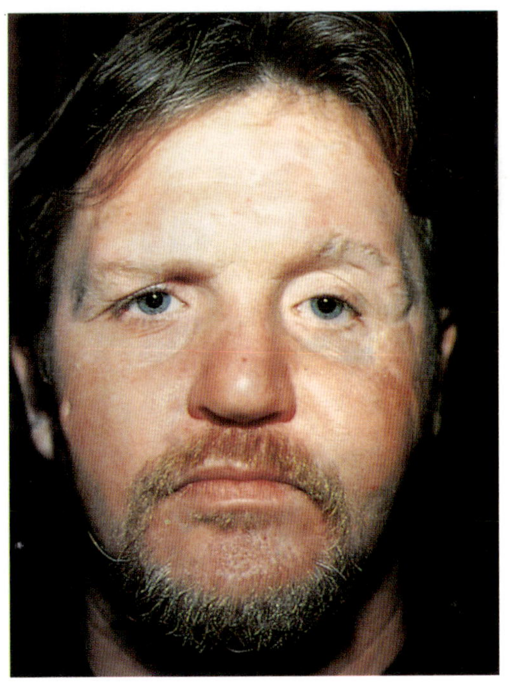

图 9-17　例 8　一位 33 岁男子，骑摩托车摔伤　左：术前。左颧突塌陷，软组织缺损。右：术后，同侧颞顶/颅骨筋膜瓣重建术后。

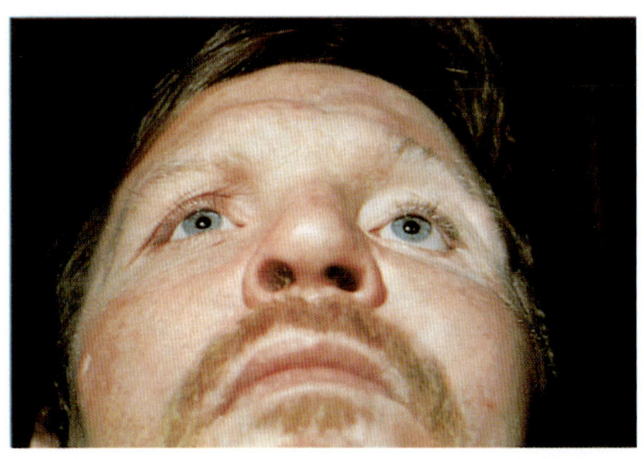

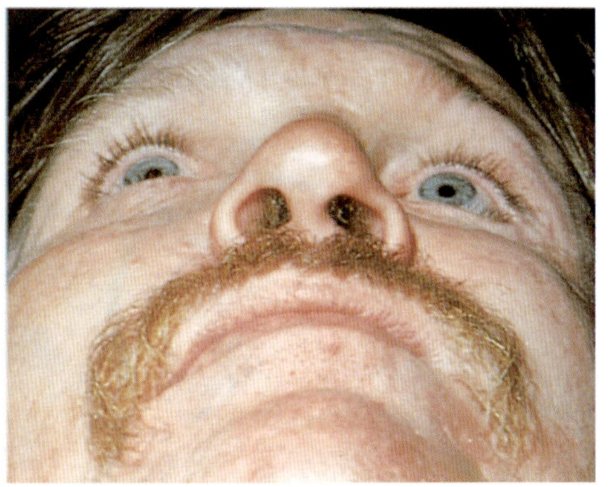

图 9-18　例 8　从颏下观　左：左颧骨塌陷。　右：重建术后颧骨突起改善。

8. 肩胛骨皮瓣

修复上颌骨缺损，选择肩胛骨皮瓣最为理想（图 9-21 ~ 图 9-24）。肩胛骨外侧缘的血供来源于旋肩胛动脉的独立分支。双蒂肩胛骨皮瓣的优点是，能够从骨瓣中独立出一支血管蒂提供岛状皮瓣；改进复杂上颌骨修复的三维立体空间的相互关系。肩胛骨外侧缘可提供 14cm 以上的骨组织，其结构能够与上颌骨的结构相比拟（图 9-19C）。若需要独立的瓣来做口腔衬里，则此瓣特别有用。

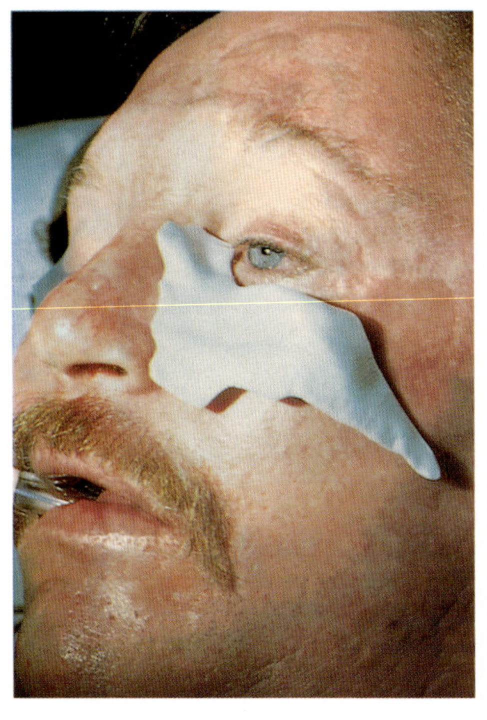

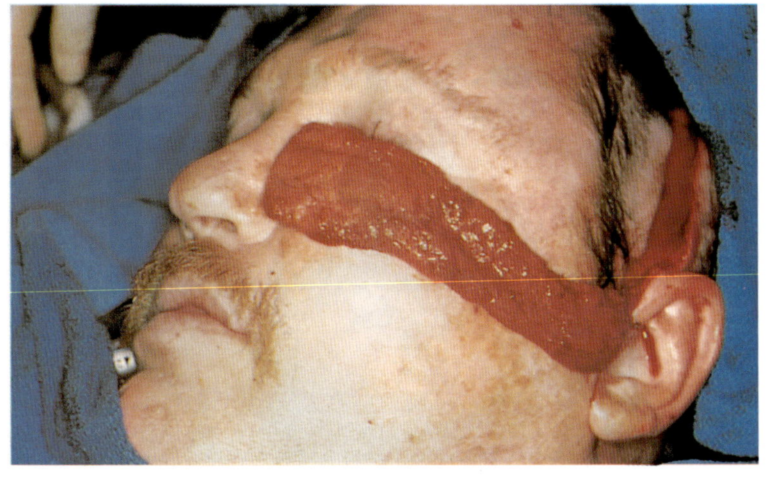

图 9-19　例 8　左：计算机辅助制作的颧骨缺损模板。
右：同侧带蒂、带颅骨外板的颞顶筋膜瓣。

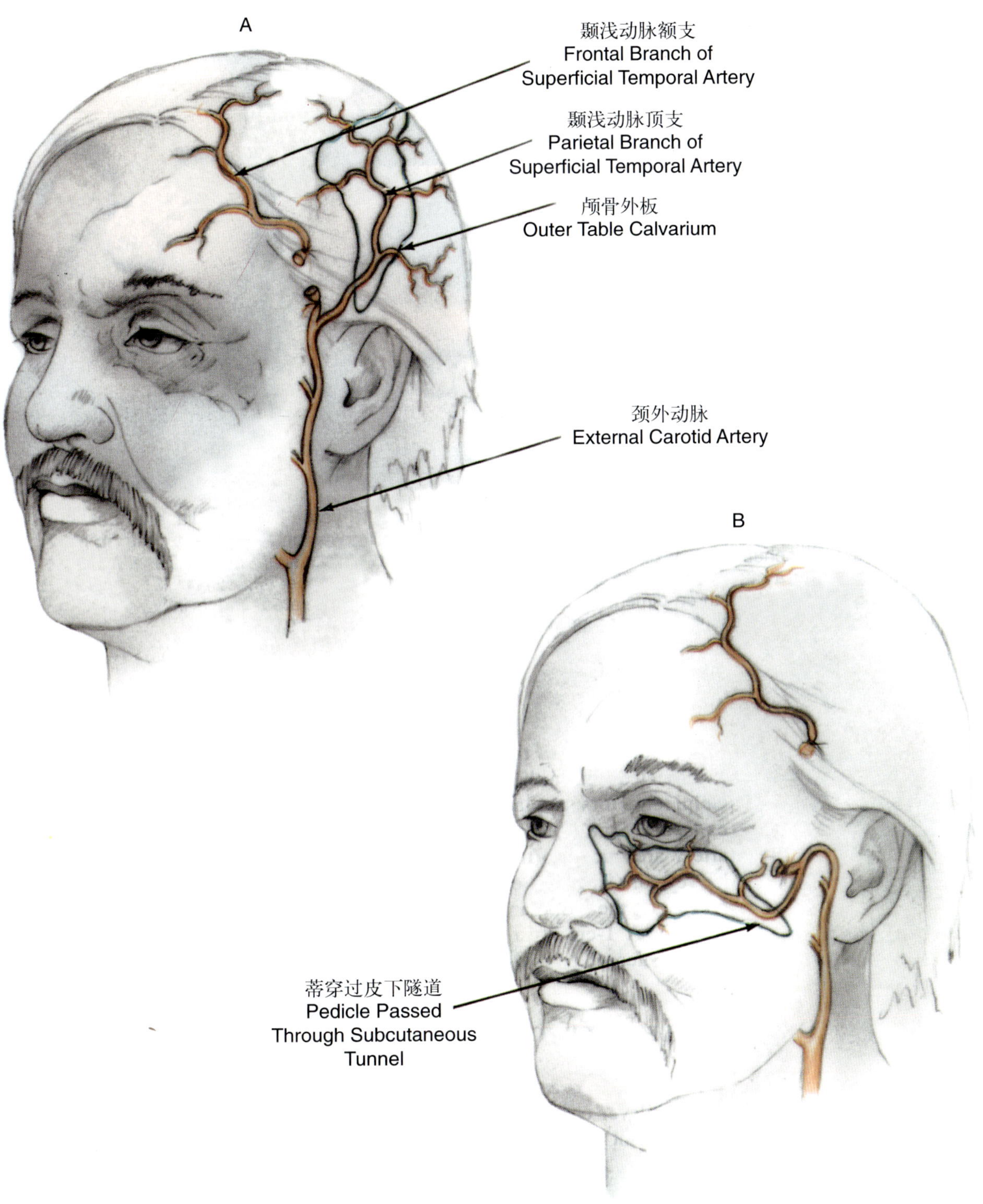

图 9-20　例 8　应用复合颞顶/颅骨瓣修复颧/颊部　A：颅骨外板移植体的设计。B：经皮下隧道转位至颧/眶下缺损部位。

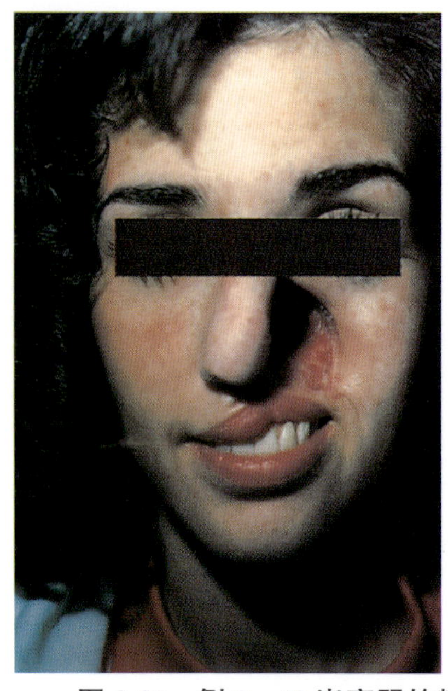
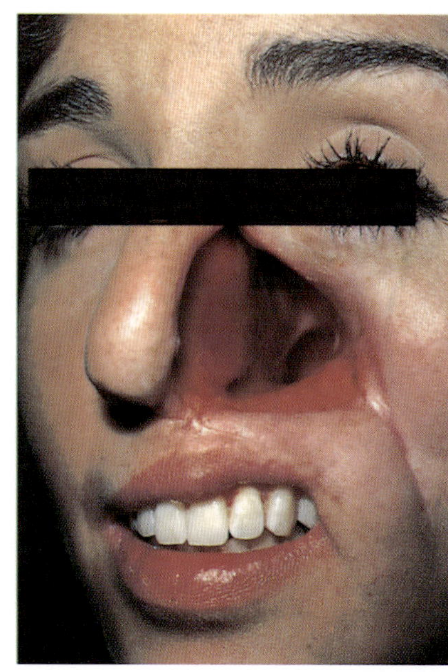
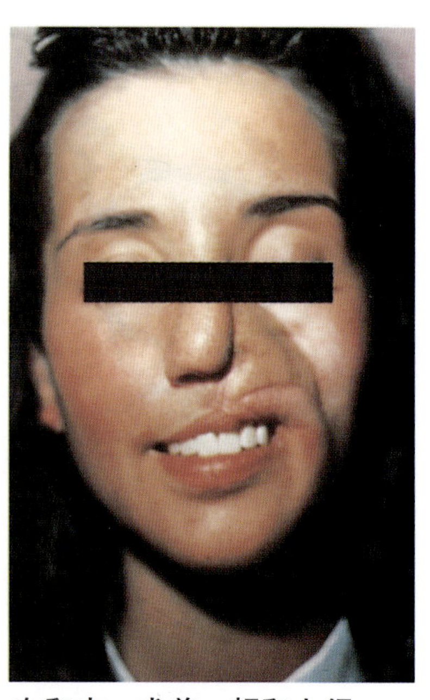

图 9-21 例 9 19 岁衰弱的糖尿病病人，毛霉菌感染后遗症患者 左和中：术前，颊和上颌的腐蚀侵入鼻腔和口咽。 右：术后。使用肩胛骨皮瓣修复颊和上颌骨后，去上皮组织用作口腔衬里。

操作技术

掀起肩胛瓣的皮肤瓣之后，在三边孔纤维—脂肪组织内解剖动脉蒂（图 9-23、图 9-24）。Gelpi 牵开器放置到大圆肌和小圆肌之间，以扩大手术视野。小但易于辨认的旋胛动脉远中分支走行至肩胛骨外侧。可取得 10 ~ 11cm 以上的骨组织。通过肩胛骨浅面上的冈下肌做切口，使用电烧灼术，保留肩胛凹缘的肌腱套。掀起一条 1cm 宽的骨膜来完成骨切开术。

五、辅助手段

预成形的游离瓣常需要多加精细的雕刻外形来模拟颊平面的变化。这可以通过瓣的削薄推进，并结合脂肪抽吸术来实现，特别注意的地方是，鼻唇沟、颧下区和颈前三角显微血管吻合区之上。鼻唇沟可以通过唇颊交界处，将真皮缝入 SMAS 深面，并且修复时将缝合线处凹入。缝合线处的疤痕可以用 W 成形术、磨皮术和病损区内类固醇注射进行改善。

六、美容化妆和着色术

成功地修复了颊部外形以后，病人由美容专家来评估，使用无水的、肉色的粉底来遮盖疤痕，并使移植瓣的颜色与面部其他部分的肤色一致。绿的底色可用来中和缝合处肥大疤痕的红色。为每个

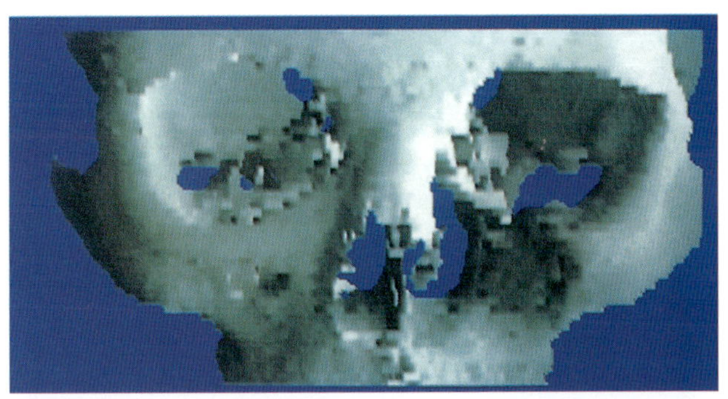

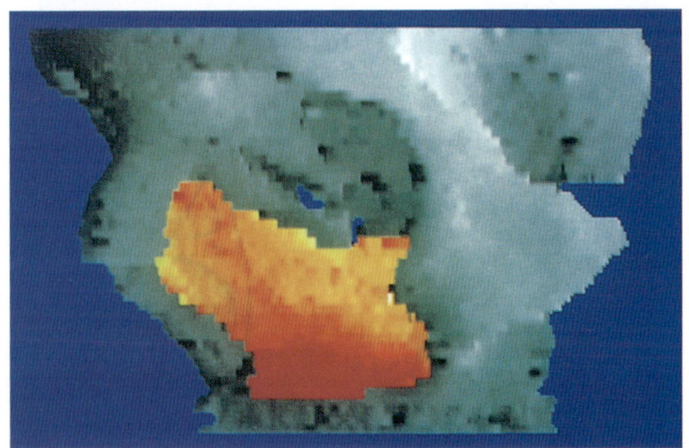

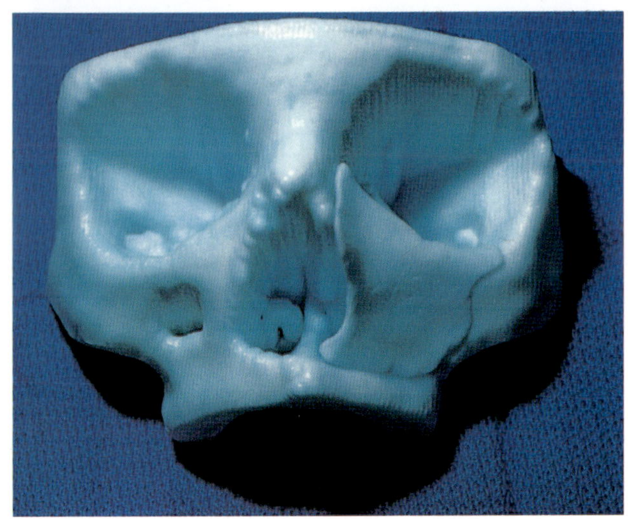

图 9-22　例 9　上：面中骨骼三维成像。
中：上颌骨缺损的数字减影分析。
下：计算机辅助制作的模板植入缺损。

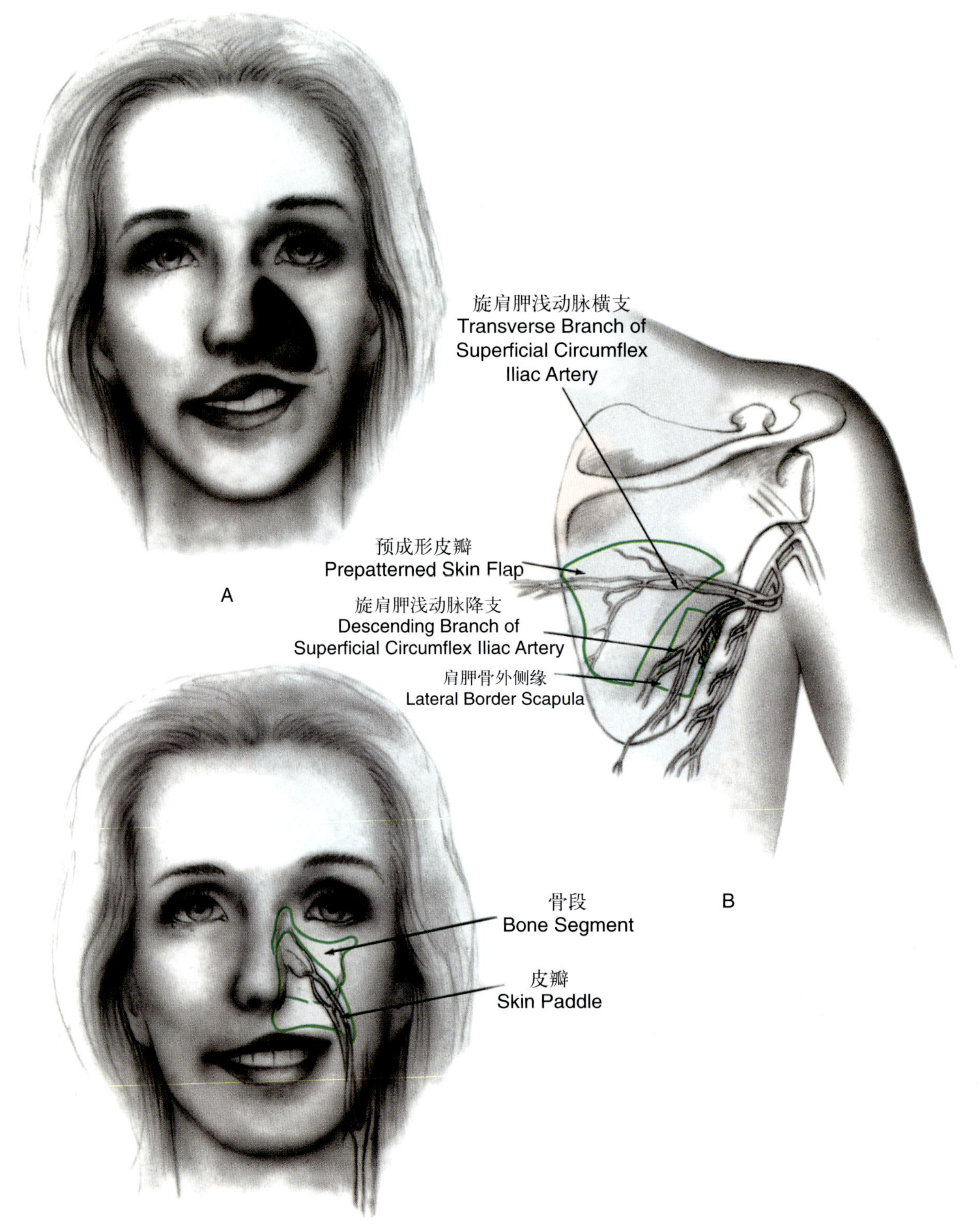

图 9-23　例 9　应用预成形肩胛骨皮瓣修复颊和上颌骨　A：颊和上颌骨复合缺损。　B：肩胛骨皮瓣的设计。　C：骨和皮肤分别植入。

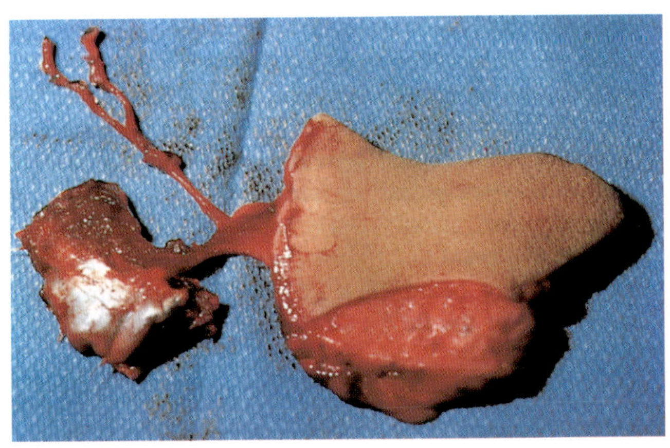

图 9-24　以旋肩胛浅动脉为蒂的肩胛骨皮瓣，注意皮肤和软组织部分都有独自的动脉分支。

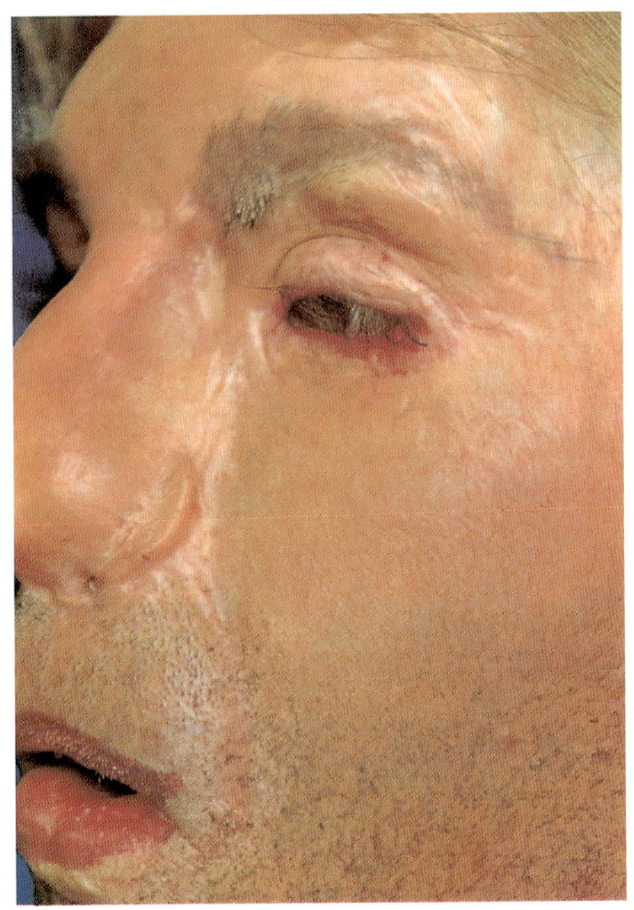

图 9-25　例 6　使用着色素模仿生长中的胡须茬

病人选择性地设计颜色图表和面部画像，向病人讲解美容用品和化妆方法。颧突上涂增亮剂可以增加高颧骨的感觉。在颧下区、耳前窝以及下颌线下，使用轮廓阴影剂，可进一步塑造面容。

在男性，可使用永久性着色术。使用多头针在面部点刻出短胡须茬的模样（图 9-25）。每天仍需使用肉色的遮盖霜。

第 10 章
颈修复

颈区的畸形可能包括一系列的改变，从浅的表皮皱缩到进行性的颏胸疤痕粘连。烧伤是此病的首要原因，通常因直接受到火焰的烧灼所致。如果不早期给予支架固定，颈前区菲薄的皮肤不可避免地发生挛缩，并越过颈颏角。所形成的畸形导致功能的丧失和外貌的丑陋。向下的拉力作用于面下部，牵引下唇可以导致唇红外翻，破坏了唇颏沟。下巴就像被削短了一样，给人一种假性小颏的感觉，更严重的是，由于骨吸收可形成真性小颏畸形。并发症包括流涎，暴露性牙损坏和毛囊炎。

一、外科解剖

颈阔肌是一条宽阔菲薄的四边形肌肉，附着于颈浅筋膜，起于上胸部、锁骨和肩胛部，斜向越过颈前外侧到达口角和颏部（图 10-1 和图 10-2）。颈阔肌与浅肌腱膜系统（SMAS）和表情肌（眼轮匝肌、降口角肌、颧大肌、颧小肌、笑肌）一起构成面浅筋膜层。这些肌肉的收缩产生表情活动，其由 SMAS 经纵行隔到达皮肤。在嚼肌前缘，颈阔肌附着于深筋膜层。

颈阔肌由面神经（Ⅶ）颈支支配，此神经大约在下颌骨下缘约 0.5～2.0cm，在颈阔肌下方穿引并从前向后穿引约 2～3cm。面神经下颌缘支沿下颌骨体走行，但有19%的人偏向下1cm。通常再绕过

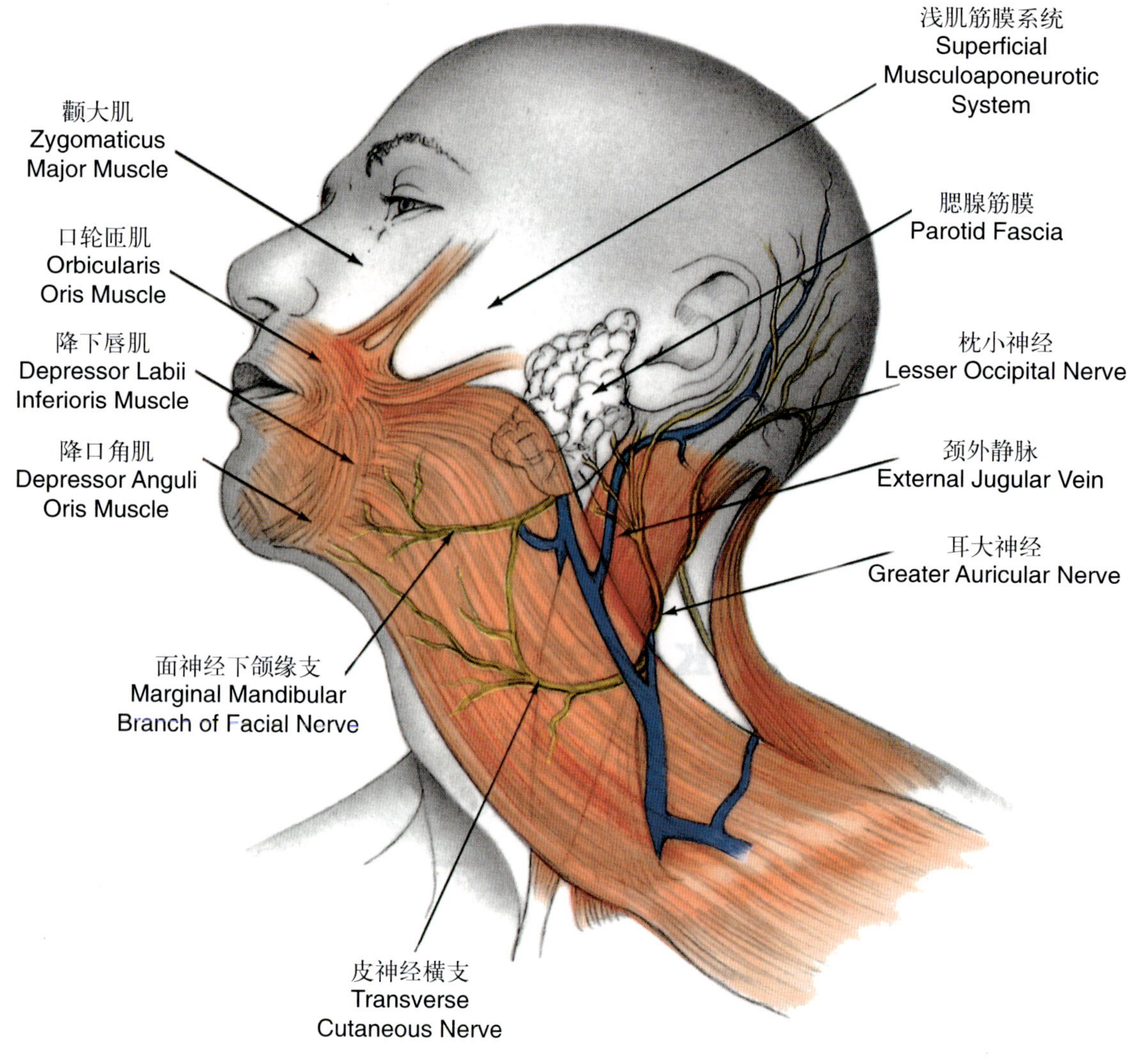

图 10-1　颈部的浅层解剖

下颌骨体前到达面动脉分布的降下唇肌和颏肌的浅面。耳大神经是颈神经丛的最大的分支，绕行于胸锁乳突肌后缘 4 ~ 5cm。穿过深筋膜后，上行至肌肉浅面，支配腮腺区乳突部及耳廓后面的皮肤。颈皮神经也是颈神经丛的一分支，自胸锁乳突肌后缘中点横行向前紧贴颈阔肌下分为升降二支，布于颈前外侧部的皮肤。

在颈阔肌深面，颈外静脉越过胸锁乳突肌并收集颈前下颌角和耳后静脉回流。颈外动脉最初位于胸锁乳突肌前缘和深筋膜内，然后浅行进入颈前三角。在颈前三角区，面动脉位置最高，在越过下颌骨嚼肌前缘之前，走行于颌下腺和翼内肌之间。在面中部，深部的小血管丛通过一簇由面动脉分出的肌皮动脉与浅层血管丛交通。舌动脉在上升至舌骨体之前，走行于舌骨舌肌的深面。甲状腺上动脉是在颈前三角区位置最低的一个分支，沿甲状舌骨膜侧缘向下到达甲状腺上极。

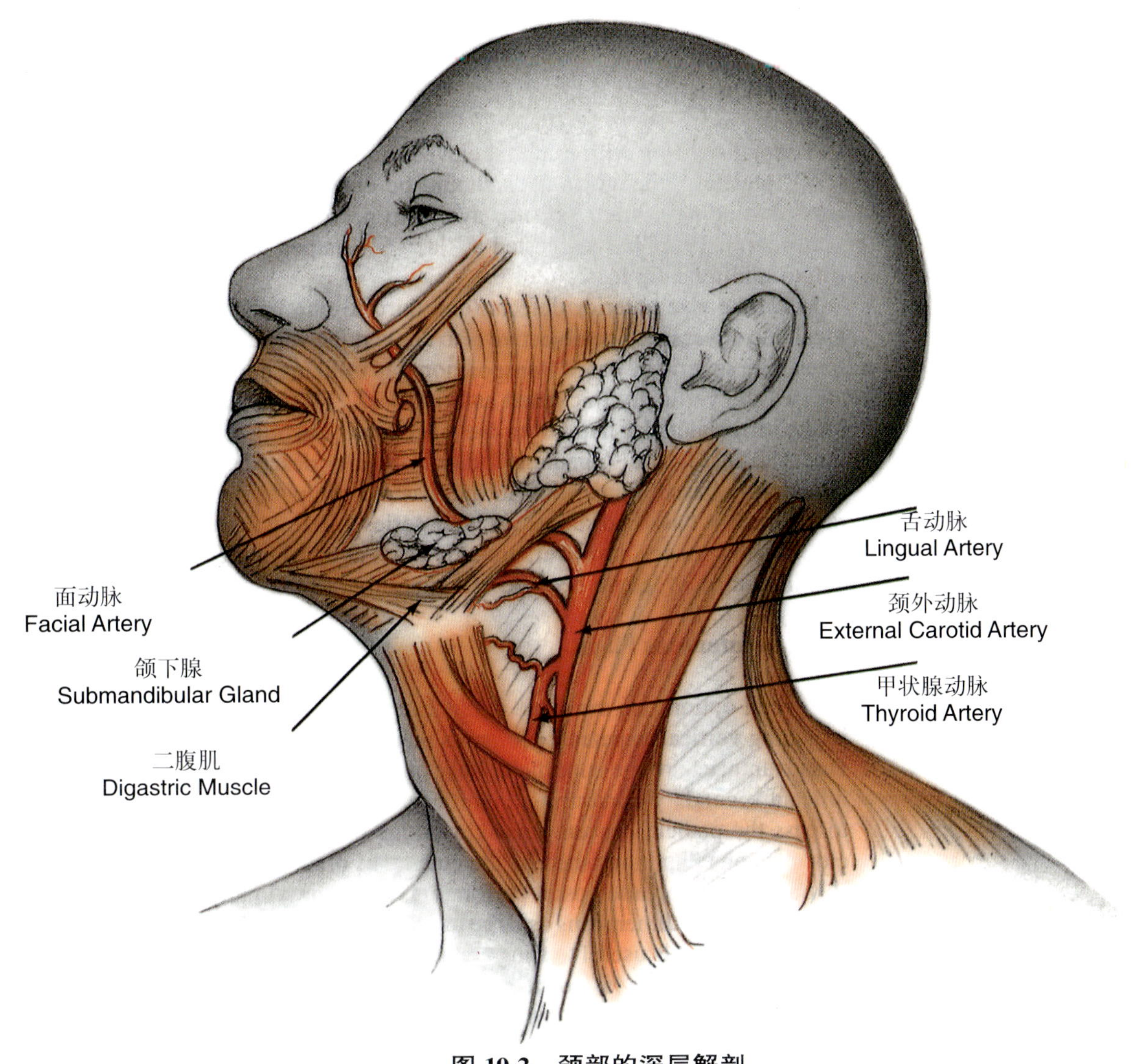

图 10-2 颈部的深层解剖

二、早期治疗

早期治疗致力于夹板固位和尽早覆盖创面。薄断层皮片或者取自尸体的皮肤都可作为应急使用。最好的方法包括亚应急期片切组织、固定和物理治疗。综合治疗的美容效果要好于保守治疗。然而，在损伤后几周的急性苏醒期内，常常存在其他多种因素，妨碍早期治疗并可能导致牵拉收缩。这些因素包括中心护理、接装通气管、气管切开处理或烦躁不安的病人。

三、传统修复方法的选择

1. 局部瓣

呈微微隆起或单线条状的垂直疤痕应用“Z”字或“W”字瓣整

形方法。三角瓣应从皮下深层掀起以防瓣尖组织坏死。A.R.Grossman 建议设计“松散的 S 形瓣”避免瓣尖组织坏死。

颈前中等缺损（1/3 到 1/2 颈宽）适合用局部瓣覆盖，目的是将垂直向的疤痕转变为水平方向。基底在上的转位瓣利用颈侧正常的皮肤跨到垂直增厚的颈前部。基底在上的双叶瓣，向前旋转锁骨下瓣 90°到达颈前区，同时旋转后肩瓣 180°。“肩章样”瓣最初由 Mutter 于 1842 年提出，是一种“随意基底”的局部瓣，基底位于腮腺枕骨区。其他外科专家成功地使用了一系列的颈肱瓣。然而，局部瓣的缺陷是，肩胛和上肢供区遗留有难看的疤痕，皮下穿支动脉的变异性限制了瓣的长度。

2. 肌皮瓣

可利用的肌皮瓣来源于背部、肩部和胸部，包括斜方肌、胸大肌和背阔肌皮瓣。不足之处在于：肌肉血管蒂表面臃肿常需二次修整，供区范围明显，和偶尔需要在皮下或腋窝穿行肌皮瓣的蒂。颈背筋膜皮瓣由颈浅血管皮支和肋间后穿支供血，可在颈后部——沿背部脊椎旁掀起，尺寸高达 30cm × 70cm。可向颈前转移松解严重的颈挛缩。颈肩胛筋膜皮瓣也可包含旋胛动脉网，可安全切取 32cm × 12cm，这一大面积的筋膜皮瓣也适用于覆盖枕部、颈前区、上胸部和面下部。

3. 厚断层皮片移植和固定

对于广泛的颈缺损，多数学者已经成功地使用多种方法松解了进行性挛缩。方法包括全部切除疤痕，断层皮片移植和使用特制的颈套延长颈部皮肤。这种方法最早由 Cronin 提出，并已经成为治疗烧伤后颈挛缩的标准方法。Achaner 强调了深层松解挛缩的重要性，并强调颈中部的厚皮片一定要横向缝合。Feldman 设计了环形丫字松弛切口，以避免出现垂直边缘，并使用 Reese 取皮器切取 0.36 ~ 0.59mm（0.018 ~ 0.022 英寸）厚的薄皮片来移植。

移植后的固定对于防止二次再挛缩是必不可少的。Waynack 曾报道，未固定的患者，发生颈再挛缩的比例高达 89%，相比之下，固定的患者仅有 17%发生再挛缩。Feldman 和 Achaner 都报道，术后使用定做的颈套 6 个月以上。

4. 组织扩张和胸部推进

在仅有颈和面下部烧伤的情况下，使用邻近的胸部皮肤（经组织扩张或未扩张）推进来修复缺损。锁骨上的皮肤具有相似的质地和颜色，比较理想。（图 10-3）皮瓣下松弛后逐步推进充分利用了皮肤的弹性以及大型皮瓣推进的延迟现象。

放置较大的组织扩张器进一步增加了修复大面积颈和面下部缺

损的机动性和潜力。Spence 已经通过在没有疤痕形成的锁骨上区预置组织扩张器来获得大面积的转移瓣，然后，推进修复颈部。最佳的放置时间为 3～6 个月。要增加瓣的弹性，常需要袋状松解。经扩张的皮肤内血管可以逐渐的形成。动物实验研究表明，削薄的真皮和皮下组织很快与柔软的颈部的皮肤相似。然而，直接在颈区放置组织扩张器则收效甚微，这是因为在器械的下面，缺乏硬组织来提供支撑。向下的压力还可能损及颈内动脉、颈内静脉或气管。扩张器也不能越过颈中线以免危及呼吸。

因为内在的组织弹性，胸部推进瓣有经过颈颏角回缩的倾向，很难与颈部凹度一致，常消除了锐的颏颈角，并产生一斜的颈线(颏与胸骨之间最短的距离是一条直线)。强有力的牵引力作用到面下部，常造成口角扭曲变形或下唇外翻，并可能牵拉下眼睑。烧伤病人，长期放置组织扩张器时，有 40% 发生挤出、暴露、神经压迫和感染等并发症，其中 10% 需要去除扩张器。

儿童患者，因为存在形成肥大疤痕的倾向和潜在的不合作，组织面积的增加是困难的。在 3～22 岁年龄组，有 29.7% 发生放置和暴露的问题，包括血肿、感染、植入体暴露、机械性瘪平和移位。4/11 的扩张器需要去除。一项长期的供区评价研究表明，部分病人在以前未烧伤的皮肤区发生变宽变肥大的疤痕。4 例病人发生睑外翻，5 例了发生唇外翻。Shriner's 烧伤研究所推荐，特别关注小儿的下颌下缘的颈部皮肤，他们的发现被多伦多儿童医院所证实：在头颈修复术中使用组织扩张器的儿童，相关合并症的发生率也高达 37%。

四、整个颈区的美容显微外科修复

显微血管游离组织移植纠正严重的颈挛缩，首先由中国人完成。

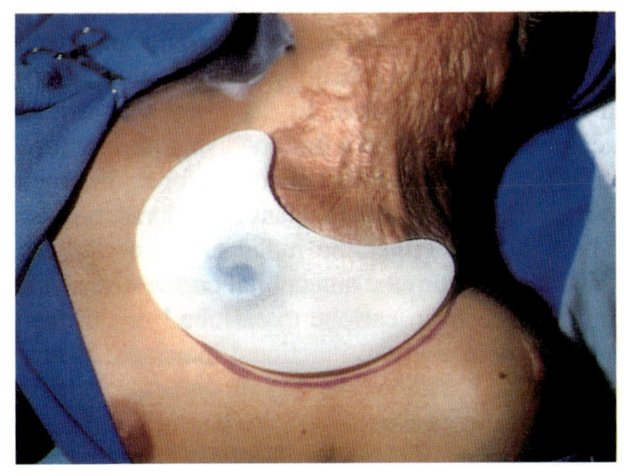
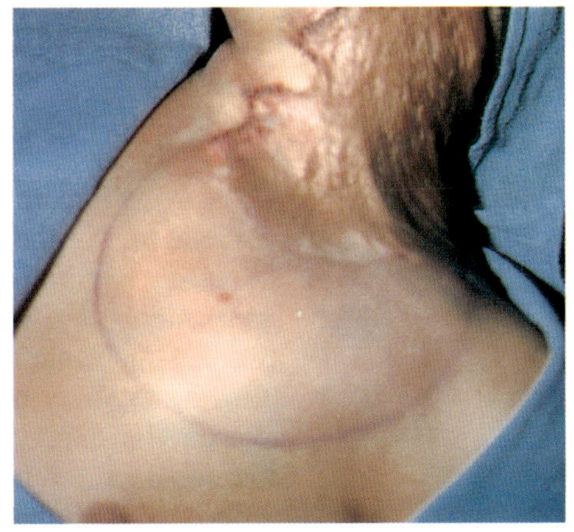

图 10-3　左：肩胛下区半月形扩张器的设计。
右：扩张器放置于胸前壁皮下组织内。

Muhlbauer 教授于 1980 年访问了北京郊区的八大处医院并观看了宋医生的一组游离前臂瓣修复颈区烧伤后挛缩的手术。中国瓣或称桡侧前臂瓣，由此为世人所知。此瓣薄而柔软与颈部皮肤质地特别接近（图 10-4，图 10-7）。此瓣的缺点是尺寸小，不足以覆盖整个颈区；在高加索人，供区可能有较多的毛发；前臂被切取较多的皮肤组织时，供区可能出现过度色素沉着的、凹陷的和不规则的疤痕。

游离肩胛瓣，特别是肩胛中线上的皮肤颜色与面部组织相似，用于颊和颈部修复很合适（图 10-10 下）。清瘦的患者，瓣的厚度与颈区皮肤厚度相似，肥胖病人常需要做瓣的削薄。背部供区 10cm 宽的创面可一次闭合。偶尔，需要断层皮片移植并用软垫支撑 1 周以上，避免因活动牵拉而坏死。Laitung 和 Batchelor 描述了使用肩胛瓣扩张组织游离移植覆盖大面积颈缺损，并无张力关闭供区。

颈修复的其他组织来源包括：腹股沟瓣、胸背筋膜瓣和腹直肌瓣（TRAM）腹肌沟瓣有供区缺损处于隐蔽位置的优点，特别是儿童和妇女。然而，其蒂短，解剖有变异，血管管径常 < 1mm。与肩胛瓣相比，腹股沟瓣臃肿，皮肤柔软，带毛发。腹直肌瓣，因其血管管径大、蒂长、易于解剖和使用可靠，但其太厚而不能达到较好的颈区外观。为克服这一缺点，Akizuki 等人研究了一种移植削薄的方法。去除腹直肌边缘的皮下脂肪，仅保留肌肉浅面包绕血管穿支的脂肪，以保护血管。

1. 掌前臂游离瓣

我喜欢用掌前臂游离瓣修复明显的颈部畸形（例 1 和例 2）（图 10-4 ~ 图 10-9）。瓣的厚薄和柔韧度使它能像“吊床”一样悬挂在颈区表面和移植的局部解剖外形标志点上，例如，舌骨、胸锁乳突肌和下颌角。通过将疤痕置于颈颏交界处，可重建颈区和颏突之间的锐角。在胸骨上皮肤被烧伤时，颌下区可用扣紧的衬衫或低圆翻领领口掩盖。

25cm × 12cm 的掌前臂瓣足够修复整个颈部。因有丰富的筋膜血管网，几乎整个前臂既有桡动脉又有尺动脉供血。依经验，肘前皱到掌腕皱距离大致与从一侧耳垂经颈下到另一侧耳垂的距离相等，所以可覆盖整个颈部，而不像需要邻近组织转移那样的连接切口。瓣宽 12cm 可以整个覆盖舌骨与颏之间的垂直距离。

此瓣质地与颈部皮肤相似。筋膜下层附着于 SMAS、颈阔肌和表情肌浅层。在多数女性，特别是亚洲人和黑人，前臂上 2/3 的近中（尺）侧表面光洁无毛发。毛发稍重的女性，虽有细少的毛发，但并无大碍。而在男性，特别在长有浓黑毛发时，移植后反复修剪毛发成为一项工作。

缺点是，移植后供区出现不规则表面皱折黑色素沉着。通过关注供区缝合的细节和术后疤痕的处理，可使供区情况达到满意。这些方法包括使用 Jobst 加压外套、充有饱和液的 Gordran 胶带或使用硅胶。为避免浅肌腱的暴露，可采用以下方法：保留桡侧屈肌和尺

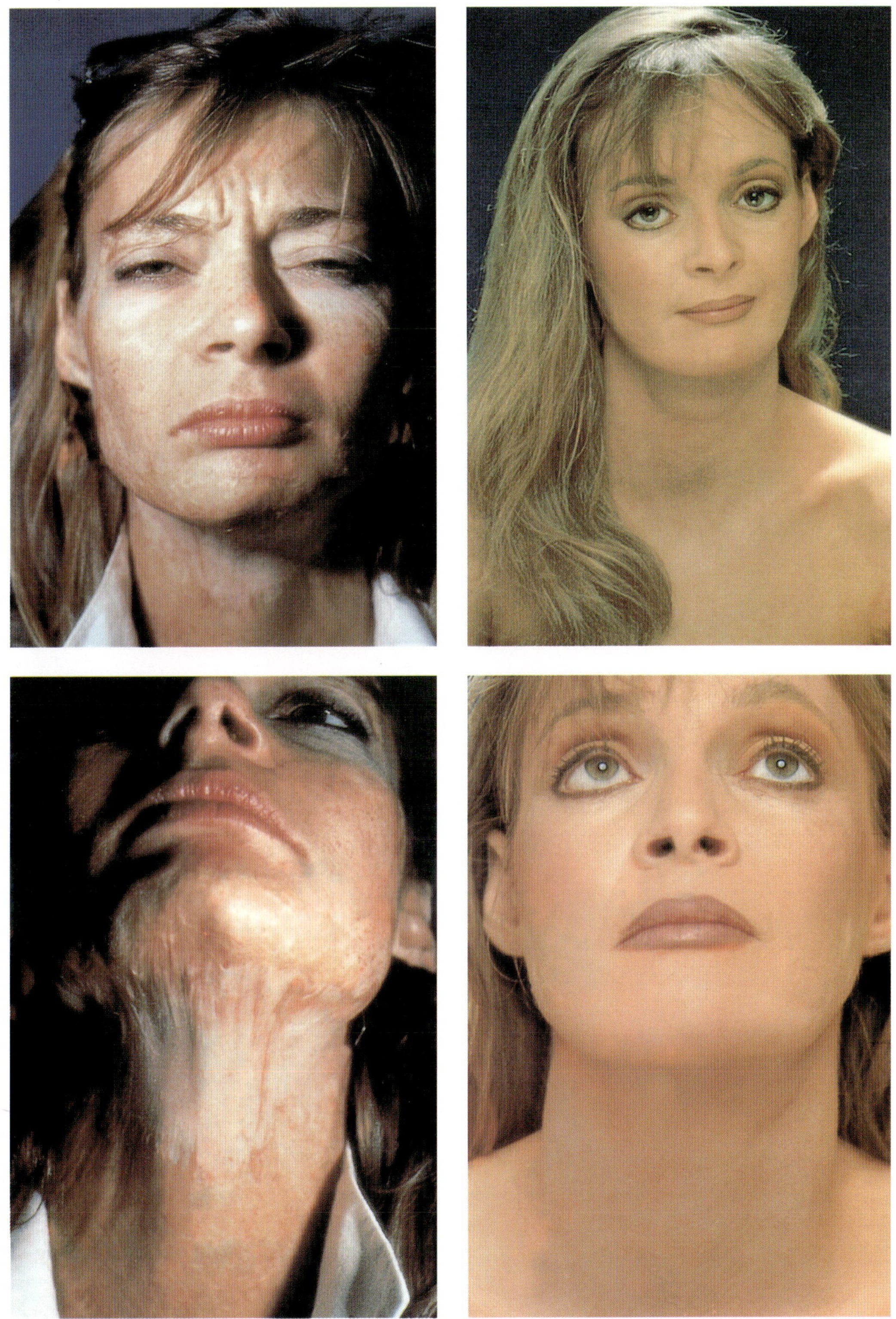

图 10-4　例 1　29 岁女模特面部三度灼烧伤　左：术前，垂直向肥大的颈区疤痕带呈“手指状”延伸至下颌升支区。　右：预成形桡前臂瓣修复颈区后，吸脂术和同种颏植入术。术后，使用掩饰性美容化妆。

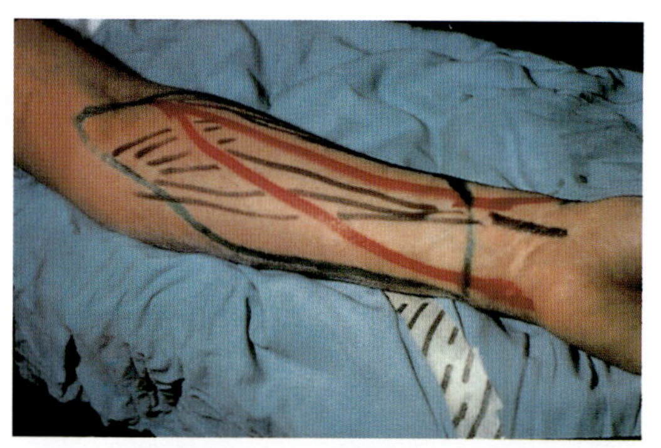

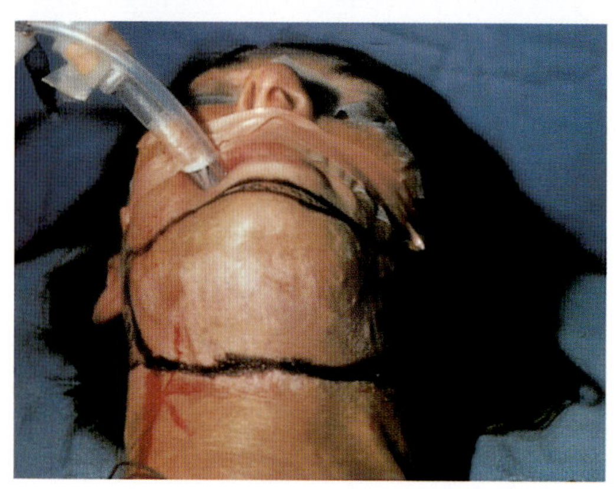

图 10-5 例 1 上：利用前臂光滑皮肤做掌前臂瓣的设计，注忌桡动脉路径。 下：颈修复区切除范围。

侧腕屈肌上的腱旁组织以及前臂远中端的掌长肌腱，推进皮肤或浅层肌腹覆盖在裸露的肌腱表面。皮肤移植区起初塌陷，随时间的推移可望长平。不规则的疤痕，特别是在可见区域的疤痕，经磨皮术和压迫治疗后效果良好。切记应使切取供区的部位至少离腕皱折 2～3cm，保留正常皮肤，以保证不从长袖衣服或毛衣袖口暴露出伤痕。

操作技术

桡动脉是此瓣的理想轴动脉（图 10-6）。肘下 4cm 有穿支动脉供给前臂近中心端大片区域。6～7 条皮动脉穿支可在解剖时，在侧肌间隔内看到（图 10-8）。对于毛发较重的人，若需要整个的正中掌前臂，起于肘部远中 1cm 的尺动脉是最合适的替代（图 10-5）。然而，3～5 支沿前正中肌间隔走行的皮支似乎比它们的桡侧分支要纤细得多。

将颈部缺损的模板直接放置于已经多普勒定位的轴血管上（图 10-6 和图 10-9）。掌前臂的远中要保留 3.76cm（1.5 英寸），以便将来用长袖衣服掩盖供区。术前，用Allen's 试验来确保牺牲动脉以后通过其他主干的侧枝循环充足。用止血带止血后，掀起皮瓣。皮瓣的取得详见第2章。在切断桡动脉或者尺动脉以前，必须暂时性钳

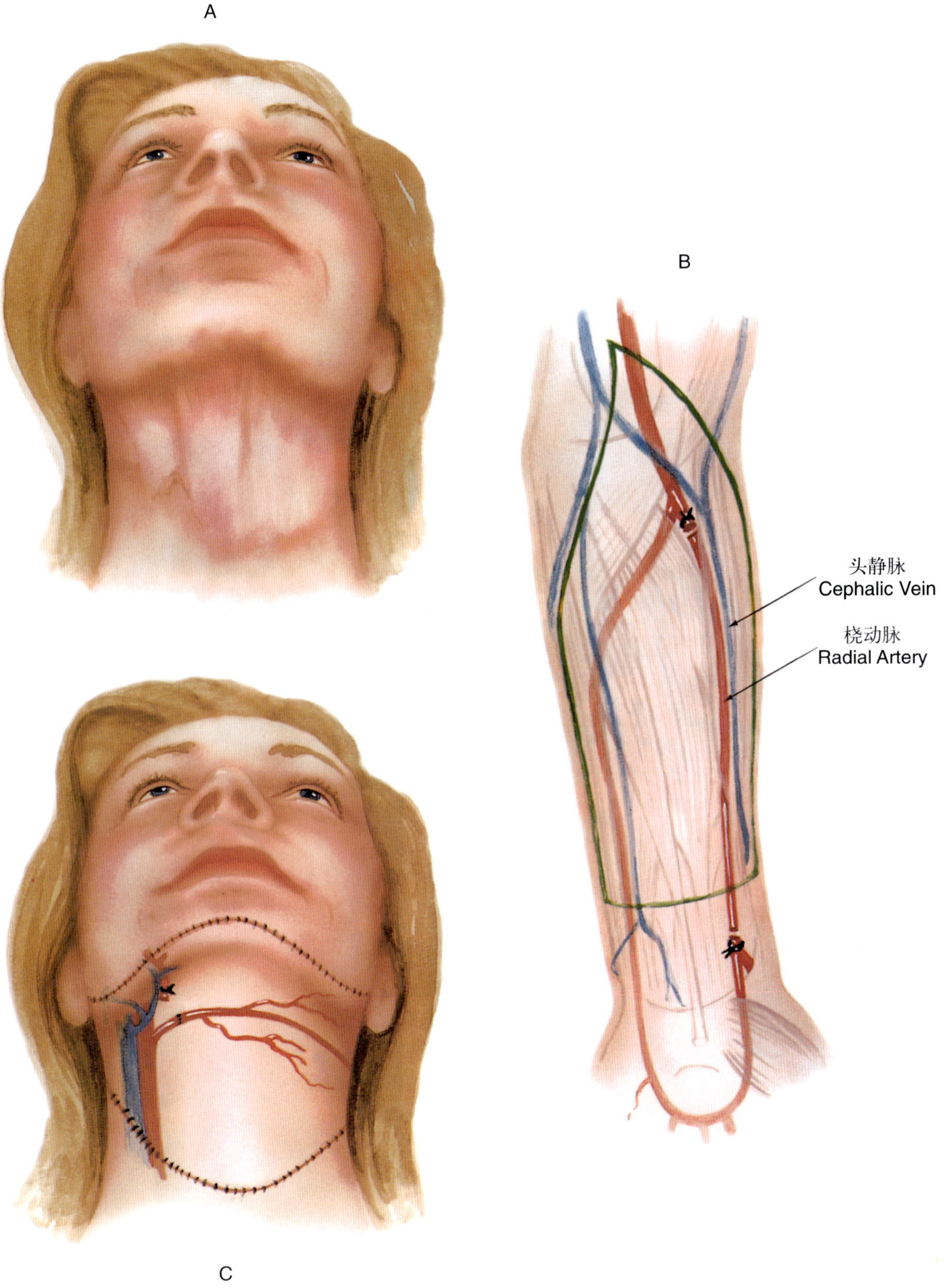

A

B

头静脉
Cephalic Vein
桡动脉
Radial Artery

C

图 10-6 例 1 桡前臂瓣修复整个颈部

A：垂直肥大疤痕形成造成颈挛缩妨碍颈屈伸。 B：桡侧前臂瓣的设计。 C：颈成形瓣植入。

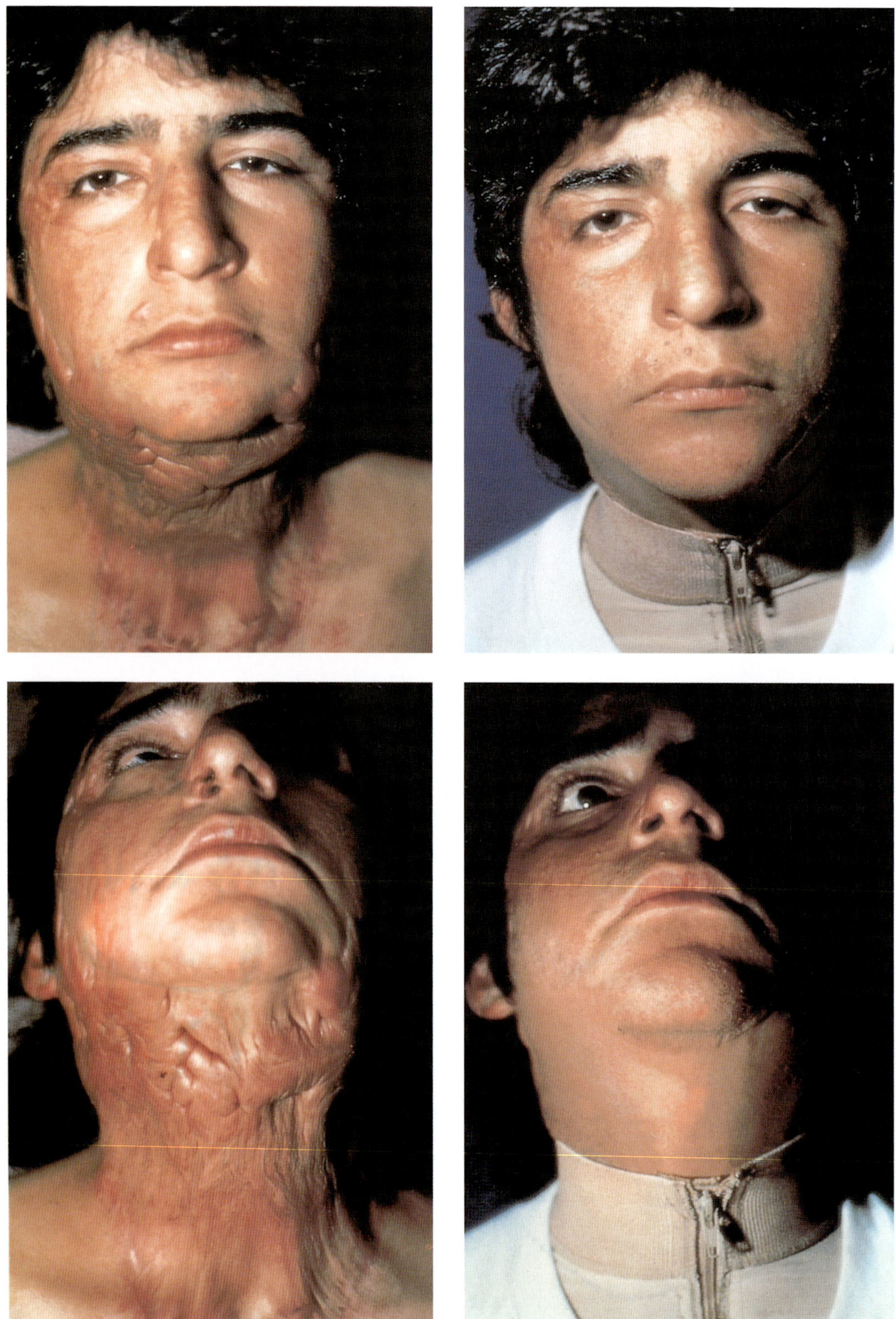

图 10-7 19 岁男性，汽车爆炸事故致伤
左：颈和上胸部“木瘤状疤痕畸形。 右：颈挛缩松解和尺前臂瓣修复，术后，涂浅肉色粉底。

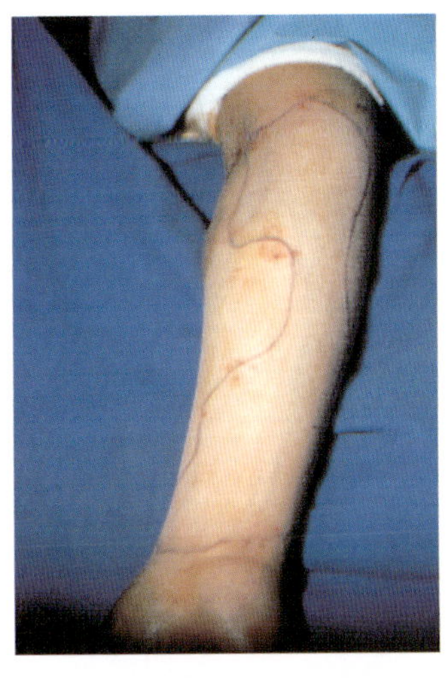

图10-8　例2　尺动脉上掌前臂瓣的设计　上：在前臂上画出整个修复区。　下：支持掌前臂瓣的筋膜皮肤穿支动脉。

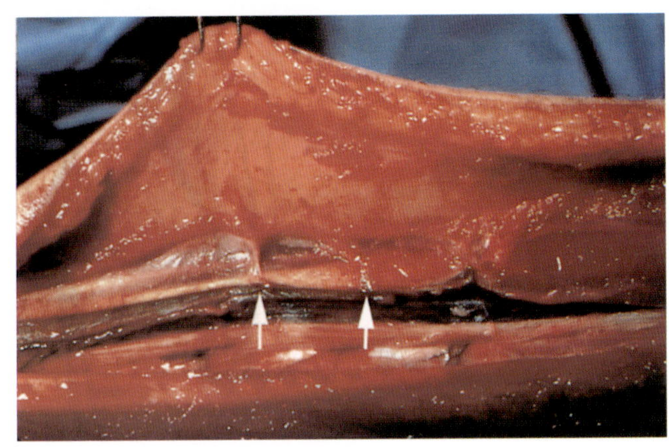

夹血管并松开止血带，再一次评价手的灌流是否充足。确定之后，在肘前窝远中1～2cm位点，靠近前臂动脉近中端断离桡动脉。在骨间总动脉尽头，切断尺动脉。

2. 肩胛游离瓣

如果病人上肢亦有大面积烧伤，或者在那些手的侧支循环不充分的病人，前臂瓣就不能使用了。我的第二种选择是肩胛瓣（例3）（图10～13）。因为肩胛瓣比桡侧前臂瓣厚，特别是在肥胖的病人，常常需要充分的二次削薄，并且不能很好覆盖到颈区局部解剖外形标志上。当在肩胛中线取皮时，肤色和红润度与面部组织相似。虽然植入时颜色很浅，但随时间和阳光照射增加，18个月后颜色很接近于面部肤色了。

操作技术

用多普勒确定肩胛横动脉的走行，并在皮肤上标记出由三边孔

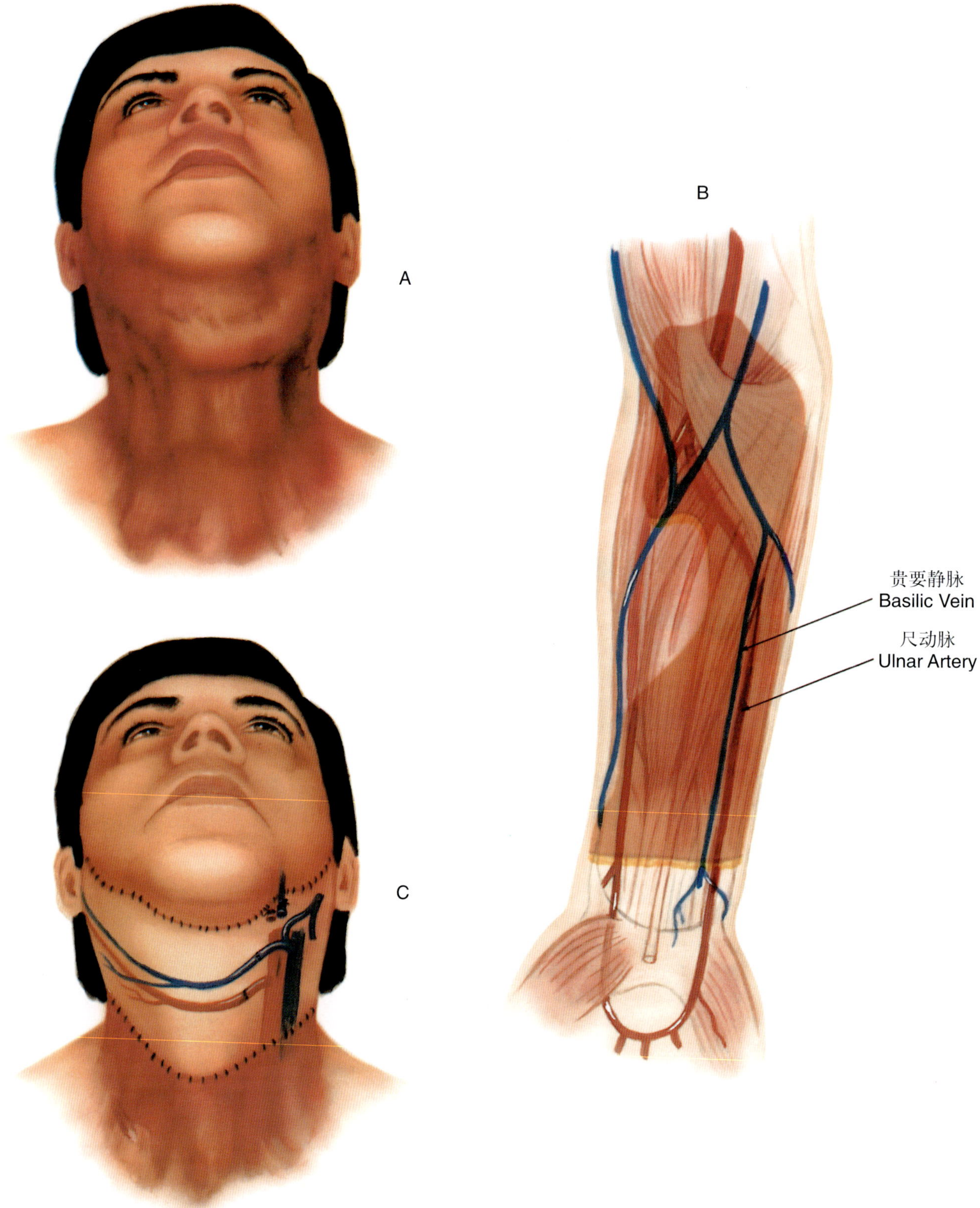

图 10-9 例 2 尺前臂瓣修复全颈区

A：“木瘤状”疤痕畸形。 B：尺前臂游离组织移植的设计。 C：预成形瓣植入整个颈区。

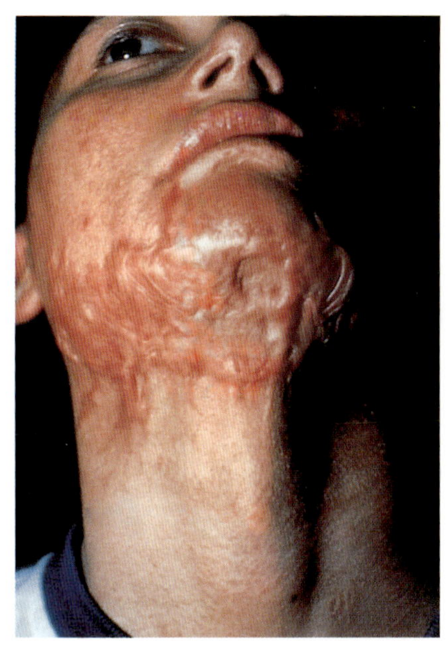
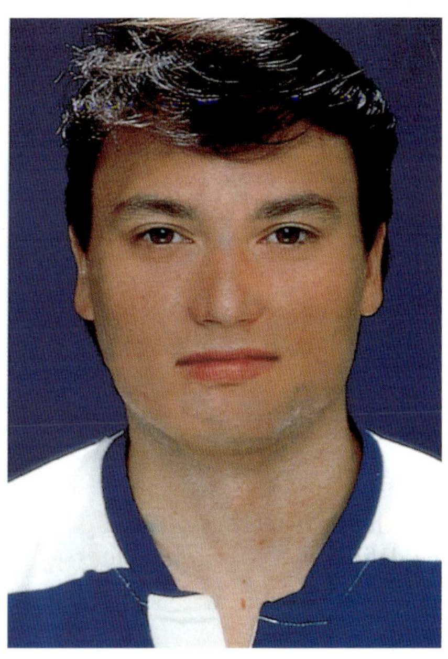

图 10-10
例 3　19 岁男性，汽化器爆炸致面部灼伤　左：致密的疤痕扩展到下颌骨升支及正中联合部。　右：肩胛瓣修复颈区，术后。

表面投影到与肩胛网平行的动脉路径（图 10-13）。动脉常位于肩胛网与肩胛骨下角之间垂直距离的中点。颈部缺损的模板置于轴动脉之上。在三边孔内，旋胛动脉的长度约为 4 ~ 5cm。皮瓣由中线向侧方掀起（见第 2 章）。因背部皮肤比颈部皮肤厚得多，只要保护好轴蒂组织，术中允许充分的修剪。一种替代的方法是在游离组织移植前，将扩张器置于皮瓣远中 2/3 的皮下组织内 4 ~ 6 周。

3. 腹股沟游离瓣

我偶尔使用腹股沟瓣修复颈部，多是因为其他来源的组织用尽

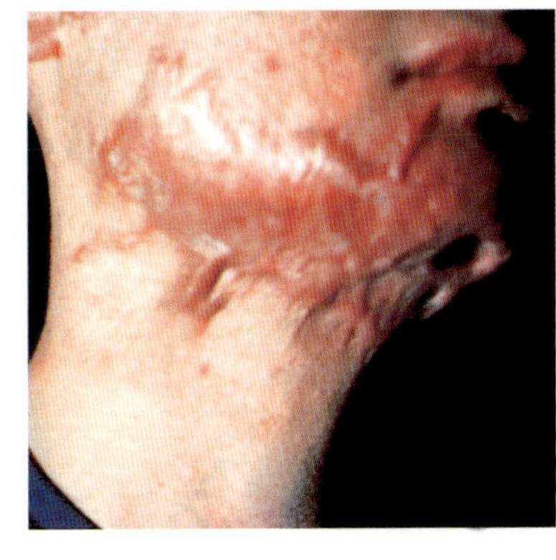
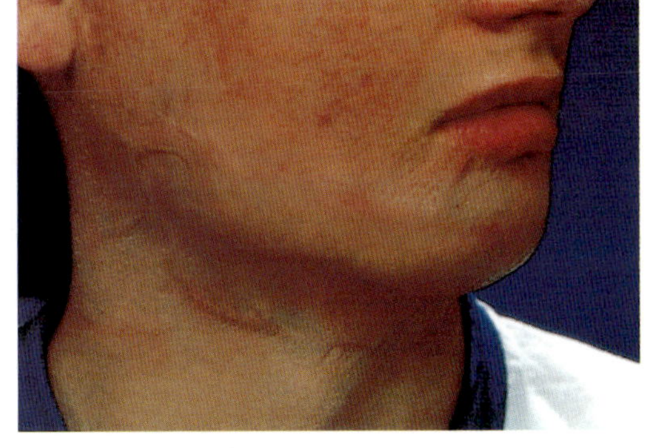

图 10-11　例 3　左：颈部的疤痕块。　右：颈修复，塑形，磨皮和同种颏植入后。

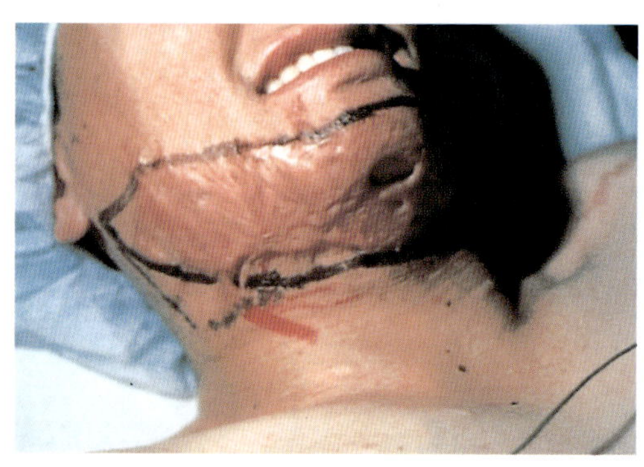
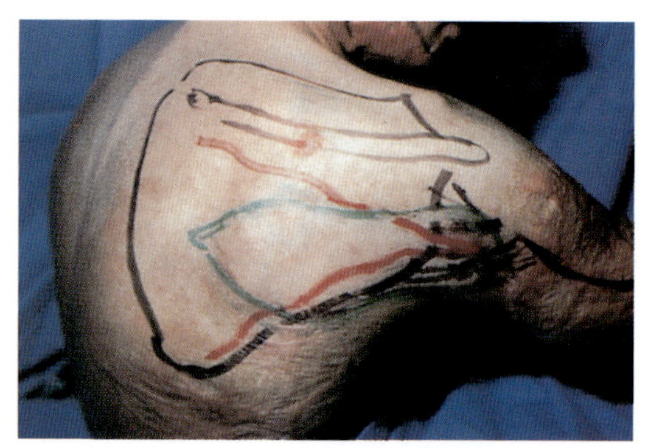

图 10-12　例 3　左：设计颈区疤痕的切除范围。　右：在背部画出游离肩胛瓣的图案。

了或者国为病人坚定地拒绝使用前臂部或背部组织。腹股沟瓣通常臃肿，供区的血管束短并且血管管径也特别细小。当然，供区隐蔽易于掩盖。

4. 受区的预备及瓣的植入

病人取仰卧位，颈区充分暴露，经鼻插管保证呼吸，导气管用缝线固定于牙齿上，然后置于头部中线上并固定到前额。偶尔，当修复特别挛缩的颈区时，需要潜行分离颈区疤痕，应请麻醉专家插管。

操作技术

环形切开颈区疤痕。上缘平行下颌并支水平部，并可超过其下缘 1～2cm。若存在烧伤疤痕呈“指状”伸展到面颊部的情况，那么二期做磨皮术修整比将颈部整修手术延伸的面部的方法要好得多。靠近颏部的手术切口线可定位在唇颏沟，或在颏下部，下缘最好放置在颈部与颏突之间的颏颈皱自然过渡之处。将来用未受累的胸部皮肤向上推近至此自然过渡之处，或保留烧伤的皮肤以后用高领上衣掩饰。如果试图将瓣的下缘缝合到胸骨上区越过了锐的颈颏角，则可能发生皮肤下垂成蹼状。两侧缘切口应平行于胸锁乳突肌后缘。

疤痕的切除可深达颈阔肌层。烧灼伤的病人，很少累及颈的深部结构。如果手术的上切口放在颏唇沟，一定要仔细地将疤痕组织与降口角肌、降下唇肌和颏肌剥离。在胸骨乳突上，要尽量保护耳大神经。设计 W 形锯齿瓣，瓣尖部分在胸锁乳突肌前缘交叉插入，以防疤痕挛缩后的颈垂直距离缩短。面神经下颌缘支位于颈阔肌深面，不在解剖区域。从肌肉表面用手术剪修剪脂肪小体。通常，使用可吸收缝线，将颈阔肌跨中线交叉缝合，形成皱折，以收紧颈部的下垂。

在颈区下缘寻找确定颈外动脉的属支，作为受区血管。做 8～10cm 长的横切口暴露血管，并用血管环做标记。一旦从前臂或背部取得皮瓣，立即移植到颈区。将颈转至对侧，用生理盐水湿敷垫包

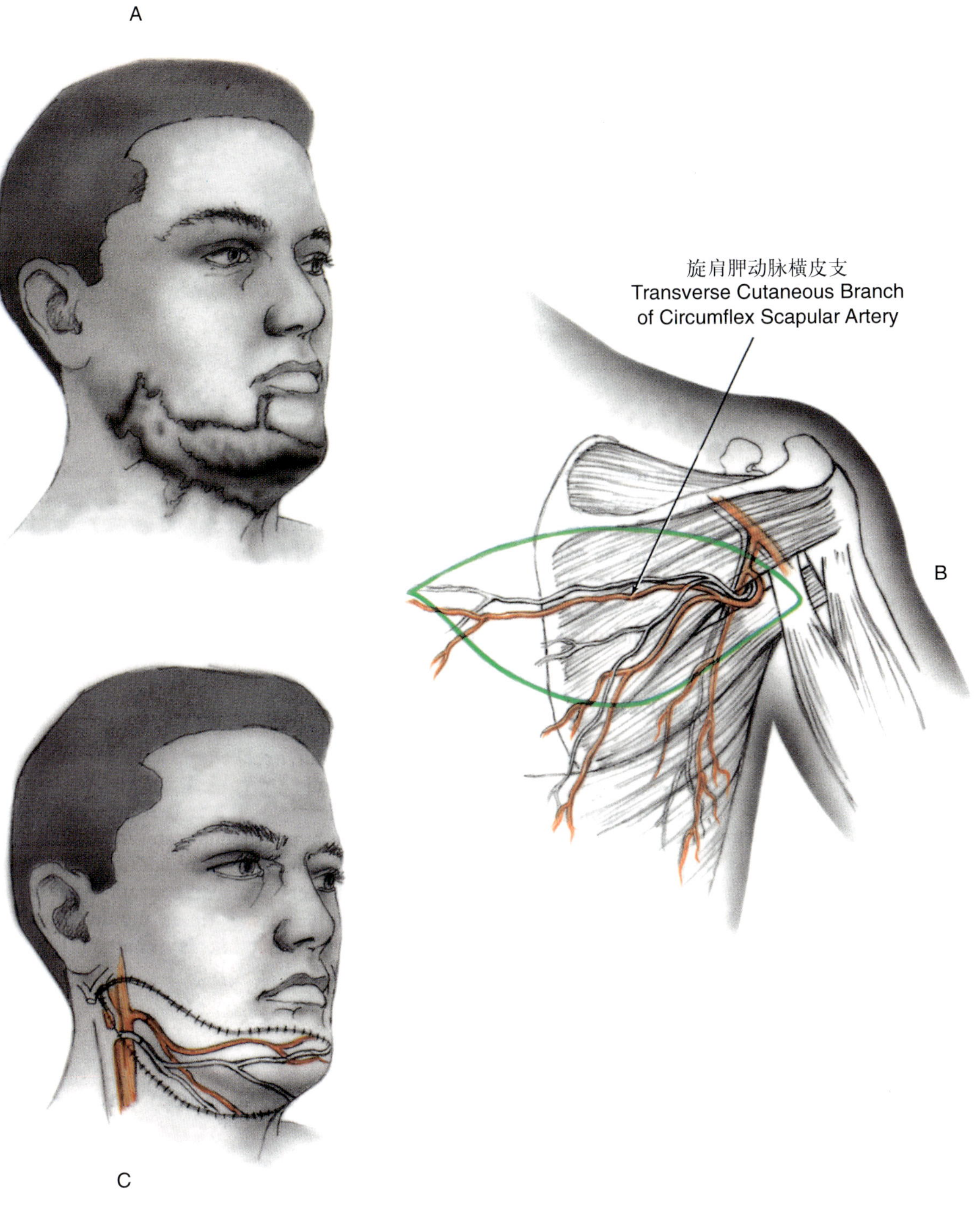

A

旋肩胛动脉横皮支
Transverse Cutaneous Branch
of Circumflex Scapular Artery

B

C

图 10-13　例 3　游离肩胛瓣修复颈部　A：颊部和颈部厚的疤痕块。　B：肩胛游离组织移植的设计。　C：预成形瓣植入颈缺损。

裹皮瓣，进行血管吻合。当确信瓣的血流通畅后，将皮瓣松松植入，真皮下用 4-0 PDS 缝线缝合，皮肤用 5-0 尼龙线间断缝合。

术中采用充分的外科雕刻成形。用多普勒确定轴蒂的位置，并用穿刺针注入美兰，使之在瓣的表面显现出来。沿下颌开支和颈窝削薄皮瓣。通过使颏两侧凹来构建颏突的丰满度。瓣的基底部连接着血管蒂，尽量不要修剪。厚的臃肿脂可通过修剪或抽吸来消除。以达到修复平滑颈外形的目的。

五、辅助治疗

长期疤痕挛缩造成的假性小颏或真性小颏畸形不可能仅靠软组织移植来纠正。使用正颌学的方法推进或同种移植体贴敷移植，可增加颏的突起（图 10-10 和图 10-11），手术选择颊切口。最终良好的薄的颈区轮廓，要靠吸脂术和削薄术等技巧来建立。瓣两侧的皮肤向颈后部的头皮线后推，前臂筋膜缝合到腮腺筋膜来收紧颈下部“吊床样”下垂的组织。使用磨皮术和（或）病损区下类固醇注射法来处理疤痕，特别是在下颌缘的可见部位。需穿戴压力外套或白榴石面罩 6～9 个月。通常，无需使用颈直立夹板。

六、美容化妆

成功修复颈外形后，由化妆专家对病人进行评价，并使用防脱水的、低抗原性的肉色粉底来隐藏疤痕和色素，使皮肤与面部融为一体。绿色用于中和肥大疤痕的红色。对于女性，在颏突上涂抹增亮膏以造成增加突度的视觉效果。颈下涂用深色粉底增强暗影，使水肿变得不明显。对于男性，涂用黑色斑点膏或使用永久性着色术来仿造胡须。

第 11 章

口周修复

当处于交谈的距离时，人们的视觉焦点位于对方面部的“中心倒三角形区”，口唇构成这一倒三角形的顶，眼眉构成此三角形的底。由于唇的突出，其对称性、大小或颜色的细微变化，在人们的感觉里，整个面部的和谐统一好像都发生了极明显的改变。唇外形的细微差别和唇红缘的颜色，这两个因素在整个面部美容中的地位极为重要，但也使修复变得相当复杂。

损伤后由于柔软组织受到力的牵拉和失去了稳固的内支撑，可活动的口角区易出现明显的畸形。食物和唾液的污染常使初期移植非常困难，导致疤痕挛缩畸形。延迟愈合导致上、下唇的缩短、疤痕内翻和口裂周围狭窄。临床上，唇的僵硬不灵活影响口腔咀嚼、喝水、说话和接吻功能以及微笑、扮怪相、皱眉等表情活动。由于口腔闭合功能减弱可发生流涎。向上或向下的牵拉常造成牙列的暴露，要保持良好的口腔卫生非常困难。

上唇的Ⅲ度烧伤常伴有鼻小柱的回缩、鼻腔底部的闭合、鼻唇沟消失以及人中和上唇弓形态的歪曲变形。下唇外翻常伴有唇红和口腔粘膜的外翻、颏唇沟不明显以及“假性小颏”，特别是如果颈部皮肤也被累及时。因为缺乏刚性的内支撑骨架，下唇常常保持松弛和外翻状态，甚至在纵向皮肤缺损被修补或皮肤被松解延伸以后仍会存在，就像是先天性错构瘤（如：草莓状血管瘤）遗留的畸形情况一样。

一、口角区的外科解剖

口腔被起始于口裂两侧的括约肌样的口轮匝肌所环绕（图 11-1）。其功能是闭紧口唇紧贴牙齿，向前运动产生“噘嘴”动作。二层皮肤和粘膜紧紧贴附于环状肌纤维层。唇的口腔面衬有“湿性”粘膜。在唇的凸面粘膜无腺体（干性唇红），外表呈苍白色。

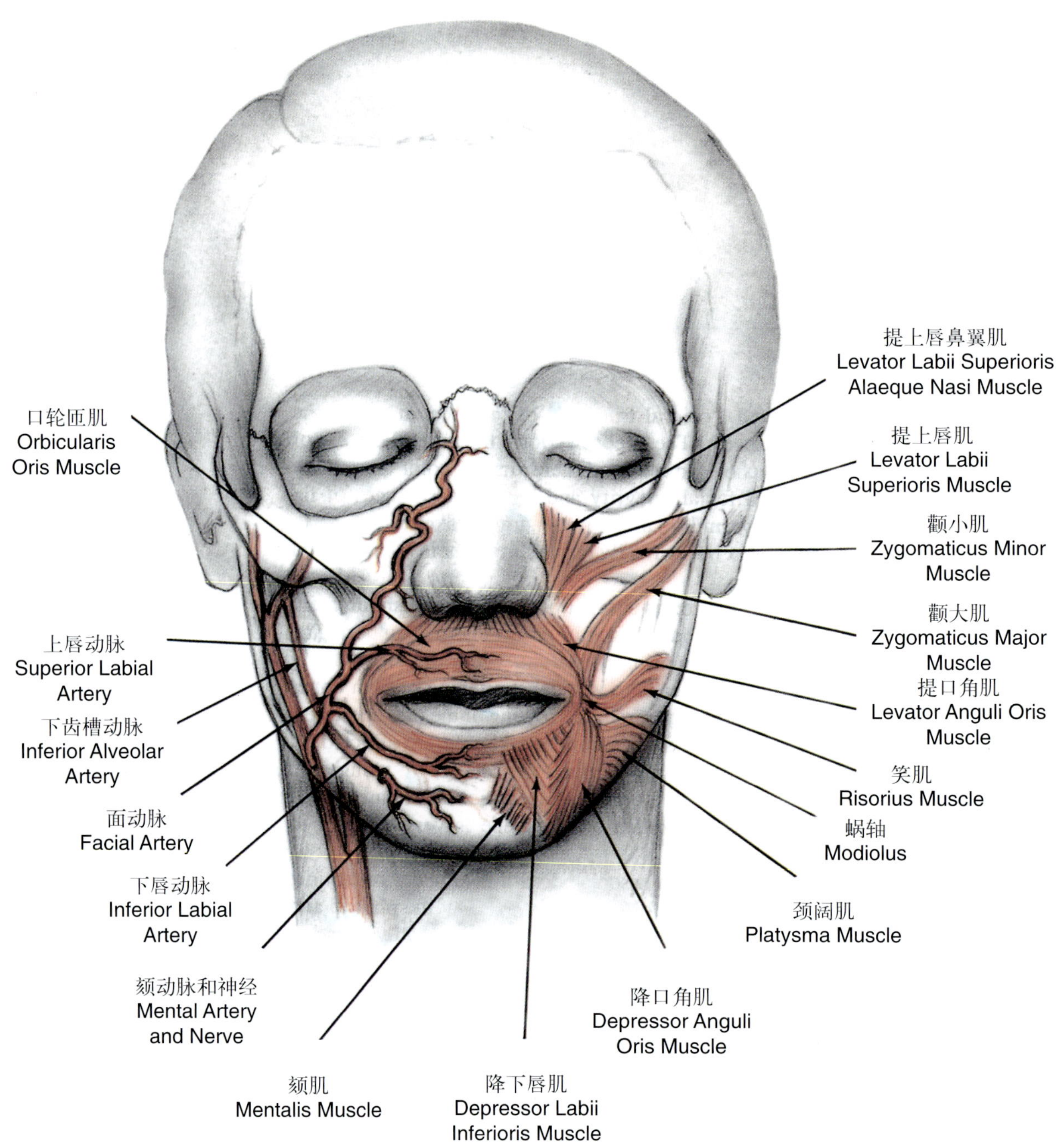

图 11-1 口角区外科解剖

一组成放射状排列的表情肌产生多方向的唇活动。Freilinger 等人依照肌肉起点的深浅将肌肉分为四层。即颧大肌、降口角肌、笑肌和颊肌，与提口角肌一起聚合在腱状蜗轴处，蜗轴位于两侧口角外侧1.5cm。提唇功能由颧大肌、颧小肌、提上唇肌和提上唇鼻翼肌完成。口角的活动由颧大肌、笑肌、降口角肌完成。降唇肌群包括颏肌，降下唇肌和颈阔肌。横向走行的颊肌功能是咀嚼时保持食物位于牙齿之间，鼓气时保持气体压力。成对的颏肌起始于下颌骨前面正中，附着于颏部皮肤，作用是提颏。

在前或近中面部，面动脉走行于颈阔肌、笑肌、颧大肌和颧小肌的深面，颊肌和提口角肌的浅面。唇的血液供应来自成对的上、下唇动脉、面动脉分支，在中线处相互吻合。Whetzel 和 Mathes 测量了面动脉的这些分支。唇血管位于肌肉深面，在唇红粘膜皮肤交界水平，位于唇粘膜下 1～2mm。口周的皮肤区由与皮下血管丛交通的肌皮穿支的致密血管网灌注。

口周的表情肌大部分受面神经的颧支和颊支支配。位置较表浅的颧大肌、提上唇肌和降口角肌，神经在其深面分布于这些肌肉，提口角肌和颊肌则神经由外侧分布于此二肌。降口角肌、降下唇肌和颏肌受面神经的下颌缘支支配。在面动脉之前，此神经的所有分支都越过下颌骨下缘。神经沿下颌骨走行，位于颈阔肌深面，但靠近口腔则逐渐表浅并在肌肉表面分布于降唇肌群。颏肌由下颌缘支从外侧支配。

鼻唇沟是唇、颊部的连接线，对应的是浅肌腱膜系统（SMAS）和真皮的融合处。在组织学上，此浅肌腱膜系统（SMAS）层向近中延伸越过颊部，分为浅筋膜和深筋膜两层，包绕颧大肌和颧小肌直至鼻唇沟。此浅肌腱膜系统（SMAS）向近中方向逐渐变薄、变纤细，附着于蜗轴筋膜。

口周区另一重要的标志是颏唇沟，对应的是颏肌垂直向上方向的短的附着于颏部真皮层的肌纤维。

二、早期治疗

早期治疗通常使用抗生素药膏。稍后初期断层皮片移植对保持口腔卫生、外科治疗、插管或纠正流涎是需要的。然而，多数最终的重建手术被推迟了至少 6～9 个月，直到疤痕成熟。口周的烧伤易于导致小口畸形并且常要使用口内器械或保形器进行预防性治疗，作用是向外牵引口裂。

应特别关注儿童的口裂电灼伤，通常发生于 4 岁以下的婴幼儿。据官方数字每年发生 4 000 例。损伤的机理是吞入了连接电源的带电的插头或已经充过电的留有电容量的电器插头，由于唾液的作用导致短路。产生 3 000℃的高热，造成邻近组织严重烧焦，通常涉及到口裂及上、下唇的实质。唇动脉有出血的危险，可以是急性的，也可以延迟到 10 天。损伤稳定以后，早期选用正畸治疗器来预防挛缩。有些作者喜好早期治疗，同时更多的人倾向于等待一年，以便疤痕成熟以后实施口裂和唇的最终外科纠正。

三、传统的修复方法

1. 口角畸形（小口症）的治疗

纠正口角畸形对于唇部的美学平衡和小口的功能性松解都特别重要。依其开口时存在蹼状畸形而使通常成锐角的口角变钝，诊断比较容易。重建的目标是模拟与对侧唇部相匹配的唇红和建立与正常时相同的口角解剖外形，并包括口角端 1～2mm 的垂直部分。Converse 和 Wood-Smith 描述了“三瓣”粘膜的技术。在患侧口裂定一点，使这一点到唇弓的距离与对侧口角到唇弓的距离相等。切除三角形楔形的疤痕，其顶点为上述的定位点。作口腔粘膜三瓣，中间一瓣侧翻形成口角的小的垂直部分，上和下两瓣向外折，填充上下唇的缺损。这一方案的其他方法包括工字成形、双并列的工字成形、唇红转位瓣和两叶状粘膜瓣。若缺损范围大，可利用其他来源的组织修复，包括邻近或远处来源的组织。

2. 上唇重建

肥大疤痕的轻度斑块最好使用压迫和类固醇注射治疗，以代替更广泛的表皮再生术。

Feldman 强调指出，对于大的上唇缺损，若人中部位未受损害，则应予以保留。无论使用移植或局部瓣转位，上唇厚度和质地必须两侧对称。若整个上唇破坏，则整个唇部的疤痕都要切除并深达肌层。范围是两侧以鼻唇沟为界，由唇红缘垂直向上，至鼻底和鼻小柱，加上双侧鼻翼基部的鼻颧三角。面部的广泛烧伤也包括颊和颏部，Neale 等人改变了传统的切除方法，包括沿不明显的唇颊沟，因此减少了二次修复的必要。有些作者倾向于在去除上皮疤痕组织的基础上雕刻人中的嵴和沟。

大多数作者推荐使用全厚或厚断层皮片移植来覆盖表面。尽管直接缝合供区可能有困难，但较好的供体区是耳后、肩胛上、上胸部或前臂，因其有很好的颜色、纹理和厚度匹配。切取厚的断层皮片0.4～0.5mm(0.016～0.020 英寸)的替代区域是大腿和腹部。这些区域可以用0.025mm（10/1000 英寸）厚的皮片覆盖移植，以避免形成肥大的疤痕。移植术后的唇部用垫子轻轻敷盖保持 7～10 天，病人应鼻饲或进流质。在 Neale 等人所做的 114 例病人中，71%的病人使用断层皮片移植，29%使用全厚皮肤移植。

上唇的皮肤移植虽然可以获得令人接受的外形，但随着时间的推移可能出现上唇垂直距离的缩短。因色素过度沉着而致的颜色不匹配也常常存在。唇正常活动时显得僵硬和缺乏棱角，特别是在人中区。事实上，整个唇部都显短缩和扁平，唇红缘变薄。

带血管的头皮岛瓣

如果有充足的组织来源可资利用，则转移瓣重建术较为理想。较厚的复合组织很少可能变成扁平、呆板、回缩的外形，但是多余的组织可能模糊了唇局部解剖的细微差别。在男性中，预设计好的带毛发的顶区头皮岛状瓣由颞浅动脉为蒂，经皮下通道滑行到上唇（图 11-2 ~ 图 11-4）或作为游离皮瓣移植。预先组织的扩张可以方便头皮缺损的缝合。

操作技术

将上唇的精确图案印在透明胶片上，然后转印到供区。头皮岛以颞浅动脉后支为中心，顶区头皮岛位置设计得要足够的高，以保证足够的长度成弓形翻转到上唇。术前用多普勒检查，在耳前一指处确定颞浅动静脉通过腮腺筋膜的穿出点位置，在此点解剖血管。在辅助照明下，在耳前和唇手术切口之间做皮下隧道。皮岛和蒂穿过

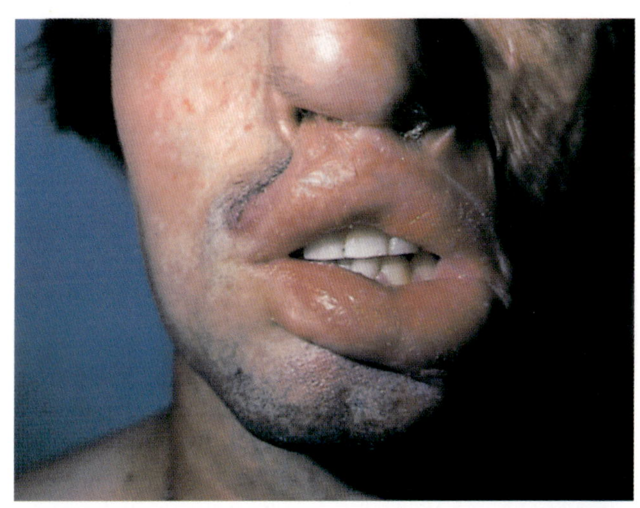

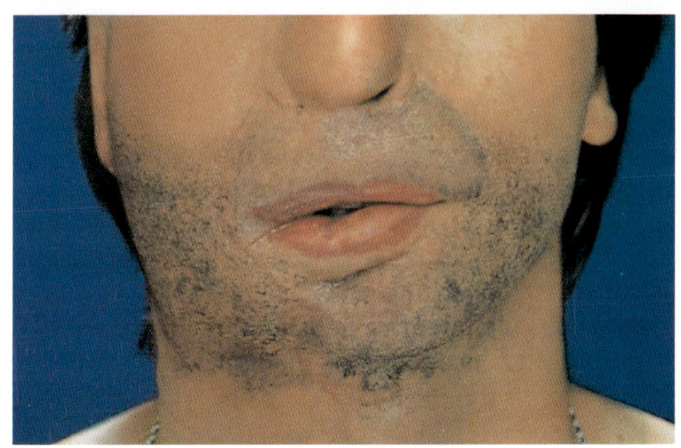

图 11-2　例 1　21 岁男子，煤气爆炸伤　上：上唇短小和挛缩。　下：预成形岛状顶骨头皮瓣修复下唇术后。

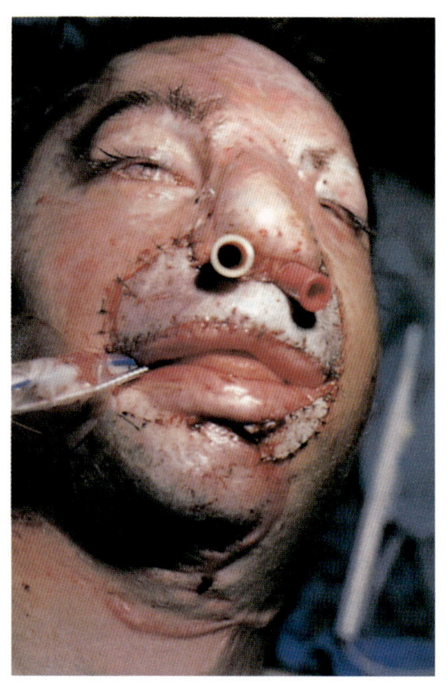

图 11-3 例 1 岛状顶骨头皮瓣植入下唇

隧道在翻转点呈松弛的弓形。切除唇部皮肤，将预设计的头皮岛松松植入，深层用聚二英烷（PDS）缝线做皮下缝合，用 5-0 尼龙线间断缝合皮肤。削薄上面突起以消除毛囊，并将其植入两侧鼻底。在腱膜下层广泛松解邻近头皮，直接推进关闭供区创口。

上唇重建的其他方法

Walton 和 Bunkis 使用枕部带毛发头皮瓣游离移植来解决将来男性无毛发的问题。日本学者描述了在颈部预制带胡须的岛瓣的方法。首先将由颞浅动脉支持的颞顶筋膜移植体 与面动脉吻合，最后通过皮下隧道转向上唇。在显微外科早期，Schmid 转移双蒂的颌下带毛发瓣重建带胡须的上唇。

对于妇女和老人，曾报道了各种局部瓣的应用方法。Jackson 使用基底在下的由近中颊部皮肤预扩张而取得的鼻唇皮瓣。旋转点基底部产生的折角总是需要二期整复。我在口腔内重建中使用过同样的皮瓣，使用时作为岛状瓣，其蒂由面动脉的分支——耳前动脉支持。小的缺损使用局部三角岛瓣楔形推进，由皮下组织蒂支持，在粘膜皮肤交界处与唇红结合。

文献中罕见的病例报道使用前臂光洁的皮肤修复上下唇。Costa 等人在前臂远中预制上下唇和口裂，口裂边缘的皮肤去除上皮组织，术前移植环形皮肤来仿造唇红。Bandet 等人通过以下方法确定唇的形态，首先将全厚皮片放置在前臂筋膜下，然后通过分离掌长肌并放置于皮肤和筋膜之间增加其厚度（见第 6 章）。

人中的重建

没有胡须的掩饰，人中外观的错觉对于模仿上唇的局部解剖外

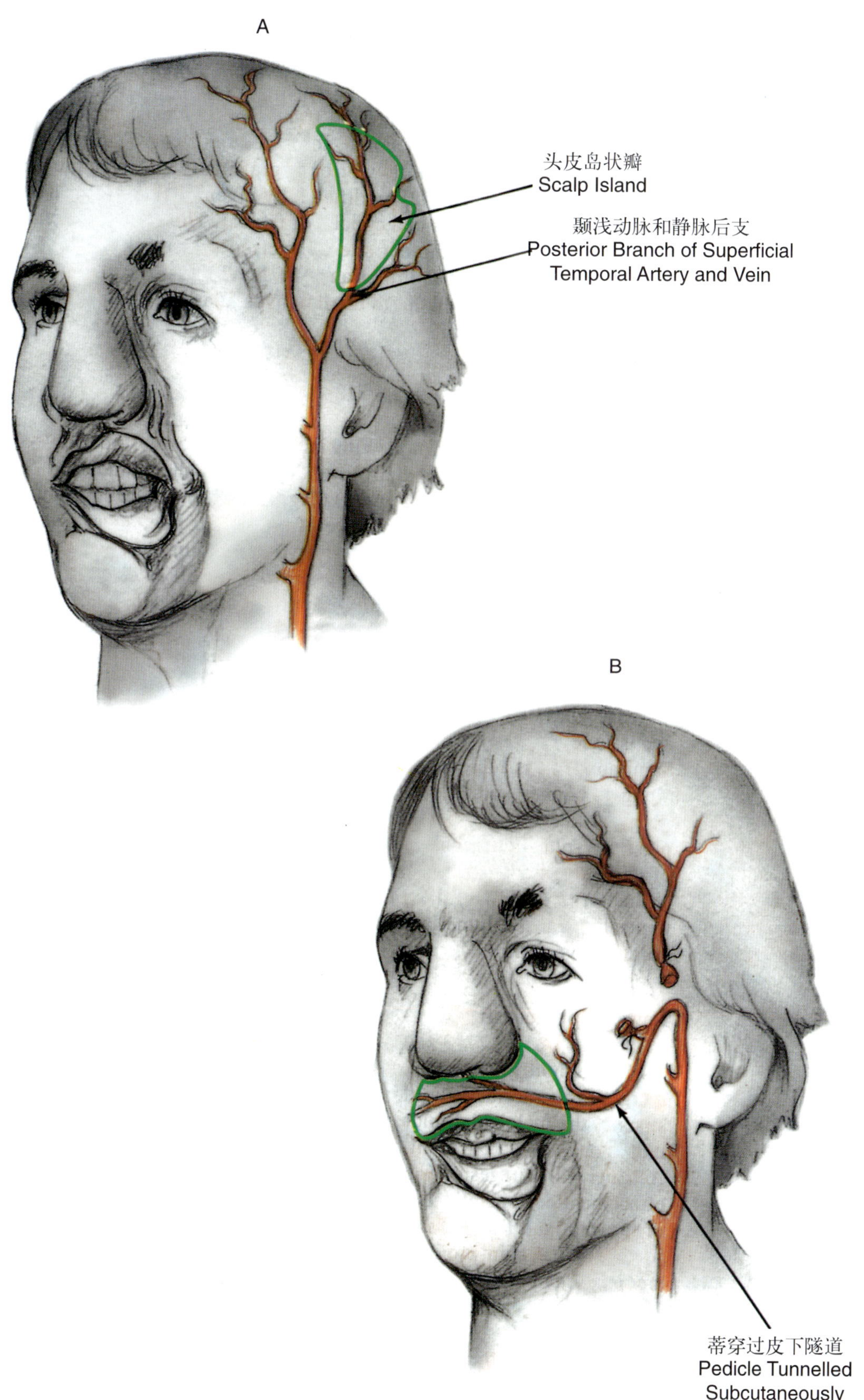

图 11-4　例 1　岛状顶骨皮瓣转位修复整个上唇　A：上唇短小和挛缩。　B：由颞浅动脉后支支持的岛状头皮瓣的设计。　C：皮瓣经皮下隧道至上唇。

形特别重要。重建人中需要一坚固内支撑来防止随着时间的推移和持续活动使人中变平。正如已经提到过的，一些学者在移植前“雕刻”厚的疤痕组织来仿造人中嵴和人中沟。Feldman 使用 Schmid 的早期技术并加以改进，他巧妙地使用耳的三角窝和外耳壳精心制作了人中的外形。将这一软骨皮肤复合移植体植入到已去除了疤痕或皮肤的上唇中央及唇红受区。他强调皮肤边缘留出 1 ~ 2mm 以确保足够的唇红内生长。像所有不带血管的复合组织移植一样，最大的随意宽度是 1cm。

3. 唇红的调整

玫瑰色的唇红和其唇珠构成了上唇的美学特点，并为各种各样的珠光口红以及唇膏提供了用武之地（图 11-5 和图 11-6）。上唇挛缩时唇红外翻，暴露更多的深色“湿”唇。从前再建的口唇唇红缘常显得薄、干和苍白。精心调整外露唇红的多少以及皮肤/粘膜界的明显界限对于唇的美观极为重要。纠正多余的唇红外翻与修整上下唇的皮肤相结合进行。对于唇红外露不足，Gillies 和 Millard 于 1932 年首次提出了唇红推进手术，增高了上唇结节并增加了唇红的外露。沿粘膜皮肤交界切除皮肤时，他们强调上唇唇弓精确定位的重要性。Samiian 通过沿内侧唇沟做“W”形切口，然后做 V—Y 形缝合推进唇红以达到更丰满的唇红。患有 V 形凹陷和不整齐的唇红缘时，可通过边缘修整、Z—成形、W—成形和粘膜翻转瓣等来整平。若唇红厚度不足，可沿游离缘做隧道，剥离掉真皮以增加唇的丰满度。通过切除鼻底和鼻小柱的上唇皮肤可增加唇的丰满度，并由此增加了唇红外露的垂直高度。

4. 下唇的重建

多数专家倾向切除下唇的整个美容单元。美容单元的边界延伸至颏唇沟的下曲线。当然这一哑铃形结构的垂直高度，由唇红缘到颏唇沟的水平线距离，只有 1 ~ 1.5cm 。Achaner 建议唇/颏沟疤痕要进行广泛的切除，以避免术后唇颏沟的消失。当涉及到颏部时，Feldman 倾向于将颏和唇作为一个整体来修复表面，去除颏突部位的上皮组织并用移植体覆盖来增加颏部突起。一般地，整平侧切口，曲线延伸至恰好位于双侧口角之上。若涉及到颊部，则需用“Z”字缝合来减少多余的疤痕形成。

下唇表面重建常使用全厚或断层皮肤移植，供区要选择相似的皮肤颜色和质地，正如在上唇修复中所述。局限于下面部的烧伤可通过预扩张颈或上胸部的皮肤来提供相同质地和颜色匹配的上提瓣（见第 10 章）。当然此方法的缺陷是向下的牵拉力，特别是伴有颈部的拉伸。远处的管状带蒂瓣需要多阶段完成，而且美容效果差并需大量削薄，仅限于下唇的缺损。局部瓣对于恢复垂直高度和减少挛缩畸形很有用。下唇重建需要克服的问题中最恼人的问题是由于愈

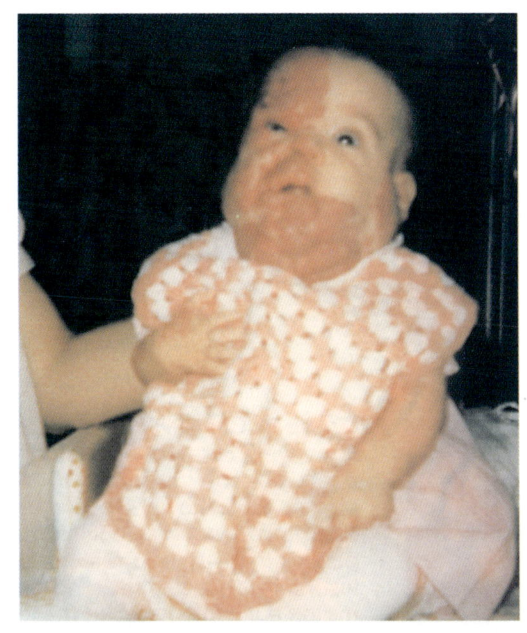

图 11-5　例 2　上：婴儿的“草莓状”血管瘤。左下：青少年口周畸形，注意下唇的过度肥厚，上唇薄且外翻。右下：使用真皮移植“微调整”、唇红调整、削薄术、确定颏唇沟以及鼻底部上唇条索状切除术后，使用粉和唇膏化妆。

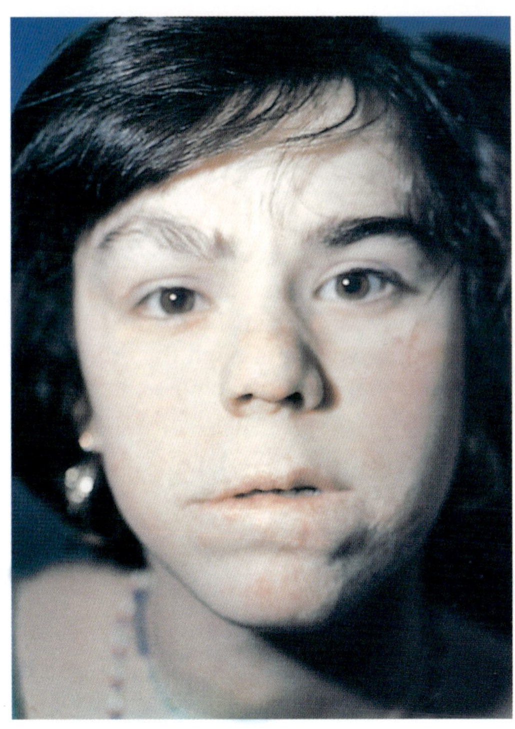

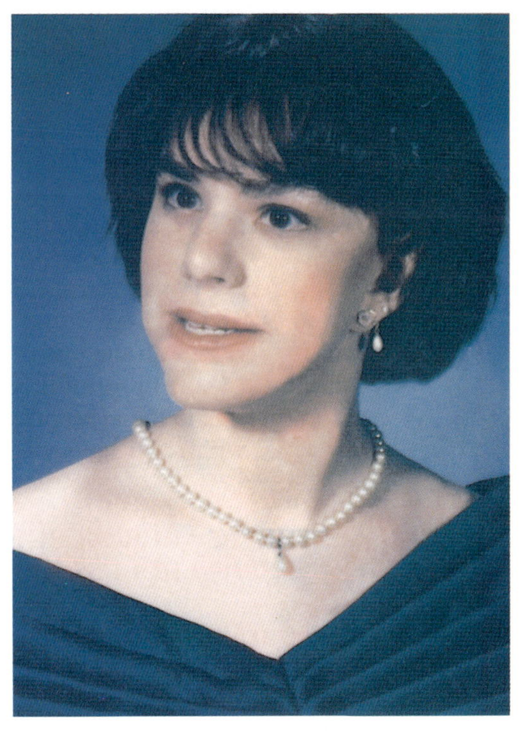

合过程中疤痕的持续性向下牵拉而造成的下唇唇红外翻。口轮匝肌的括约肌功能因肌肉松弛而改变，导致正常“噘嘴”功能的紊乱（例如流涎）以及因为下唇“湿”粘膜的外翻产生丑陋的外表。仅有软组织的移植是不够的，事实上复合皮肤组织增加的重量可能加速了向下的重力牵引(图 11-10 下)。我的方法是用筋膜悬吊提供内部支撑，以“吊床”方式悬挂固定到面部支撑点上(图 11-6 ~ 图 11-8)。

筋膜悬吊操作技术

通过颞部“美容”手术切口，在颧弓处骨膜下钻孔（图 11-7 和

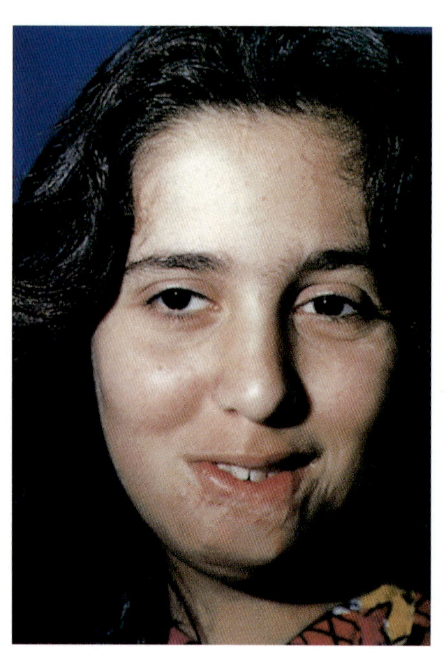
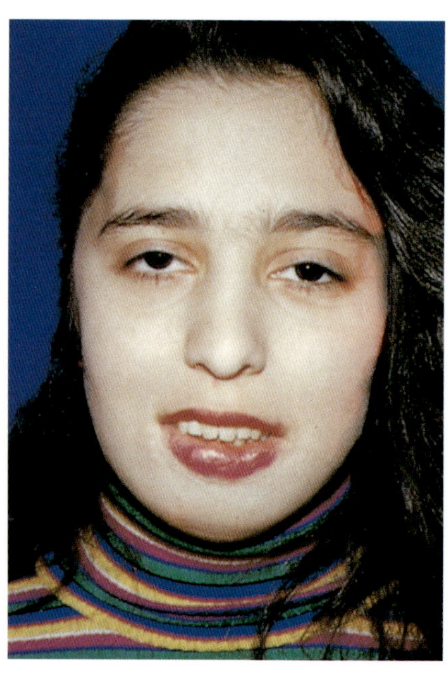

图 11-6 例 3 16 岁少女唇畸形，为“草莓样”血管瘤后遗症 左：下唇外翻并因缺少的支撑而下垂。右：使用筋膜悬吊植入修复上唇及唇红调整术并化妆后。

图 11-8）。长筋膜吊带紧贴颊内侧走行并在下唇唇红下穿过口轮匝肌。当吊带已有向上的牵力时，唇的游离端上升到适当的高度，再将筋膜用 28 号线缝合到钻孔的部位。

四、广泛唇缺失的美容显微外科修复

口角畸形常伴有广泛的颈挛缩，存在相当大的向下牵引力，牵拉口唇并造成粘膜外翻。通过检查颈的屈伸和确定唇结构回复到正常的解剖位置来评估“内在的”唇挛缩的程度。至少有 39% 的病例需要术前颈部的松弛（见第 10 章）。大张口时易于描绘沿颏唇沟延伸到下颌缘的网状挛缩。

每个面部美容单位都应用独特的“相似”组织修复。由于应用化妆掩饰技术和皮肤着色术的辅助手段，颜色的“不匹配”问题已很少被关注。所以在颊部与上唇，颊部与下唇等结合部不一定需要用“Z”字缝合。特别是上唇单位不应越过唇颊沟。下面部修复计划的主要顺序是（a）颈和颏，（b）下唇和（c）上唇。颈区的松解可减少对下唇和唇红的向下牵引，因此可减少软组织的替代量。下唇的松弛常允许双侧口角上翘表现出皱折。

颏部包含在颈部美容单位，因为确定“真正”的水平唇颏沟位置是困难的。通过将缝迹放在下唇和颏部结合处，这一天然的浅沟更易于定位。实际上，就像 Feldman 建议的那样，颏和下唇单位的融合，使二次手术如吸脂术或直接削减术来模拟颏唇沟变得非常困难。手术切口浅处形成的水平纤维束紧密地结合到深部组织，从而形成一“自然”的沟。若涉及到一侧面部，颊部修复应先于口周重建。颊部单位的近中边缘沿鼻唇沟并向上扩展到鼻颧三角，中心环

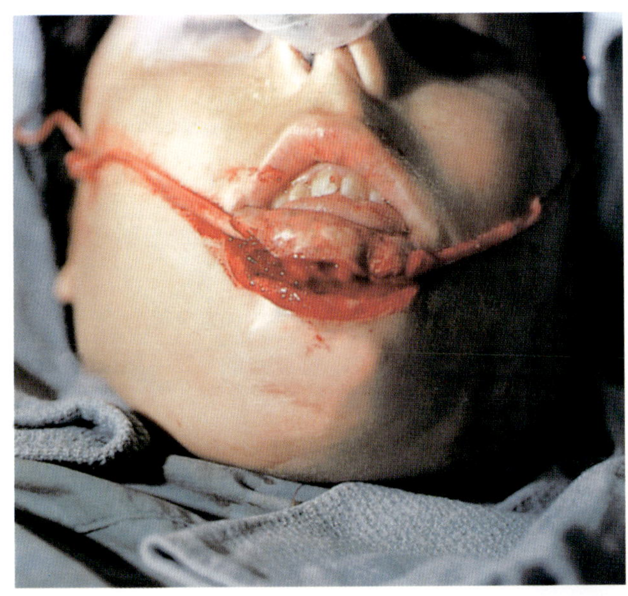

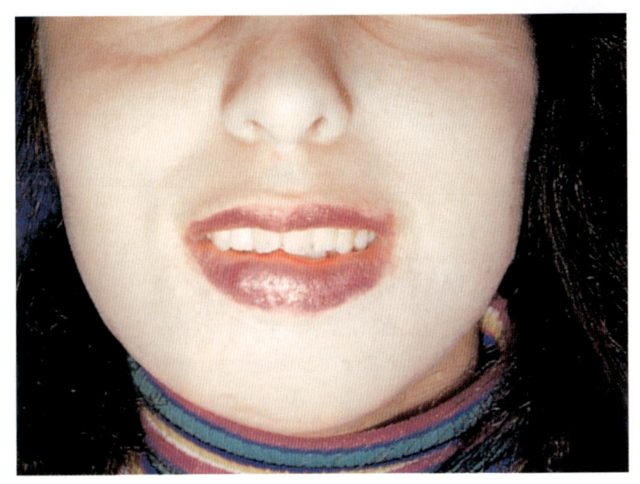

图 11-7 例 3 上：下唇的筋膜悬吊术。 下：下唇升至合适的水平面。

绕口角，并向下扩展到鼻唇沟（见第 9 章）。

手术取仰卧位。下唇重建使用鼻腔插管。上唇重建行口内插管，从口角下行并用 26 号缝线固定于下颌前磨牙牙根。

1. 上唇修复

广泛的上唇修复在口轮匝肌深面切除整个唇部美容单位（例 4 ~6）（图 11-9 ~ 图 11-17）。此单位两侧为鼻唇沟，从唇红缘白线向鼻小柱和鼻底垂直延伸，包括突起脊延伸到鼻颧三角。在下面，沿唇红缘描绘出形态精确的唇弓。

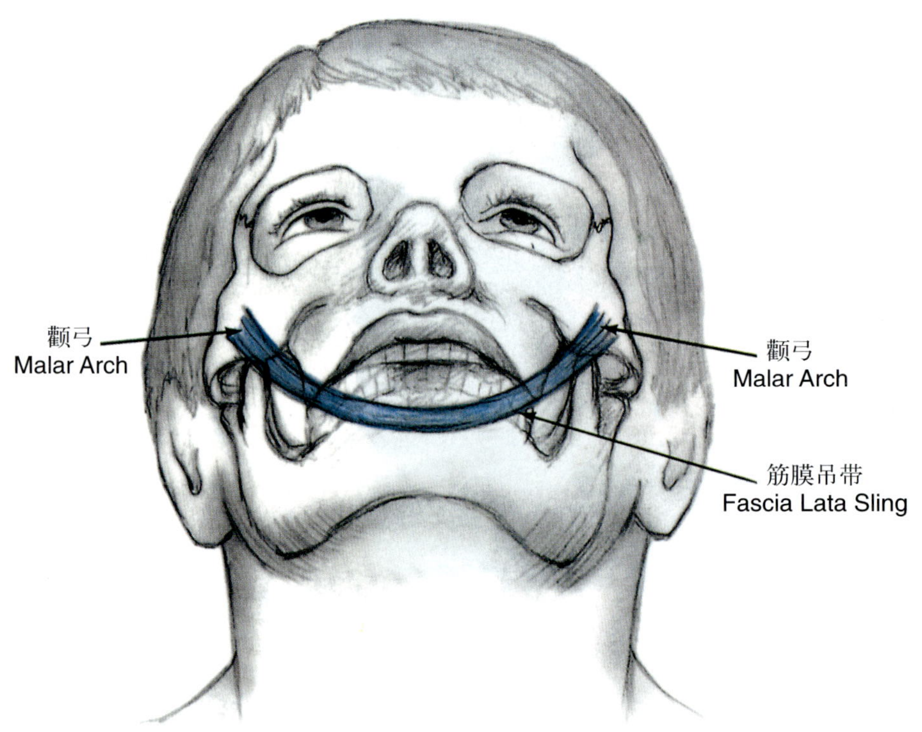

图 11-8 下唇的筋膜悬吊术 "吊床"样吊带固定到外侧颧弓钻孔处。

缺损的预处理操作技术

用圆规在上唇弓顶点与两侧鼻底量出相等的距离（图 11-10 和图 11-11）。若口角标志存在，测量出两侧口角到唇弓顶点的相等距离。若口角标志不存在，则由瞳孔中线向下的垂直线接近这个距离。唇中心部的疤痕可去除上皮组织，用于延长鼻小柱，增宽缩窄的鼻孔或重建鼻底。

2. 掌前臂游离瓣

在女性中，合适的供区是掌前臂。此处皮肤与唇部有相似的质地和厚度，常光洁无毛发或有纤细的白色绒毛。移植后，早期有过度色素沉着，但 12 ~ 18 个月后与自然的皮肤色调融为一体。供区血管束管径较大，并可设计足够的长度，由上唇嘴角延伸到吻合解剖部位，进入颈外动脉。有时用颞线动脉支持的耳前游离瓣重建整个上唇。颜色相当匹配，然而短的血管蒂必需插入两支长的静脉来达到解剖位置。第四例术后资料显示，病人扭曲颈部，绞缠了移植物，最终皮瓣移植失败。

操作技术

把唇缺损图样放置在前臂远中一半（图 11-10 和图 11-11）。设计的蒂长度至少 10 ~ 12cm，使之能由唇侧通过一独立的颈部横切口连接到颈外动脉系统。提起前臂岛状瓣，分离前臂筋膜、桡动脉和伴

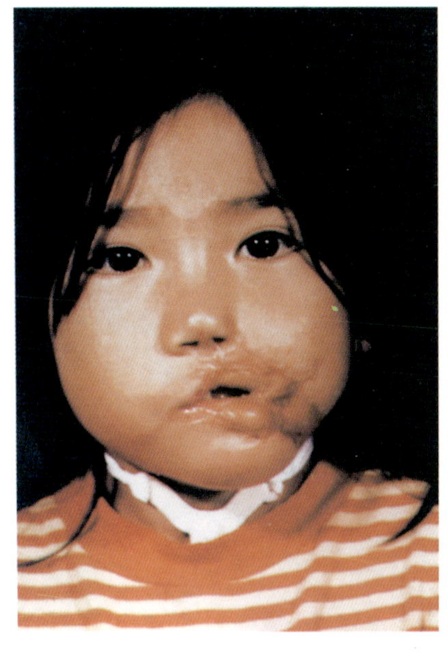
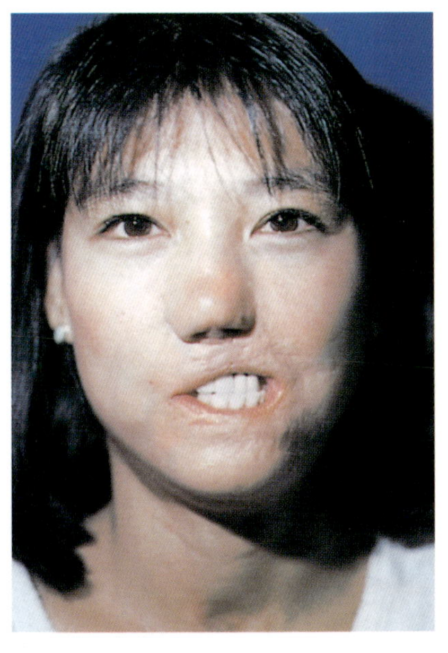
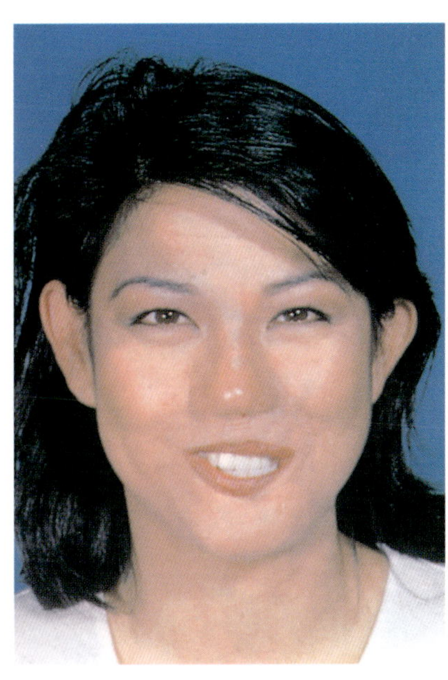

图 11-9 29 岁越南妇女遗留有儿时的手榴弹伤 左：患者 3 岁时的照片。 中：29 岁时，挛缩的上唇内衬不足。 右：29 岁时，预成形的游离皮瓣内折做内衬修复上唇，术后。

行静脉，直到前臂窝（见第 2 章）。将薄的血管化唇岛状瓣移植到受区。

预成形的复合瓣用 U 形钉松松植入受区相应的解剖位置。经过成功的血管吻合后，皮瓣被减薄并很好地模拟以前的唇结构。唇结节保留一定的厚度。若有可能，人中沟的皮下组织要减薄。唇红缘细心地用 5-0 尼龙线缝合，并在瓣内产生突起以形成唇珠。在颊部的唇颊交界处，使皮肤凹入并非对称地缝合，产生深的鼻唇沟。向上，界线沿鼻小柱和鼻底走行，并伸入到鼻颧三角。若存在口腔前庭的问题，产生第二个突起伸入到鼻底，由此开出外鼻孔。若内衬

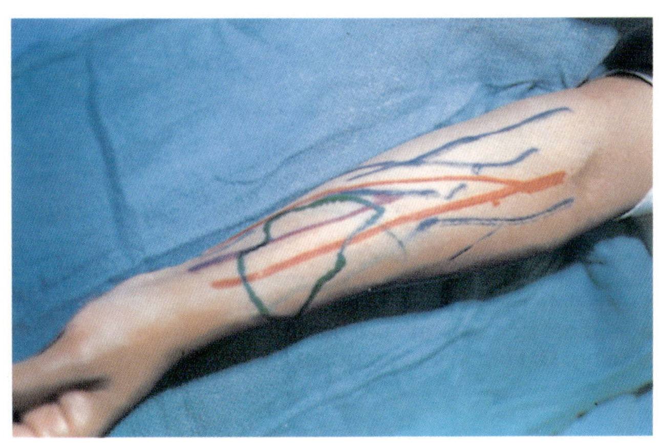

图 11-10 例 4 前臂上预成形唇修复的设计

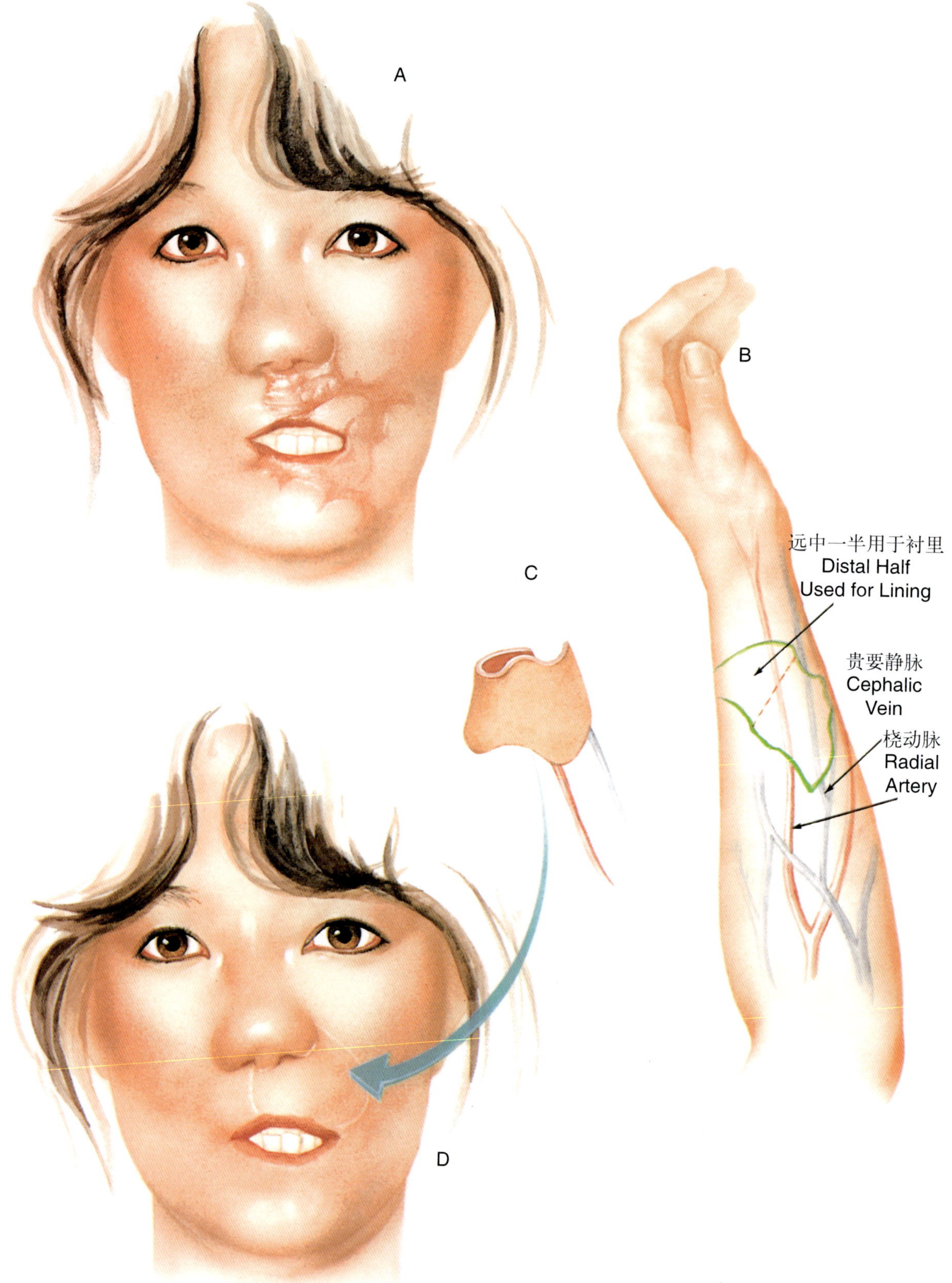

图 11-11 例 4 用预成形掌前臂瓣修复上唇 A：缩短上唇的疤痕疙瘩。 B：在修复缺损的预成形岛瓣下桡动脉形成其长轴。 C：远中一半折叠后植入形成粘膜衬里。 D：皮瓣植入上唇。

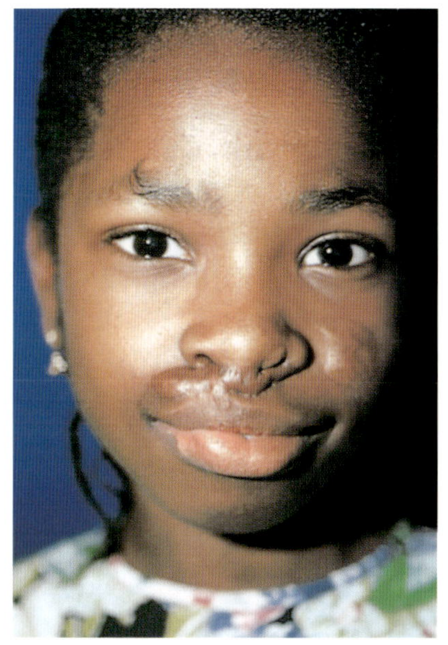

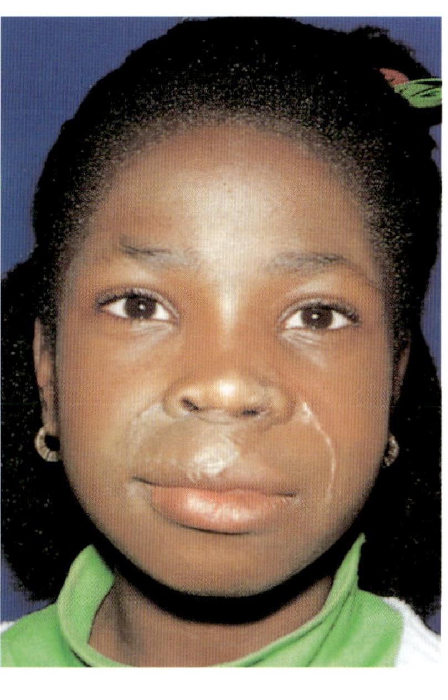

图 11-12 例 5 10岁女孩子因车祸受伤 左：右上半唇疤痕畸形。右：游离显微血管预成形前臂瓣半唇修复术后，化妆后。

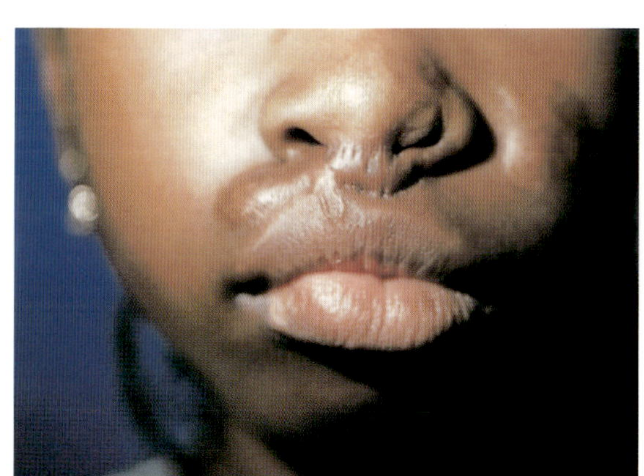

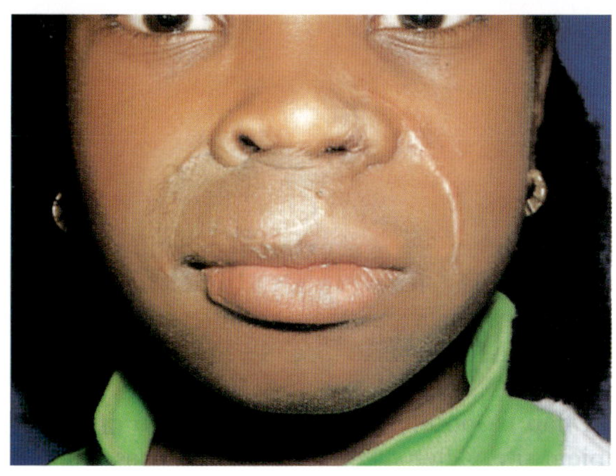

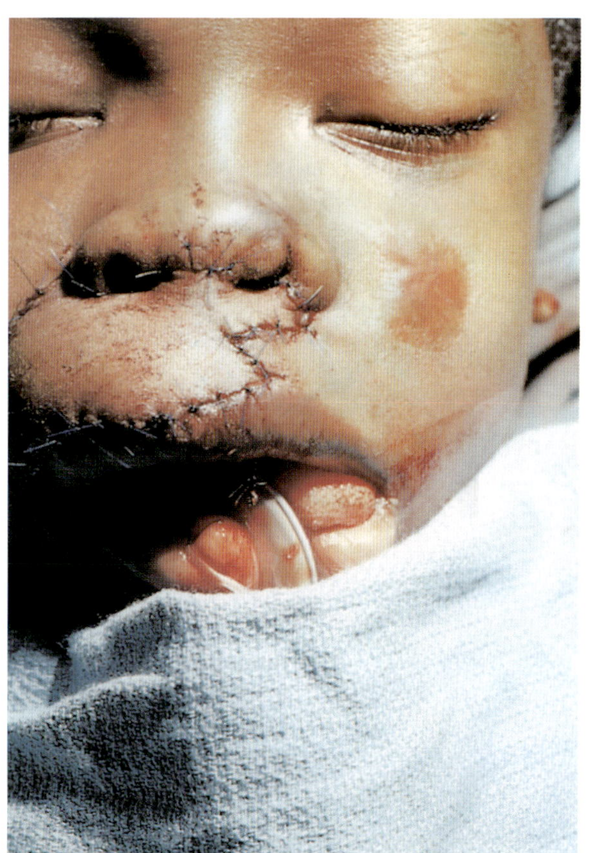

图 11-13 例 5 左上：右上半唇挛缩。右：植入已成形的桡侧前臂瓣，去除疤痕上皮鼻小柱推进。 左下：术后，上唇对称。

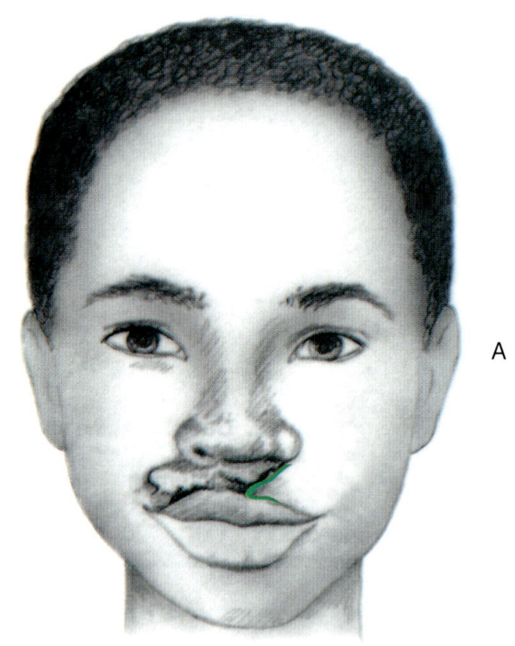

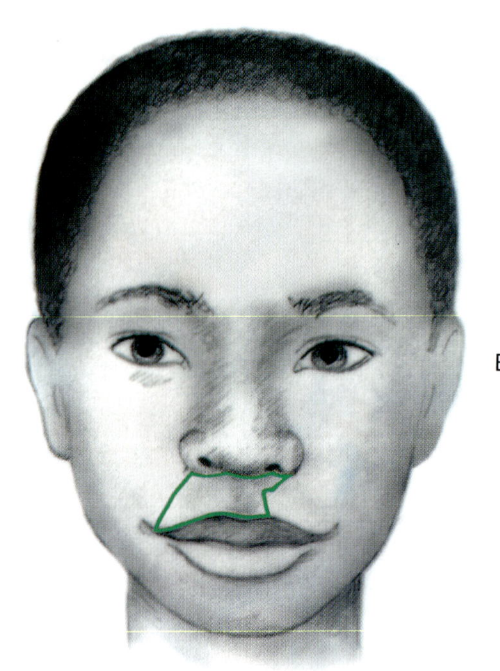

图 11-14 例 5 A：Tennyson 式唇松解术的设计。
B：瓣植入后唇两侧垂直高度相等。

组织不足，则应用局部翻转瓣或远中瓣组织，包在去上皮桥真皮上来修复唇粘膜的垂直高度。

3. 部分上唇修复

部分唇修复时，皮瓣的形状应近似于一侧唇组织，并且近中疤

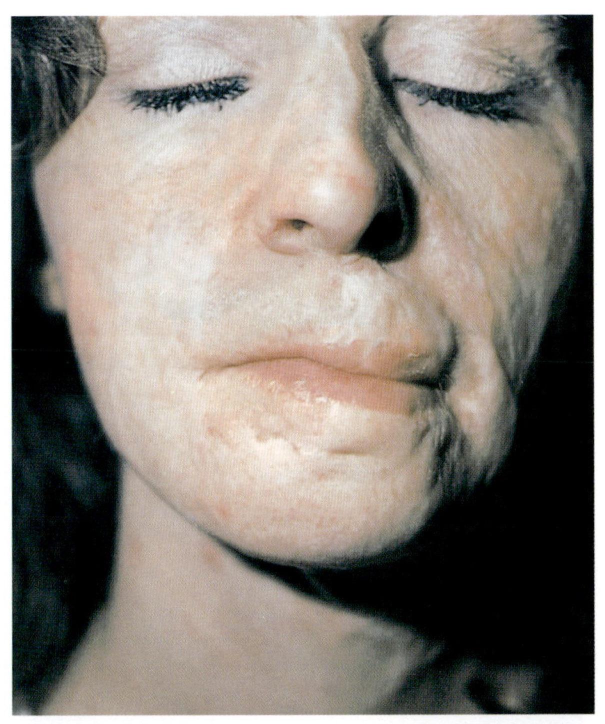

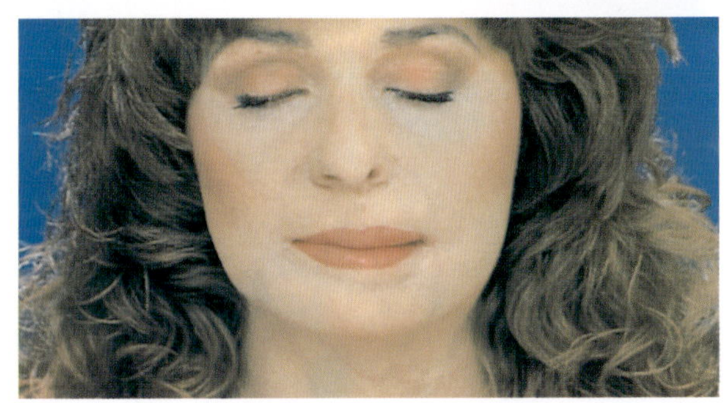

图 11-15　例 6　29 岁妇女因儿时睡衣着火而受伤
上：上唇扁平，起皱并且无活力。　下：应用“双筒”样桡侧前臂瓣修复口周术后。使用化妆术，唇红缘“细微调整”。

痕应落在人中嵴处（图 11-12 ~ 图 11-14）。双侧唇组织在质地和厚度上应一致。若有可能，一定要保留人中沟。若伴有明显的半侧唇挛缩，松解手术的设计类似于单侧唇裂修复。

技术：缺损的预备

在畸形侧用反切法（Tennyson 法）或旋转推进法（Millard 法）延长垂直切口，以使受区的缺损高度与其对侧唇部相等（图 11-13、图 11-14）。将唇的图样印到前臂上，和整个唇部一样进行转移。

在一个病例（例 6）中，应用岛状“双筒”前臂桡侧瓣做半侧唇表面修复，此瓣是为上下唇同时重建设计的（图11-15 ~ 图11-

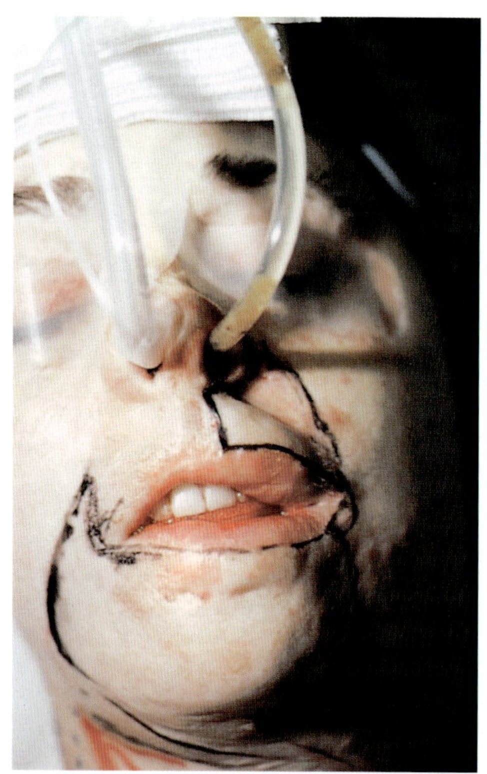

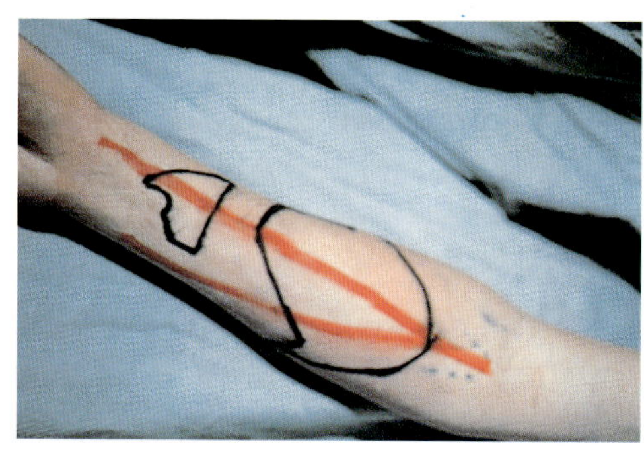

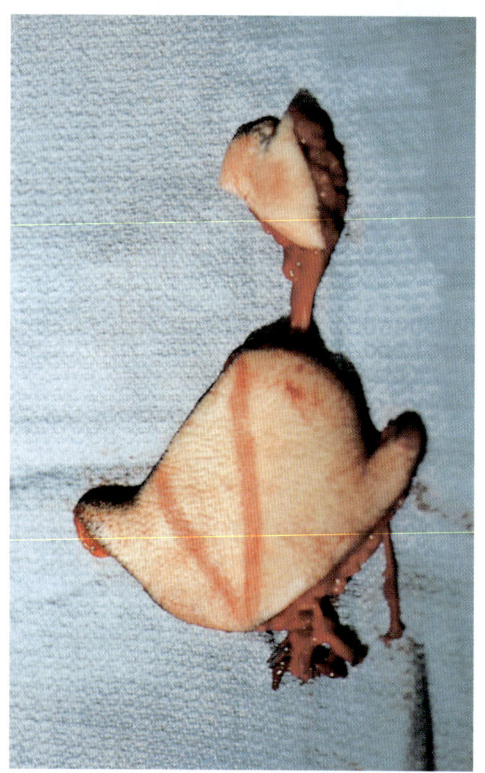

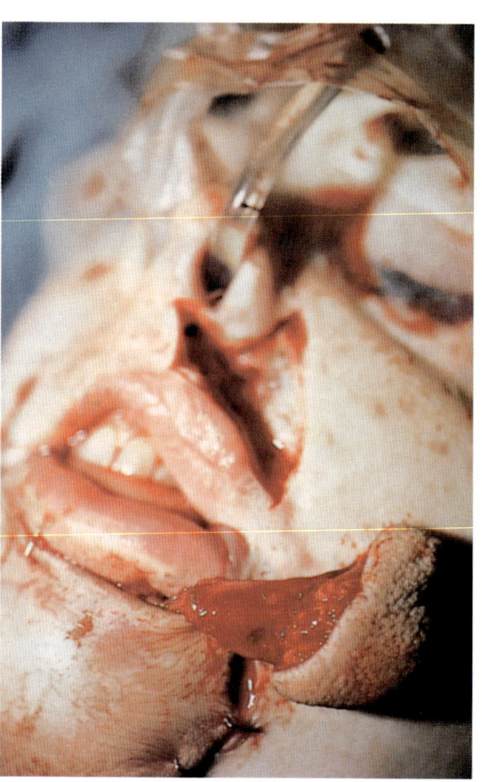

图 11-16 例 6 “双筒”样岛状瓣修复上唇和下唇/颏 左上：下唇/颏部及上半侧唇切除。右上：以桡侧轴血管为中心，设计预成形的岛状瓣。 左下：预备好的两个岛状瓣用于植入。 右下：有支撑的蒂环绕口裂。

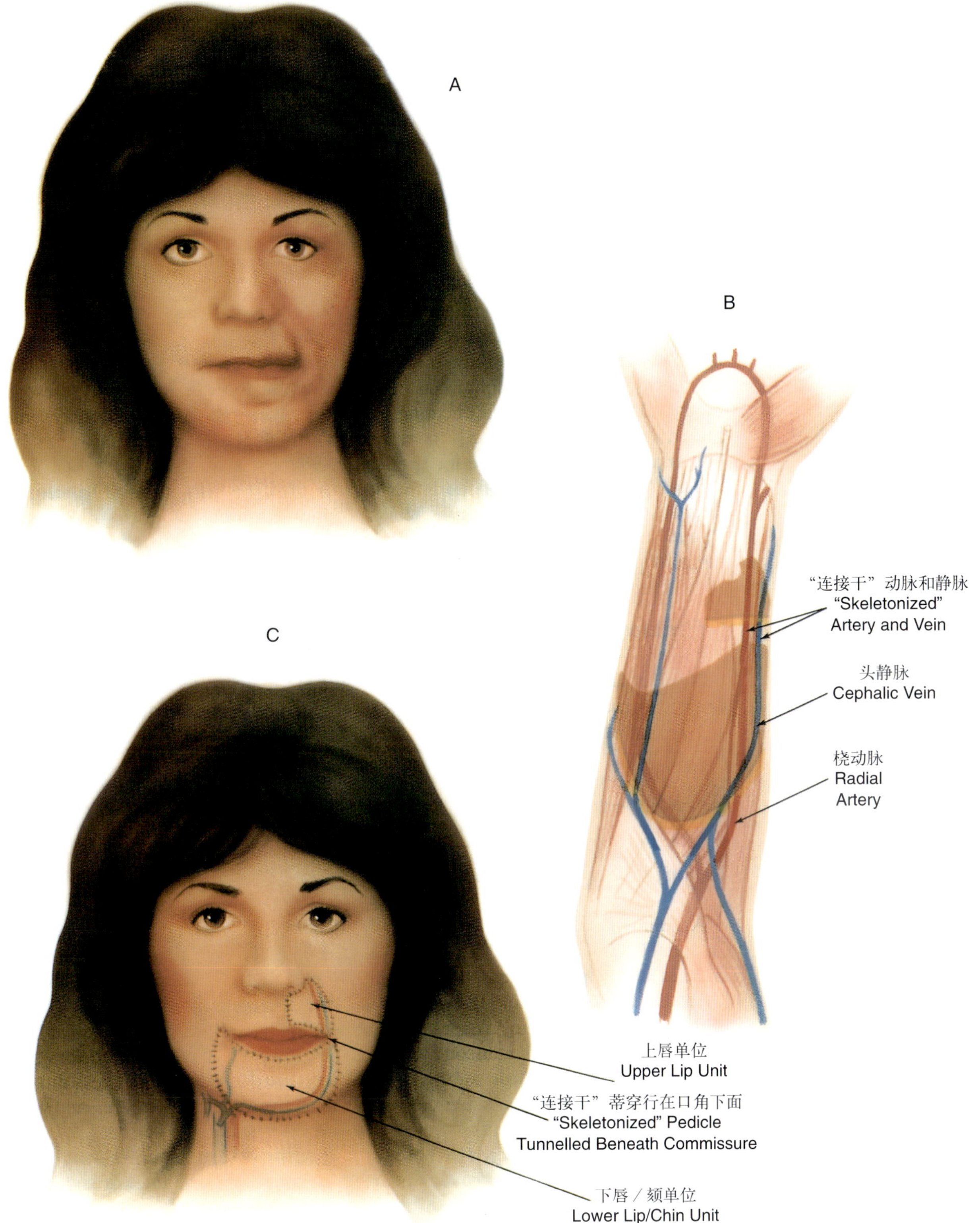

图 11-17 例 6 “双筒”岛瓣修复上唇和下唇/颏 A：上下唇疤痕形成。 B：以桡动脉为中心设计，同时修复上下唇的预成形的岛状瓣。 C：岛状瓣植入口周，“骨干”动脉沿口裂周围穿行，相互连接两个岛瓣。

17）。作为上唇瓣支持的蒂沿唇侧口角皮下穿行。

上唇修复的辅助疗法

上唇常需二次修复。应用直接削薄法或使用1.7mm的Merceds尖头插管吸除脂肪的方法进一步修整外观。在鼻唇沟处去除一块新月形的上皮，然后深缝到颧大肌、颧小肌和提上唇肌上以恢复运动功能。调整唇红，协调好唇缘，修平唇表面以便使用唇膏。

在上唇唇红缘“干”粘膜下植入去上皮的真皮条索，可避免上唇的“扁平”外观（图11-5）。特别下噘的上唇可用多种方法改进，包括V—Y推进、W—成形，或上唇悬吊的方法。

4. 下唇/颏修复

Neale等人指出，下唇皮肤常有“中央未烧伤袋”，恰位于唇红缘下（图11-15～图11-18）。很多学者主张沿整个下唇或下唇/颏部切除皮肤。然而，这块皮肤可被利用来塞入下唇凹面以造成唇颏沟的外形，否则唇颏沟是很难重建的。

缺损预备的操作技术

沿颏唇沟的凹面去除3mm的新月形皮肤和（或）疤痕的上皮（图11-16、图11-17）。在颏唇沟处做弧形切口，在皮下深层提起下唇瓣。用皮钳向上翻开皮瓣，把深层肌肉和疤痕组织雕成“蝙蝠翅膀”状深槽，两侧扩展到鼻唇线，向上延伸至皮肤粘膜交界。下唇瓣放置到凹陷内。用4-0的Vicryl缝线通过下唇深入到下颊沟伴全层褥式缝合。使用这种技巧，深唇颊沟得以重建且唇红粘膜轻度外翻。

若有足够的颏组织可用来推进（如先天性血管瘤畸形），则向前、向下充分松解皮肤至颏突，然后向上推进并固定到颏唇沟（图11-5）。当面和颈部大面积烧伤时，用一块组织片整体替代整个颏/下唇组织（图11-15～图11-18）。两侧以下鼻唇沟为界，下至颏下窝。缝线处位于颏唇沟处，保留1cm的下唇中央条索植入颏唇沟内（图11-16），但若肥大的疤痕组织涉及到唇红缘，则上界应放置到唇红粘膜皮肤交界的“白线”处（图11-18）。疤痕应切除深及颏肌，降唇肌和降口角肌层。把去上皮的皮肤覆盖在颏突上以增加颏部突起。

5. 前臂桡侧游离瓣

前臂桡侧皮瓣是颏/下唇修复的理想皮瓣。此皮瓣柔软易于固定到颏突，而且皮瓣很薄足以置入唇颏沟，但常需二次削薄修整。

操作技术

将下唇/颏缺损的精确图样转印到前臂桡侧光洁无毛区（图11-16

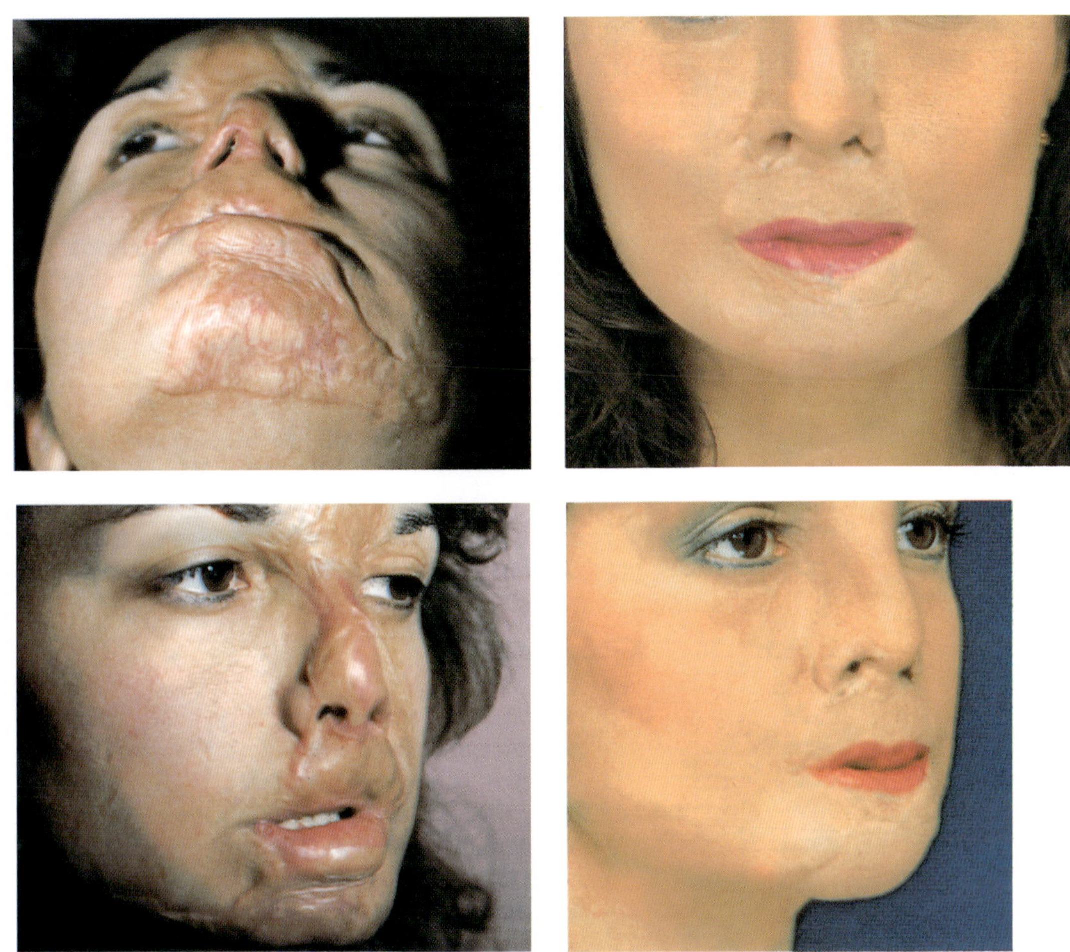

图 11-18 例 7 27 岁妇女在一次撞车事故中面部撞到了方向盘上而受伤 左上、下：垂直疤痕带贯穿面中部，上唇挛缩。 右上、下：上唇用全厚皮瓣修复术后，唇红用真皮脂肪移植调整，颏/下唇部分用预成形桡侧前臂瓣修复，施唇膏美容化妆。

和图 11-17)。蒂的长度必须达到 10～12cm，以便于血管靠近下颌角，直接进入颈外动脉系统。植入时，建立上方两侧突起，以便沿口角固定皮瓣。植入后，将皮瓣侧缘充分雕琢，以模仿下鼻唇皱的凹陷，确定颏区的轮廓。上缘也要在术中削薄，折叠植入唇颏沟。

下唇、颏修复的辅助疗法

颏联合处的软组织通常足以形成颏突，除非慢性颈颏疤痕形成造成了骨的吸收。如果存在小颏，可在以后插入异源植入体修复。手术应通过颏下或口内切口，植入体放置在颏联合下缘。

唇红的调整可能需要“微调”唇的解剖和对称性（图 11-5）。侧面看，下唇轻度外翻，并由上唇最大前部突起处降低1.2mm 。通常需要增加唇的厚度来纠正“薄”的下唇。方法是通过在唇红中心和口角两侧做垂直切口，植入真皮脂肪来增厚下唇。唇特别外翻时可用 W 或 Z 成形推进术加以改进。

五、美容化妆

成功重建唇外形和对称性之后，娇好的红唇外形可通过美容化妆技术来达到（图 11-9）。可用黑色唇线勾画出更为丰满的唇红外形。常用唇膏覆盖其余的粘膜表面。白点或疤痕可用微术着色术使之永久着色。但是红色的颜料可在几年后逐渐褪色，可能需要进一步的治疗。唇丰满的视觉效果也可以通过以下方法达到：颏唇沟用暗影加深轮廓，唇部用高亮度唇膏化妆。颏部涂“增亮膏”以使颏突有看起来更加突出的感觉，沿下颌下缘和颏下缘用暗影加深轮廓也可增加颏的视觉长度，两者也可同时使用。

第 12 章

鼻修复

鼻位于面部中央，由于其复杂的结构及几何型表面的细微差别，肤色、外型、对称性或结构的轻微改变就会明显破坏整个面部的协调性。因为鼻突出于面部中央，鼻外伤经常伴随于面部的钝器伤，伴有或不伴有骨性支架的塌陷或偏曲。烧伤虽然造成面部软组织的严重变形，但极少影响鼻部结构或外形，而切除肿瘤或先天畸形则影响鼻部结构与外形。

一、手术解剖

鼻占据面部 1/3（图 12-1），鼻根（位于鼻额缝处鼻根的凹陷处）和鼻下部（即鼻小柱在鼻嵴处连接上唇的地方）之间的垂直距离大约等于前额和口周/颏复合体的高度；鼻的宽度按传统美学占面部的比例，相当于落入从两个瞳孔中部至鼻翼底部的垂线之间。对于标准的鼻子，鼻底的宽度为鼻根至鼻尖长度的 70%。

由 Crumley 和 Lancer 描述的鼻部投影是一个边长各为 3—4—5 组成的三角形，从鼻根至鼻尖的线作为斜线，垂直的一边是从鼻根至鼻翼的折痕处，水平边是从鼻翼折痕至鼻尖。上唇和鼻小柱之间的角度是 90° ~ 115°，在男性中这个角度更为小一些，侧面观鼻小柱高出 2 ~ 3mm。

皮肤厚度的知识对于预先设计和移植前雕刻皮瓣和复合移植体

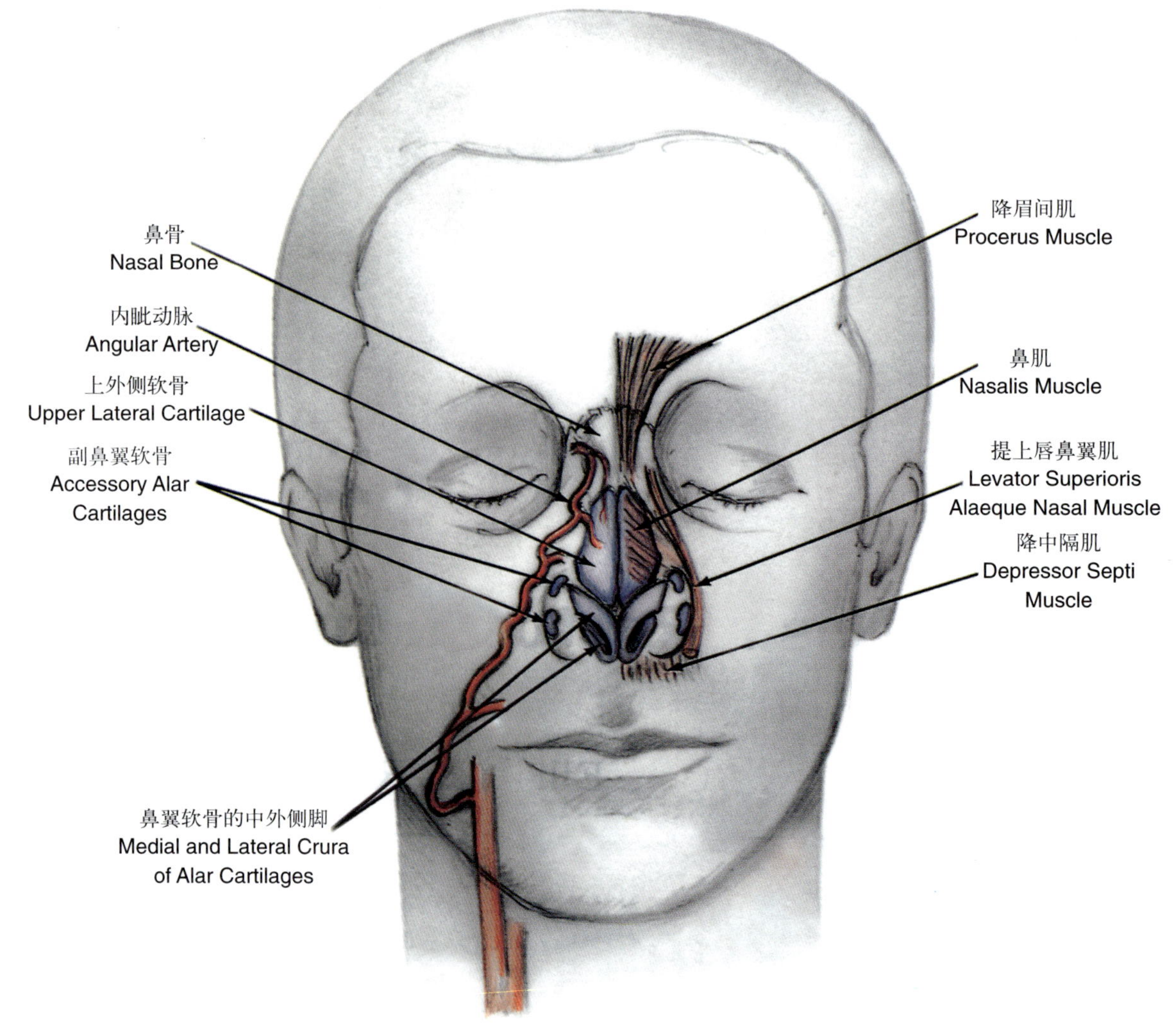

图 12-1 鼻的外科解剖

是非常重要的，Lassard 和 Daniel 通过尸体解剖发现，鼻根部皮肤最厚（1.25mm），鼻背部的皮肤最薄（0.6mm），鼻尖处的皮肤厚，分布有皮脂腺，特别是男性。

鼻部的纤维肌层是面部的浅表肌腱膜层（SMAS）的延续，胶原纤维的大量回缩包裹鼻肌，形成表浅层和深层。中线腱膜连接鼻部成对的肌肉，较深的骨膜或软骨膜层融合与插入的纤维连接形成深部纵形纤维鞘。在浅表肌腱膜层与深的纵形纤维鞘之间，在疏松的脂肪间隙内有浅表血管和运动神经通过。

鼻部表情肌使鼻升高或降低，并且能开放和闭合鼻孔。降眉间肌从鼻穹窿的顶部上升并插入前额的皮肤中，它负责上拉鼻部和降低额部及鼻根部的横形皱痕。上唇提肌、鼻翼肌、鼻翼部分和降中隔肌可扩大鼻孔，鼻部的横形部分和鼻部的小块收缩肌使鼻孔变窄。降中隔肌向下牵拉鼻。

鼻穹窿由融合的鼻骨组成，以形成角锥形鼻部的上 1/3，鼻骨向头侧发展与额骨连接时已变得较厚，成对的鼻外侧软骨形成鼻部中

1/3的鼻侧壁，并在鼻通气生理方面起重要的作用。纤维组织连接头侧边缘的这些软骨到犁状孔处鼻骨的下表面，下外侧软骨或鼻翼软骨提供鼻尖外形和支架，逗号形软骨压在涡管形区的上外侧软骨上面或疏松地与之交错。一个几乎连续的软骨环借助于鼻翼和鼻棘处的软骨在鼻前庭区形成，中脚依纤维带互相连接于中隔尾部。

鼻尾部1/3可动的部分最好定义为一个叶。鼻小柱是中线结构，它代表鼻最尾端的部分。从尾部看，鼻小柱通常是小叶长度的2倍。鼻翼是鼻孔处的像翅膀样的突出物，由致密的纤维组织组成。鼻孔的基底是鼻孔底部鼻翼软组织的延续，它连接鼻小柱。

鼻前庭是衬以粘膜的腔，与每侧鼻孔相通。鼻前庭内衬以角化的鳞状上皮细胞，具有高度特异的呼吸功能。借助于肌肉的收缩与扩张来帮助控制气流，鼻阈区是鼻腔最狭窄的部分，其上外侧是上外侧软骨的尾部，中部是鼻中隔，下部是犁状孔的底部。

鼻部的血供来自颈内、外动脉系统，外鼻主要是由面动脉、上唇动脉及内眦动脉的终末枝供血；在鼻根部主要是由滑车上和滑车下血管供应；筛前动脉和筛后动脉供应内侧壁和鼻甲的上面。作为眼动脉的终末支，这些动脉在患动脉内血栓形成时导致失明。外侧壁的下部是由蝶腭动脉、颌内动脉的终末支供血。

感觉神经分布来源于动眼神经（Ⅵ）的分支和三叉神经（$\overline{\mathrm{V}}$）的上颌支（V－2）。鼻根部的感觉是由视神经的滑车上和滑车下分支的细小分支支配的。筛前神经的终末支于鼻骨和上外侧软骨之间发出支配鼻梁和鼻尖远端的1/2，鼻的下半部分、鼻小柱、外侧鼻前庭是由眶下孔穿出的眶下神经支配的。

二、早期治疗

烫伤或化学性烧伤以后，并不一定立刻出现畸形。早期治疗要注意保存组织和避免干燥，特别注意保护鼻背薄的皮肤。适当使用磺胺药或磺胺嘧啶银作为常规的抗菌治疗。使用应急性的自体或异种断层皮片移植作为预防性治疗，以避免长时间暴露，导致鼻软骨的干燥。Achanr指出必须特别关注鼻胃插管和鼻气管插管的放置，因为它有可能损害鼻翼组织。谨慎地使用软硅胶导管内固定，可防止鼻腔狭窄。

多数学者同意，在做正式修复前，需要疤痕组织完全成熟。随着时间的推移，典型的烧伤后畸形逐渐形成。挛缩导致鼻翼软骨上升，鼻前庭和鼻孔变大，鼻尖变瘪，还常常伴有上唇畸形，包括垂直距离变短，人中偏斜和唇外翻。由于较强的收缩力的作用，鼻小柱变短，鼻唇角（通常90°～115°）显著改变。

三、常规修复方法的选择

1. 表浅缺损

不涉及真皮层或皮下组织的皮肤纹理和颜色的改变，适合用皮肤表面处理的方法。对于染成杂色或有色素过度沉着斑的平滑表面，使用漂白剂，如4%的Eldoquin Forte和0．05%的维A酸混合液，可能非常有效。纹理特别不整齐的或多孔的皮肤，可以用35%的三氯醋酸（trichloracetic）或苯酚缓冲液做脱皮治疗。沿鼻背起皱的、中度肥大的疤痕带，可用磨皮术整平，然后用硅胶片或浸有可的松的绷带（氟氢缩松，4μg/cm^2）外加压敷盖。使用二氧化碳超脉冲激光擦皮是一种有效的辅助方法。

2. 部分缺失

大的全层缺损最好用全厚皮片移植或局部瓣转移修复。Gonzales－ulloa等人介绍了修复单个“面部美学单位”的概念，Burget和Menick进一步确定了在鼻修复中，将鼻的解剖进一步细分为局部的“亚单位”。更小的表面包括鼻背、鼻尖、鼻翼、鼻侧壁和鼻三角区。通过修复局部亚单位，而不是只修复特定的缺损，边缘处的疤痕最好消除在鼻表面阴暗的谷底和亮的嵴。无论是使用瓣移植或组织移植，颜色和纹理必须与鼻部其余部分的皮肤尽可能一致，以避免出现斑状外观。若修复整个鼻部，颜色要与面部其余部分一致。

对于全层缺损情况，鼻上2/3部分保留了皮下脂肪层和完整的鼻骨架，使用全厚皮肤移植有望取得很好的效果。Gonzales－ulloa测量了可能作为供区的身体各部位的皮肤的不同厚度，然后与鼻部皮肤做比较。在厚度和颜色匹配上最好的部位是耳前区，可取得4cm×5cm以上的全厚皮肤用于覆盖大的鼻缺损。耳前区皮肤的不同厚度，在设计图案时要加以考虑。耳后部耳廓的皮肤可以放在鼻梁上，厚的乳突部位覆盖鼻外侧壁。供区缺损容易封闭。经过一段时间，血管的再生使皮肤表面呈相对正常的粉红色。在最初的1～2年内，使用肉色掩藏剂容易掩饰移植区皮肤轻度的苍白颜色。

虽然鼻背部皮肤薄、可移动、没有汗腺，但大面积烧伤的鼻皮肤挛缩，还是常使鼻梁看起来塌陷、扁平。中线或中线旁前额瓣是覆盖缺损的选择性皮瓣。（图12-2和图12-3），但在大面积烧伤的前额，单独使用额肌/帽状腱膜筋膜层翻转瓣，可能在修复区放置的全厚皮片下放上一块“垫子”。不同类型的局部瓣可用于修复小块缺损。旗状瓣是一个鼻梁上的三角瓣，可转位90°覆盖鼻背的缺损。前鼻背瓣是整个鼻梁的旋转推进瓣，特别用在鼻尖病损区。颊推进瓣，下界沿鼻翼折痕处切开，特别用于鼻外侧壁，直径大于2cm的缺损。鼻唇瓣是修复鼻下1/3部位最常用的局部转移瓣（图12-4）。这一皮瓣血运良好，可提供修复鼻下1/3缺损的衬里，也可从皮下组织蒂上单独掀起用来修复缺损。

3. 鼻尖和鼻翼

在累及口周的严重面部烧伤的情况下，带血管的疤痕组织，可以有效地用来纠正并发的鼻畸形，而对其他情况，疤痕组织可能被丢弃。上基底的叉状瓣，用于鼻双侧裂隙的修复，向前推进加大鼻

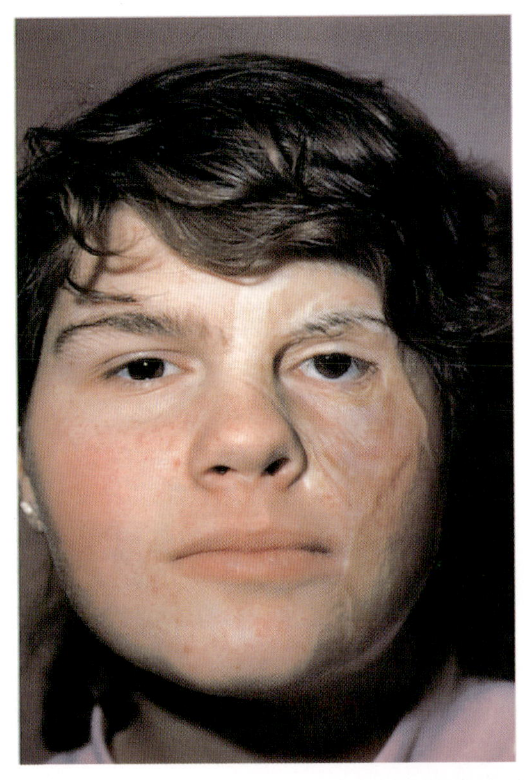
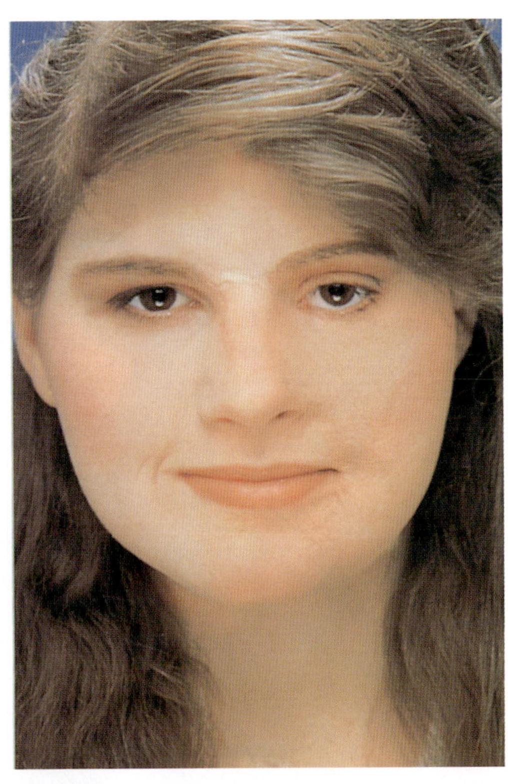
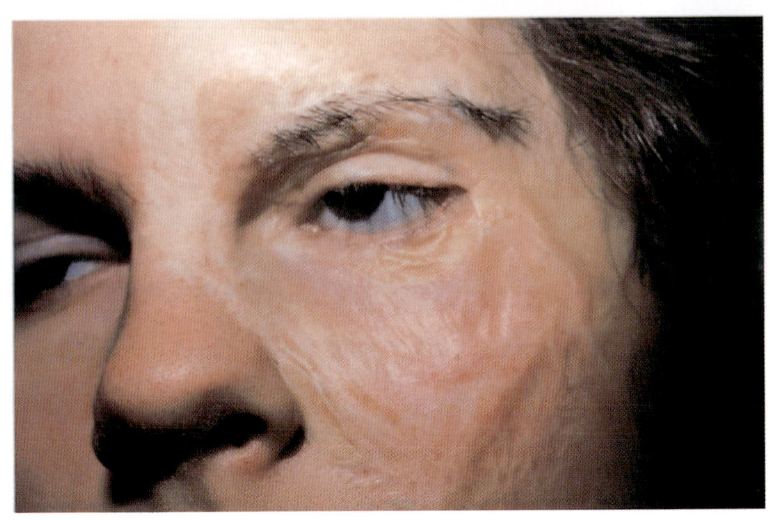
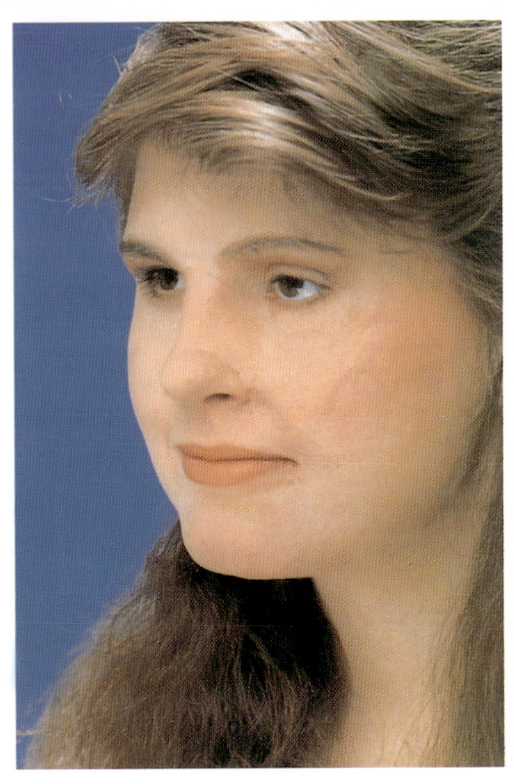
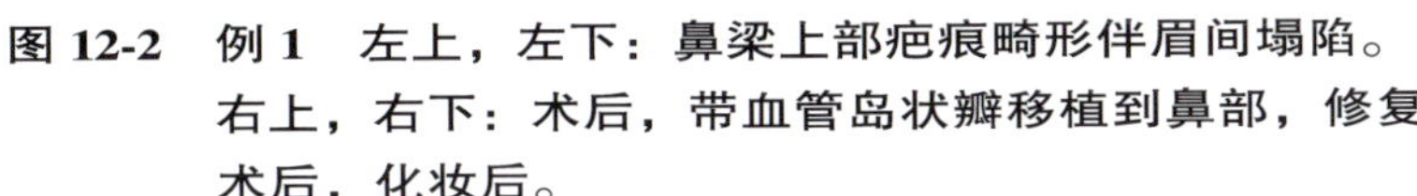

图 12-2　例 1　左上，左下：鼻梁上部疤痕畸形伴眉间塌陷。右上，右下：术后，带血管岛状瓣移植到鼻部，修复术后，化妆后。

小柱的长度和突度（例 3）（图 12-5，图 12-6）。因为最新建立的鼻小柱底能很好地被鼻唇角所掩盖，所以表面粗糙的纹理很容易消除。

鼻翼缘的畸形（鼻孔狭窄），这种类型的烧伤后鼻挛缩，通常应

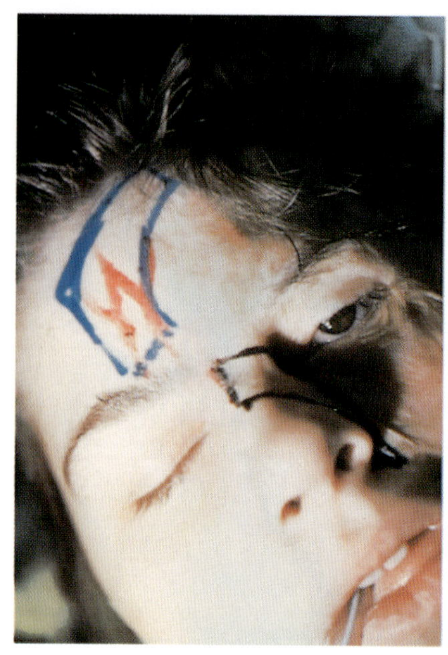
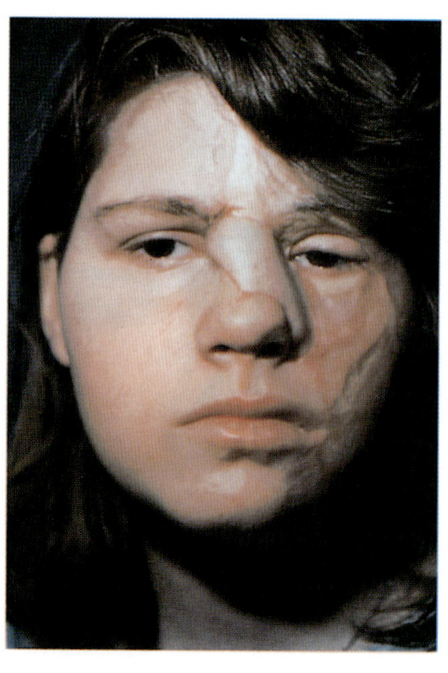

图 12-3　例 1　左：画出带血管前额瓣轮廓。　右：瓣，植入鼻梁。

使用局部组织转位和移植。Feldman 在鼻翼缘上做边缘松弛切口，产生的缺损由鼻唇沟处取镰刀状转位瓣来填充，即使是有疤痕的组织也能使用。他还使用远中鼻背皮肤作为远中为基底的去上皮翻转瓣修复鼻尖。鼻孔较大的楔状缺损可用耳复合瓣和局部翻转瓣相结合来修复（例 3）（图 12-5，图 12-6）。这种双层的软骨皮肤瓣的存活率与所要修复的缺损的大小成反比。耳复合瓣也可用做修复鼻底的“基石”。Orticochea 介绍一种重建鼻翼完全缺损的方法：使用取自鼻尖和对侧鼻翼的复合组织瓣，翻折过鼻中隔来重建患侧的鼻翼。Svedman 将近中颊瓣斜向前推进，消除鼻唇沟的Burrow's 三角；取外侧鼻内壁的粘膜做一“舌形瓣”提供内衬。

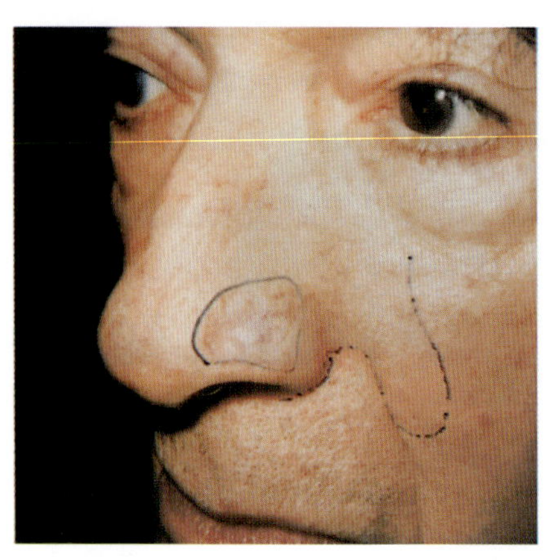
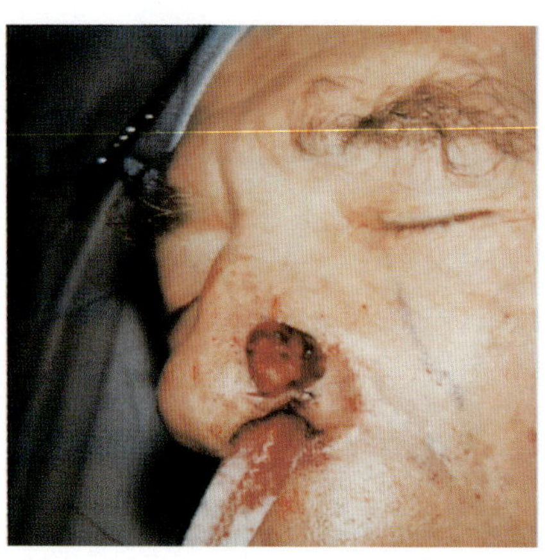
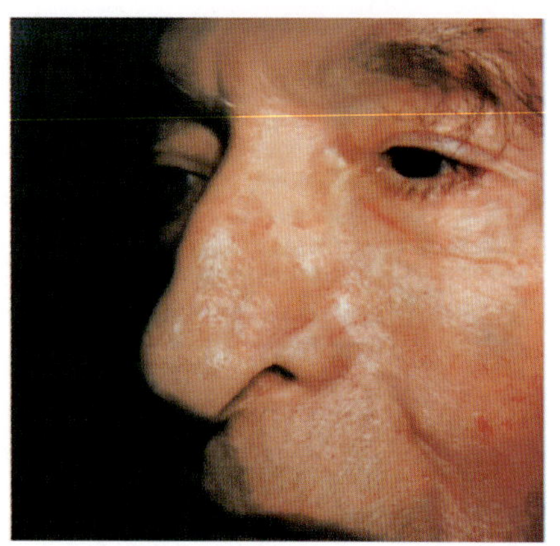

图 12-4　例 2　左：画出覆盖鼻全层缺损的鼻唇瓣轮廓。　中：基底细胞癌切除术后。右：使用断层皮片修复鼻前庭衬里，植入，修复前，移植术后。

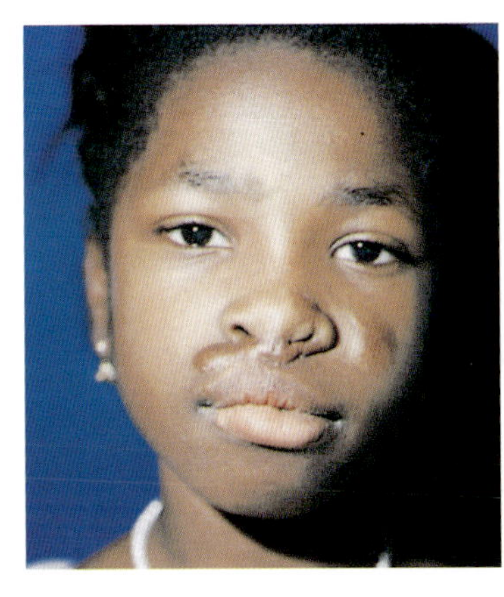

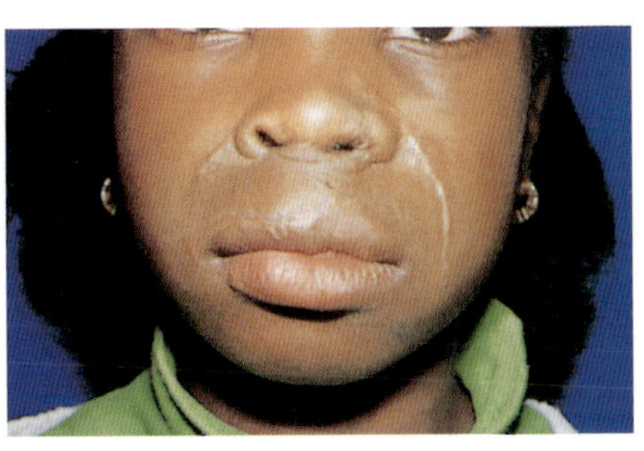

图12-5 例3 一位10岁的交通事故受害者。 左：鼻小柱缩短，左鼻翼缘上有大的裂隙。 右：唇组织瓣加长鼻小柱，术后。

典型的鼻烧伤并不总是伴有鼻腔狭窄，但若存在鼻腔狭窄，则必须予以纠正，以保证正常的鼻呼吸生理功能。小的肉蹼可以用Z字成形术或局部转瓣，由鼻颧部至鼻底。大的缺损需要将皮片沿stent模外翻成圆周状植入，术后长期固位6个月以上（图12-7）。方便的方法是用牙科用弹性聚硅氧烷，围绕一段2~3cm的聚乙烯管塑成形，插入鼻孔以使移植体贴附固位。Nassan和Page报道了一种“双十字”方式内折四个瓣做内衬，与深部瓣形成“W”字缝合。

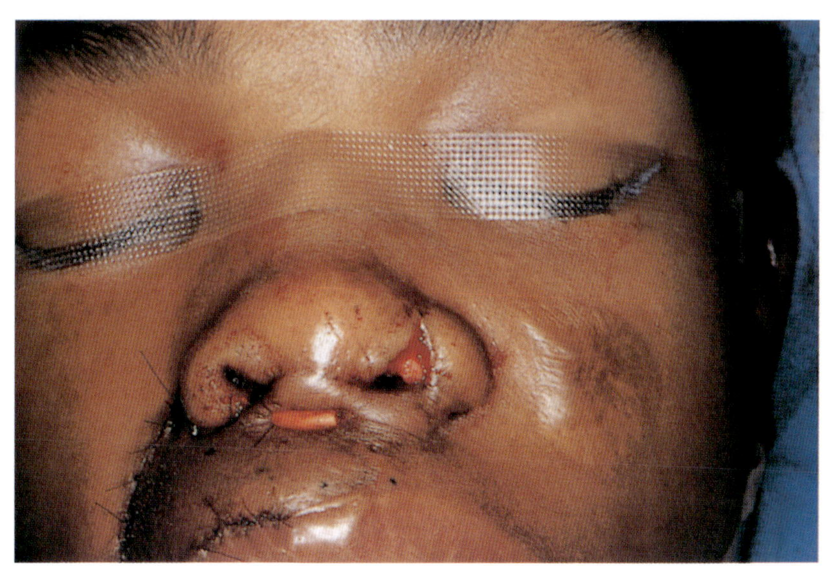

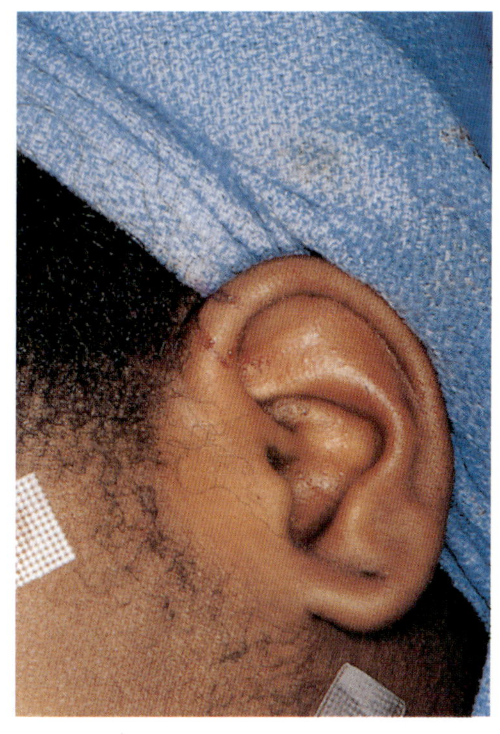

图12-6 例3 左：上部基底的翻转瓣修复鼻前庭衬里。
右：在耳轮尾后画出软骨皮肤复合瓣的轮廓。

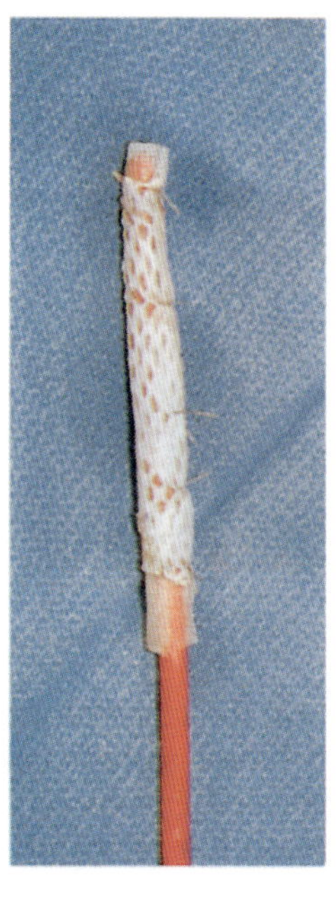

图 12-7　当鼻腔狭窄时，用断层皮片翻转并包绕一红色橡皮导管植入鼻腔。

四、鼻外组织缺损的显微外科美容修复

尽管严重烧伤的鼻表面解剖结构出现怪诞的畸形，鼻深部结构可能完整和未被损坏。单纯的软组织修复足以消除鼻表面畸形。因为鼻的皮肤很薄，选择与鼻皮肤类似的供区受到了限制。为保证鼻外形的完整，应选择特别柔软的移植体，覆盖在鼻梁外侧并折入鼻翼-鼻小柱联合部。较厚的软组织覆盖物，除非经过多次削薄，否则不能达到理想的植入效果。

1. 带蒂前额瓣

(1) 中线或中线旁前额筒状瓣

覆盖鼻外侧表面的理想瓣是中线和中线旁前额瓣（图 12-8 ~ 图 12-10）。皮瓣位于面中部，血运良好，颜色和纹理匹配，因此是全鼻修复或部分修复的理想瓣。

操作技术

去除软组织，暴露鼻骨架以后，将图样转印到前额皮肤上（图 12-9，图 12-10）。使用多普勒探头，仔细探测皮瓣基底部的滑车上动脉的路径。滑车上动脉为瓣的支持动脉。包含滑车上动脉的皮瓣较为安全可靠。但 McCarthy 等人，通过尸体注射实验证实，在面中部，不含滑车上动脉的皮瓣也能安全地移植。

皮瓣从眶上缘1.5cm内，帽状腱肌下层掀起。在这一位置上，用

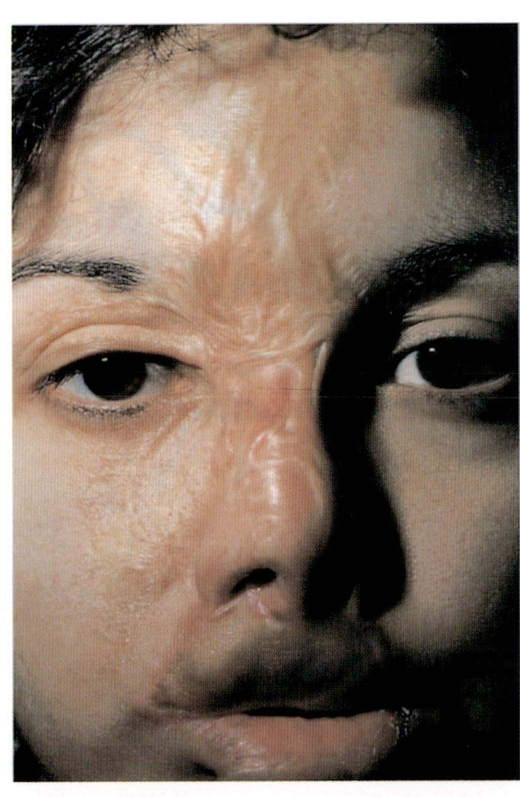

图 12-8 例 4 27 岁女性头部撞伤
上：疤痕带沿前额中部和鼻部扩展。 左下和右：使用从扩张后的前额区取出的带血管岛状瓣修复全鼻，术后。

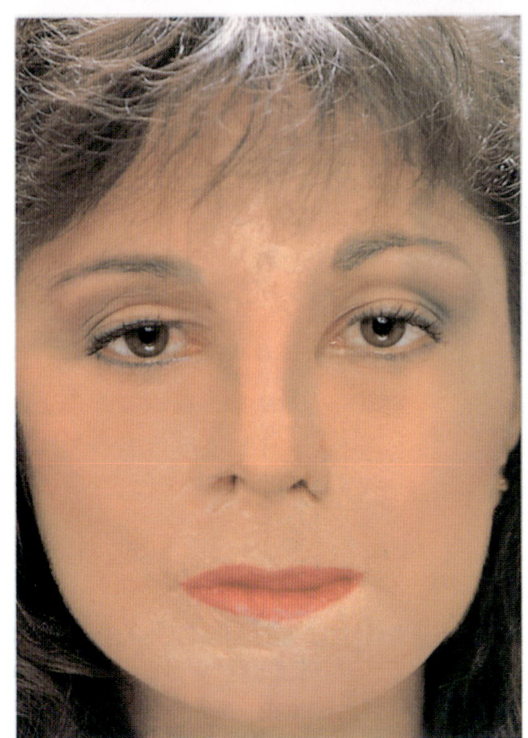

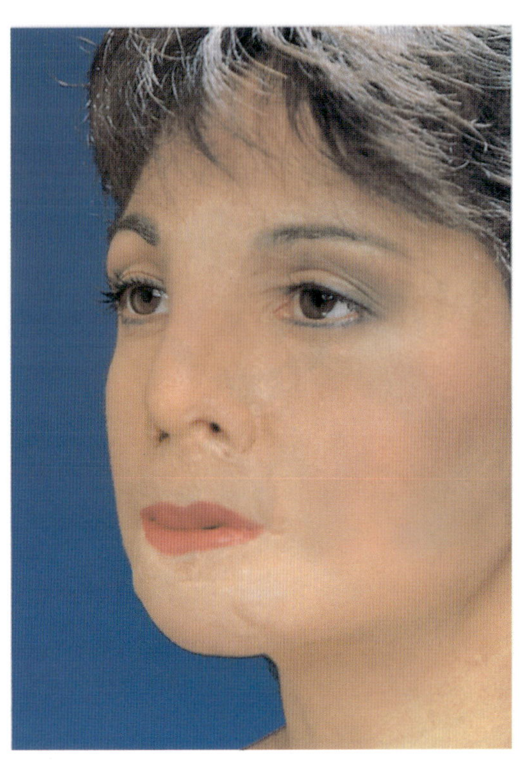

细手术剪仔细解剖滑车上动脉。皮瓣可以在其血管蒂上，旋转 180°到达鼻缺损区，提供一期修复，并作为二期修复的基础。

（2）前额皮肤的预扩张

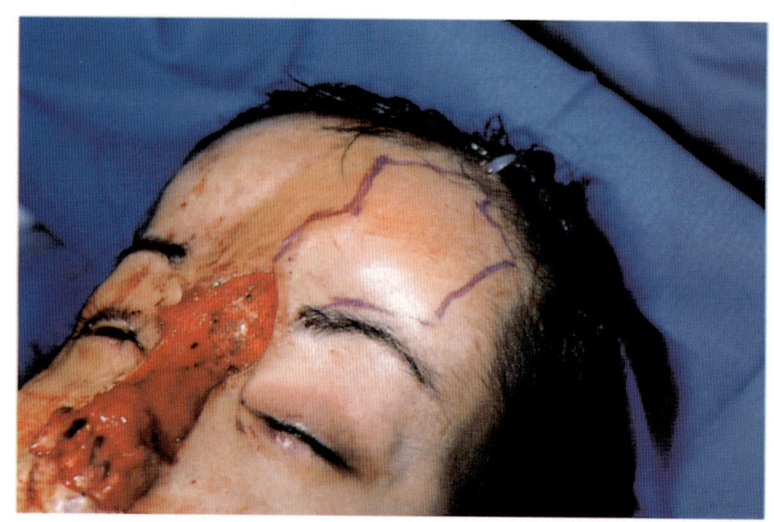

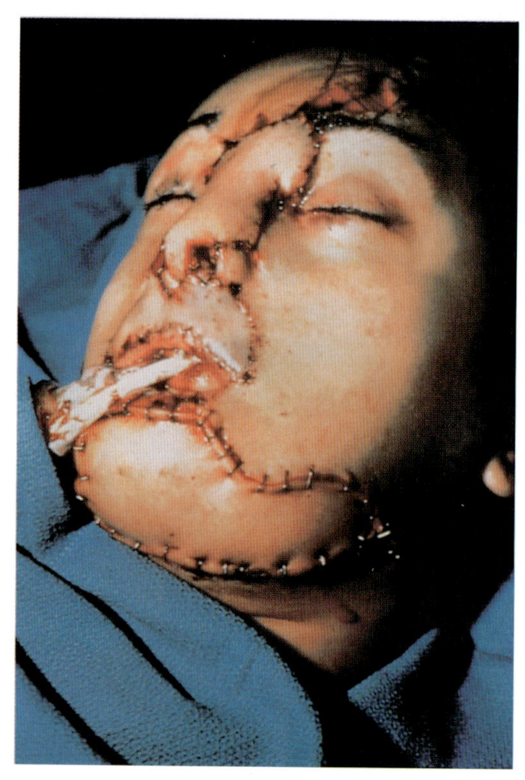

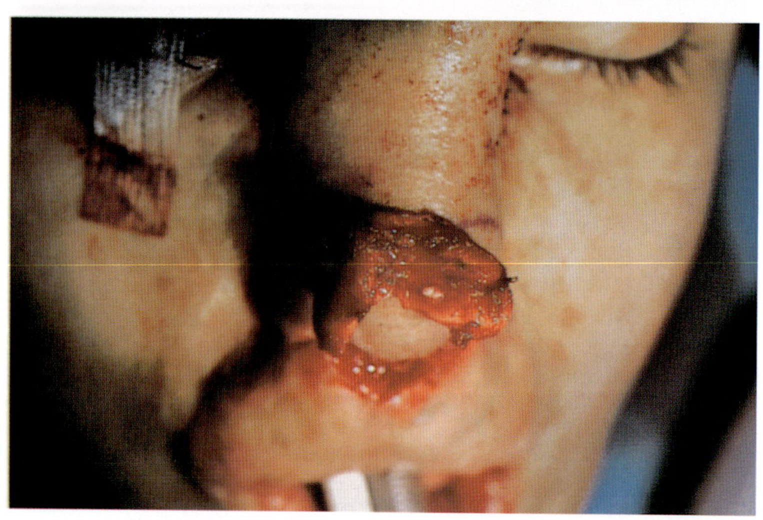

图 12-9 例 4 左上：在前额上画出鼻的图形。前额皮肤已经预扩张，以便皮肤推进闭合创面和使皮瓣变薄。 左下："逗号形"的耳廓软骨移植增高鼻尖。 右：岛状瓣植入超过全鼻范围。

为修复宽大的鼻梁表面，或伸长的垂直表面，包括鼻翼和鼻小柱，预先扩张前额的皮肤达到使皮肤变薄，蒂延长，以及将来直接关闭前额伤口的目的。

操作技术

在帽状腱膜下（额肌下）放置一容积为 100 ~ 250ml 的扩张器，并缓慢扩张 2 ~ 3 个月以上，每次增加 25 ~ 50ml（图 12-9）。然而，很多患者对此有保留意见，因为在前额留有一可见的大包，使他们

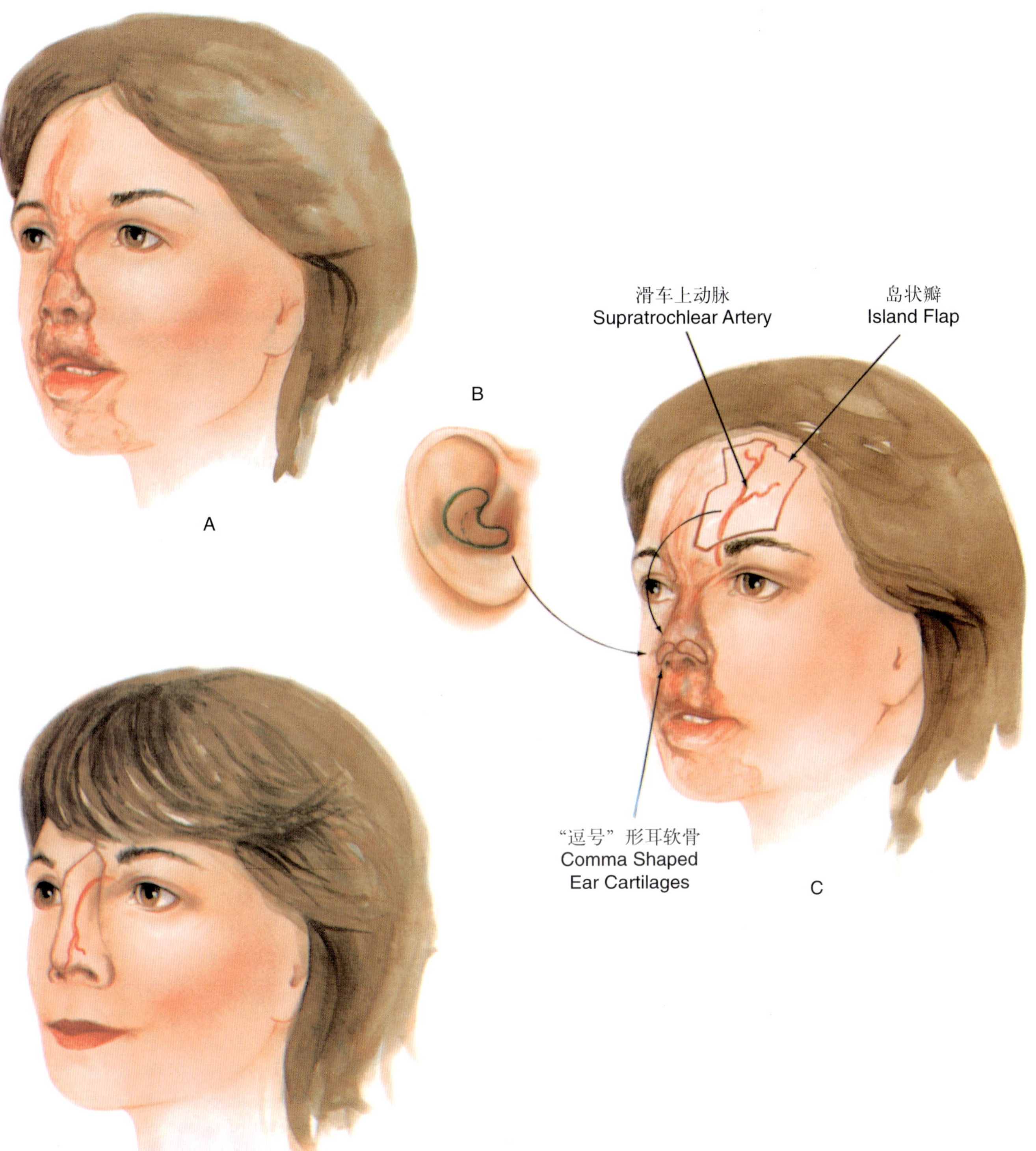

图 12-10　例 4　使用带血管的前额岛状瓣修复全鼻　**A**：鼻的疤痕畸形。　**B**：取耳甲软骨，并分为两"逗点"状软骨，置于鼻尖内。　**C**：滑车上动脉支持的带血管前额瓣的设计。　**D**：岛状瓣转移到外鼻。

感到窘迫难堪。我自己已经成功地应用了术中扩张技术，这一技术是由 Sasaki 提出，并随后发展起来的循环加压技术。每次加压 15 分钟，间隔松弛 5 分钟，以便使前额皮肤再灌注。经过三个周期，前额皮肤被扩张 40% ~ 50%。随后，扩张的皮肤带蒂掀起并转移到鼻部缺损处。尽管没有观察到经短期扩张后胶原或弹性纤维的永外性组织学改变，但周围皮肤的松弛，可以很容易地直接闭合前额的供区缺损。

2. 预成形微血管游离组织移植

当额部皮肤存在严重烧伤或损伤时，远中组织来源的移植，虽非特别理想，但还是适用的。Miller 提出的改良 Tagliacozzi 瓣，臃肿，颜色差，最终断开蒂时需多次钳夹。预成形微血管游离组织移植的优点是可以作为一个美容单位移植，植入时能修剪和塑形，从而避免了阶段性蒂转移造成的慢性水肿。鼻修复的受区血管通常是用颈外动脉系统的分支，通过下颌骨下缘横切口寻找到。较大的血管蒂或静脉移植体，可穿过颊部皮下隧道到达鼻部。替代性的受区血管是不易解剖的面动脉远中分支，如内眦动脉。可通过靠近鼻唇沟的上唇表情肌途径或通过上颊沟粘膜下途径，深入解剖而寻找到。

去除软组织，暴露鼻阈和鼻尖软骨，保留完整的鼻骨架。除了鼻翼缘，三度烧伤畸形很少见到鼻腔内衬缺损。在使用皮瓣覆盖表面之前，应用自体或异体骨移植或从鼻梁处取去上皮的疤痕组织垫高鼻尖或鼻背。

3. 前臂桡侧游离瓣

前臂桡侧瓣是全鼻修复的理想游离瓣（图 12-8）。它薄而柔软，很容易内折模仿鼻翼/鼻小柱形态。在前臂远中设计皮瓣，其蒂的长度可达 8 ~ 10cm，可紧贴颊部皮肤之下穿行到达要吻合的颈部血管，而无需做血管的移植。若需要支持组织，可取远中 1/3 上的桡骨周缘与软组织一起，增亮鼻背。桡骨的骨表面由桡动脉发出的骨膜穿支动脉供血，在下颌骨修复中已有叙述。

操作技术

将鼻的形状倒画在掌正中前臂上，倒置的目的是使供给此瓣血运的桡动脉将来恰好位于同侧的鼻翼底，以便将来的动脉吻合（图 12-11）。蒂的长度应等于或大于从鼻唇沟到颈区内面动脉的距离，以便蒂在皮下隧道穿行。前臂筋膜岛状瓣在其血管蒂上分离出来，血管蒂由桡动脉及其伴行静脉构成（见第 2 章）。向着头部的静脉作为浅表回流静脉与瓣一起提取。若鼻修复中需要垫高鼻背，则取皮岛时还要从远中 1/3 的桡骨上切取 10cm 以上的骨皮质，但不要超过桡骨周缘的 1/3。骨片的营养来自桡动脉的肌、筋膜骨膜穿支动脉。拇屈肌和旋前方肌肌腱套留在骨片上。

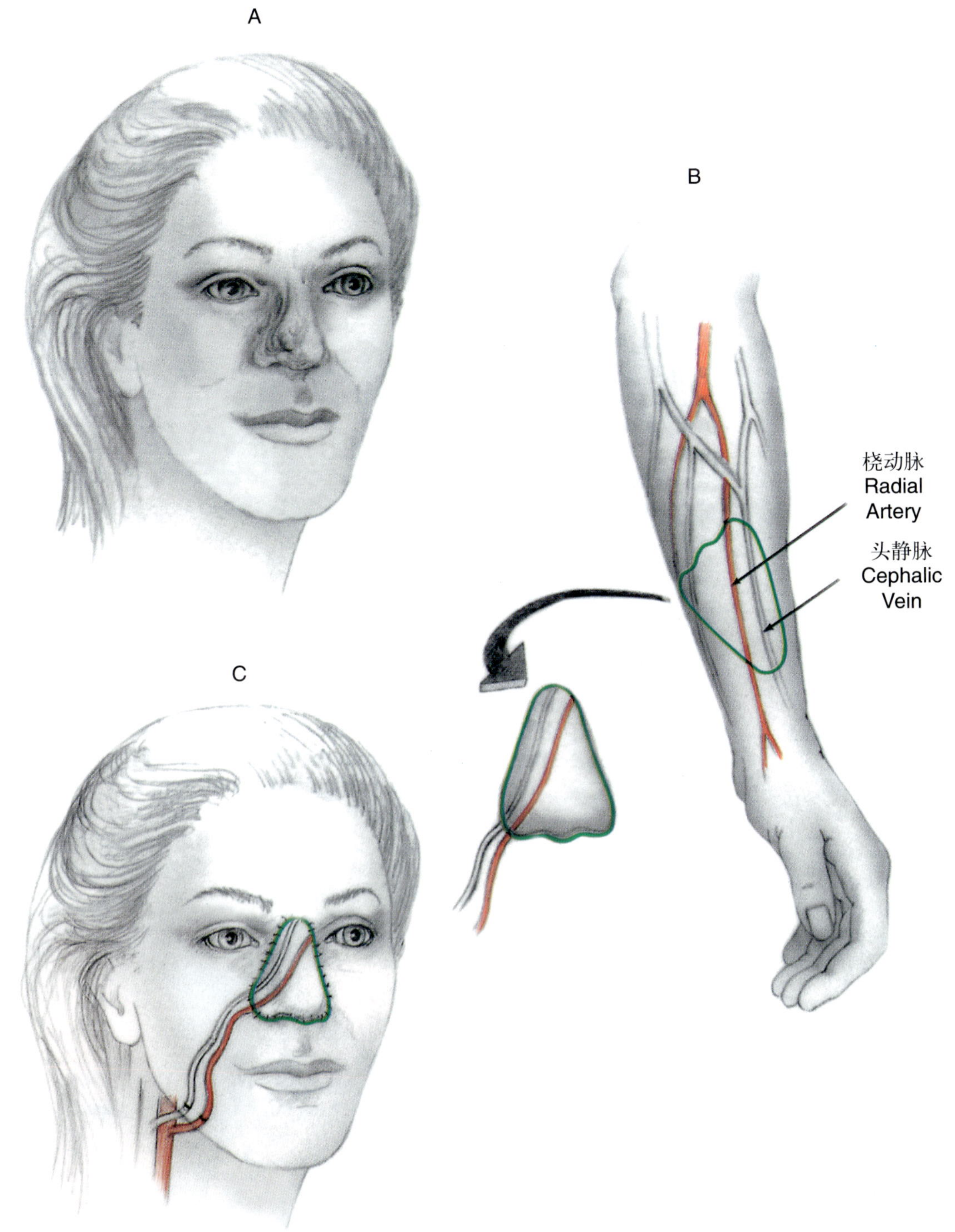

图 12-11　使用前臂桡侧瓣游离移植修复全鼻　A：外鼻软组织缺损。　B：在桡动脉蒂上设计预成形瓣。　C：瓣移植后，通过皮下隧道与颈外动脉系统吻合。

复合瓣移植到鼻骨架上，将“海鸥翅膀样”的瓣底部内折再建鼻翼，将瓣松松植入。血管束在皮下隧道穿行至颈区，经过颈区独立的横向切口，与颈外动脉系统的分支做显微血管吻合。

4. 预制的鼻部美容单位

Baudet 曾经用桡侧前臂区，预制鼻部美容单位（见第 6 章）。在移植前一个月，Baudet 在前臂皮肤上，定出鼻孔和鼻小柱的位置及外形结构，在全鼻重建中用桡骨做鼻背和鼻小柱的支柱。尽管颜色不匹配，但可用肉色掩盖剂掩盖，二期再用锁骨上皮肤移植替代。

5. 足背筋膜皮瓣

足背筋膜皮瓣是鼻表面修复所使用的薄的光洁皮肤的又一来源（图 12-12 和图 12-13）。足背动脉的蒂的长度足以满足到达面动脉的需要，特别是在腿部肌肉系带下向近中扩展解剖以后，此瓣的缺点是从足背解剖组织瓣和血管十分麻烦，并且足背动脉管径相对窄小，特别是在老年人。移植过程中，供区活动受限，穿鞋刺激不舒服，和可能形成腓深神经瘤。偶尔，瓣中包括第二跖骨，作为鼻背支柱的悬梁，固定到鼻根部。

操作技术

应用多普勒探测仪定位足背/第一跖骨动脉，将鼻图形印在在蒂动脉为中心的足背上，顶端朝向远中（图12-13）。全鼻修复时，范围

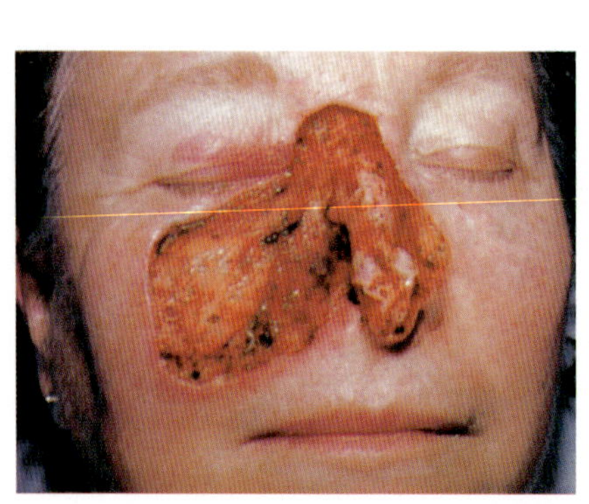
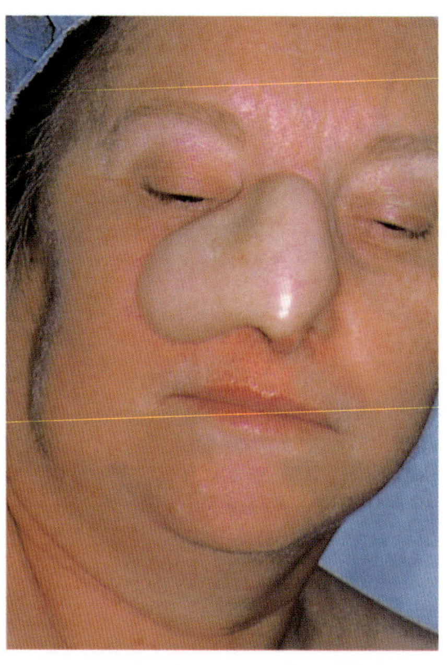
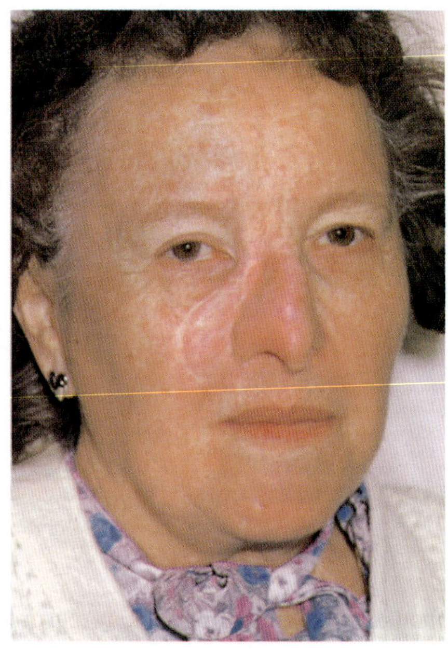

图 12-12 例 5 左：65 岁女性，基底细胞癌 Mohs 式切除术后的鼻缺损。 中：显微足背游离瓣，植入缺损。 右：脱脂和锁骨上皮肤移植术后，使用真皮深部缝合将足背瓣固定到鼻翼底。

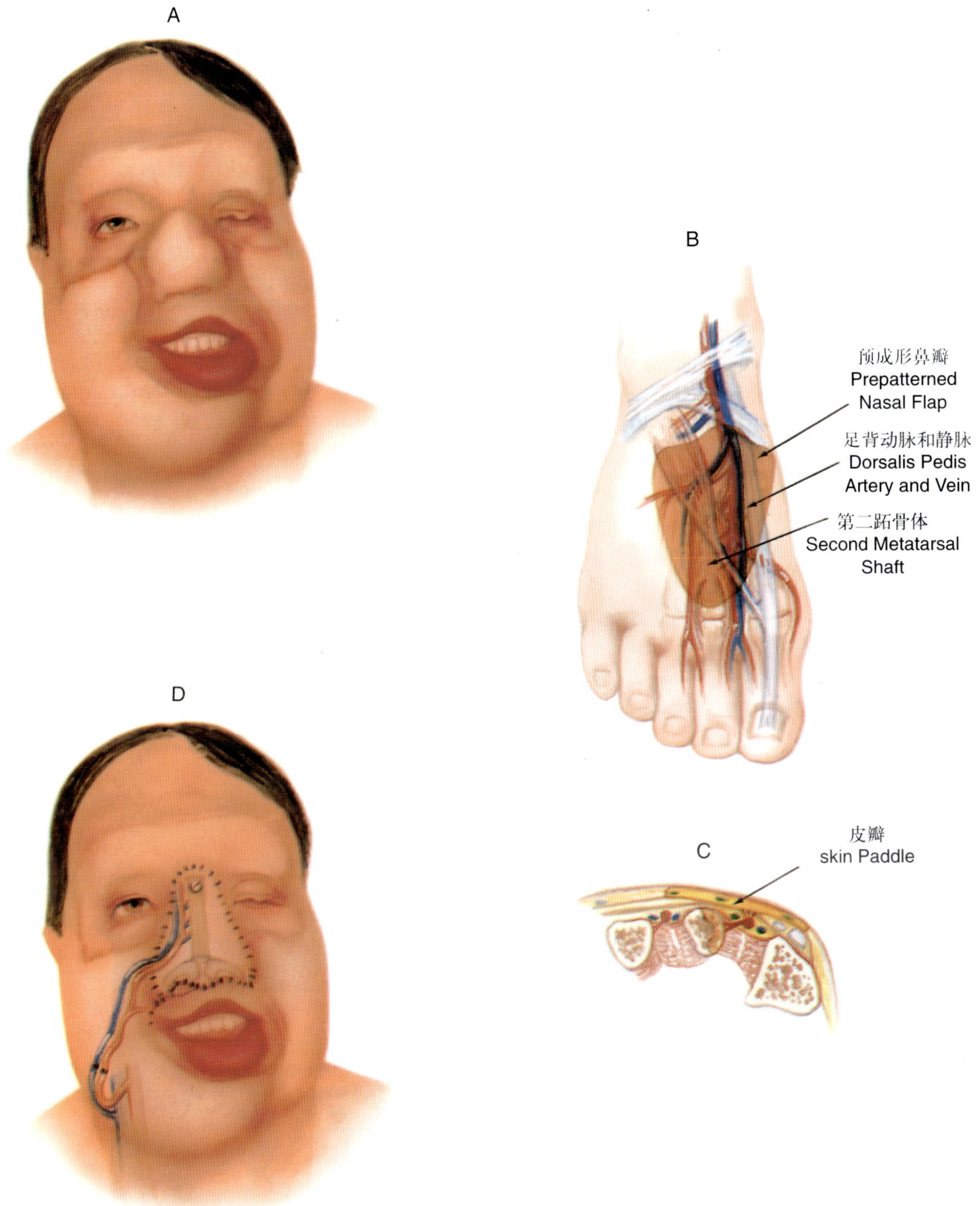

图 12-13 游离微血管足背瓣移植，包括使用第二跖骨干加高鼻梁 **A**：27 岁男子面部爆炸伤。 **B**：以足背动脉为中心设计预成形岛状瓣。 **C**：肌骨膜穿支动脉由第一跖动脉穿骨间肌肉到达第二跖骨干供给骨膜营养。 **D**：骨支梁用螺栓固定到鼻根，鼻结构上用皮瓣覆盖。

从小腿十字韧带，扩展到趾间网状间隙。纵向分开小腿十字韧带以后，解剖足背动脉和伴行静脉，扩展到瓣的远中 1/3 处。腓长神经与蒂一起提起分离，并深埋于腿部肌肉中。整个筋膜皮肤岛状瓣在其血管蒂上断开（见第 2 章）。若需要鼻背支撑，可切取 6～7cm 的第二跖骨干的骨皮质与岛状皮瓣一起移植。肌骨膜穿支动脉从第一跖动脉发出，在其正中侧穿入骨间肌，供应骨膜的营养。在骨间间隙中，解剖第一跖背动脉，并从第一跖骨干上，在其正中侧除去。动脉外侧和之间的肌肉和第二跖骨干要完整保留。可取 1/3 以上的背侧正中皮质做鼻支柱。

预成形的岛状瓣转移到被剥光的鼻骨架上并松松植入。骨支架用螺栓固定到鼻根形成鼻梁支架。复合瓣像海鸥翅膀状的两翼内折，并固定到鼻翼基底。动脉蒂穿过皮下隧道 至颈区并与颈外动脉系统吻合。供区植皮并用加压敷料覆盖。术后，脚踝固定 6～8 周以防压力性骨折。

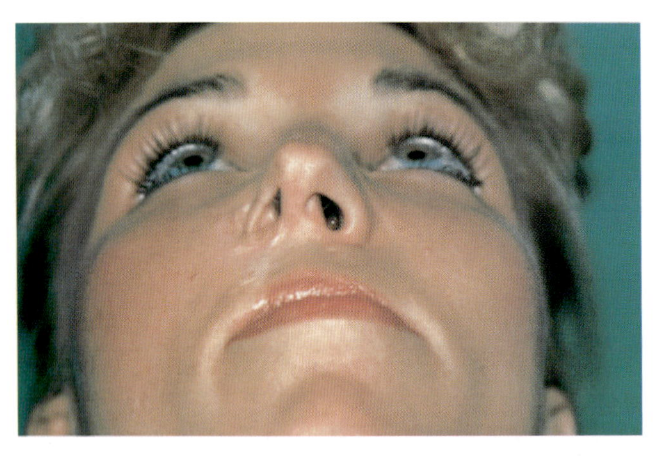
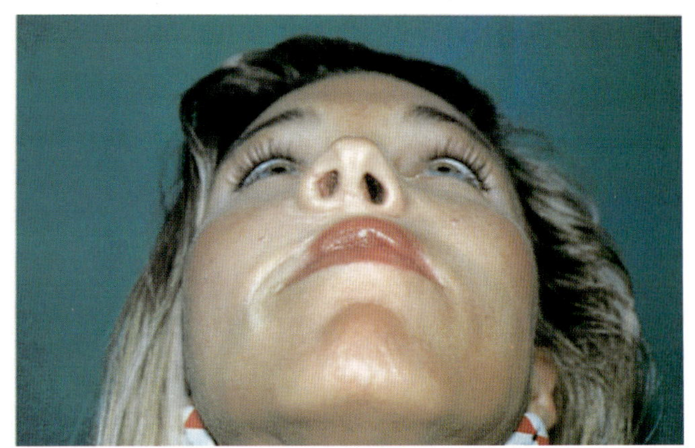
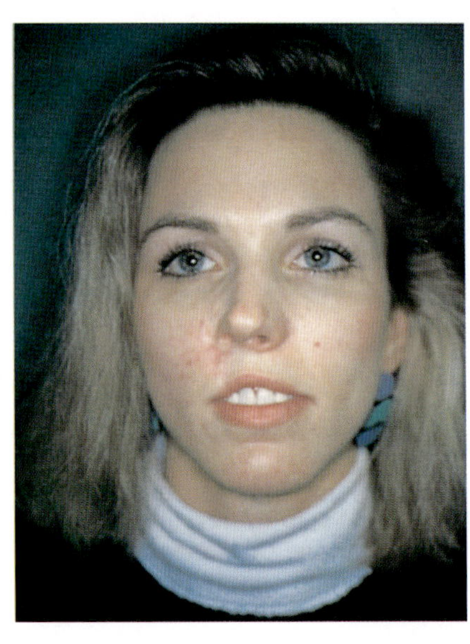
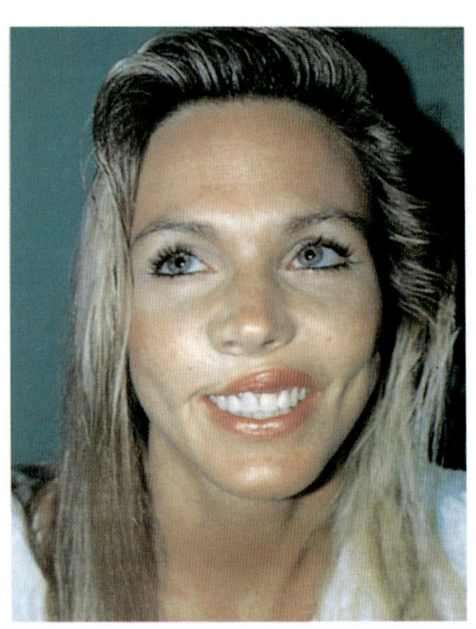

图 12-14 例 6 30 岁女性，激光切除纤维肉瘤后，鼻畸形 左上，左下：结疤和变薄的右侧鼻翼和鼻孔。 右上，右下：取对侧组织，微血管耳转植瓣复术后。

6. 耳后和乳突区游离瓣

蒂动脉是耳后动脉。耳后动脉位于耳道和乳突之间的沟窝内，是颈外动脉系统的分支。切取耳廓软骨及乳突和耳后区皮肤修复鼻翼支撑。修复鼻时，因此瓣蒂较短，常需要移植一段静脉来延长。

7. 耳轮和耳前皮肤复合瓣

另一个很好地用于鼻远中区修复的组织来源是耳轮升支和耳前区皮肤，带延长的移植静脉时可作为游离瓣移植（例5和6）（图12-14～图12-17）。颜色匹配良好，耳轮尾的角度与鼻翼缘相近。很多学者曾报道了用耳前瓣修复鼻尖、鼻翼、鼻小柱和鼻底的成功病例。Pribaz's的尸体注射研究显示，从颞浅动脉发出的1～3个分支动脉提供耳上1/3的血供。逆向解剖颞浅动脉可获得更长的血管蒂，最近研究表明，颞浅动脉伴行静脉无静脉瓣。供区用耳局部组织瓣旋转推进进来闭合。对女性来说，耳前供区易被长卷发掩盖。

操作技术

图形设计既可在同侧，也可在对侧（图12-15，图12-16）。耳轮缘的曲度与所需鼻缘的角度一致。额外的耳前区皮肤可用在鼻外侧壁上。在耳屏1～1.5cm处做面部美容切口，在薄的皮下层解剖颞浅动脉和静脉。颞筋膜（SMAS）与颞浅血管的联系，与耳轮尾内有小

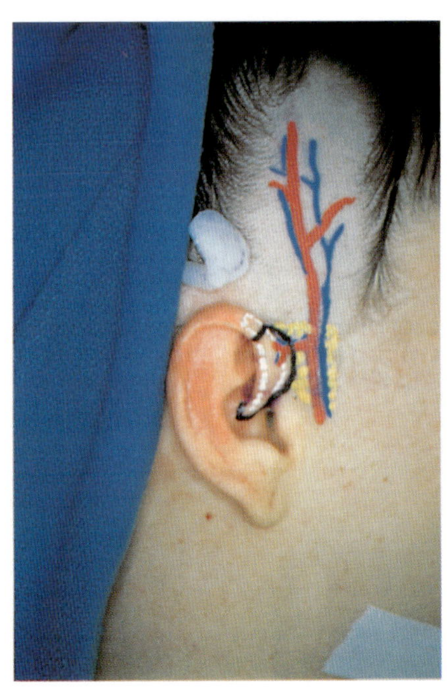

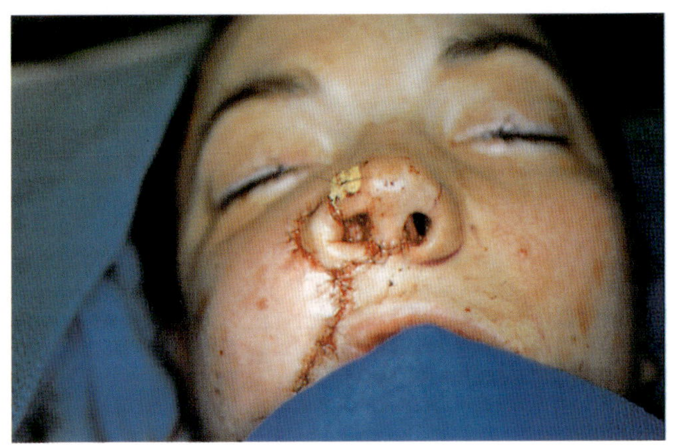

图12-15　例6　左：耳复合组织移植瓣的设计，耳轮升部用来修复鼻翼，耳轮尾部和耳轮脚用来修复鼻孔。　右：刚刚植入后。

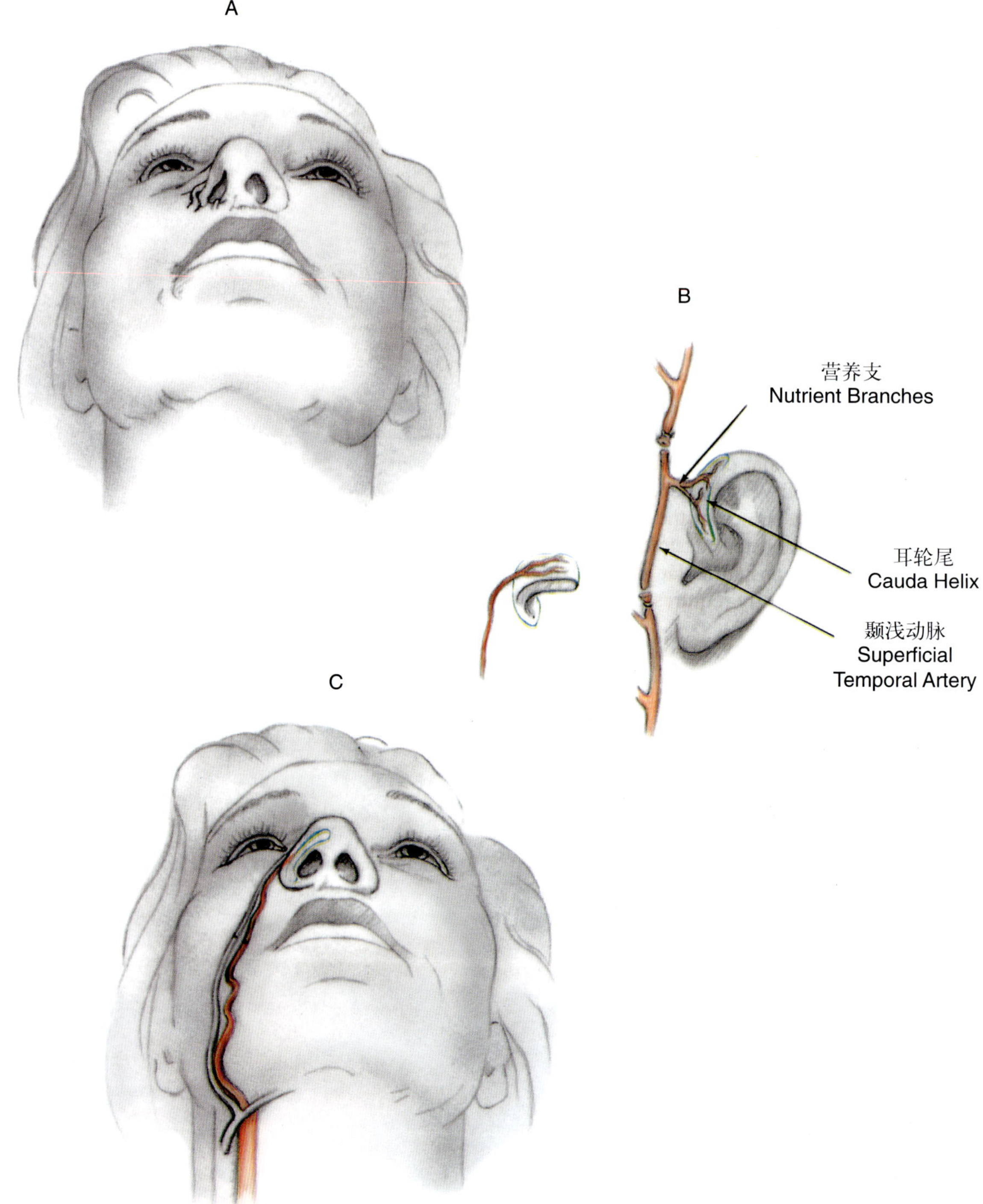

图 12-16 例 6 耳复合组织移植，修复鼻翼和鼻翼底 A：结疤和塌陷的右鼻孔。 B：由颞浅动脉小动脉穿支支持的耳轮缘组织瓣的设计。 C：复合瓣植入鼻翼和鼻翼底，血管蒂经皮下隧道至颈外动脉系统。

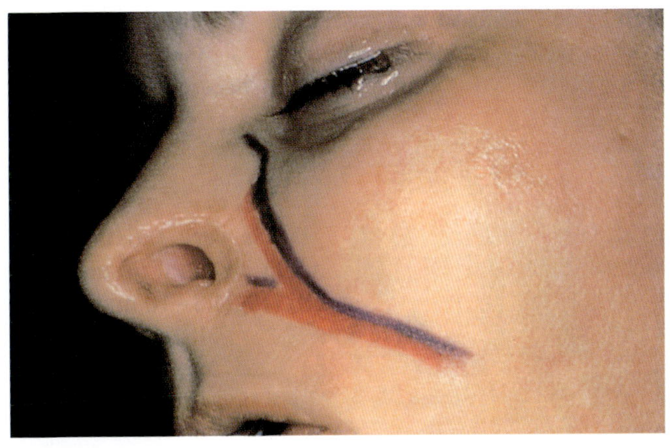

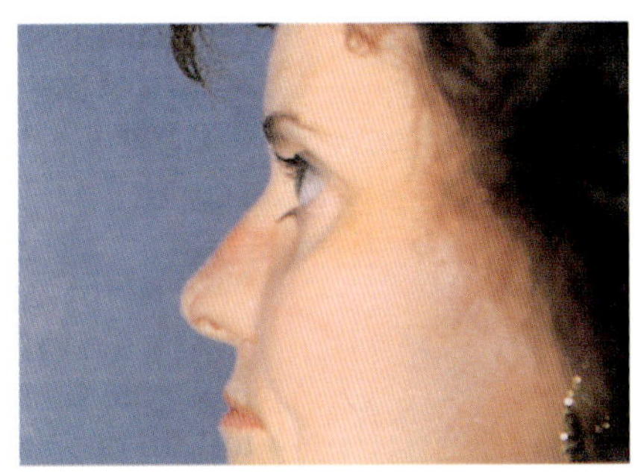

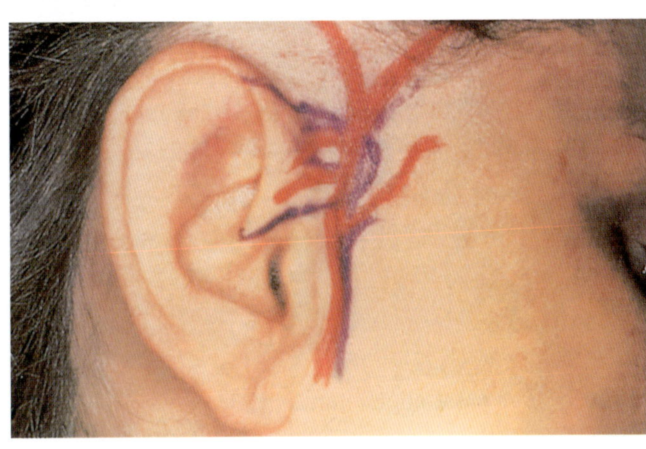

图 12-17 例 7 左：年轻女性肿瘤切除术后，鼻翼侧缘缺损。 右：耳复合游离瓣修复术后。 下：在耳轮尾部设计复合组织瓣。耳轮边缘的曲度与鼻翼侧缘的角度一致。

动脉穿支保留有连续性。耳轮软骨皮肤瓣在其筋膜上断离。结扎颞浅血管以后，将瓣转移至受区。血管即可以直接与耳动脉和面静脉（非常需要技巧）吻合，也可以通过移植静脉吻合到颈区的颈外动脉系统。内折此瓣来模仿鼻孔缘。可将柔软的内置式 Stent 模插入鼻前庭，保留 7～10 天，以保持复合软骨皮移植瓣的理想形状。

8. 颞顶筋膜游离瓣

创伤后，很少发生鼻内衬组织的缺损（枪击伤除外），但它很容易用带断层皮片的筋膜来修复。Upto 介绍了一种鼻内修复的新方法，使用颞顶筋膜瓣折叠并穿过对侧鼻腔，修复一位年轻漂亮的妇女 Wegener's 肉芽肿的面部畸形（见第 18 章）。用断层皮片衬在筋膜瓣的内面。

9. 修复鼻骨架

自体软骨、中隔软骨或耳郭软骨，对于小到中度的鼻背、鼻翼或鼻尖的骨架缺损，可非常有效地垫高鼻部塌陷（图 12-8～图 12-10 和图 12-18）。修复大的骨缺损时，则显组织不足。肋软骨因为折叠后两层肋软骨之间不能粘合而妨碍了使用。Furlan 认为，肋软骨不能折叠是因为保留了肋软骨的软骨膜。经过放疗或化疗的同种异体软骨没有被广泛接受，并且因其无血管形成，以及被纤维包绕妨碍骨融合，使应用受限。Ponti 等人描述了一种双侧肋软骨瓣技术，从鼻外侧壁取得支持组织纠正中度鼻鞍畸形，并恢复鼻阀的呼吸功能。两复合瓣在四方软骨上推进并在软骨中隔的前上缘结合。

取自髂骨或肋骨的骨移植体，提供修复较大的先天性或创伤后鼻鞍畸形所用的骨块（图 12-19，图 12-20）。依我的经验，使用小牙科锉和骨锉细心雕刻可以仿制出鼻背的弓形隆起和中线旁的鼻嵴来垫高鼻背。全鼻修复时，用悬梁或 L 型支柱固定方式固位。然而，使用肋或髂骨修复的最大难题是，有不同程度的吸收，和鼻垫高后不可预计的体积减少及形态的改变。

Tessier 推荐使用颅骨游离移植修复面部缺损。Jackson 等人报道，使用断层颅骨移植修复了 24 例不同类型的鼻畸形。颅骨移植与髂骨和肋骨移植相比，很少被吸收。Smith 和 Abrason 的实验研究表明，兔子的松质骨比软骨内骨更易存活。移植的颅骨一年后仍保持体积不变。相反，移植同等大小的髂骨则损失 75% 的体积。Kusiak 等人指出，移植的松质骨，血管再生的速度大大快于软骨内骨移植体。

不管是使用了松质骨，还是使用了软骨内骨，与深部骨组织刚性固定后减少吸收都是我们所期望的。断层颅骨移植体既可以被剪薄，也可以被堆积得很厚来做修复。Posnial 等人，使用全厚颅骨移植体垫高 26 例晚期鼻部骨缺损病人的鼻梁，供区用邻近部位的断层颅骨移植来修复。切取断层颅骨移植体的供区不需特殊护理，皮下塌陷可在一年内长平。

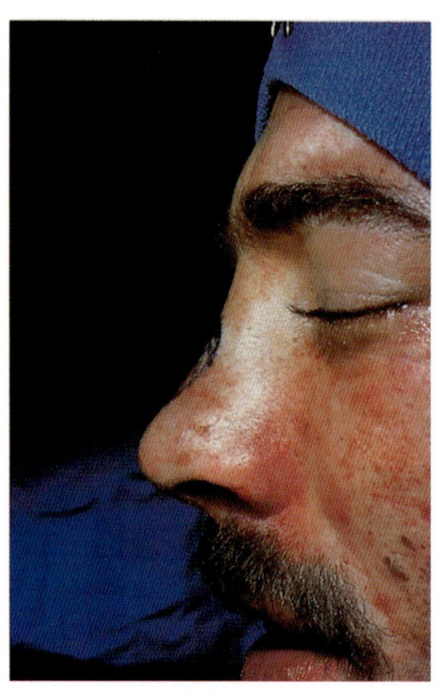

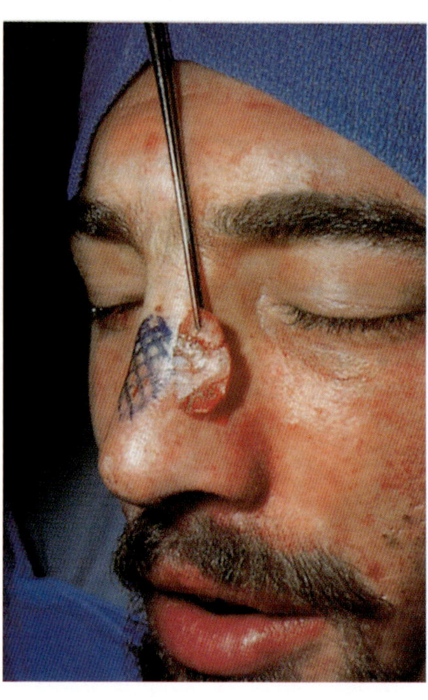

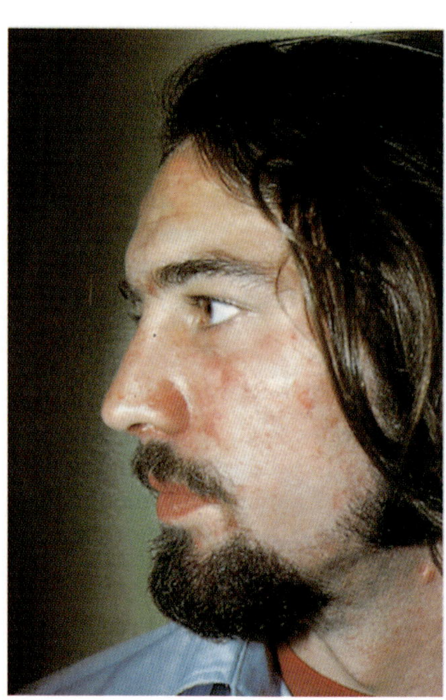

图 12-18　例 8　左：年轻男子，创伤后鼻背中部鞍状塌陷畸形。　中：自体肋软骨移植。右：术后 1 年。

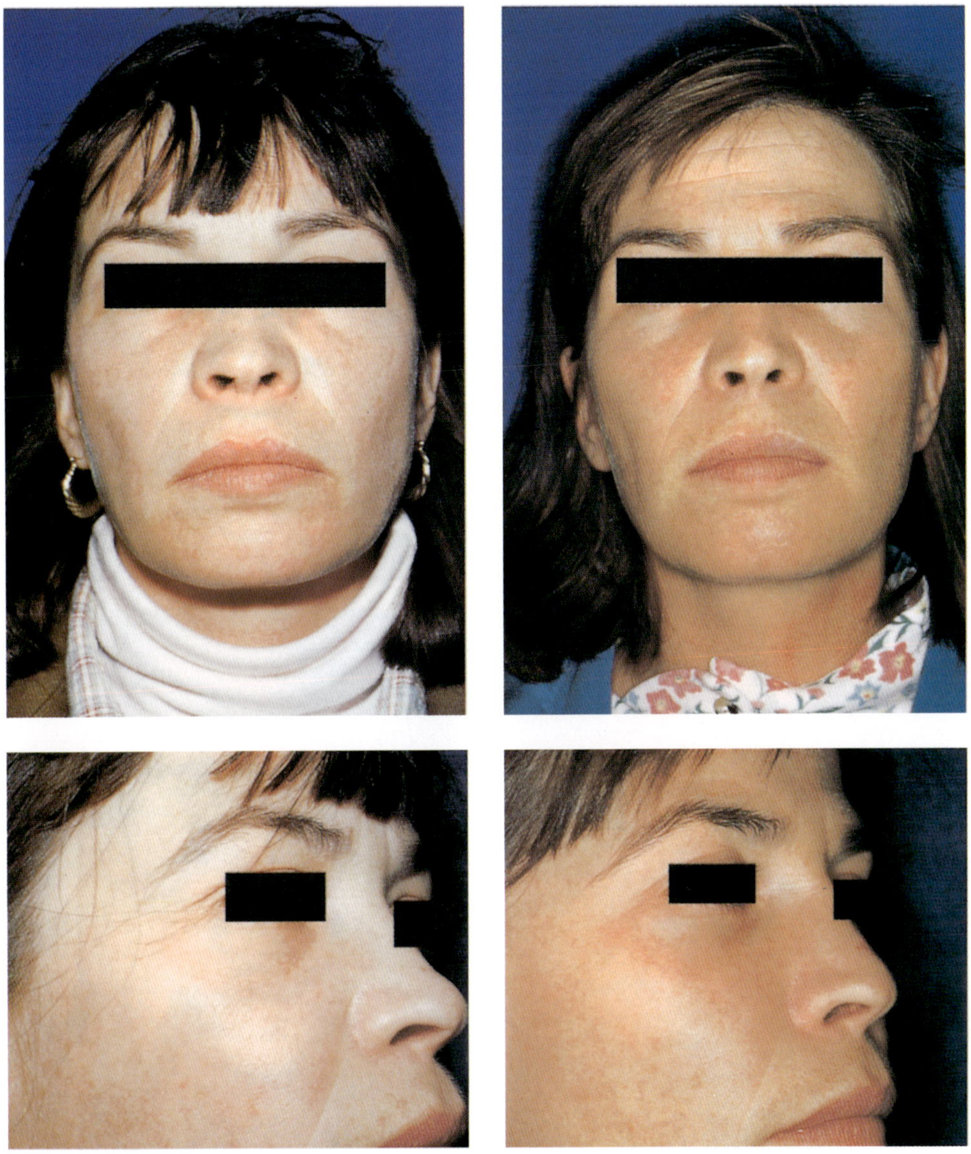

图 12-19　例 9　左上和左下：年轻女性，鼻中隔塌陷后鼻梁明显的鞍状畸形。　右上和右下：骨移植术后 8 个月。

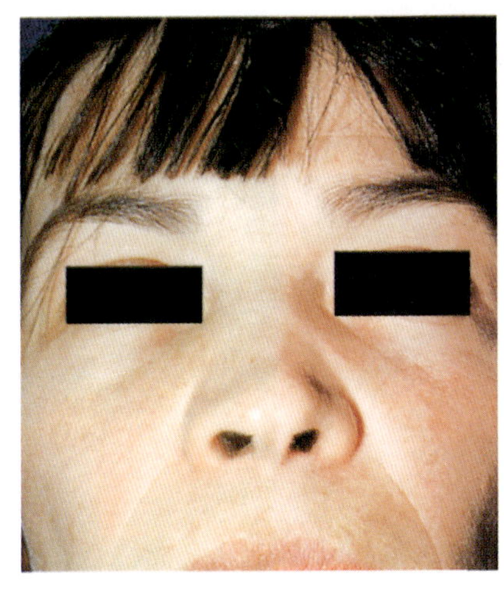

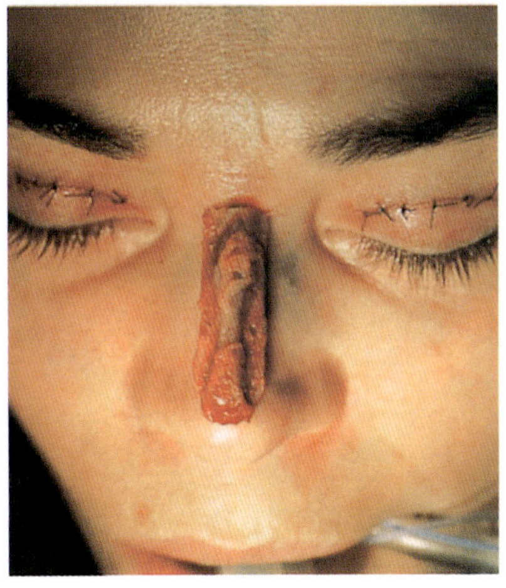

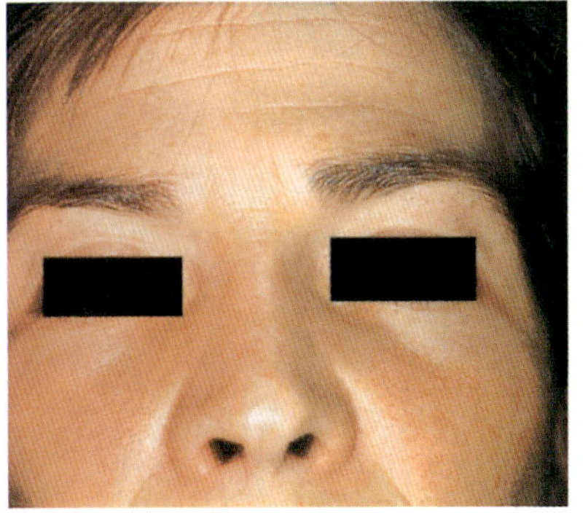

图 12-20　例 9　左：鞍状畸形。　中：按鼻的局部解剖特点雕刻肋骨移植体。　右：隆起的鼻梁。

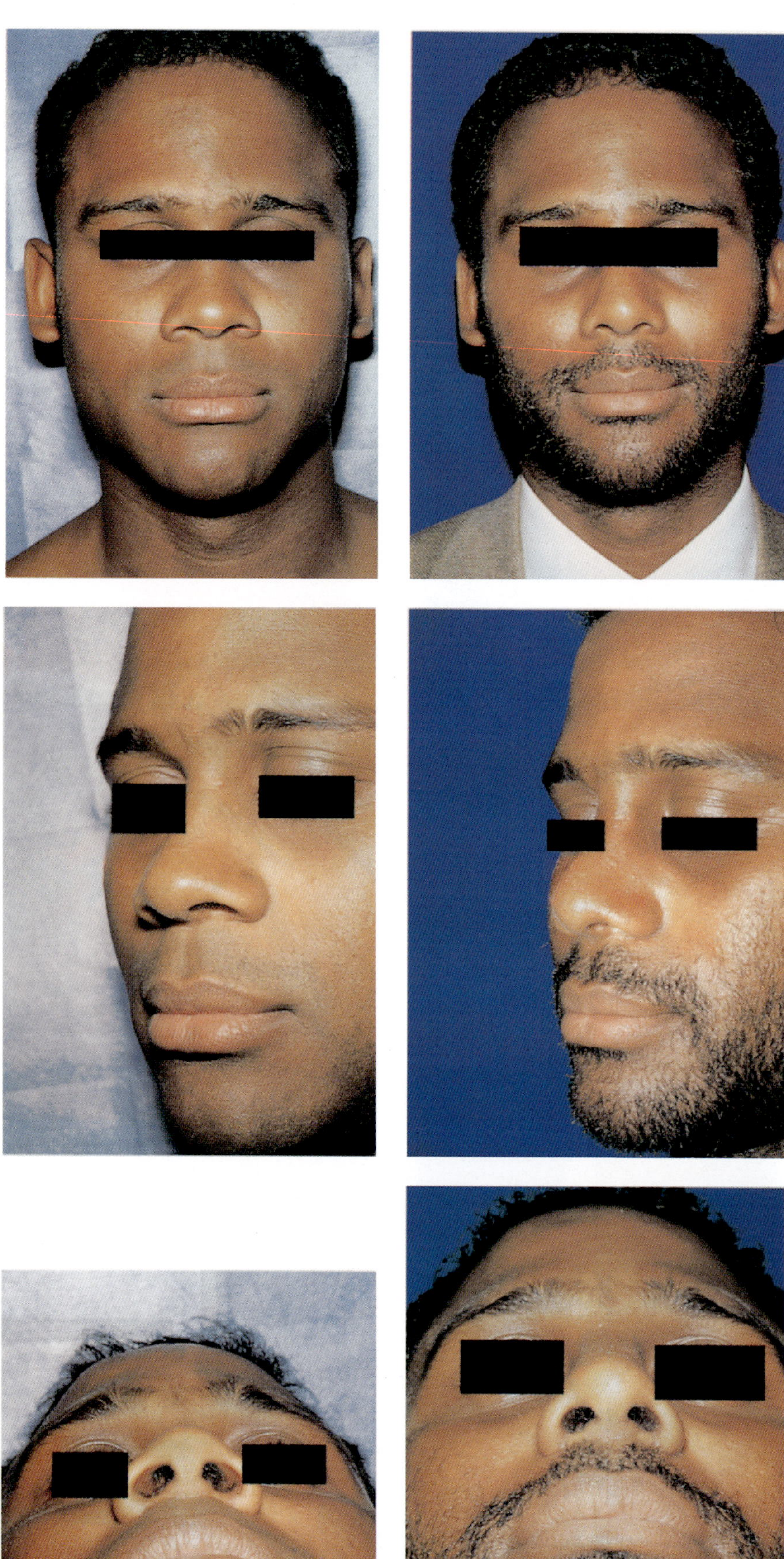

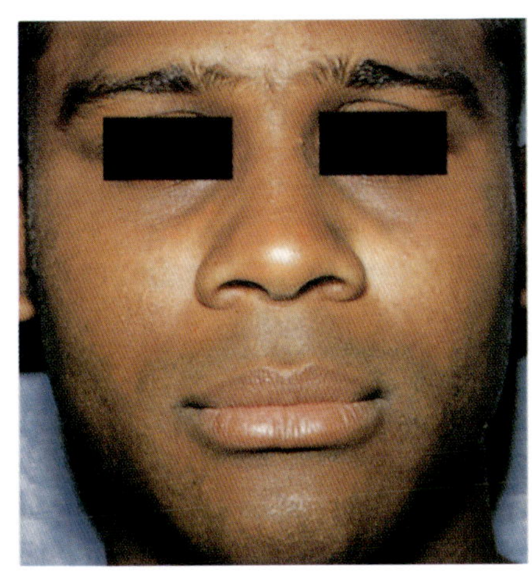

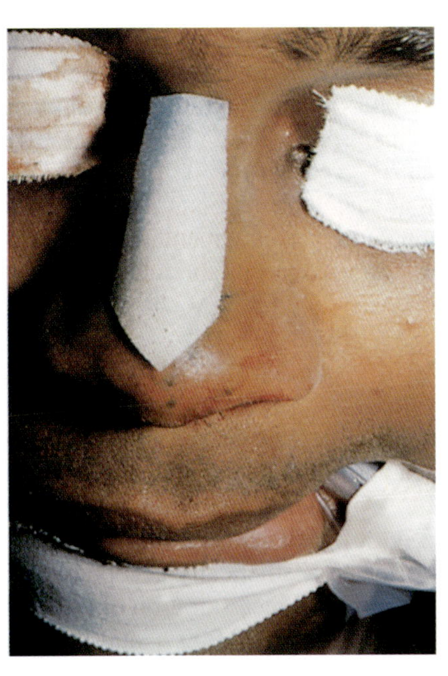

图 12-22 例 10 左：变扁平的鼻梁。 右：将 Porex 片弯成鼻梁的顶。

异质植入体，尽管它在日本和远东地区广泛使用，但仍被许多学者避免使用。因为它们存在较高的移位、感染和外排斥病变发生率。他们包括 Silastic、Mersilene、Supramid 和 Proplast 等人。Waldman 最近报道，在 17 例病人中，使用 2mm 厚的 Goretex 片和促进原纤维形成的聚四氟乙烯（PTFE）做成植入体植入鼻背。这种物质是一种真正的惰性物质，允许在组织内生长和固定。最早于 70 年代初使用，修补血管和疝。类似的多孔物，如 Medpor，加快血管形成，促进软组织内生长和胶原沉积（图 12-21，图 12-22）。现已广泛用于眶修复、面部骨折修复和制作耳的骨架，也广泛用于选择性面部骨组织增强。在 68 例中，加厚颏部（n = 15）、颧骨（n = 11）、鼻背（n = 20）、眶部（n = 19）和颅骨（n = 23）。Golshani 等报道了面部轮廓的自然支持。除有一例颧部植入感染外，全部病例中没有继发骨吸收、植入体移位或植入体暴露的情况发生。制造商将此产品做成厚 0.85mm 和 1.5mm 的薄片，并且很容易用锋利的雕刻刀雕刻。浸入开水后变得有延展性，并可弯成近乎鼻梁的形态。我个人喜欢用薄片塑造鼻梁的形状来垫高算子，而不用现成的植入体。

五、鼻外骨相容性假体

面部广泛的缺损，可能不仅包括鼻缺失，也可包括牙列和腭部（图 12-23）。在身体健康情况不稳定的老年人中，或不愿忍受广泛的

图 12-21 例 10 左上，中，下：年轻的总经理，鼻梁扁平，鼻孔外翻。 右上，中，下：鼻梁 Porex 增高术和鼻孔底 Weir 切除术，术后。

自体鼻重建的病人，艺术性地设计硅橡胶假体并固定到骨相容的钛合金杆上，作为可使人接受的替代方法。1969 年，Branemark 等人报道了在狗的上颌骨和下颌骨上植入纯钛物并成功融合的研究结果。到 1989 年，70 000 名病人共植入 330 000 个牙固位装置，跟踪 10 年以上，成功率达 80% ~ 90%。植入的钛钉紧贴在骨膜下，外周有一薄的糖蛋白层，内被胶原纤维和成骨细胞浸润。3 ~ 4 个月后，暴露出骨相容性固定装置，并将钛固位桥置于皮肤表面之外，以固位义鼻。

六、掩饰性化妆

在术后水肿早期，使用化妆品“重塑”鼻子的外形是非常有用的。眼下部涂用遮盖霜可掩盖住瘀斑。使用肉色无水粉底可消除疤痕，使用修复后的鼻子与脸的其他部分相融合。鼻梁上涂用亮膏，两侧涂轮廓阴影膏，使鼻子变窄。高亮点位于鼻尖，使之看起来增高；暗点位于鼻尖，则看起来鼻尖变平。

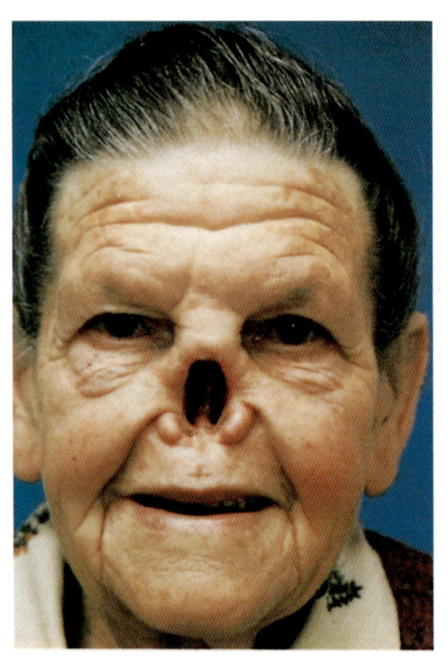

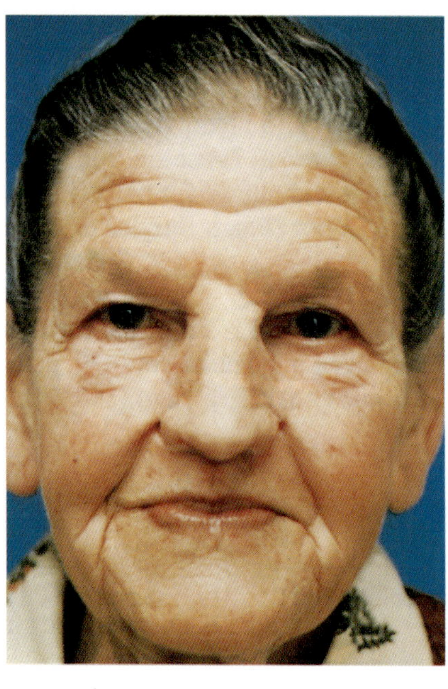

图 12-23　例 11　肿瘤切除术后，用定制的硅橡胶假体修复部分鼻缺损　左：鼻缺损。　右：义鼻固位后。

第 13 章

前额/颅骨重建

前额美容单位包含了 Leonardo's 的经典“面部三分法”的上1/3部分（图 13-1），它从眶下缘垂直向上延伸至前额发际线。一般地讲，眼眉应包括在前额中，但出于临床实践的目的，我们将在别处讨论（见第 14 章）。为完好地重建这一区域，外科医生必须关注前额部的外形轮廓和相邻的固定美容结构（眼眉、颞和发际以上部分）。

前额高度和两侧位置的变化都具有遗传倾向，前额/面部比例的相对变化可以随“低型”发际线或男性老年性秃发而改变。

颅骨，因为它与面部结构的密切关系被认为必须与面部重建的问题放在一起讨论。因容易被头发或假发遮掩，因此对颅骨的美学上的关注，不及面部迫切，但重建外形轮廓和保护颅内含物是极其重要的。

一、外科解剖

一般讲，前额皮肤较下面部皮肤苍白且较厚（图 13-2）。前额皮肤的五层复合组织与头皮相类似：即（a）皮肤，常无毛发；（b）皮下组织，包括血管、神经和脂肪；（c）帽状腱膜，是浅肌腱膜系统（SMAS）的一部分，前连额肌，后接枕肌，覆盖颅顶；（d）腱膜下疏松结缔（蜂窝）组织层，可允许前额部的上三层组织在做表情时

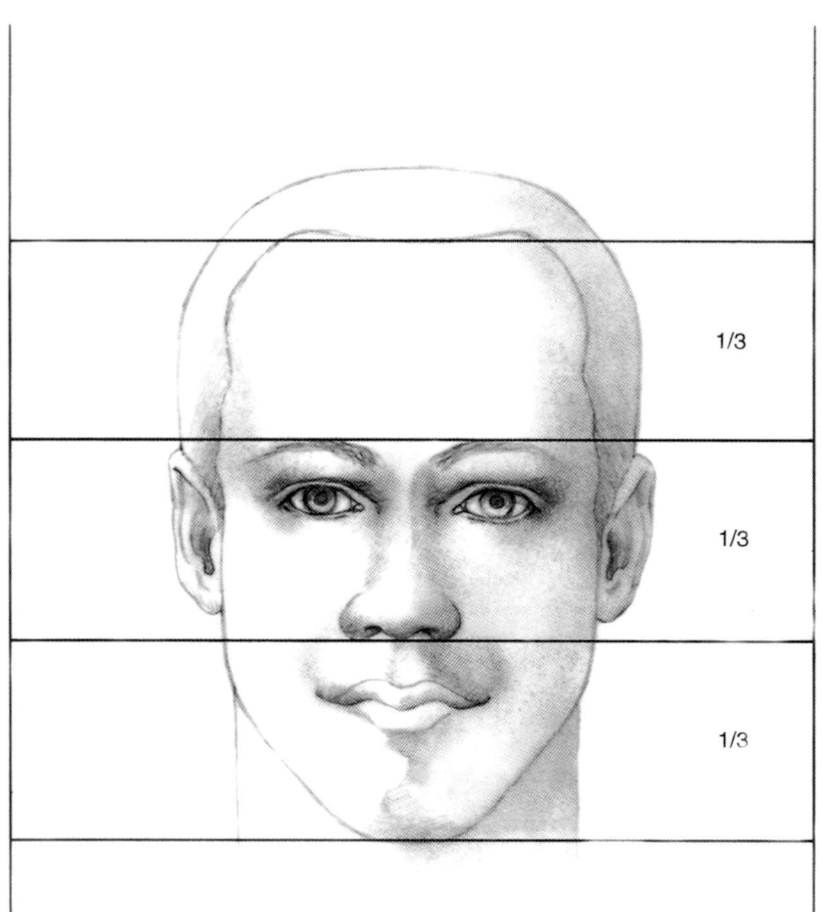

图 13-1 理想的面部“三分法”，前额部占上 1/3

滑动，并有至颅骨外板的血管穿过；（e）颅骨外膜，即颅骨的骨膜。

成对的额骨垂直走行，通过前额并与帽状腱膜连接，由面神经颞支支配。面神经颞支走行于 SMAS 内，越过颧弓和颞区浅面，距眶缘外侧大约一指宽，并在眉上1.5cm 处进入额骨深面。额肌的功能有是提眉和皱额。成对的皱眉肌起于眶内侧缘，附着于额肌和眉的皮肤，其作用是牵引两侧眉向中间收拢并产生眉间的纵行皱纹。

额中部的主要血供源有位于中线旁的眶上动脉和滑车上动脉，两者都是颈内动脉系统的分支。滑车上血管沿眶内侧壁走行进入眼周围肌。眶上动脉出眶上孔，分为浅支和深支，并与颞浅动脉前支和颧眶动脉有侧支吻合。额的感觉神经由三叉神经的眼支分支眶上神经和滑车上神经支配。

“头盖骨”（图 13-3）一词源于希腊语“Calva”，是包绕大脑的颅骨的一部分，它由成对的枕骨、顶骨和额骨组成，它们之间由冠状缝、人字缝和矢状缝分界。其骨膜的血液经由头皮穿支供给，骨的中心部分血供一般相当丰富，近接缝线处血供稀少。两层的颅顶骨平均厚7mm，内层和外层硬，两层中间为较软的松质板障层，呈

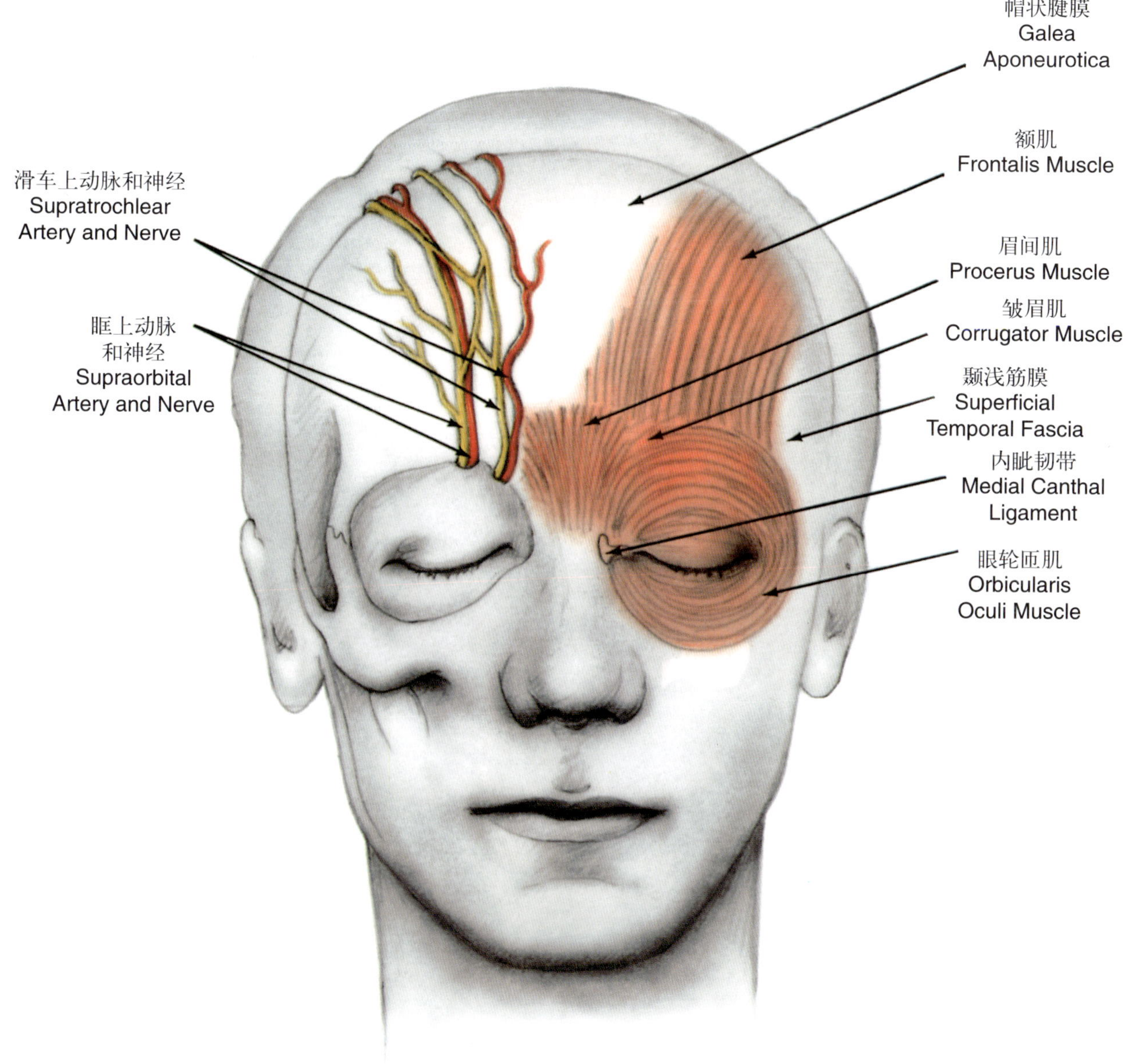

图 13-2 前额的外科解剖

"三明治"结构。深部血供源于脑膜中动脉。

颅/面比例随年龄的变化

出生时，颅与面比较，相对较大且成熟（图 13-4)。7～8 岁时，儿童的颅圆形多于卵圆形，颅/面比例保持相对平衡，直到成年前恒牙列的完成（第三磨牙萌出)。

额窦，位于前额眉间区，处于额骨内外层之间。从一侧到另一侧的大小有相对的变化，它们被薄的中隔分开。幼儿时开始通气，5～6 岁时，变成 X 光片透光区，10～12 岁达到成年人大小。额窦在人群中有4%的人缺如,另有4%的人退化。通过额鼻管进入鼻腔的

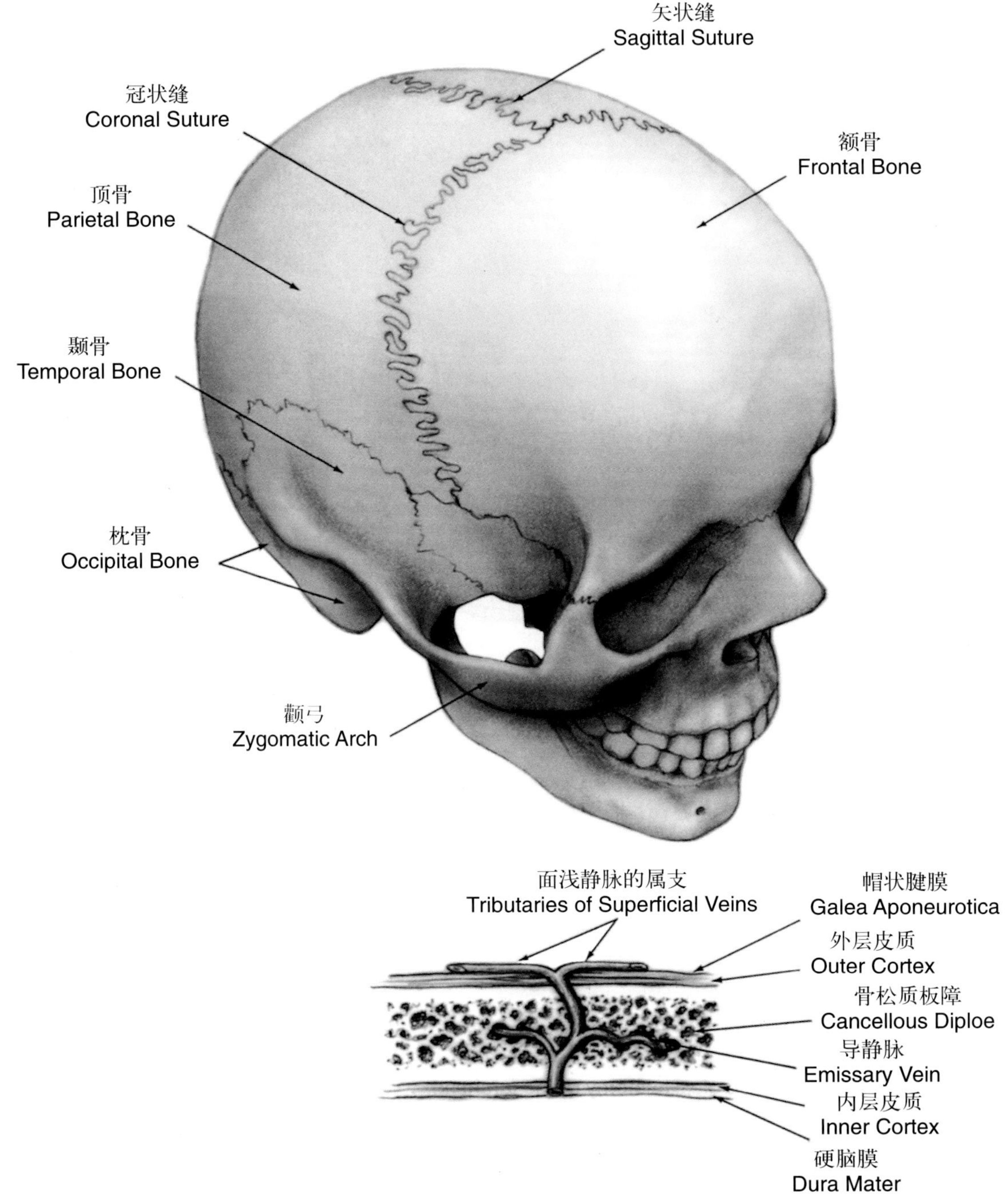

图 13-3 颅的解剖 插图：颅骨的层次。板障的供血动脉是脑膜中动脉，经板障静脉引流。

前中鼻道引流。

二、早期治疗

额部损伤的早期一般采取保守治疗。因为皮肤较厚，所以即使在非全厚深度的烧伤的情况下也常常发生满意的上层再生。表浅扩创术在知道暂时性断层皮片移植物最后需要用较厚的、颜色与前额组织很好匹配的组织替代之后的 10 ~ 12 天时进行较为合适。

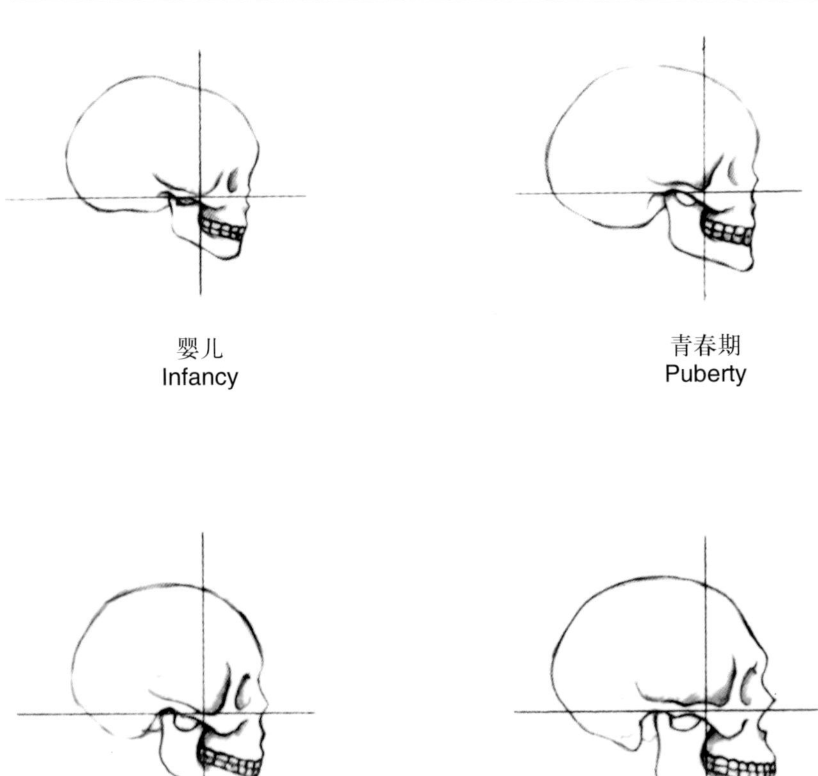

图 13-4　颅/面发育与年龄的关系

额窦区的损伤必须给予特别的关注，特别是钝伤或贯穿伤。应用多层面X线断层照相术和CT检查，可很好地检查额鼻道的骨变形或骨折。前壁的非移动性骨折常予以保守治疗：观察和使用预防性抗生素。若有骨病变或额鼻道阻塞的迹象，应通过双侧冠状切口探查证实，除去骨折碎片或固定复位。如果发生额鼻道阻塞的情况，Luce建议通过内置导管与口腔建立初步引流2周。额鼻道损伤的鉴别诊断失误可导致粘液囊肿、脓肿或眼眶蜂窝织炎等后遗症。一侧窦腔损伤可通过去除分隔窦腔的窦间隔形成对侧通道引流来增加引流。若双侧通道撕裂或后板骨折，应考虑切除额窦。细致地去除粘膜，额鼻道用自体组织填塞。额窦的腔隙将用松质骨重建。

若伴有不间断的CSF（脑脊液）鼻漏，需要在神经外科医生的协助下探查。骨折移位的后板应提起或去除，并用自体筋膜或颅骨膜移植体来重建硬脑膜。严重颅盖创伤的早期处理应与神经外科医生合作进行。CT扫描能提供关于颅骨及颅内容的信息。明显的塌陷性骨折必须复位或牵引。CSF漏应纠正。在颅骨膜完整的情况下，可用断层皮片移植暂时性覆盖，虽然它不适合用于后期重建或颅成形术。在深部热或电灼伤或伴有骨膜裸露的撕裂伤的情况下，传统的外科治疗方法是采用建立骨营养来形成肉芽组织以便随后进行移植。这种方法延长伤口愈合时间，延误二期重建。更为积极的治疗方法是早期去除坏死的软组织而不必切除骨组织，随后立即用血运良好的带血管瓣覆盖。Worthen 使用这种方法覆盖头皮烧伤后脱水的骨组织，并钻了许多孔来进行活检，结果发现以前坏死的骨组织活力恢复了。Hunt 等人对于早期切除和即刻瓣覆盖的推论是，使用逐步骨扩创术治疗的损伤，50%以上会引发败血症。

对于已有骨髓炎的颅骨，实验研究建议使用游离的肌瓣。血运良好的带血管的背阔肌作为游离瓣移植，一次移植可覆盖头皮的2/3。用断层皮肤移植物覆盖代替皮岛移植，可降低臃肿并与颅骨的凸面形状一致。对于较小的缺损，可用由颞浅动脉分支供血的、带血管带毛发的头皮岛，带蒂或游离转移。大网膜与以往报道的游离瓣移植不同，可覆盖整个头皮，但需要剖腹手术来解剖供体区。其他可用于游离移植的薄的带血管组织是桡骨前臂和腹股沟。

三、前额重建的常规方案

1. 局部瓣

小的缺损可通过切除，通过组织移位或局部 Linberg 型瓣转位来闭合伤口。疤痕最好在额部深横纹处水平走行，或在眉间纵纹处垂直走行。皮瓣厚度应与前额皮肤一致，生长中力的方向应安排适当，以避免眉或发际的不对称。

中等缺损适合用大的旋转推进瓣。帽状腱膜划线并在后方切开来增加瓣的长度。Juri 等人描述了上行性颊部旋转瓣穿过眉旁隧道的应用。Borah 和 Chick 应用由颞浅动脉后支支配的大的头皮岛状瓣转移修复前额上或发际的缺损。瓣的下层一半要在真皮层剥离和移植，以接近无毛发的前额皮肤。

2. 组织扩张

Coleman 曾使用经扩张的侧面的额部来覆盖额部中间的皮肤缺损。Iwahira 和 Murnyama 曾报道一组用由眶上血管束支配的经扩张的正中——侧面前额瓣重建半侧额部的病例。我们将经扩张后的组织瓣称做“船瓣”，因为它们像航行中的帆船一样，逐步展开覆盖整个前额部，皮肤的颜色和组织结构也相同。许多作者都扩张额部正中皮肤为全鼻重建做准备，然后增大和减薄设计好的美观的鼻部，并有利于供体区的闭合。Sasaki 曾使用即刻组织扩张术来获得 1～2.5cm的皮肤余量来闭合大的前额缺损。我们在术中使用这一技术扩张额部皮肤重建鼻部（见第 12 章）。这一方法能够直接缝合额部正中的浅表缺损，并避免面部留有大的圆形创面 3～4 个月而造成患者的难堪。

3. 皮片移植

Feldman 曾令人信服地描述了“单片”修复整个额部，包括发际、眼眉上及鼻根中部。厚断层皮肤移植片由远处的供体区取得，并直接植于颅骨膜。从以前取过移植体的部位取皮片就可获得颜色苍白的肤色。受区的切口沿眉和发际的毛干斜向切开。单片技术虽然可以避免缝线伤痕，但其缺点除了颜色不匹配以外，还有塌陷、肥厚、额部外表呆板。事实上，断层头皮瓣可以提供更协调的肤色，但作为“一块大的单一皮片”就不可能取得此种效果。

四、大面积前额缺损的美容显微外科修复

1. 游离的肩胛瓣

对于大面积的前额缺损，特别是颅骨膜缺损时，预先设计好外

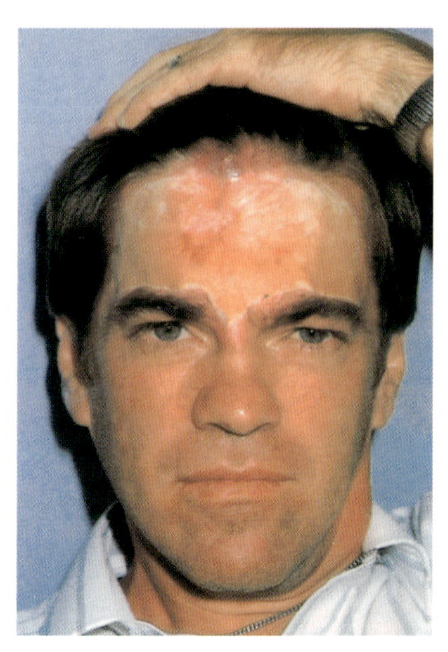

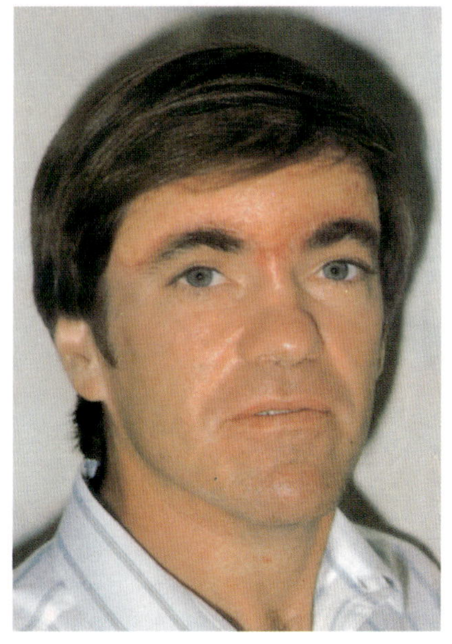

图 13-5　例 1　26 岁男子以前患有整个前额部动静脉畸形，应用断层皮片移植　左：皮肤变薄、变亮，前额中心部 AV 畸形复发。　右：术后，预成形肩胛瓣修复术后。

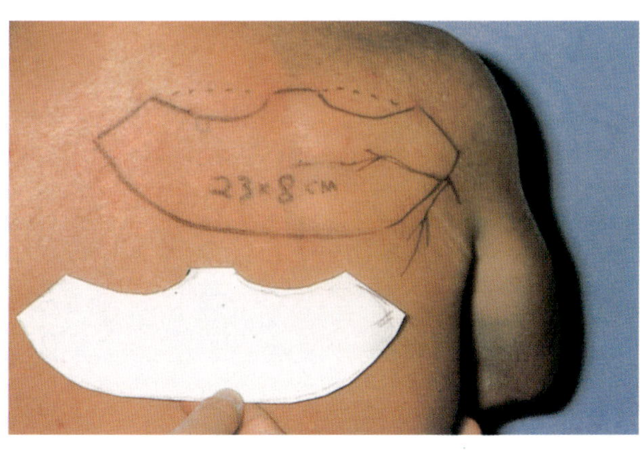

图 13-6　例 1　背部预成形肩胛瓣的设计（23cm ×8cm）

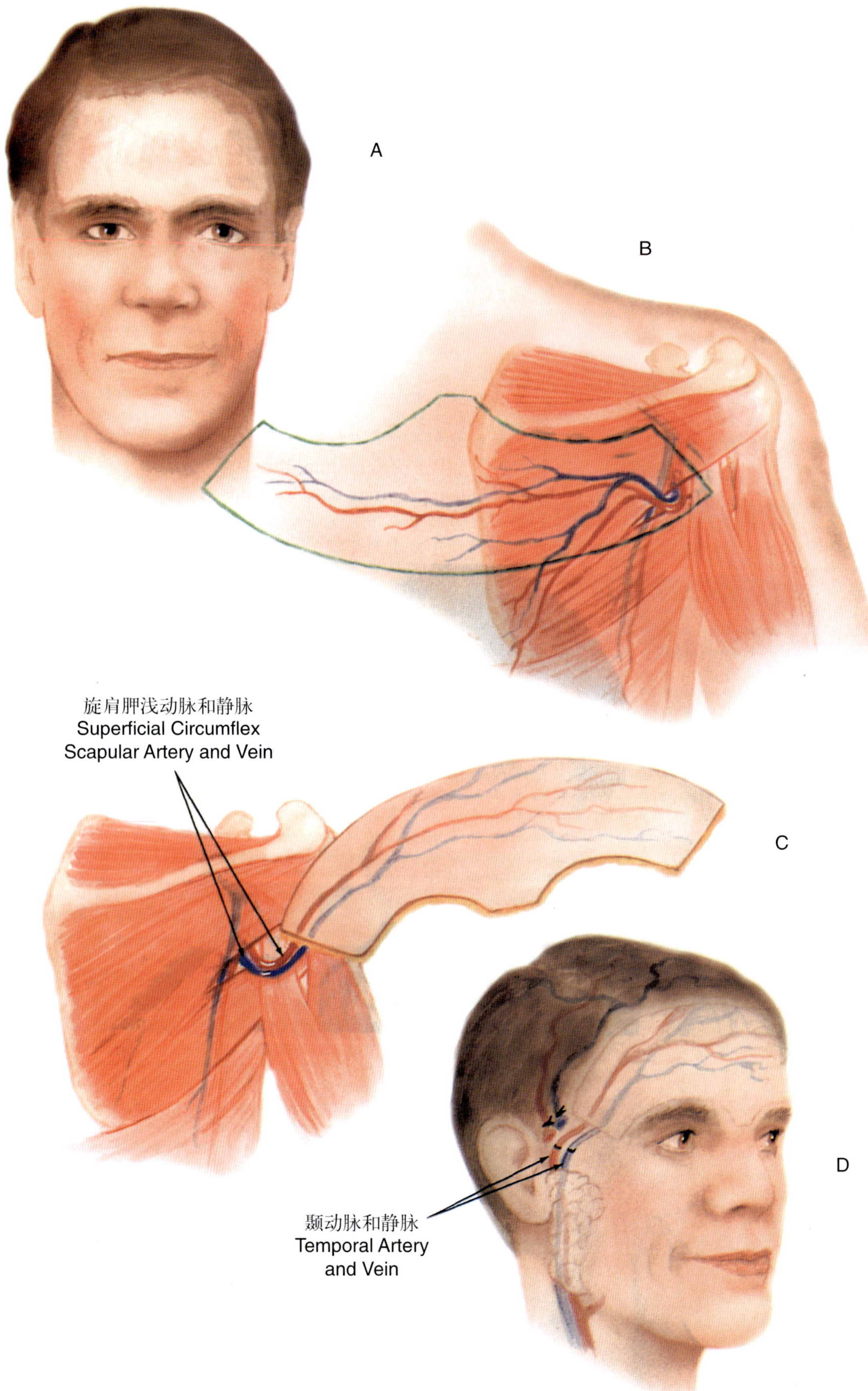
A
B
旋肩胛浅动脉和静脉
Superficial Circumflex
Scapular Artery and Vein
C
D
颞动脉和静脉
Temporal Artery
and Vein

形的显微外科游离瓣移植可以提供良好的组织和为美容化妆术提供合适的基础。对于大部分深部损伤，肌肉的功能常常因为损伤或为覆盖缺损而做的准备工作而丧失。薄的皮瓣经美学设计外形后沿上、下和侧发际走行，在不考虑动态活动的情况下，要远比深填入骨膜的塌陷的、发亮的、平板的皮肤移植体漂亮得多。显微血管前额修复术的理想供区是肩胛区（图 13-5 ~ 图 13-7），特别是如果取肩胛冈上的组织时，其组织与前额皮肤的苍白肤色和无毛发质地相同。在三边孔内向深部解剖，蒂的长度可达 8 ~ 10cm 并可从侧面放置，易于吻合到受区的颞浅动脉。此瓣容易覆盖在整个额部来修复美容单位。

操作技术

受区作为一个美容单位考虑，手术切口沿颞侧发际、眼眉上界和前头皮发际为界线（图 13-6 和图 13-7）。随鼻根横皱呈三角形延伸至眉间区。将预制的缺损外形模板放置在肩胛区，位于旋肩胛浅动脉横支之上。充分雕刻瓣，特别是在颞侧区域，沿着眼眉和头皮发际线处。其轴间血管水平放置在瓣中心部分，以便在分离和转移前充分雕刻。沿蒂的路径留有充足的组织来保证瓣的再灌注（多余的组织可在以后再削薄）。由侧方向近中掀起瓣，向深部分离至肌筋膜进入三边孔。确认并分离蒂后，转移此瓣并植入前额缺损区。瓣的已削薄的外周边缘，用可吸收的聚二恶烷（PDS）留置缝合线予以深缝。在颞部和前发际内放置 U 形钉固定，用细的尼龙线沿眼眉和鼻根皱缝合皮肤。血管修复是在瓣的最远中端，直接吻合入颞动脉及伴行静脉。

肩胛部供区，对较消瘦的患者，可能以直接推进方式闭合。前额修复术所需的 8 ~ 10cm 垂直高度的供区通常可以直线缝合。对胖人或较大的缺损，需要用断层皮瓣移植覆盖肩胛部缺损。加压软垫必须至少使用 1 周，以保证移植体的存活。在移植体中心区域用“长针疏缝”方式缝合，对防止因剪切力而致的裂开有帮助。用固位吊带限制肩的活动至少 2 ~ 3 周，以防止肩胛带的活动。

2. 其他微血管瓣

Swartz 和 Banis 曾报道在额部修复的同时用梭形扩张肩胛瓣来进行全鼻重建。在肩胛区的中间区域，从已设计好形状的肩胛瓣下界向下悬有面积为 8cm × 12cm 薄的呈指状的组织瓣。

另外有人主张将肩胛和背阔肌瓣合并使用来修复头皮和前额的大面积缺损。皮岛肩胛瓣可用于覆盖前额。宽薄的背阔肌披盖在头

图 13-7　例 1　肩胛复合游离组织转移全额修复　A：整个额部的动静脉畸形。B：旋肩胛浅血管支持的预成形瓣。　C：带蒂分离此瓣。　D：瓣植入并与颞浅动静脉血管吻合。

皮缺损上并作为网状皮肤移植体的基床。旋肩胛浅动脉（肩胛瓣的轴蒂）和胸背动脉（背阔肌的轴蒂）通常起于肩胛下动脉。通过肩胛瓣的横切口解剖背阔肌。分离大圆肌来增加胸背血管组织蒂的长度。

前臂桡侧供皮区也可提供薄的柔韧的皮肤，用于前额修复，尽管其肤色较黑而且供皮区的缺损常常较大。前额修复术所需的 20～25cm 长的组织几乎包括从肘前窝一直到腕皱折处整个掌前臂的皮肤组织。Swartz 和 Banis 建议当需要大量的掌前臂皮肤时，在远中血供的基础上掀起此瓣。允许使用靠近肘前窝的所有前臂皮肤。前臂的皮肤也可以在移植前预扩张。前臂大的供区缺损经常需要用断层皮肤移植覆盖。前额部前臂桡侧皮肤的较黑的色素沉着可以在第二阶段通过化学脱皮术或磨皮术减轻。

3. 辅助措施

要达到令人满意的结果，几乎总是需要附加的脱脂术和（或）外形修整。特别是在靠近血管吻合处的蒂组织上。颞侧发际或眼眉的不对称可以通过切除和（或）旋转/推进额部皮肤的办法来做微小调整。

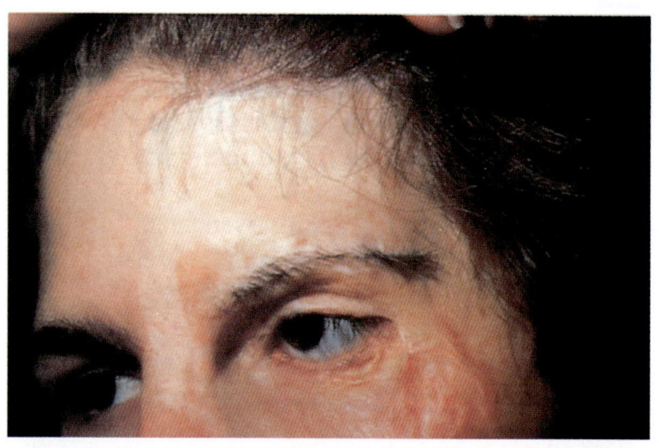

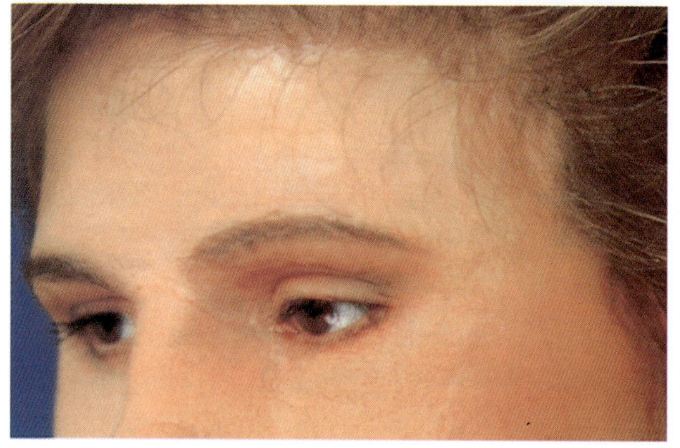

图 13-8　例 2　15 岁少女儿时因车祸长时间牵拉所致的前额损伤　上：眶上轮廓的缺损因较深的色素沉着而显得十分明显。　下：皮肤脂肪移植修复轮廓外形后并进行美容化妆掩饰。

五、美容化妆

前额皮肤一般比面部其他部分的皮肤稍白（图 13-8）。因为大部分切口被隐藏在发际处，变红的疤痕的颜色纠正并不十分困难。头发特别是在前和颞侧发际处应向前梳理以掩藏发际处的疤痕。眉间区横向的疤痕也需要在愈合早期消除，眼镜横梁也可以遮盖此疤痕。肉色粉底霜施于前额皮肤，颜色要淡于颊部粉底。眼线或纹眉术更进一步掩饰皮瓣疤痕（见第 14 章）。

六、顶/颅外形重建

颅顶重建用来保护脑内容和恢复美观、平衡的外形。前额撕脱缺损是严重的毁容并需要用自体组织移植行颅成形术。顶骨和枕骨的缺损极易被头发或假发掩盖，但若缺损太大就存在使脑内容受钝伤或穿通伤的倾向。Rish 等人建议大于 5cm 的缺隙必须修复。

颅成形术时是选择自体骨还是选择异体材料最为合适，尚存在很多争议，并且每种观点都有充分的临床资料予以支持。可以确信的是，清洁的、能很好覆盖颅顶缺损的、感染风险极低的方法就是我们所要使用的方法。

1. 异体材料的应用

各种组织耐受的合金，如活合金（Vitallium）、不锈钢和钛已经被锻造成型用于填充颅缺损。20 世纪初，仍在使用金，但最终被便宜的非金属合成物所代替。感染率和被排斥率高达 10% ~ 20%。

现在使用的最广泛的合成材料是聚甲基丙烯酸甲酯（PMMA），因为它具有低的组织反应性、耐久性和低电传导阈值。增加不锈钢的基体可进一步增加板的强度和降低损伤性骨折移位的可能性。PMMA 容易在手术时按照缺损的外形塑形。罕见的病例因其直接接触大脑导致了神经症状，但这些合并症可以通过在塑形 PMMA 时使用中衬物（如明胶海绵）来保护硬脑膜予以预防。对于大的缺损（> 50cm），特别是在难处理的外形区域，比如颞前或颞蝶连接处，术中塑形的颅成形术是极端复杂的。Van Putten 和 Shaki 曾报道了一组 6 例使用由计算机三维断层 X 线照相术扫描辅助制造的预制颅骨植入体，进行难度较大的颅成形术。

Rish 等人曾报道使用丙烯酸时感染度低至 3% ~ 7%，但在曾经感染或窦腔暴露的病人中，感染率高达 32%，这是不能让人接受的。一般认为异体材料修复术至少推迟到损伤后 1 年，或在厚复合软组织已经覆盖颅缺损之后进行。当然，合成物最大的优点是没有供区的病变。

一组小样本临床资料已经显示出，使用致密型羟基磷灰石颗粒覆盖硬脑膜取得成功。这种方法提供了一种坚硬的保护层，特别是与自体骨混合使用时，并且为新骨的生长提供了基质。Machado 和 Zide 使用羟基磷灰石进行的动物实验表明，羟基磷灰石对脑膜组织有高度的组织相容性和极低的炎症反应。

其他异体材料，如多孔聚乙烯，同样具有相似的诱导软组织内生长及新生成的血管分布作用。1 周内，植入体微孔内有骨胶原纤维沉积，到 3 周时骨的内生长有利于骨内固定或软组织的低感染率，甚至当邻近已暴露的窦腔粘膜时。在颌面外科中已被整形外科医生使用 30 年以上的技术，现在已应用于颅重建(图 13-9 ~ 图 13-11)。使用 Medpore Plexblock 植入体的两大组颅成形术应用于小到中等面积的缺损，达到了极好的美容效果，而且没有出现与植入体有关的合并症。

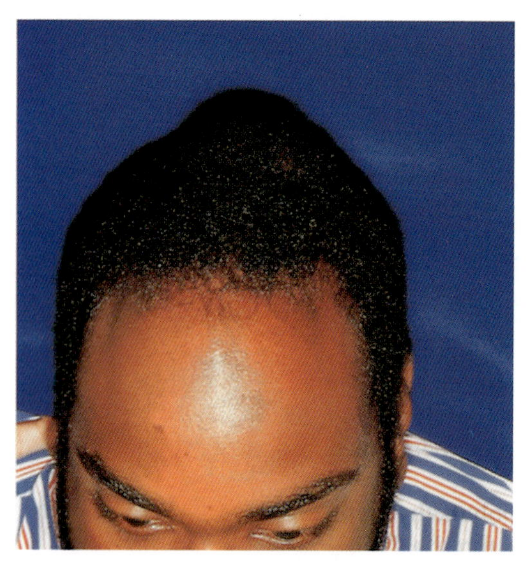

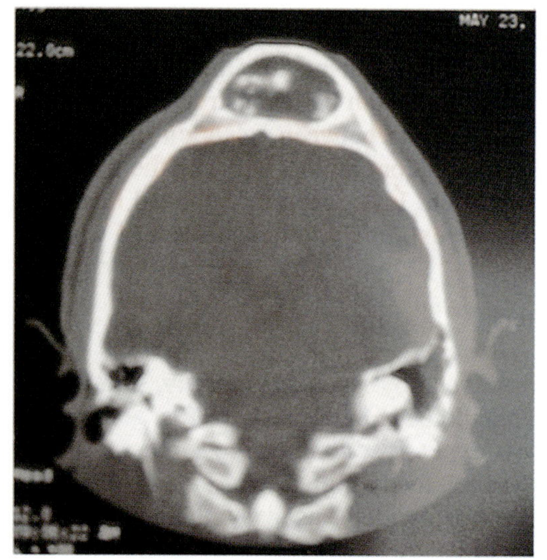

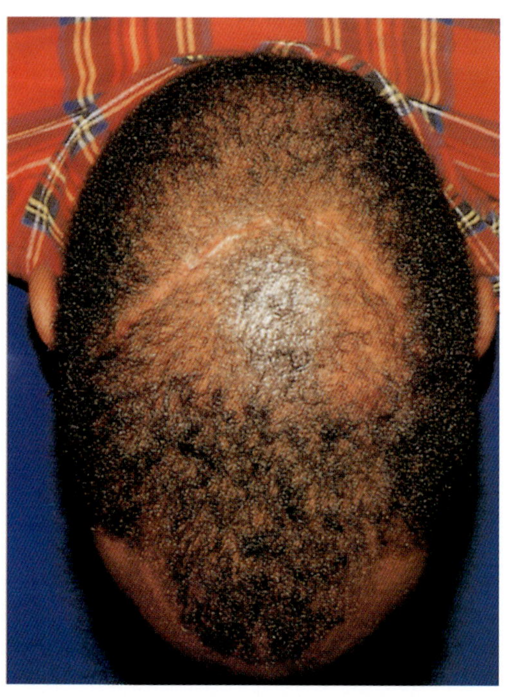

图 13-9 例 3 19 岁男子伴有先天性颅部肿物 左上：一 4．0cm 中线位顶枕部隆起。 右上：CT 扫描显示板障扩张性病变。 下：使用异体材料植入及头皮瓣推进修复轮廓外形，术后。

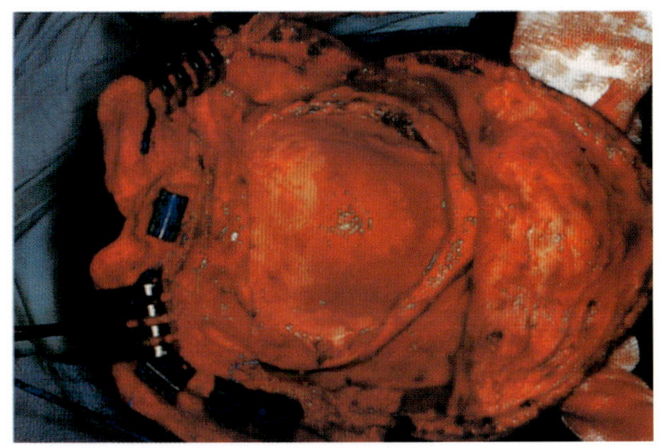

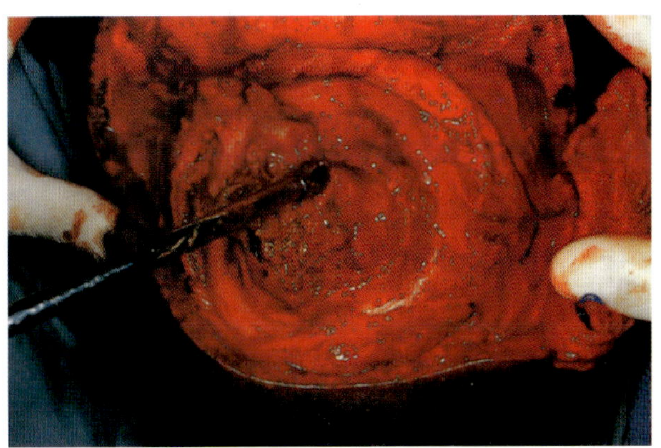

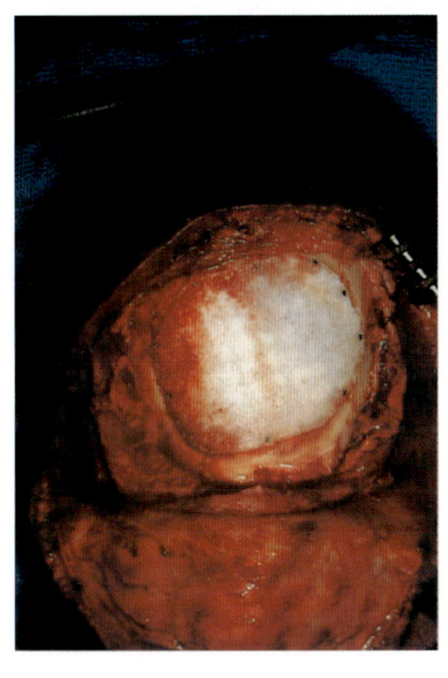

图 13-10 例 3 左上：术中，暴露颅骨缺损。 右上：去除外板，保持内板完整。 下：雕刻成形后的 Porex Flexblock 植入缺损部位。

操作技术

Plexblock 通常在手术台上用外科刀或大剪子对照缺损大小形状雕刻（图 13-10 和图 13-11）。浸入沸水中以后，Plexblock 可以容易地弯曲成与颅骨一致的凸面弓形。放置到已暴露的硬脑膜上之前需冷却 5 ~ 10 分钟。边缘被削成一定斜面来紧靠或覆盖在外板周缘。沿边缘以 1 ~ 2cm 的间隔钻眼，用微型骨钉将植入体牢固固定于内板上。诸如颞骨轮廓变形的外形难题通常通过在术中将聚乙烯植入体雕刻成所需形状进行修补来加以克服。

2. 自体骨移植

大多数整形外科医生偏爱使用自体骨。与颅骨相类似的组织既可以恢复颅骨外形结构又可以同时达到与颅骨牢固性和强度一致的愈合效果。感染率非常低，并且因发生败血症而需要全部去除移植体的情况很少。自体骨肯定是损伤后早期急性或延迟性重建术的优选移植体，特别是在以前曾有感染或疤痕形成的受区基床上。

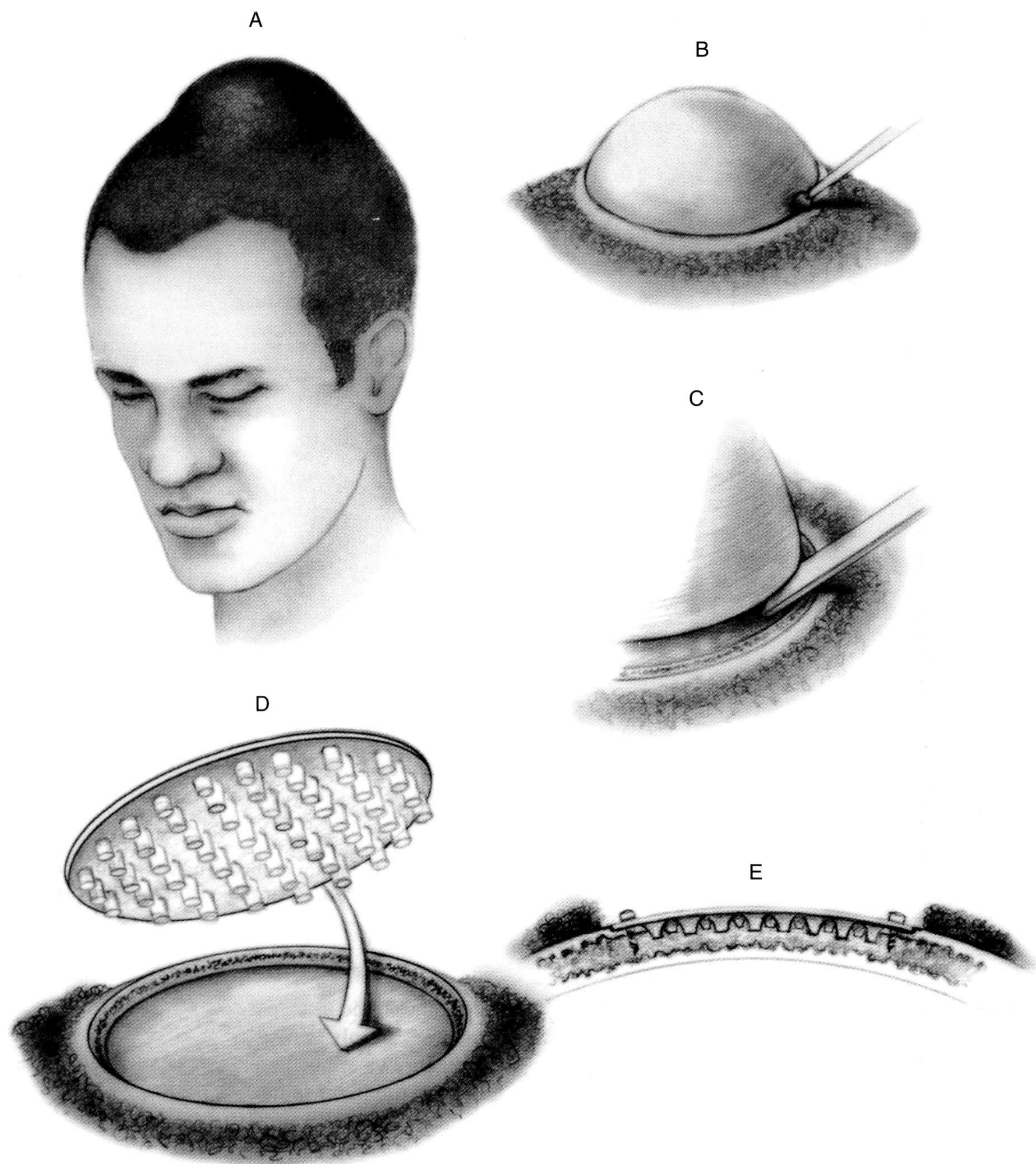

图 13-11　例 3　使用多孔聚乙烯 Flexblock 进行异体材料颅骨重建术　A：位于中线的颅骨外层肿物。　B：肿物周围用钻作切痕。　C：凿开颅骨外板。　D：雕刻 Flexblock 使之适合于缺损。　E：用微型骨钉固定 Flexblock。

在颅面外科时代，大多数外科医生非常熟悉解剖颅骨外板只留下内板覆盖供区。对于小的缺损，在术区或邻近区域取得移植体的明显优点是显而易见的。应用薄的护面骨凿或带 1mm 刀片的斜面型振动锯，仔细地沿板障间隙层逐步解剖分离。考虑到颅骨表面的曲度，允许适当的补偿以不至于在不经意间使刀切过深。最好的供区是顶后区，那里的颅骨最厚而且最容易隐藏。对于大的缺损，必须取全厚顶骨骨片并予以分割，内板被放回供区而将外板转移到缺损区。后一种方法必须小心细致地进行，不要损伤硬脑膜。

在缺损区自体骨的坚固固定可防止移动并增加良好的骨表面接触。0.9mm厚的微型板与覆盖其上的软组织可稍有触及，有效提供稳定的固位。坚固固定也被认为可以减少移植骨的吸收。

在早期，肋骨和髂骨是自体骨重建术极好的骨来源，当然它们的使用已经被颅骨外板移植体所替代。断层肋骨移植体经前侧胸切开术切口切取，提供充足的材料来修复大的颅骨缺损，并且感染的危险很小。交替切除肋骨（每侧最多3根）减小影响外形美观和呼吸系统的后遗症。肋骨使用锐利的弯形骨凿纵向分离，并以"链连接方式"跨越颅骨缺损曲面上的窗形区，以增强骨的稳定性。劈开肋骨移植体的边缘，在缺损区周缘嵌入板障间隙，两者的间隙用骨糊充填。劈开肋骨移植体宽的松质骨面加快了血管重建的速度。

髂骨对于中等大小的颅骨缺损也很有用，特别是在额部，因为它有相类似的外形和厚度。极少造成外形损害的取骨位是髂骨的内板，保留了髂嵴。

然而，骨吸收率不论肋骨还是髂骨供区都大于劈开颅骨。有证据表明，由肋或髋来源的软骨内的皮质骨要比颅骨的膜成骨更易于吸收。

3. 游离的带血管髂骨移植

在有充足的软组织覆盖的条件下，用游离的不带血管的骨移植持久地覆盖颅骨缺损是相当有效的（图13-12～图13-15）。然而，在有些病例中，带血管的骨移植体是选择性材料，尽管需要较长时间的解剖手术和冒很高的血管血栓形成的风险。这种颅骨修复的特殊方法，对于血管损伤的、受床薄弱的软组织或先前有感染的异体颅成形材料的情况是有用的。带血管的骨移植体，由于具有较游离移植为低的吸收率，当需要最低的吸收率来维持长期美容外观时特别有效（例如：眶缘的重建）。外形轮廓的细微差别可以进行适当程度的雕刻，骨吸收将很少，移植体在其拥有的内部血供下可以完整地保持在原位，而不是"爬行替代"所取代。

三维成像技术和计算机辅助制作模型技术的应用，进一步方便了在复杂面部修复过程中自体骨移植体的制作与植入。手术中，外科医生在缺损区模型的帮助下可以雕刻骨移植体，以精确适合面部复杂的损伤并且保证骨移植体的即刻血管重建，达到保持长期的外观形态和融合统一。

操作技术

缺损区的预制模板通过使用三维成像的Cemax软件系统与正常侧进行数字减影分析来确定（图13-13～图13-16）。数据传输给一台数控机床来制造蜡型，并由此制作成丙烯酸模型。术中消毒好的丙

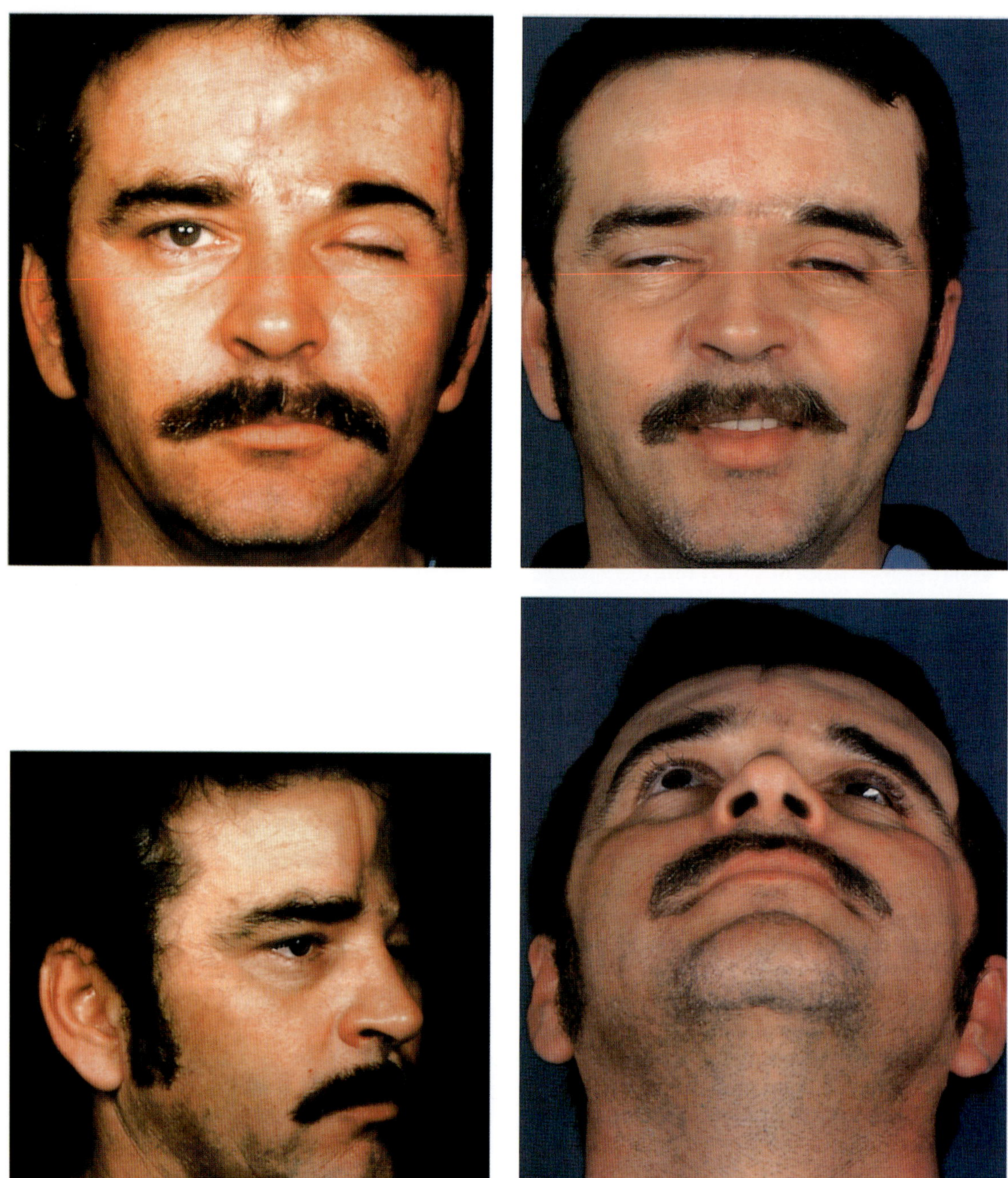

图 13-12 例 4 一位 40 岁越战老兵患前额左部枪伤，因感染已去除前额硅胶修复体 左上及左下：塌陷性前额外形缺损。 右上及右下：带血管髂骨移植及游离软组织移植术后。

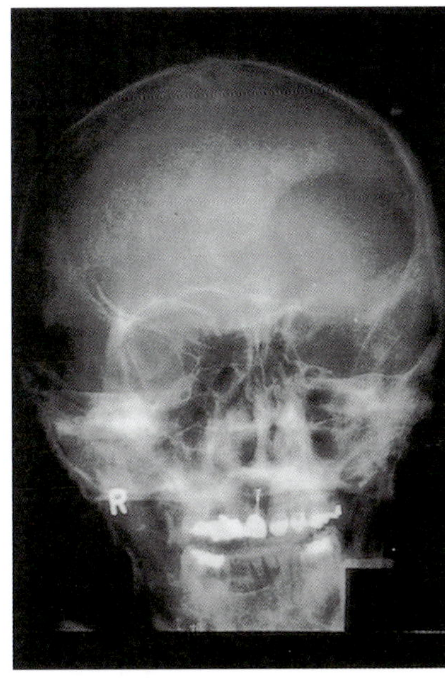

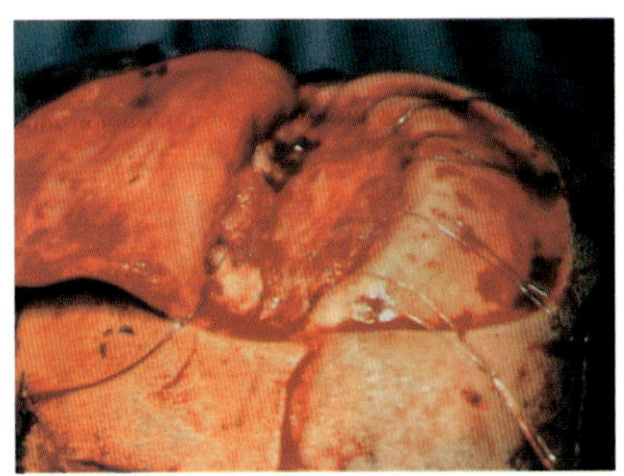

图 13-13　例 4　左：缺损的 X 光影像。　右：外科手术中暴露缺损。

烯酸模板辅助理想供区的选择。对于前额缺损，髂骨向内弯曲的内板，其前部特别近似于前额的曲度。髂骨后部外凹的内板与顶骨或枕骨的曲度很匹配。

沿腹股沟韧带线做切口，循此途径切取带血管的髂骨移植体。旋髂深动脉（DCIA）在横筋膜内走行至髂前上棘几厘米之内。结扎其升支以后，在髂骨实质之内，髂骨内板浅面进一步分离血管蒂。在松质骨的自然层次内用振动锯切取髂骨骨片。在放置于内板正确弓形上的模板的指导下模拟前额骨精确的曲度。骨移植体深度的改变和削薄，以及精确的尺寸的雕刻，使用气动工具；精细微调使用

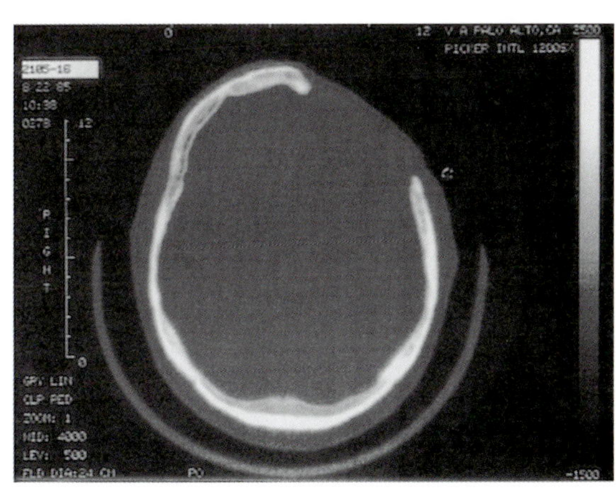

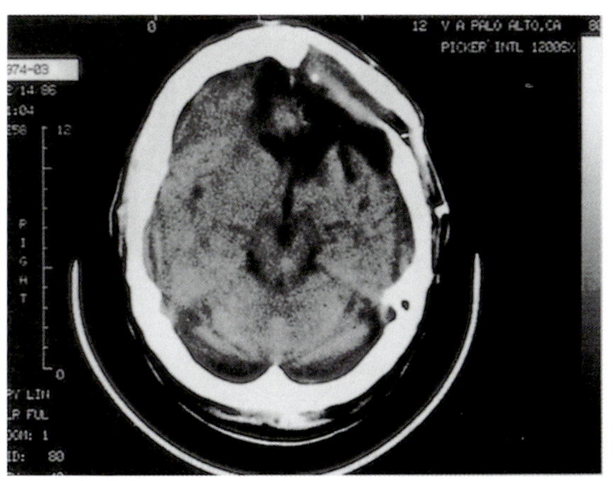

图 13-14　例 4　左：缺损的 CT 扫描影像。　右：术后 2 年，移植的骨组织已与前额部骨组织结合。

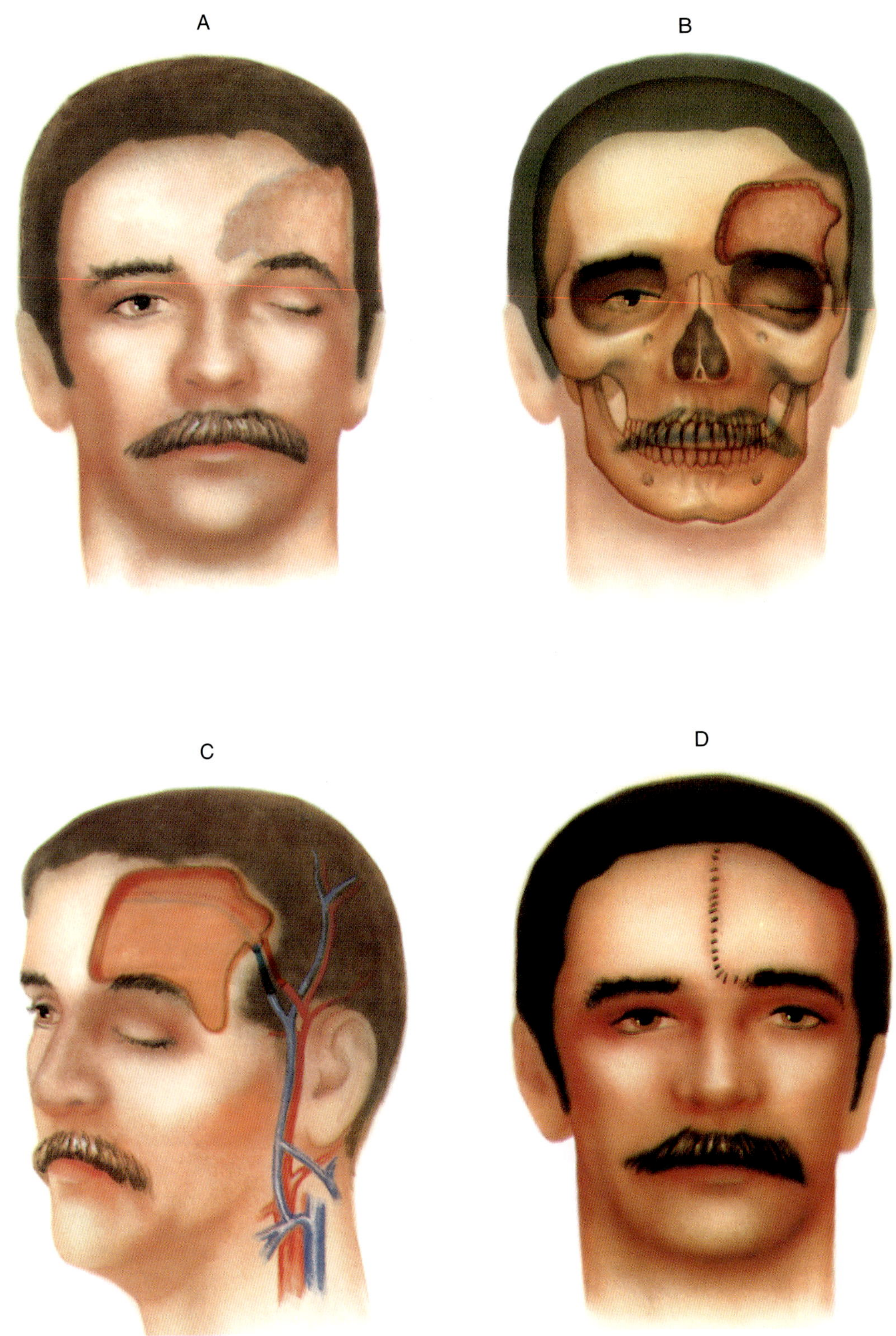

图 13-15 例 4 带血管的髂骨内板游离组织移植重建前颅部 A、B：创伤后颅骨塌陷。C：凸面向外植入骨组织，与颞浅血管作血管吻合。 D：前额外形恢复。 E：供应髂骨内板的旋髂深动脉（DCIA）的血管解剖。 F：髂骨凹面伴血管蒂分离。

E
旋髂深
动脉和静脉
Deep Circumflex
Iliac Artery and Vein
髂肌
Iliacus Muscle
股动脉和静脉
Femoral Artery and Vein
腹股沟韧带
Inguinal Ligament
F
内板缺损
Inner Table Defect

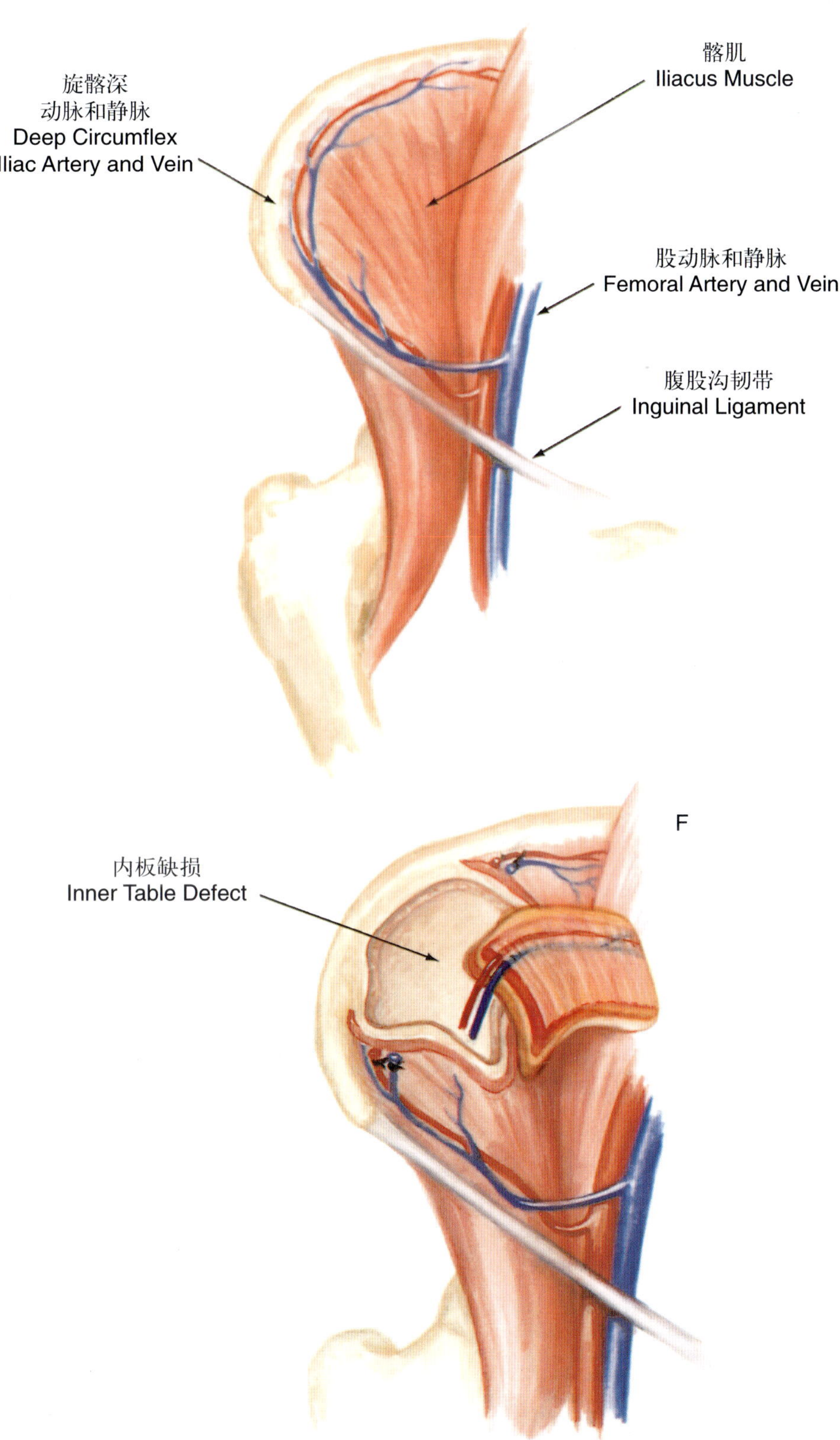

图 13-15 （续）

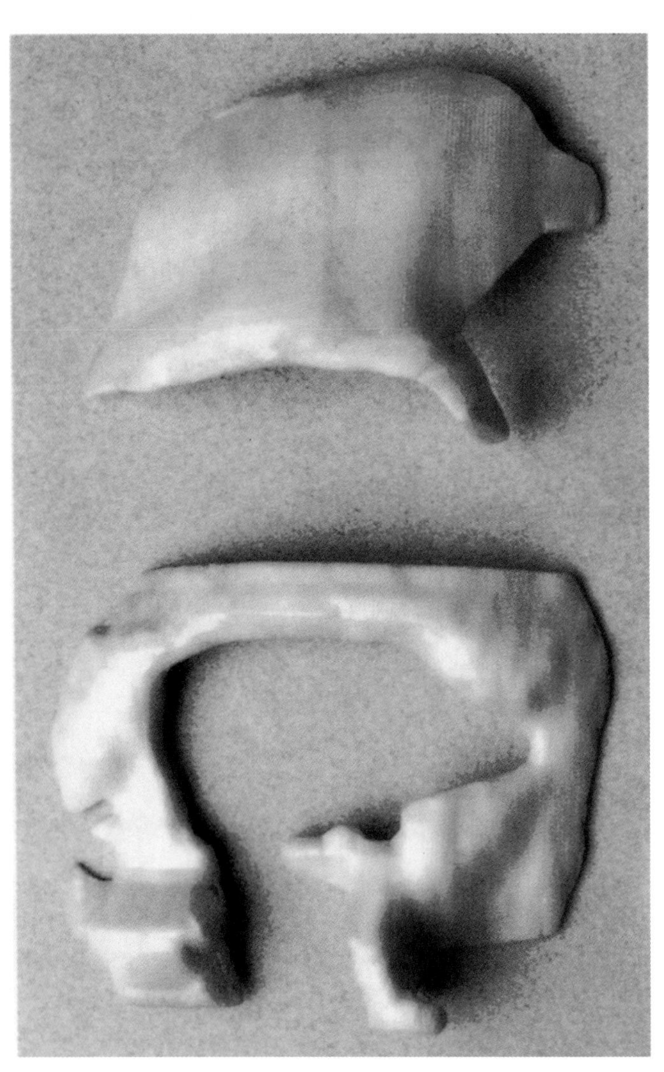

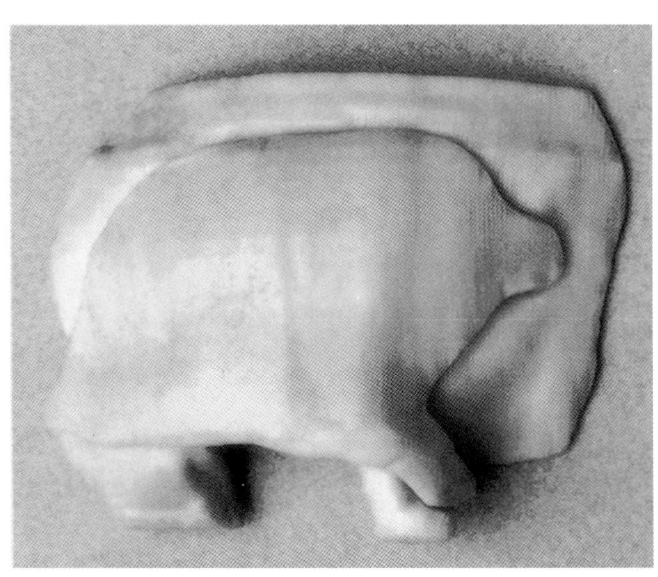

图 13-16 例 4 模板 左：分开的各部分。
右：各部分“结合”在一起。

手锉。通过掩藏在发际内的双侧冠状切口，暴露前额缺损并为带血管骨移植体的植入做准备。切削骨移植体的边缘使之与缺损伏贴。使用微型板或微型螺栓来稳固地固位骨片。受区的 DBIA 血管充盈并直接与受区的颞浅动静脉吻合，经移植的隐静脉通颈部的颈外动脉分支。

第 14 章

眶周修复

眼及其附属器官构成了倒置的“面部定向知觉的中央三角形”的底边（唇为倒三角的顶点），这是在交谈时对方目光会聚的区域（图 14-1）。从外貌看，人面部的协调和美丽的客观评价存在于人的潜意识中，铭刻在人们的心目中。眶周的结构除了具有保护眼球免受外伤和润滑角膜的功能外，还能表达人的悲伤、快乐、害怕等表情。

眼睑的损伤常与面部的烧伤和创伤有联系。由于眼睑皮肤很薄，浅层的损伤即可导致过度的畸形。幸运的是，适应性的眨眼和斜视反射可以保护眼球和角膜，使伤害局限于睑板前的睑皮肤和睑缘上。在受到瞬时攻击情况下，如枪弹射击或爆炸时，睁开上眼睑虽然可以免受其害，但角膜和下眼睑却易受到伤害。当暴露于汽油蒸气中，虽然眼睑会产生反射性闭合，但这种眨眼不足以保护上眼睑。在所有类型的损伤中，眶周深部结构的损伤程度与热力的强度和暴露的时间成正比例。然而在热烧伤或先天性错构瘤的后遗症的情况中，累及的深度很少会扩大到睑板或上睑提肌腱膜。

一、眼睑及眉的外科解剖

睑孔呈“杏仁”状，平均宽度为 28 ~ 30mm，高约 10 ~ 12mm（图14-2）。眼的外形由其下面的骨性眶结构来确定。眼睑的皮肤很

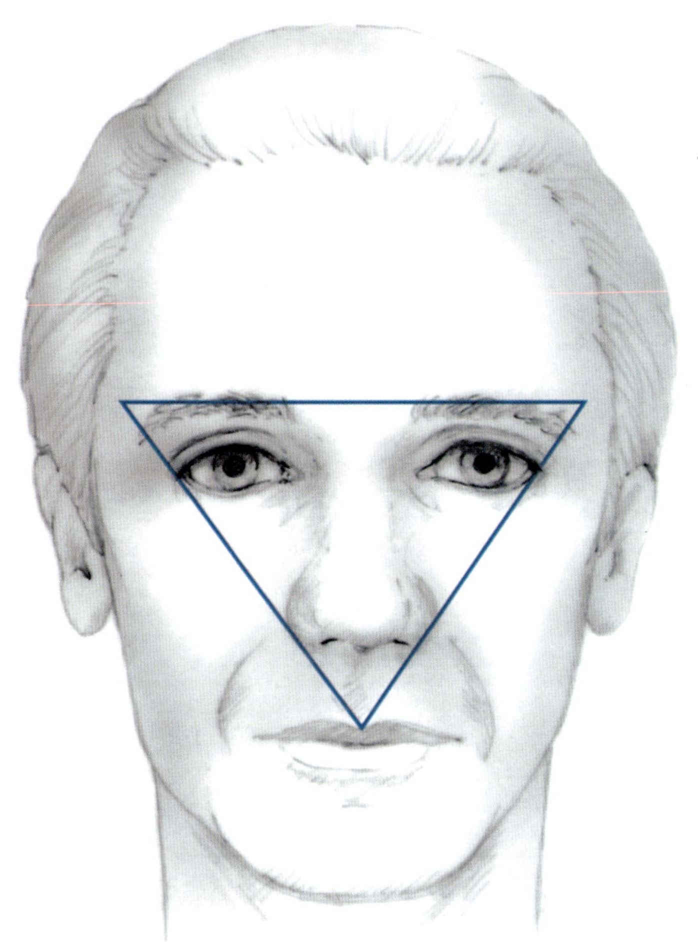

图 14-1 面部定向知觉的中央三角 面部中心，最大视觉焦点是以眼睛为底，上唇弓为顶点的倒三角形。

薄，在睑板区，大部分附着于眼轮匝肌，眼睑皮肤增厚并且附着松弛。上睑褶在睫毛缘以上的距离，高加索人为 8～11mm，亚洲人平均为 0～7mm。下睑褶在下睫毛缘以下 5～6mm。眼轮匝肌起自外眦缝，并分别在泪前嵴和泪后嵴附着于内眦部，把泪囊夹于其中。眼轮匝肌由面神经（Ⅶ）的颞支和颧支支配，与皱眉肌一起，逐渐地或强有力地闭合眼睑，并为泪器提供一种抽吸机制。睑板，厚约 1mm，是一种致密的结缔组织（不是软骨），作为眼睑的支撑结构。上睑板，其上缘相当于上睑褶，平均高度为 11mm。下睑板在最高处平均高度为 3～8mm。睑板通过内外眦韧带，分别与内外侧眶壁相连。紧贴睑板内壁的是结膜，结膜是上下眼睑的粘膜衬里，在上下穹隆处反折覆盖眼球的角膜缘外区域。

眶隔起自眶缘的缘弓并将眼睑与眼内容物隔开。在上睑，眶隔在睑缘上约 10mm，附着于提上睑肌腱膜；在下睑，眶隔附着于睑板的下缘。眶内脂肪位于眶隔深层，包含基质和血管，对眼球起到保

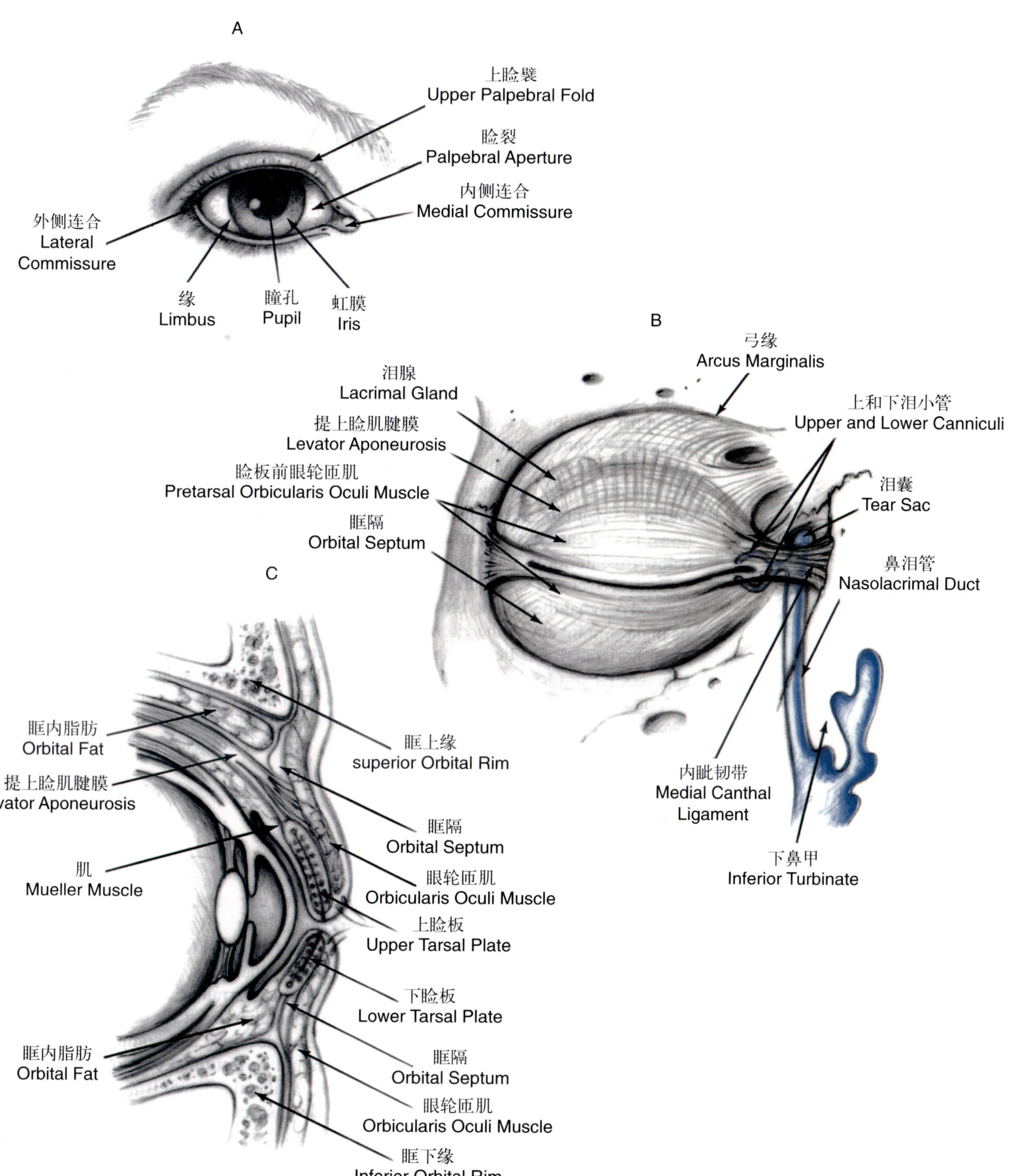

图 14-2　眼的外科解剖　A：局部解剖。　B：鼻泪器。　C：上眼睑、下眼睑剖面。

护垫的作用。提上睑肌为上睑主要的收缩肌，起始于视神经旁的蝶骨小翼，通过提上睑肌腱膜到达睑板的前面。上睑提肌附着于上睑皮肤的程度的不同，使高加索人和亚洲人的上睑褶高度有所不同。提上睑肌表面肌鞘增厚，形成悬带样的上横韧带（Whitnall 韧带）附着于内外侧眶壁，起到上睑悬吊韧带的作用。Muller's 肌，是眼睑的较小的收缩肌肉，在睑板上 10mm 起始于提上睑肌的深面并止于睑板上缘。提上睑肌受动眼神经（Ⅲ）支配，Muller's 肌由交感神经纤维支配。在下睑，睑的收缩由类似的结构提供，即由睑囊筋膜以及下斜肌和下睑肌的扩展部，类似于下睑的Muller's 肌。

泪腺恰位于上外侧眶缘的下面，每天产生 1ml 浆液样的泪液。泪液由上下泪小管收集，经位于内眦外侧 5～7mm，直径为0.3mm 的泪点进入睑缘，经长 10mm 的导管进入内眦韧带深面的泪囊。通过其周围的眼轮匝肌深浅两头的收缩，建立泪液传输的“泵吸机制”。泪液从泪囊排入长 12mm，位于骨性鼻泪道内的鼻泪管中，最后在 Hosner 皱襞处进入下鼻道。

典型的眉毛外形与性别有关，Larrabee 和 Makieslski 指出，女性的眉毛恰好位于眶上缘的上方，呈弧形，其最高点位于角膜外缘的上方。另一方面，男性的眉毛比较水平地沿眶上缘分布。眶上缘到角膜的平均距离为 8～10mm。眉毛的长短粗细因个体和种族而有较大的差异。眉毛的内 1/3 丰满并向上向外生长，中 1/3 水平方向生长，外侧 1/3 朝下方生长。毛囊位于皮下组织层。

二、早期治疗

由于眨眼和斜视反射的保护作用，烧伤时一般不伴有角膜溃疡。通过局部使用抗生素和人工泪液（1%甲基纤维素），75%的角膜浅表损伤可愈合。比较严重的爆炸损伤、化学损伤以及穿透性损伤，则应高度地怀疑是否存在角膜损伤，并提高警惕。对于深的眼损伤或角膜擦伤，在随后的眼睑水肿不断加重以至完全不能睁开之前，由眼科医生对病人进行深入的检查，无论如何都是合适的。应采用常规的眼睑卫生措施以避免结痂，眼睛应经常用人工泪液冲洗。根据所估计的烧伤深度和细菌敏感性来选择合适的局部用抗生素眼膏。经烧伤协会长期观察，病人易受绿脓杆菌感染，这是毒性最强的角膜病原体。由于毒素的刺激引起反应性结膜炎是眼损伤后常见的早期表现，但是几周后发生的迟发性结膜炎应该考虑到是由于进行性睑外翻引起的角膜暴露和角结膜炎。虽然由于 Bell 现象的存在（闭眼时眼球上转），清醒状态下瞳孔可以受到保护，但是由于慢性水肿或睑外翻所致的持续性兔眼症，睡眠时角膜则不能受到保护。

角膜干燥可以导致角膜的损伤，从轻度溃疡到明显穿孔，引起视力的永久丧失。制止不利并发症的最佳措施是进行预防性保护。对危险性小的病例，白天用液态的润滑剂，晚上用甲基纤维素眼膏也就足够了。对某些病例，大于角巩膜缘的角膜覆盖物也可以起到短期的保护作用。这种保护物应该每天更换一次，但如果细心监护的话，也可以放长一些时间。对于伴有上睑回缩的严重病例，保守性的角膜保护措施是不够的，应该考虑早期行皮肤松解及适当的皮肤移植。即使是需要多次移植和皮肤色泽不匹配，在大多数病例中，如果角膜得到足够的润滑，伤后 6 个月保护角膜也应该优先于从审美方面的考虑。对大多数病例，如果角膜得到足够的润滑，局部性的移植，可以推迟到伤后 6 个月，等眶周/眶水肿消退和疤痕组织软化以后再进行。

大多数外科医生不采用早期的睑缝合术。最初几天的极度水肿常导致眼睑闭合。随着水肿的消退，牵拉力使眼睑分开，改变了睫毛缘的位置，使将来的修复术复杂化。在眼的附属结构明显破坏的情况下，可采用掩饰技术（缝合上下睑结膜）。将结膜从各自的穹隆部下拉覆盖角膜，支持皮肤移植体以保护整个眼球。

三、修复术的选择

1. 睑外翻

疤痕性睑外翻是大面积面部烧伤常见的并发症，并且常常伴有面中部及颊部的损伤（例 1 ~ 4）（图 14-3 ~ 图 14-11）。除了溅泼的化学性烧伤外，孤立的眼睑烧伤很少伴有浅表外翻的情况。在评价睑外翻的程度时，要区分是外力的牵拉，还是内在的眼睑的垂直向缩

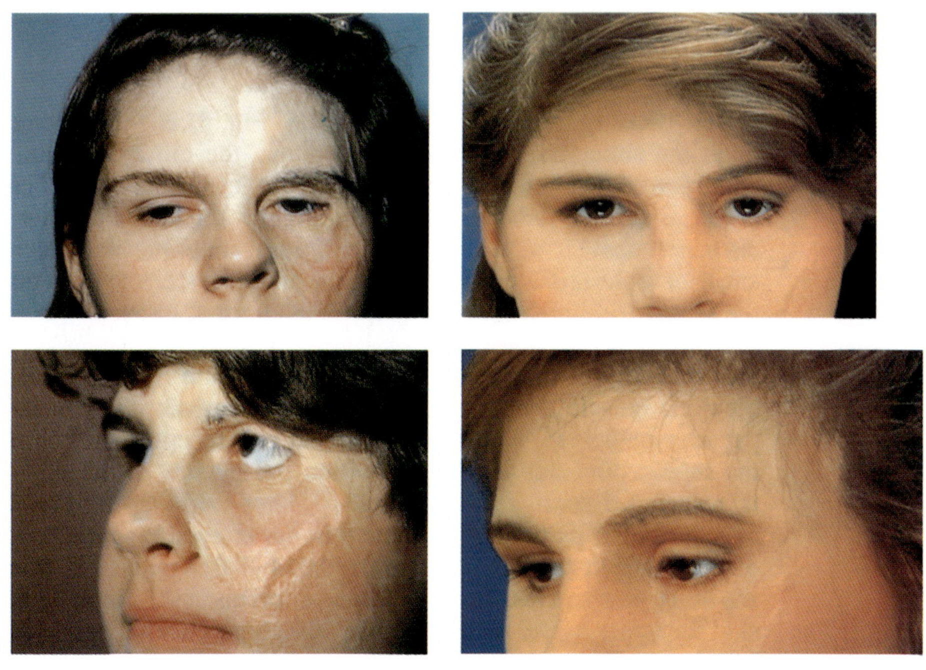

图 14-3　例 1　左上和左下：术前，上眼睑缩短下眼睑外翻。　右上和右下：上睑和下睑预成形全厚皮片移植术，松解眶中隔，术后化妆。

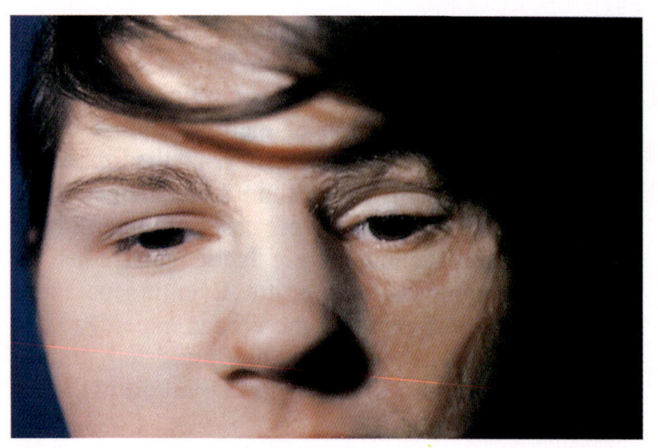

图 14-4 例 1 上睑和下睑预成形全厚皮片移植

短。除非有角膜暴露，否则矫正颊部疤痕导致的大面积牵拉当然要先于局部眼睑的修复。嘱病人头向前倾斜并张口，通过观察下睑是否被拉离眼球，来判断睑外翻的程度。

在上下眼睑同时存在睑外翻时，因为上睑活动对角膜的保护作用，所以应首先给予考虑。通常，不考虑同时松解上下睑，因为两者的眶外侧切口可能密切相邻。

操作技术

松解缩短的上睑时（图 14-5），既可以沿睫毛缘，也可以在睫毛缘上 10mm 处的上睑皱处，用何种方法取决于睑板前皮肤的情况。如果睑板前皮肤没有损坏或仅有轻微的疤痕增厚，我倾向采用上睑皱切口。此切口的优点是可以产生更自然的解剖平面。方法是在睑板以上作解剖，将睑板前皮肤下移。尽管烧伤时很少累及到眶隔，但此结构的横切口允许额外的塑形，并除去隔前脂肪，因而可以加深上睑皱的凹度。眼轮匝肌的睑板前纤维折叠深入提上睑肌进一步突出了上睑沟。位于眶上缘的深面，隐藏在上睑皱折阴影内的椭圆形暴露的受体位置用修剪好的全厚皮瓣覆盖。较好的供皮区是耳后，特别适用于薄的上睑，锁骨上区皮肤或其他光洁无毛发区域的中厚断层皮片（厚0.014 ~ 0.016mm）可作为替代。在一些罕见的病例中，男性病人的包皮可作为上睑修复的理想皮肤，因为它具 高度的弹性和理想的纹理。松弛切口，近中可延伸至鼻部，远中至少延伸到外眦上 10 ~ 15cm。Feldman 描述了一种向近中和（或）远中松解的“Y 形”切口，它可以利用更多的皮肤组织并防止术后疤痕挛缩。移植体预先修剪好并精心地用 6-0 的丝线间断和连续缝合植入（为避免刺激角膜）。用 5-0 的尼龙线 8 字缝合固定棉垫。很少有必要做暂时性的 Frost 缝合术（睫间折叠术）。

A

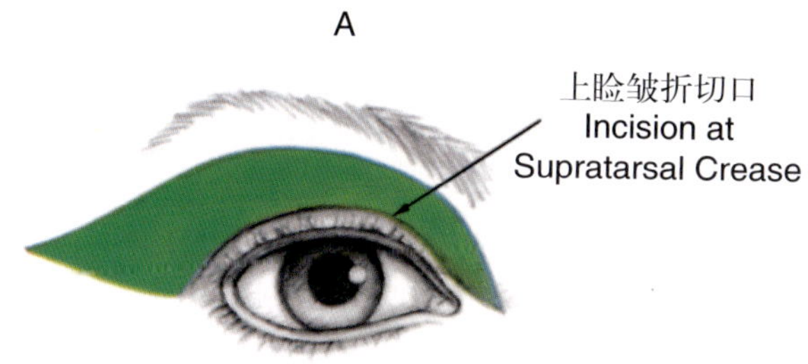

B

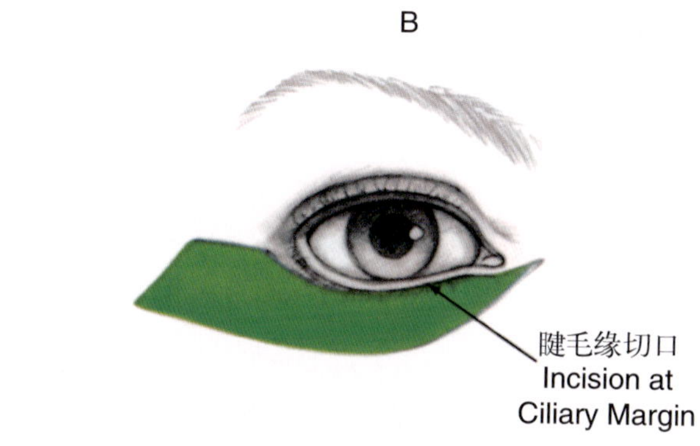

C

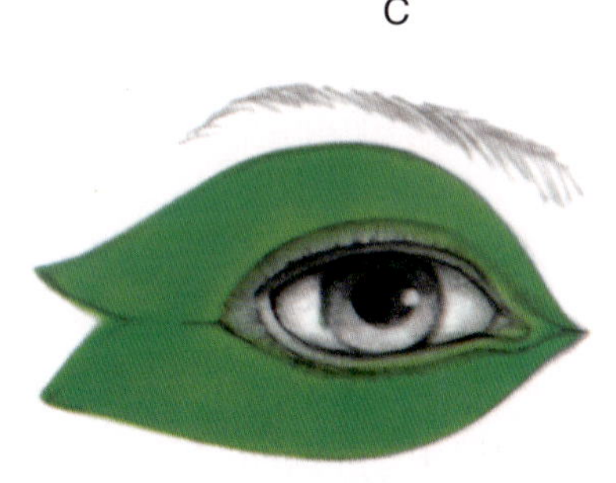

图14-5 松解睑外翻，预成形全厚皮片移植 A：上睑图案。 B：下睑图案。 C：上、下睑连结为“单片”结构。

下睑松解常在睫毛线下1～2mm沿睫毛下缘做切口。切口至少向外侧延伸10～15mm达外眦部，并微微向上倾斜以保证充分松解。深部的眼轮匝肌纤维必须使用针状烧灼器从眶隔挑拨开，以便将睑缘至少上推到瞳孔中线水平。通常应避免将下睑的眶内脂肪过多去除，以防止移植区域的凹陷外观。下睑，从眶下缘垂直延伸直到睫缘，应作为一个完整的美容单位移植，为达到此目标有时需要修剪正常的皮肤。对下睑应予特别的注意。因为强的向下的牵引力和下睑皮肤的垂直缩短，通常会造成睑外翻。下睑必须展开使之接近眼球的弧度，以便于泪液的收集并进入泪小点。

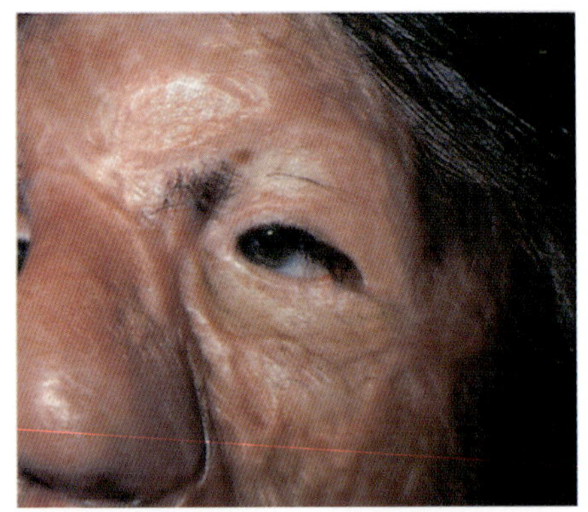

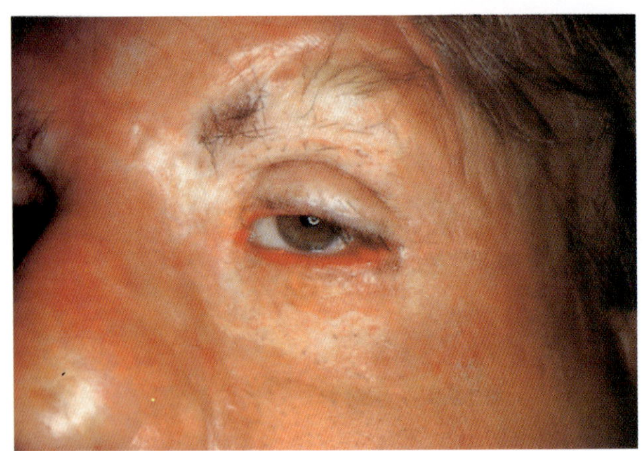

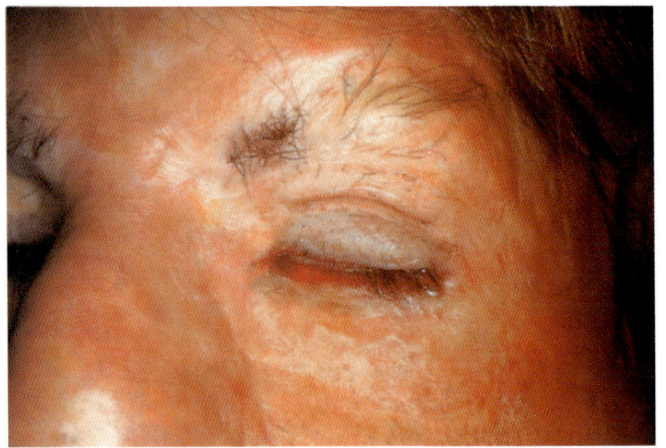

图 14-6 例 2 一位 21 岁，煤气爆炸的受害者 上、中：严重的上下眼睑外翻，伴 8mm 的闭合不全。 下：松解和应用“单片”式上、下眼睑全厚皮片移植术后。

2. 筋膜悬吊术

长期的疤痕性睑外翻影响下睑的内部支撑机制。慢性的外在拉力减弱睑板吊带作用，致使单纯的皮肤移植不足以保持下睑合适的位置，不能产生睫缘与球结膜之间的“封闭”作用来满足泪液引流的需要。向下的拉力减弱外眦韧带的作用，增加了巩膜的暴露，并造成“圆眼综合征”。对于轻症病人，采取拉紧睑外侧的措施，比如外睑悬吊法、外睑条带法和“Madame 翼形胶粘带”法有助于纠正松

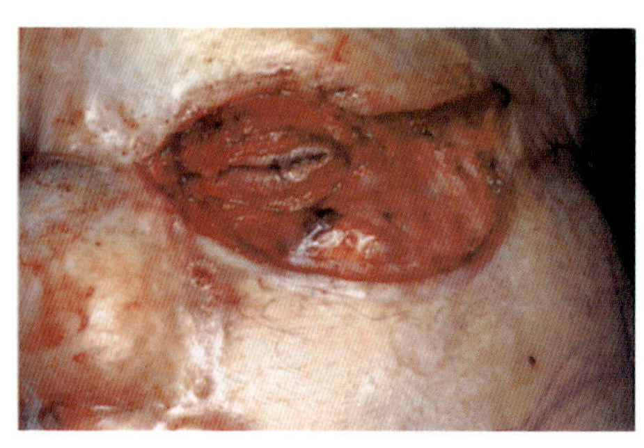

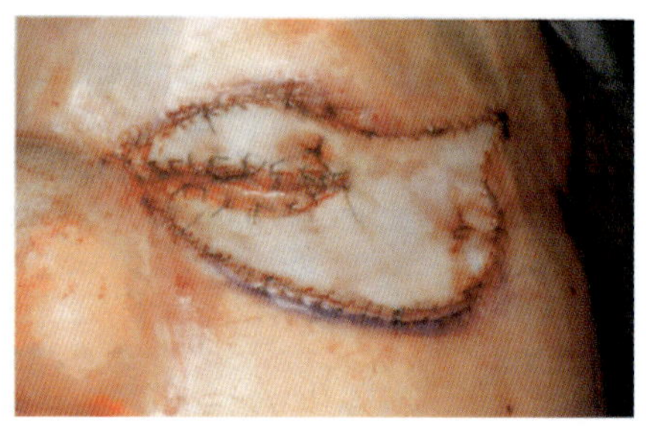

图 14-7 例 2 左：疤痕切除和眶中隔松解。 右：取锁骨上窝处，单片全厚皮片移植。

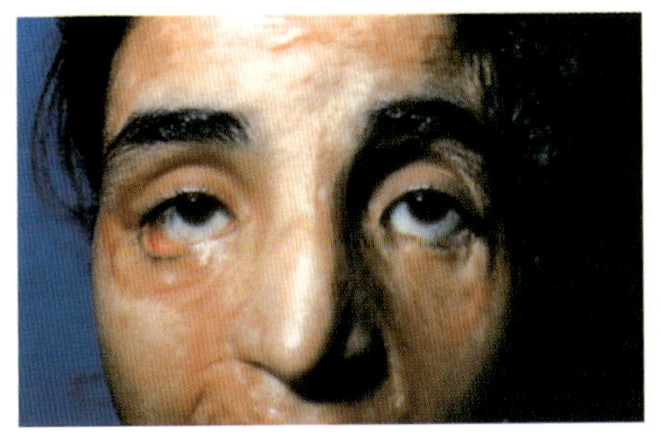
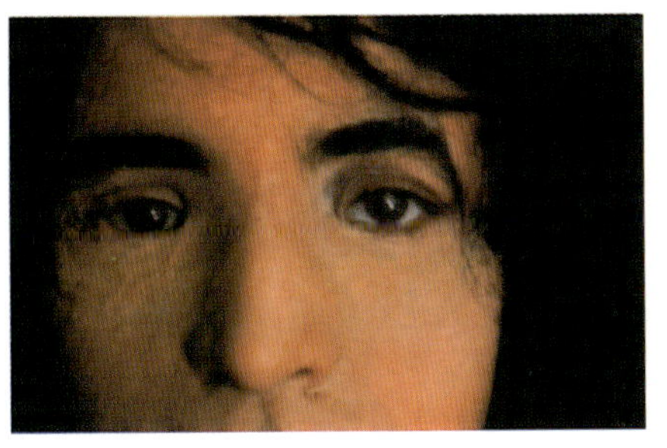

图 14-8 例 3 18 岁女性，面部三度烧伤致严重的睑外翻 左：下睑外翻、泪溢、暴露性角膜炎。 右：筋膜内支撑，预成形皮片移植术后。

弛的支持结构。但对进行性睑外翻，特别是与外在拉力有关的病例，这些方法就不够了，而且实际上可能加重了已缩短的睫缘弓形的术后下降，而通常它是覆盖在眼球的凸面上的。根据我们的经验，筋膜悬吊术对重建眼睑的内支撑机制非常有效（例 3 和例 4）（图 14-8 ~ 图 14-11）。最初由 Vistnes 等人提出的用于纠正无眼畸形的下睑下垂的方法，也已经用在由第七对脑神经麻痹引起的下睑的错位。

操作技术

在内眦上做弧形切口（图 14-9，图 14-10）。在内眦深面移开泪囊，并在下面穿过止血钳。从大腿外侧取一宽 1 ~ 2mm 的筋膜条带，穿过切口成环状，并用 5-0 prolene 缝线固定。使用 1mm 宽的肌腱输送器，将筋膜条带穿过眼轮匝肌和恰位于睫毛线下面的睑板上缘。在瞳孔中线上 3mm 处，眶外侧缘上钻一直径 1mm 的孔。筋膜条带从孔的深面穿过，环绕并打结。筋膜条带穿过骨膜深面，外眦区的睫缘和球结膜之间的“封闭”机制得以重建。经辐射处理的保护性筋膜样条索也已经被使用。

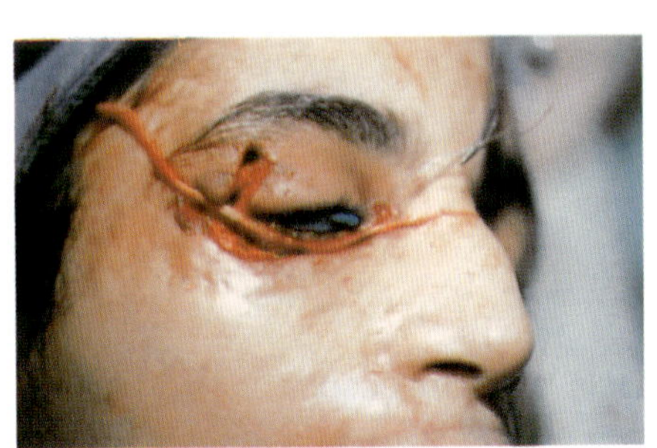
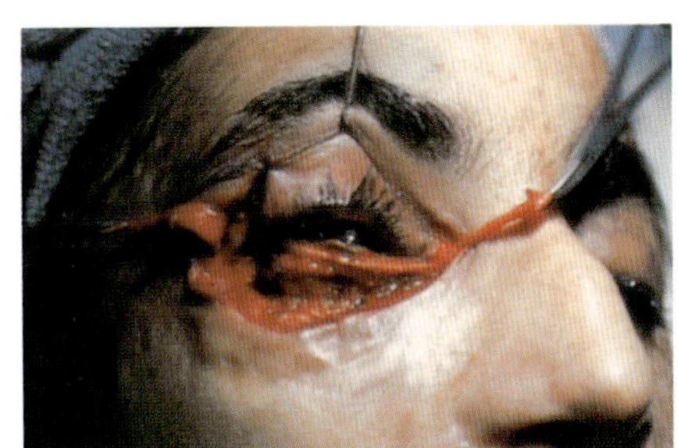
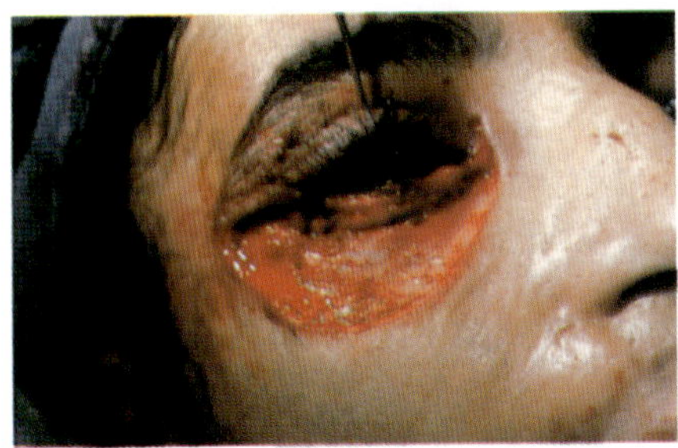
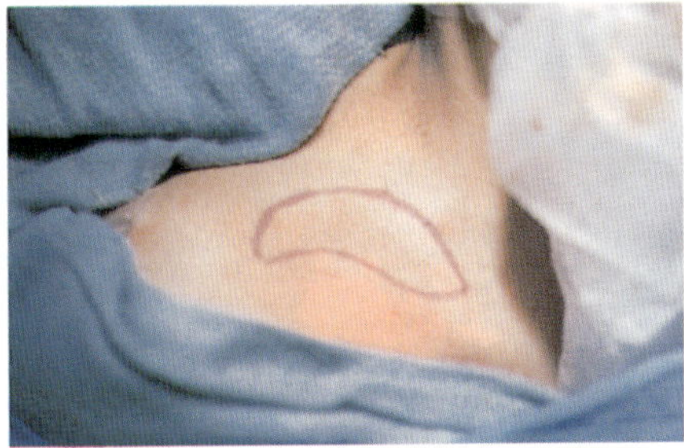
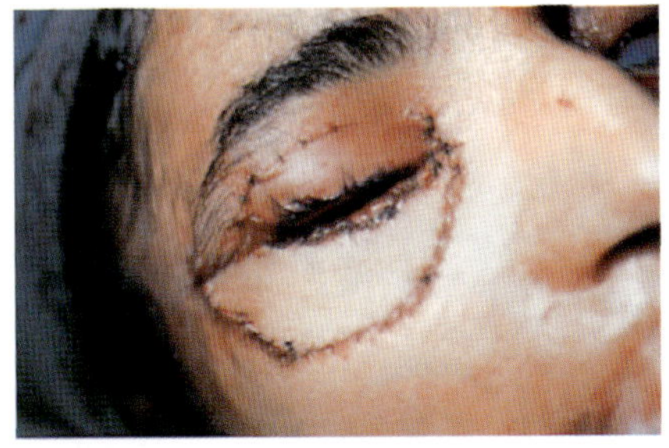

图 14-9 例 3 左上：沿睫缘置筋膜吊带。 右上：近中端绕内眦韧带打扣，远中端穿过眶缘的钻孔。 左下：疤痕切除，眶中隔松解。 中下：锁骨上窝全厚皮片的图案。 右下：植入皮片。

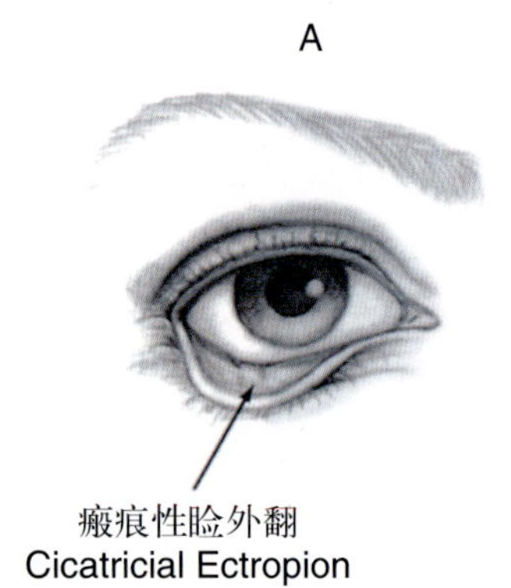

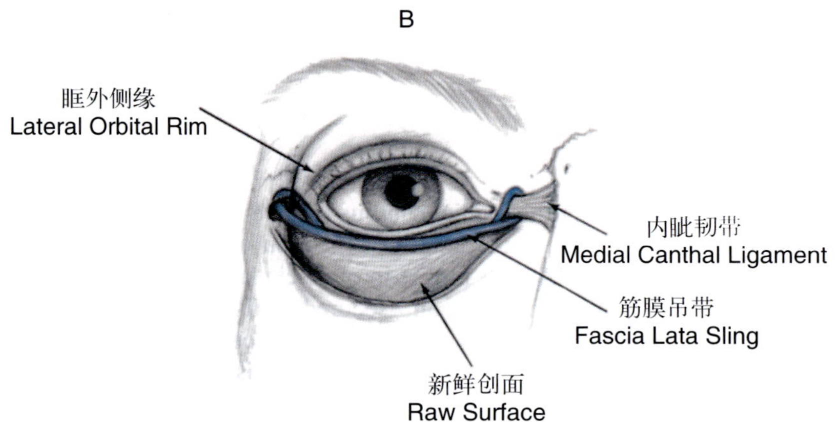

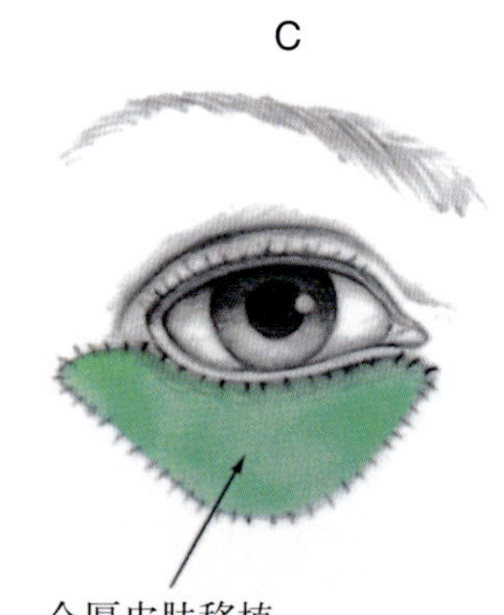

图 14-10　例 3　使用筋膜悬吊和全厚皮片移植纠正严重的睑外翻　A：严重的下睑外翻。B：筋膜吊带沿睫缘穿过，近中端绕内眦韧带打扣，远中端穿过眶级钻孔。C：全厚皮片下睑移植。

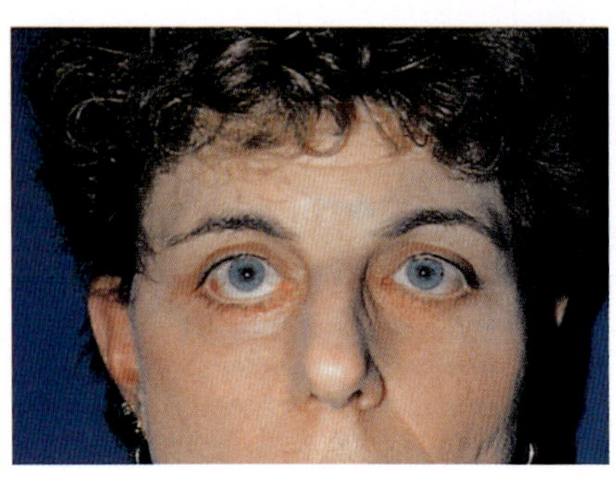

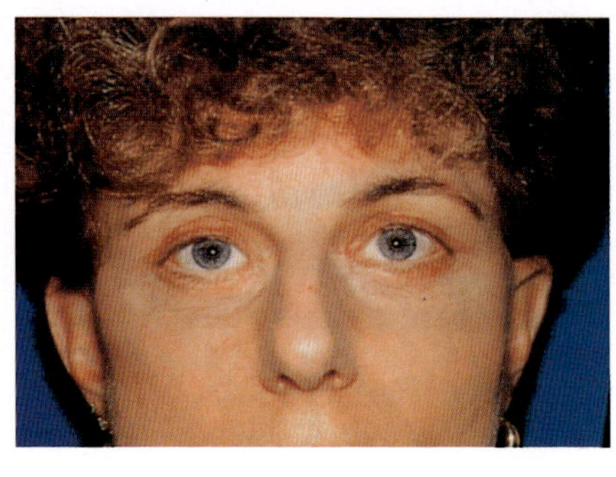

图 14-11　例 4　左：55 岁妇女，因过分的美容和睑成形术致双侧睑外翻。　右：筋膜悬吊和全厚皮片移植术后。

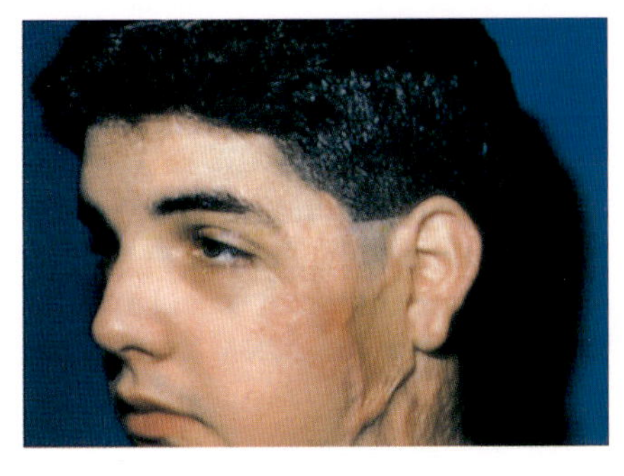
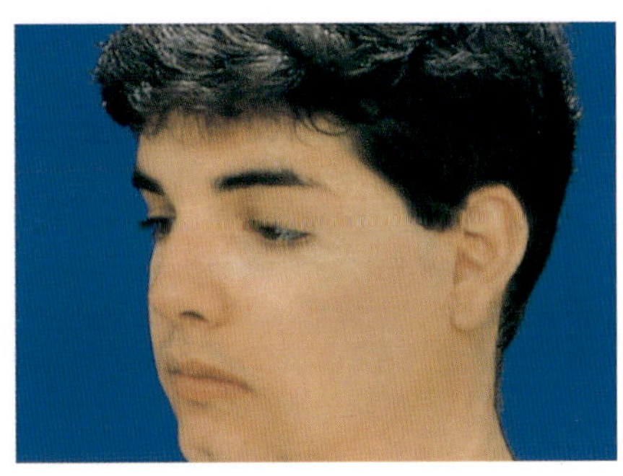

图 14-12　例 5　19 岁男子因车祸致伤
左：疤痕向下牵拉外眦。
右：局部转移瓣和通过在外侧眶缘钻孔经外眦肌腱再附着术后。

3．内外眦畸形

因为缺少正常的皮肤，眶周烧伤病人因疤痕挛缩造成的内眦蹼很难纠正。垂直带有可能随为纠正外翻而植入的上下睑全厚皮片的近中向扩展而断裂。Feldman 为此特别设计了一“鱼尾形”的向内侧扩展的全厚皮片移植体。前额未烧伤的病人，可将下部为基底的前额正中皮瓣可旋转到缺损处以松解垂直缩短，并修剪以与近中眦皮肤的厚度相匹配。由 Converse's 设计的“双工字成形”方法值得一试，但失去弹性的疤痕组织通常难于移动并常造成复发。因肿瘤切除造成的单纯的外眦畸形，可以用局部瓣转位来得到很好的治疗。首先要注意的是外眦韧带的再附着常常因为长期向下的拉力而分离。修复撕裂的韧带要将其再附着到眶外缘的骨内膜并通过钻孔用钢丝或不吸收性 prolene 缝线固定（例 5）（图 14-12）。使用颞区的工字成形术就有足够的皮肤组织来纠正外眦部小的外翻。其他的组织来源包括上睑皮肤、上睑皱处的肌肉条索，或眉毛上方额部的皮肤。必要时睑结膜条带可作为附加的支持结构。

四、眉的修复

眼眉的对称性、位置和丰满度的改变都极大地破坏了整个面部的美学平衡。眉毛不但是眶上缘骨架的标志，而且可以表达感情，比如愤怒、紧张和怀疑。秃眉毛常并发于面部Ⅲ度烧伤。眼眉的错位可能由先天性面部的畸形引起，比如草莓样血管瘤或先天性色素痣。恢复眼眉正常的丰满度、位置和对称性是整体面部美容修复的需要。

1．复合头皮组织移植

重建全眉缺失的方法，包括复合组织移植或带血管的岛状瓣移植。在设计这种特殊方法时，应该考虑到性别、眉的丰满度、缺失的程度等诸多因素。女性眉毛较细，外侧弯曲度大，窄条的复合移植体（不超过 3.5mm）再结合眉笔勾画的补充，就足以达到类似正常的眉形。男性的眉毛较平直而浓密。通常需要用较宽的复合移植体（1cm 或更宽）。在设计复合移植体或岛状皮瓣时，毛发生长的方向应该与正常眉毛的排列方向一致。内侧的眉毛向上向外生长，中部 1/3 水平生长，外侧 1/3 斜向下生长。在掀起移植体或岛瓣时，外周切口应与毛囊的轴向平行。Brent 提出一种“窄套连结”技术，包括内侧和外侧眉毛移植体，每侧都类似正常的眉毛毛囊方向。术后适时切除两移植体中间无毛发的皮肤条带。Pensler 等人强调条带宽度不应宽于 5mm 以增强移植体的完全血管化。另一方面，Feldman 喜欢使用精确尺寸的复合移植体制作理想的眉毛。

操作技术

复合皮片由颞区或枕区头皮的皮下深层掀起，以保证有最多的毛囊组织（图 14-13）。分离移植片后，用细的解剖剪子，在高倍放大镜下从毛囊的基底部去除皮下脂肪。Clodius 和 Smabel 强调在准备移植前 6～10 天内，在局麻下拔除供区的毛发。目的是造成人工“休眠”期，毛囊球向皮肤内缩进，在去除脂肪和移植时不易被破坏。小心地将移植体植入已准备好的眉毛缺损部位。将对侧眉毛的模板消毒并准备在移植体成形和定位时使用。移植体的周缘必须小心翼翼地用皮下可吸收缝线缝合，表皮下的尼龙缝线最好与皮肤的高度平齐。毛囊的位置与正常的排列方向一致。术后放置垫子覆盖 5～7 天以减少血肿及术后早期血管充血的危险。

毛发生长的恢复

手术后 2～3 周眉毛缺失，为毛囊进入静止期——“休眠期”。大约 3～4 个月时，毛重新生长。因为眉毛继续保持头发的特征，必须定期修剪，它不像自然的眉毛，修剪后不易再生长。

2. 带血管的岛状头皮瓣

对于眉毛生长浓密的人，尤其是男性，带血管的岛状瓣为毛发生长提供了最大的可能性。McConnell 和 Neale 在他们治疗的病人中，77%取得了很好的效果，尤其是受体创面有较深疤痕时。

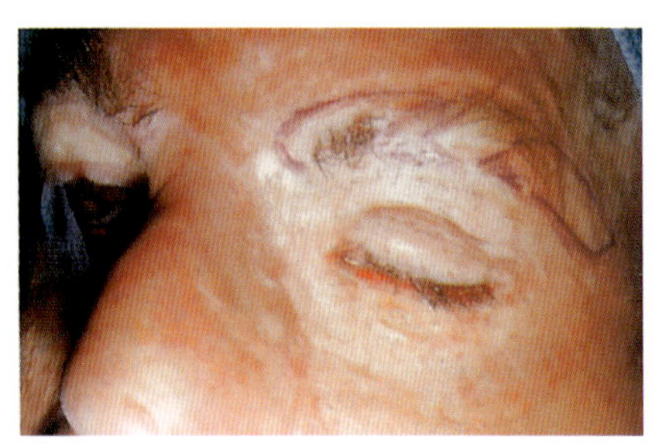

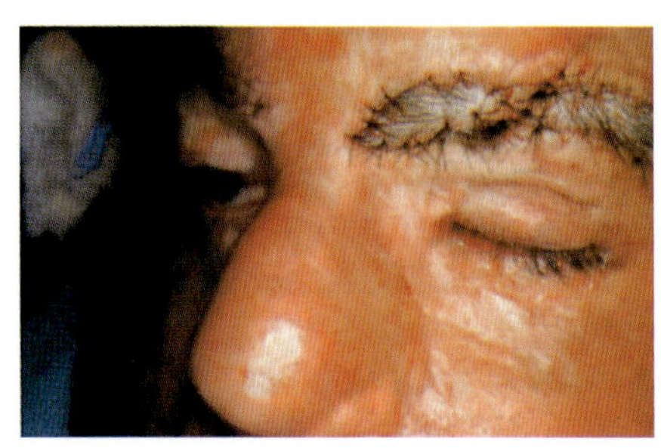

图 14-13 例 2 左：左侧秃眉毛。
右：复合筋膜组织瓣植入后。

操作技术

用多普勒仪听诊确定位置以后，在颞浅动脉后支的轴线上勾画出半月形的岛状瓣（图 14-14），血管蒂的长度要设计得足够长，以确保有充足的长度从耳屏前1.5cm 的“轴点”到达外侧眉。由颞顶筋膜层掀起岛状瓣，通过皮下囊转移到受区。颞浅动脉前支的分支点必须结扎以松解蒂部以便完全转移。应特别提醒注意的是，在扩展交通通道进入颞外侧区时，必须保护面神经的额支。

岛状瓣的精确定位

受区的精确设计对取得最令人满意的美容效果至关重要。在对

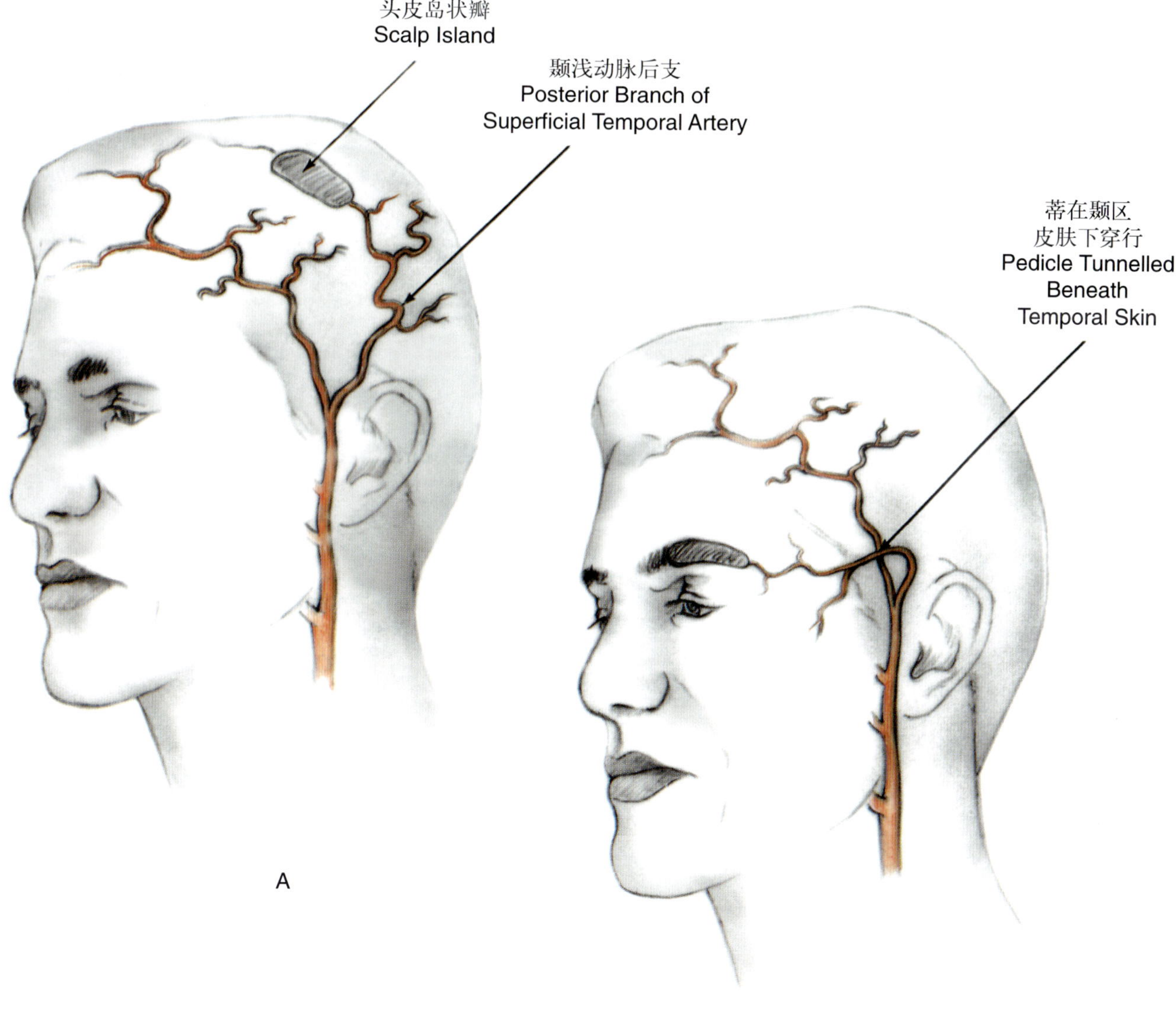

图 14-14　同侧带蒂岛状头皮瓣重建全眉　A：在颞浅筋膜后支上设计岛状头皮瓣。B：瓣经皮下至眼眉处。

侧眉毛完整存在时，应用瞳孔中线，内眦、外眦的固定解剖标志，将模板准确放置在镜像位置上，疤痕的切开分离必须深达骨膜，以使岛瓣植入到缺损的整个深度，术后不至于因为术后继发水肿而形成“烤薄饼”样改变。对于双侧眉受损的病人，受区眼眉缺损必须设计成自然美观的外表。男性眉毛的垂直高度大一些（1～1.5cm），眉毛平直位于眶上缘之上。女性眉毛细一些（0.5cm），位置高些，并且外侧更弯曲。

3. 眉的复位

眉的错位可以发生在先天性错构瘤消除之后（例 6），或继发于外科根治术，眉的复位要在深达帽状腱膜层进行。

操作技术

手术进路通过冠状切口（图 14-15）。整个半侧前额提起，深达额肌层。随着前额移动自如，将眼眉置于正确的高度和方向。通过眶上缘钻孔，并用 prolene 缝线缝合固定到其深筋膜附着上。通过皮肤的水平褥式缝合固定敷料垫进一步确保眼眉放置得精确。由前额瓣转位/推进造成的皮肤折角，可以通过在头皮或在烧伤边线上使用 Burrow’s 三角技术来纠正。

4. 其他方法

Mustarde 描述了一种所谓“均分”修复眉毛的方法，即以对侧眉毛的近中为蒂，将其眉毛的上 1/2 分离，用于患侧眉毛的重建。然而，印堂处的疤痕不能令人接受的，而且因为皮瓣本身的长度较长，因此它的成活也是不可预测的。kasai 和 Ogawa 应用皮下带蒂皮瓣修复同侧眉毛轻、中度的缺损。这种方法安全、一次性移植，保存自然的毛发生长方向且遗留疤痕小。在一些罕见的病例中，当颞浅动脉很难找到或受损而不能利用时，适合用头皮毛发的显微游离组织移植。Hyakusoku 用预先制作的带毛发的岛状瓣重建眼眉。此瓣在移植前 2 周，要在耳后毛发缘深层植入取自上腹部内侧的组织蒂作为预备。血管与同侧的颞浅动脉吻合。

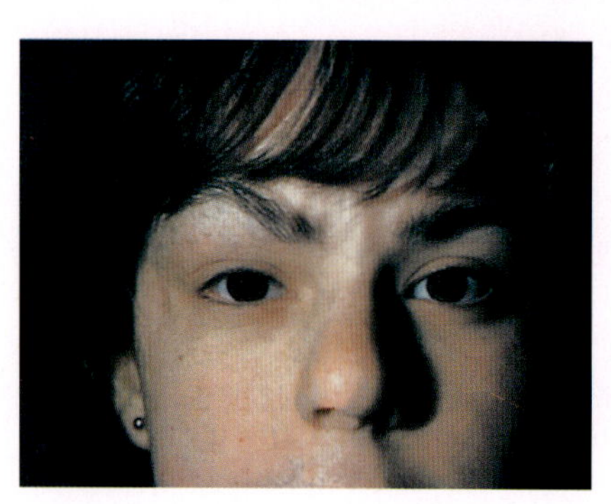

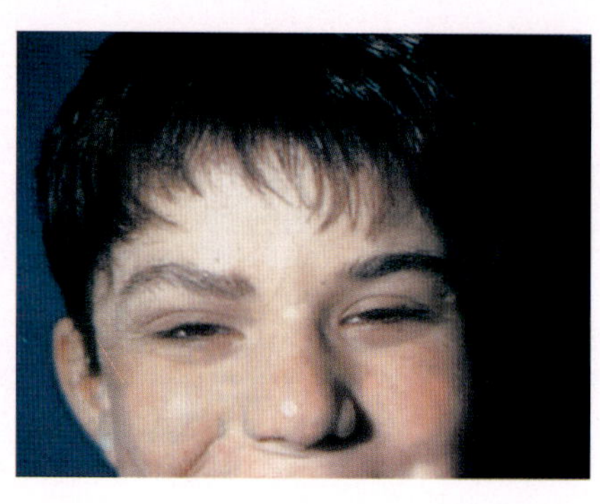

图 14-15 例 6 左：16 岁女孩因先天“草莓样”血管瘤后遗症致右侧眼眉错位。右：通过冠状切口复位，眶上缘钻孔固定腱膜保持眉的位置。

五、眼眶的美容性显微修复

大的眶周区外伤，不仅能破坏眼的附属结构，而且明显破坏了眼的骨性解剖结构。损伤常伴有致密的疤痕，可能被上颌窦粘膜内衬所污染，软组织覆盖变薄变脆弱，由于潜在的骨暴露或吸收的可能，适度富余量的骨移植是合适的。正常眶容积和大小尺寸的破坏将导致眼球内陷或眼外肌的纤维化，眶脂肪体萎缩。在眼摘除术的极端情况下，可导致眼窝的收缩。

1. 微血管带蒂或游离瓣

一期或延迟修复眶区的大胆方法强调整块替代不足的组织，构建眶解剖结构，重建眼附属器的功能性支撑。带血管骨移植体的即时再灌注提高了骨移植的成活率。血即时灌注是通过接受受区的外来血液供给实现的，取代在非带血管移植时“爬形替代”的方法。

2. 颞顶筋膜/颅骨复合瓣

颞顶筋膜是大范围组织缺损时修复眶或眼睑的理想组织来源（例 7）（图 14-16 ~ 图 14-18）。皮瓣用于修复眶与颅腔及副鼻窦之间屏障。帽状腱膜内到颅骨外板骨膜的动脉穿支血管使带血管的骨复合瓣移植到眶及颧区成为可行。Cutting 等人的微灌注研究证实骨段外板的血供分布。利用颅骨外板的几何外形来塑造颧、眶或下颌骨重建所需的骨组织。应用减影分析，三维软件系统计算机辅助制作的丙烯酸模型可以进一步辅助术中对带血管骨移植体的精细雕刻，使用合适的植入眶解剖形态中缺损的部位（见第 3 章）。

操作技术

通过耳前美容切口暴露筋膜，并向颅顶延伸呈“T字”形（图

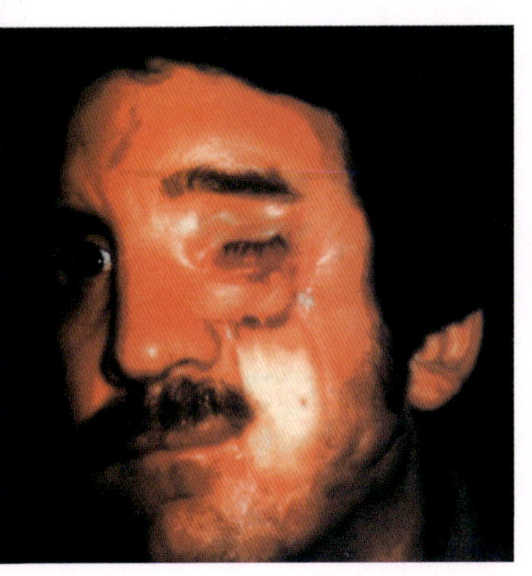

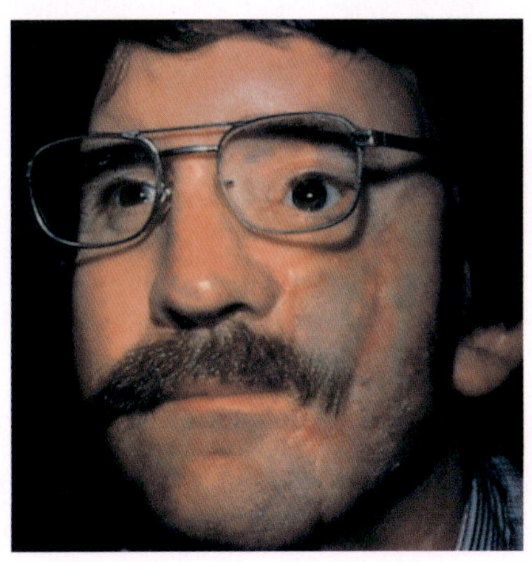

图 14-16 例 7 越战老年枪击伤，破坏了左眶底和眼、一侧上颌骨和半侧下颌骨

左：旋髂深动脉（DCIA）骨皮瓣修复颌骨及“填充”颊部缺损术中。

右：“三层”颞顶筋膜瓣复颊、眶和胡须，安装义眼。

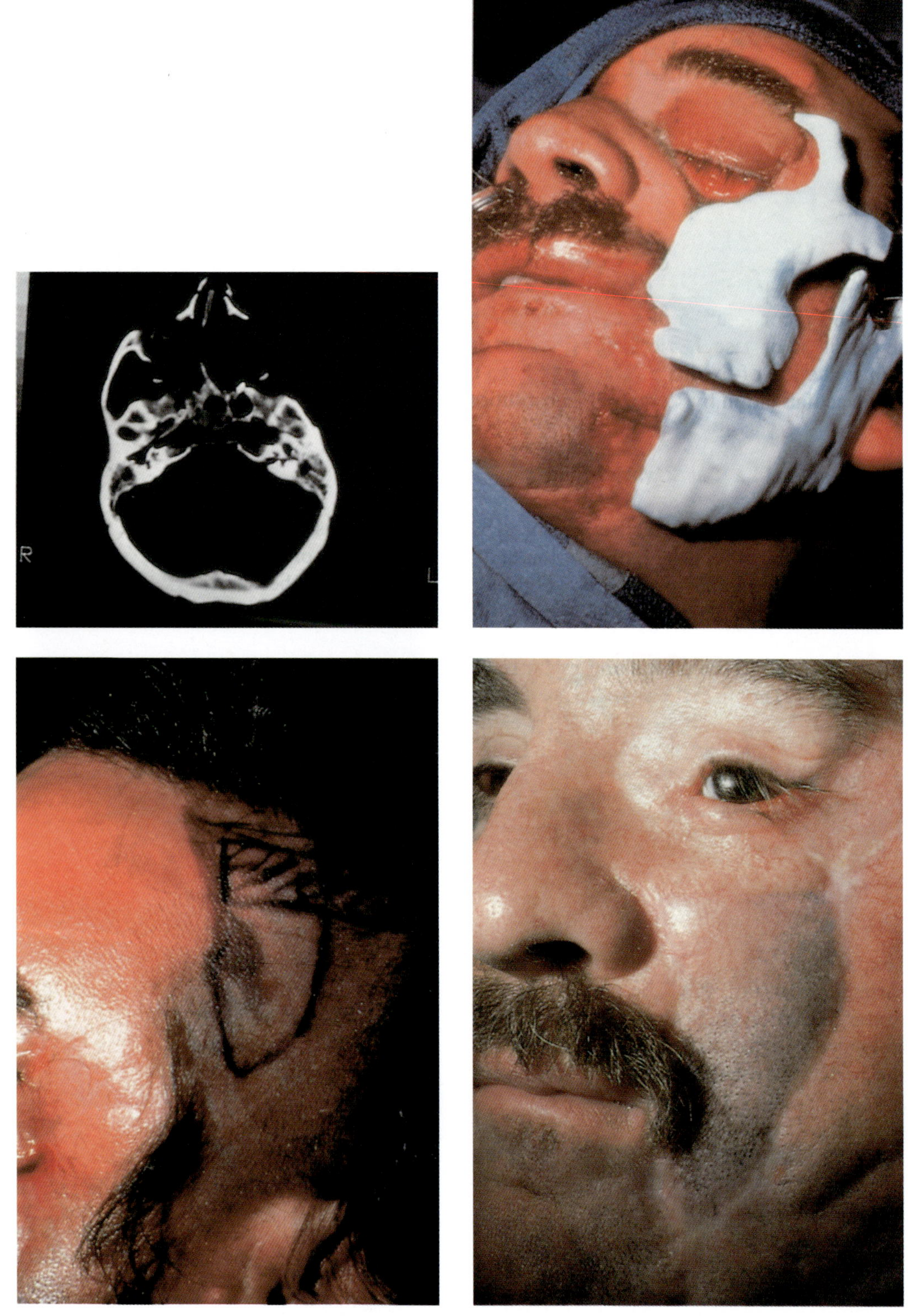

图 14-17 左上：眶缺损 CT 扫描。 右下：计算机辅助制作下颌骨和颧骨缺损模型。 左下："三层"颞顶复合瓣的设计，包括头皮、前额颞侧组织和颅骨外板。 右下：复合瓣植入颊颧缺损。

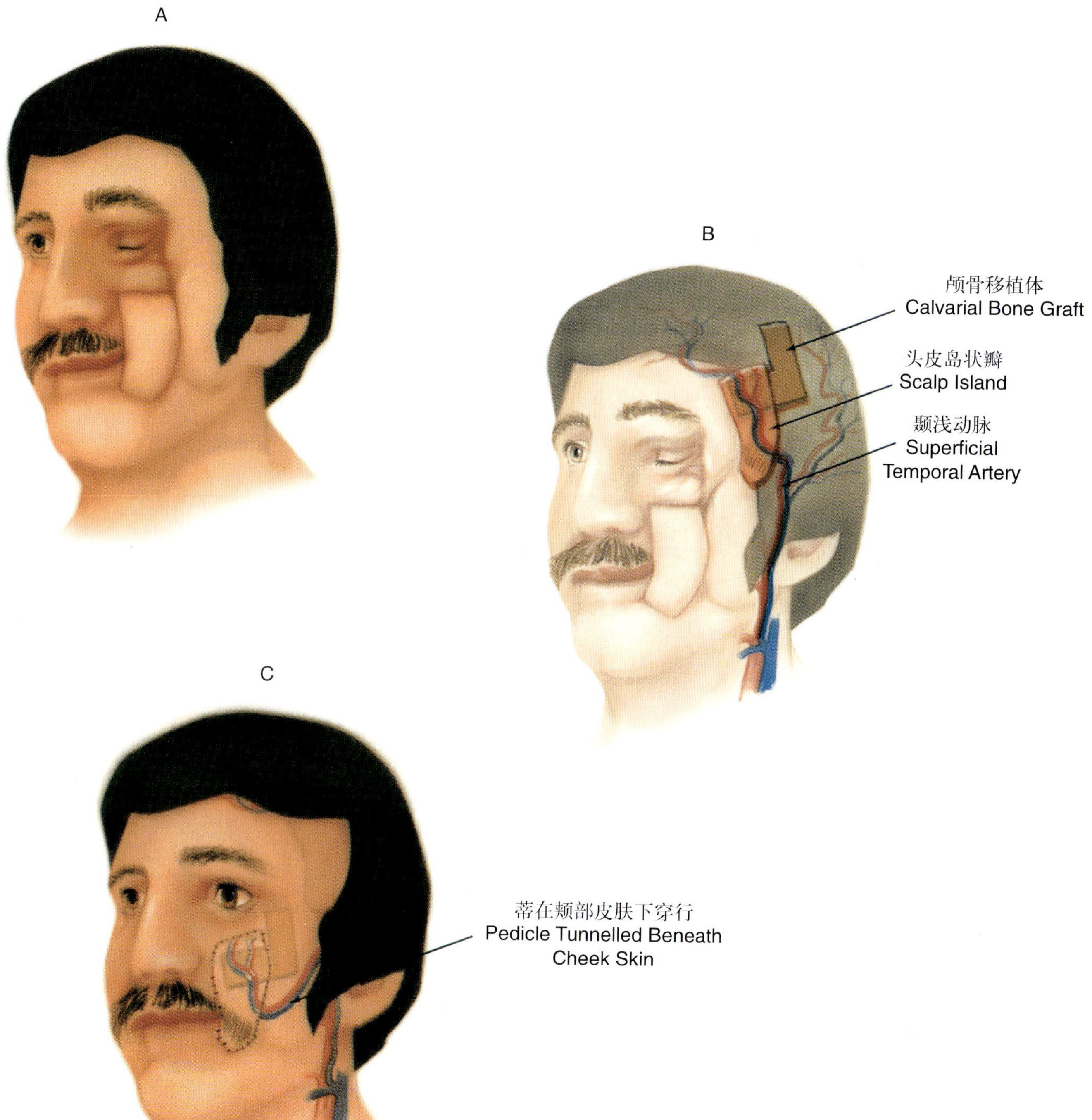

图 14-18 例 7 "三层"颞顶筋膜/颅骨/头皮瓣修复眶周缺损 A：左眶、颊缺损。 B：为修复眶缘设计带 L 形支撑的颞顶筋膜头皮瓣。 C：修复眶的骨轮廓，为义眼植入眼窝提供承台。

14-8)。预先设计成形的皮岛要切除全层至筋膜层。头皮瓣在深及毛囊的“非自然”层次掀起。颞顶筋膜容易从颅骨膜和靠近骨移植体边缘的颞深筋膜上剥离出来。用 5cm 的气动钻钻出一条至板障水平的槽。用角锯和骨凿切取骨外板作为断层颅骨移植体。移植前，通过周围的小钻孔固定筋膜套和骨膜以防止切断细小的骨膜穿支血管。在耳屏前 1～2cm 的中心点附近，解剖血管蒂，包括其动脉及伴行静脉。结扎颞中线以增加血管蒂到颈外动脉系统的长度。在颞区皮下组织蒂底下将包括骨、筋膜，皮肤三层的复合组织瓣转移到受区。在神经刺激仪的帮助下确定面神经额支（病人不能因麻醉而麻痹）。使用微型夹板和微钉等刚性固定系统将骨精细地植入自然功能位置。若存在与副鼻窦或颅内容的相通需要关闭可使用内折叠的颞顶筋膜作为屏障。

3. 桡前臂游离皮瓣

如果只需少量骨，则桡骨前臂皮瓣是眶重建的另一复合组织来源。来自桡动脉的深层穿支血管分布到桡骨远中端骨膜。如果术后适当地用夹板固定，切取外周 1/3 的骨皮质也没有发生压力性骨折的危险。当然，与颞顶筋膜复合组织瓣相比，桡骨前臂皮瓣用于骨重建的缺点是需要从远距离供区游离移植组织。对于包括上颌骨的较大缺损，适合用腓骨、髂嵴和肩胛骨的带血管的骨移植。

六、眶内容摘除术后重建

眶周大范围损伤或肿瘤切除术后（如横纹肌肉瘤或视网膜母细胞瘤）被摘除内容物的眶严重毁容，并很难修复。因为这种缺陷大多发生于年轻人，投资于美容重建术以代替永久性的眼罩是有价值的。其他功能方面的问题，如与鼻腔和窦腔形成瘘而连通，并有大量的粘液分泌，可能使问题复杂化。一般情况下全眶内容物摘除面临三个问题：①软组织填充眶腔，②眶缘和眼睑的塑形，③建立眼窝，安装义眼。前额瓣、胸三角肌瓣、颞肌瓣和颞顶筋膜瓣，都可以提供大量的软组织用于移植。应用最多的是颞肌皮瓣，为手术修复眼眶提供了基础。厚的肌瓣可能使义眼复位有困难，另外，也可能随后发生不明显的供区缺损或咀嚼困难。使用显微血管吻合术，带血管的游离皮瓣移植已取得了成功。且有大量的病例报告证实。皮瓣类型的选择（腹股沟、足背或肩胛区）取决于塌陷的程度和是否有足够的结膜来保持眼内衬。如果有完整的睑皮肤和结膜，则用去上皮的皮瓣填充空腔；若没有足够的结膜保存，可将皮瓣内折植入眼窝。肩胛瓣，因为其皮肤和骨组织有各自独立的蒂，特别适用于需要较富骨组织的眶缘重建术。

第二阶段，进行眶缘和眼睑的塑形。在早期治疗时，尽可能多地保留附属结构是此阶段修复的基础。眼睑和眼眉修复的方法与前面讨论的相同。为增加皮肤的活动性，在眶周重建术中应使用适当的组织扩展。建立牢固的眶下缘，可以通过进行垫敷式骨移植或作为复合骨组织移植术的一部分来完成。这一步骤，对于支撑义眼和重建稳固的眶底都很重要。

第三阶段，建立容纳义眼的眼窝。为了能够放置义眼，下方沟窝的深度很重要。使用筋膜悬吊术上提下睑缘来保持义眼的位置是必需的。通过移植皮肤脂肪条来轻微增加上方沟窝。如果结膜完全缺损，则必须使用全厚皮瓣移植衬里建立一个完整的新眼窝。

修复体

眼的修复即复制眼的外形特征和眼的方位，产生一个具有真实感和对称性的眼，它优于普通成品义眼。用牙科印模材取得缺损眼球的蜡模，再复制成约 7mm 厚的树脂壳。虹膜、瞳孔巩膜和血管都用细的画笔细致地画在可视面上。透明的丙烯酸树脂置于眼球表面模拟角膜外形。教给病人摘戴和清洗义眼的合适方法。用聚氨基甲酸乙酯衬于背面，可增加边缘强度，改善粘附力和卫生情况。

对于累及颊颧和眶周的大范围缺损，特制的丙烯酸面部修复体现在可以使用钛金属固位桩固定到颅面骨上的骨相容性种植体或牢固的附着体上，使修复体与颅面骨形成整体（图 14-19）。纯钛的桥基固定在关键固位点的骨膜下，薄的氧化物外涂层允许胶原纤维和成骨细胞长入，使其与周围骨组织溶为一体而中间没有软组织存在。间隔 3～4 个月以后，暴露出骨相容性固位体通过皮肤外的钛质桥基部位与修复体联接。

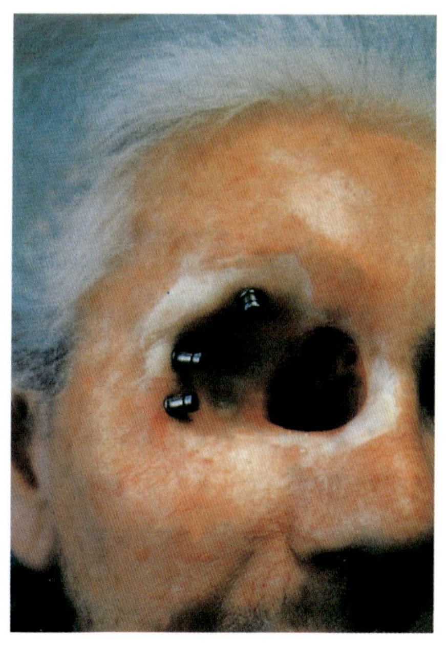

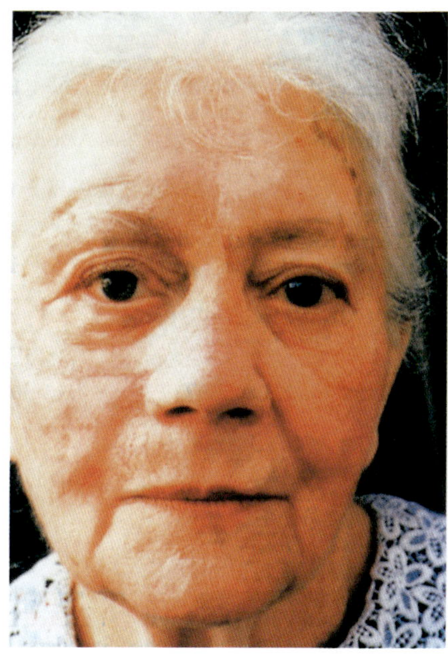

图 14-19　老年妇女因患肉瘤切除眼眶后　左：带三个 Swiss 磁体的 Branemark 骨椎溶植入体。　右：MDX4-4210 硅胶眶假体及义眼。

七、美容化妆

成功修复眶周形态、组织和结构以后，由化妆师评价病人的情况，并使用低致敏性、无水肉色粉底隐藏疤痕，使皮肤与面部其余部分的肤色相融合。正确使用上、下睑眼线“塑造”的眼形态，造成睑裂形态和形状改变的视觉改变（例如，白色的内线扩大眼裂，黑色内线使睑裂变窄）。眼影通过明亮和阴暗的相互作用，建立眼睑深度和外形轮廓视觉。浅的或垂直缩短的眼睑，可以通过在上睑皱襞或沿眶下缘施用眼影的办法来增加深度。在内眦或外眦使用黑色眼影纠正外形轮廓来辅助眼睛的“闭合”或“开启”。对眼眉的强化化妆，特别是对稀疏的、部分秃的或重建的眉毛，可以用粗糙基质和羽毛状的眉笔来模仿眼眉的毛发。提供配色表和面部化妆图谱，并教会病人使用。在有些病例中，可以用微皮下纹色的方法纹出眼眉和睑缘（见第 13 章）。

第 15 章

面部复活和笑容的重建

面神经损伤会导致面部静态和动态畸形。在静止状态时，肌肉张力的丧失导致麻痹侧眶周、面颊和已麻痹一侧嘴角软组织的下垂。特别是老年病人，面部肌肉张力的不平衡将导致面下部的位移不对称。眼闭合不全将导致兔眼，并可引起经常的角膜刺激和角膜干燥。插入蜗轴的支持肌的功能丧失导致口闭合不全和语言功能损害。大多数损害的后果是失去了微笑的能力。当丧失了这一社交能力和自尊性受到伤害时，这种结果对年轻人来讲是特别有害的。

面部复活和微笑重建的目标包括静止时的平衡对称以及高兴时的自然微笑。其他功能的修复，如眼睑保护功能和口闭合能力也不能忽视。这些目标既可以与面部复活外科手术一并实现，也可以通过单独的辅助治疗来达到。如有可能，在正常侧功能不降低的情况下，实现两侧的对称和上下面部的平衡则更好。虽然如此理想的手术方法目前尚未实现，但随着当今显微外科功能性肌肉组织移植术的发展，为人们提供了新的和激动人心的方法替代传统的静止状态修复技术。

在历史上，面部神经外科起始于 1927 年，当时 Bunnell 应用了根据修复指神经的经验得到的方法。他报道了他的面神经修复效果“极好”。然而，一次性神经修复往往既不可能也不令人满意，而经常需要做二次修复。静态整复方法，诸如张肌筋膜悬吊口角、侧睑缝合术、对称性面部悬吊术，这些方法都是致力于修复静止状态下的不对称，但动态问题仍然存在。尝试用肌肉移植到眼的试验仅取得有限的成功。

在部分面神经麻痹的情况下，比如在下颌骨缘支范围内，局部肌肉转移可能是种合理的选择方案。Rubin 对长期面部麻痹的病例推广的颞肌、嚼肌和额肌的局部动力肌肉转移导致了微笑功能的模拟。但肌肉的活动不得不通过长期的课程学习来恢复，然而，仍然可能缺乏无意的自发性动作。此外，运动障碍，比如进食时的肌肉运动障碍也可能会困扰病人。

在神经失去的早期，可尝试进行瘫痪面部肌肉的神经移植术。同侧的舌下神经、舌神经和舌下神经襻都可作为神经移植术的首选来源，但是，上述来源的神经没有一种被证明是理想的，因为神经的兴奋需要舌自主运动的触发。Smith 和 Anderl 首次尝试了用对侧面神经作为神经来源。失去神经活性的面神经分支，通过一条长的跨面部的神经移植，与对侧的神经连接在一起。如果失去神经支配的时间相对较短，特别是年轻病人，则跨面部神经移植术是理想的。重建术通常分两个阶段完成。第一阶段跨面部神经移植后需要 6～9 个月的再生期。此后的 3～6 个月为第二阶段：神经末梢修复。从神经轴突到达瘫痪面部肌肉的运动终板。所以跨面部神经移植需要 1 年左右的时间。在第一阶段同时移植同侧舌下神经，轴突再生时间较短，可作为一种有价值的“保护”功能。

在面部长期瘫痪的情况下，可以认为面部肌肉发生了不可逆的变化，功能恢复成为不可能。电刺激对恢复失去原神经支配的外来或移植的肌肉活动力和避免肌肉萎缩已取得了成功，但人们普遍接受这样一种观点，即认为在等待跨面部神经再生的同时，移植的肌肉经皮电刺激是有益的。当发生不可逆的肌肉变性时，就需要移植新的肌肉来使瘫痪的面部重新具有生气。

Tamai 等人曾进行了微神经血管的肌肉移植开拓性实验研究，并由 Harii 等人最先应用于临床。游离的微血管股薄肌移植组织成功地由同侧第五颅神经提供神经支配。从那时起，微血管肌肉的移植便与利用对侧面部神经分支为神经来源的跨面部的神经移植结合在一起。手术分两个阶段完成。按照外科医生的习惯，还可选择其他的肌肉组织，如前锯肌、胸大肌、胸小肌、背阔肌、短伸肌和掌大肌作为肌肉来源。

我们的外科技术是由我们过去的经验和其他人的经验总结发展起来的。我们最初使用腓长神经，现已被臂内侧皮神经（MBC）所取代，我们觉得 MBC 神经束的特性和大小非常适合于与面部神经分支相吻合，并且与取腓长神经会导致小腿后侧疤痕和脚背麻木相比较，上臂内侧部位的疤痕较易隐蔽，前臂内侧的麻痹较易被患者忍受。在解剖面部的同时，第二手术小组取病人仰卧位容易获得此神经。在肘水平，神经分支到前臂内侧皮神经之前可获取 20～25cm 高质量的移植体。

我们选用股薄肌。因为大腿内侧的疤痕容易隐藏，病人也易忍受。而且切取此肌肉相对地简单、迅速和易于操作。病人取仰卧位，在进行面部神经解剖的同时，由第二手术小组完成。

一、外科技术

面瘫病人的初期评价，应包括面神经的肌电图和放射学研究（平片或CT扫描），特别是在创伤后的损伤。为了证明和分析面部肌肉的功能，在术前对患者进行照相并录制录像带。病人在正常谈话时的录像带有助于确定肌肉使用的型式和方向，以及一个人的微笑容貌。某些微笑时口角严重下垂的病人，可能要求去除对侧的下颌缘支以达到对称的目的。注射肉素杆菌毒素（Botox）可作为诊断性和暂时性的治疗手段来减弱降肌群的过度兴奋。

1. 跨面部神经移植

一般来说，面部完全瘫痪的病人，病程在一年之内的，是两阶段跨面部神经移植的合适接受者（图15-1）。然而，也有长期麻痹的病人移植神经成功的病例，特别是年轻患者。但是这些病人肌肉张力较弱，而且恢复也不完全，所以可能需要辅助治疗。不过在选择远处肌肉移植之前，应设法恢复瘫痪肌肉的神经支配。游离的功能性肌肉移植，因为有多方向的肌肉牵拉，不可能也做不到重现复杂的自然微笑。神经损伤常见的病因是神经肿瘤摘除术，如听神经瘤可导致不可逆的神经近端损伤（图15-2，图15-3）。

第一阶段手术，通过面部掀起的切口来确定对侧、健康的面神经位置。常需要Risdon型颈延伸切口来充分暴露。为了止血，可以采用新配制的浓度为1:100 000的肾上腺素混合液注射颊区。在面神经定位时应避免使用成品的利多卡因和肾上腺素混合液，因为局麻会削弱肌肉的收缩力。在腮腺周围区域，解剖面神经各分支。仔细记录收缩强度，并使用手持式神经刺激器来定位。这样，为近端神经移植修复复制“眼”、“微笑”和“口腔”的神经分支。

在面神经定位的同时，由第二手术小组切取神经移植体。通过一个弯曲的上臂内侧双侧切口取得20～25cm的臂内侧皮神经移植体。若需要第三支神经移植体，则在腓后用小的横向阶梯式切口取腓神经作移植。使用柔韧的探针将神经移植物通过皮下到达对侧瘫痪部位。为了神经移植体的通过，需要在鼻小柱或鼻根处作穿刺切口。在耳垂基底部做穿刺切口取出神经导向探针，以便在第二阶段进一步恢复。神经移植体的末端用易于辨认的5-0黑色尼龙缝线缚牢在真皮上。

用2～3个神经移植体来修复对应于眼闭合、微笑功能以及口腔闭合功能面神经的神经分支。神经修复在显微镜下进行。需要使用11-0细尼龙缝线和70μm缝合针来仔细地连接神经束。健侧面部神经分支的位置对于确定瘫痪侧相对应的神经分支非常重要。所以，在面颊上做表面标记并照相记录，这有利于在第二阶段修复时确认失活神经的正确位置。

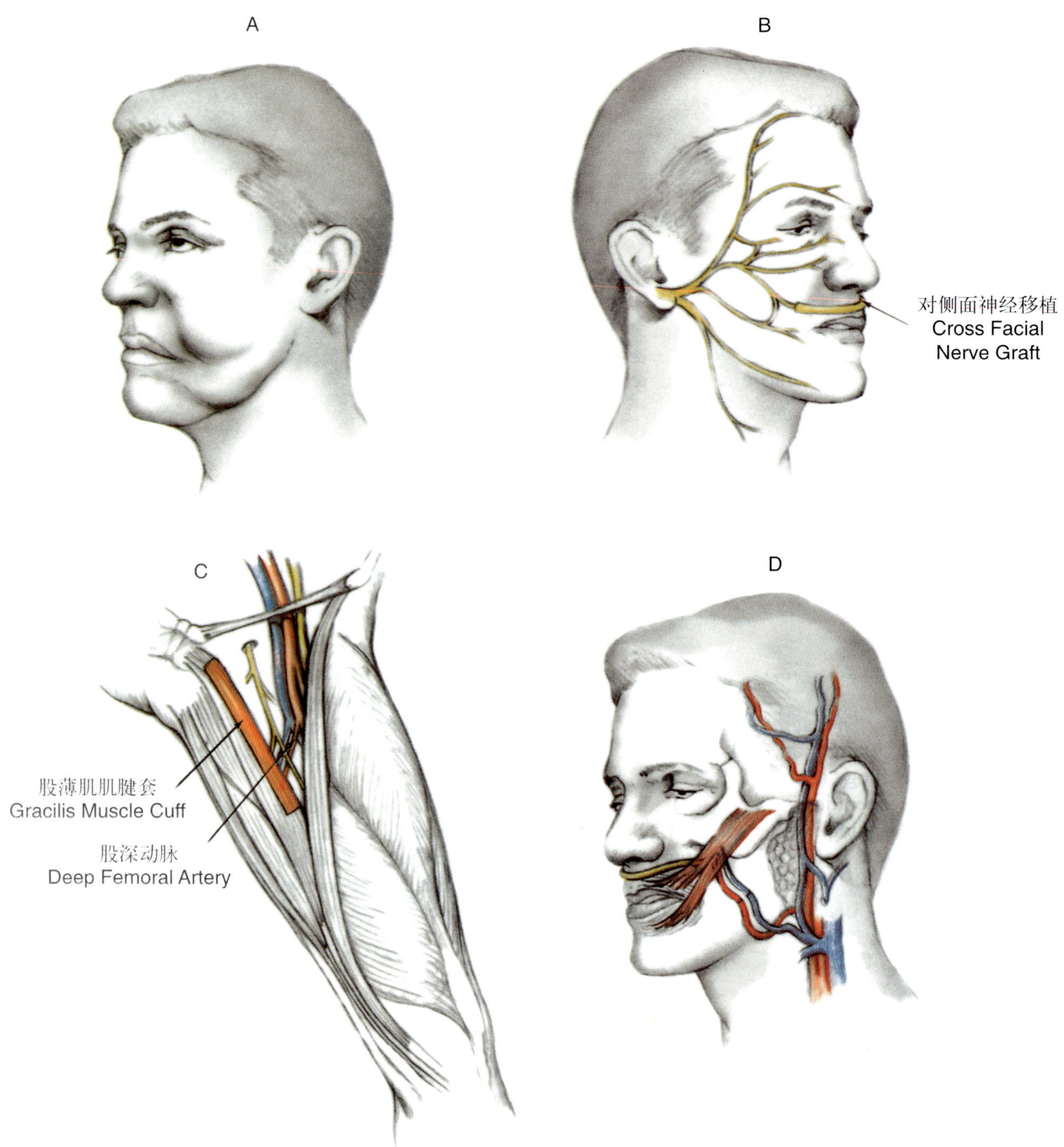

图 15-1 单股跨面部神经移植，伴游离股薄肌移植 A：左面部完全瘫痪。 B：跨面部神经移植到对侧正常颧支（笑支）的近端修复。 C：一段带有神经血管蒂的股薄肌。 D：带有神经的股薄肌植入修复远中跨面部神经移植体。

神经移植体的神经轴突再生可通过进展性提内尔（Tinel）征进行监测。这种神经再生的评估方法容易实施，可以用削尖的铅笔头轻轻地沿移植体的走行叩击来进行。从轴突到达移植体远中末端的再生需要 6～9 个月的时间，这可以通过提内尔征的发展来证实。在进入下一阶段时可再多等待 1～2 个月。

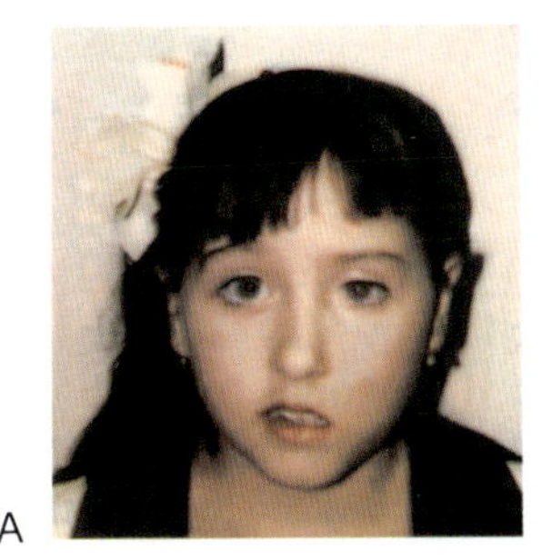

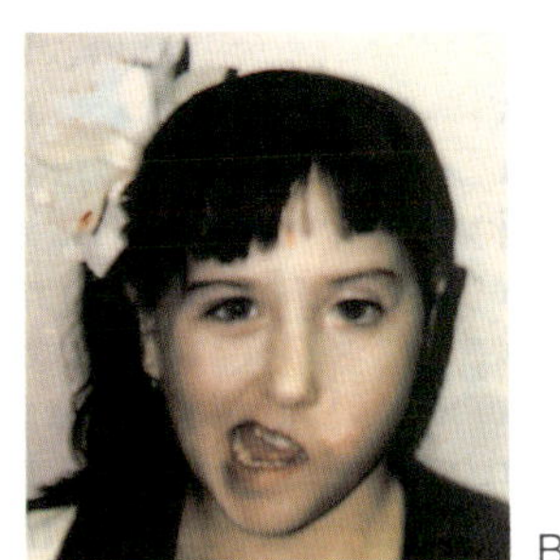

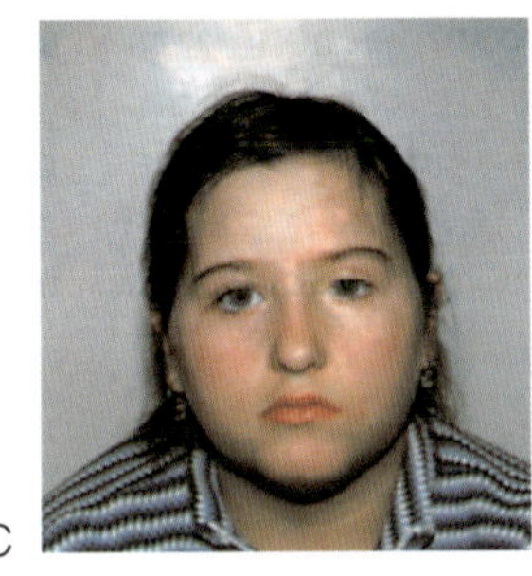

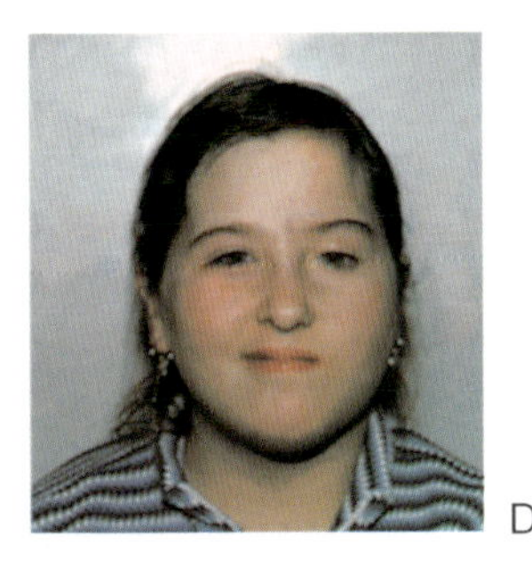

图 15-2　一位 **14** 岁少女，脑肿瘤切除术后 **15** 个月，左面部完全瘫痪，术前上眼睑曾植入重金属　**A**：术前静止位。　**B**：术后不对称性笑容。　**C**、**D**：两阶段，两股跨面部神经移植术后。　**C**：术后静止位。　**D**：术后，好转时的对称性微笑。

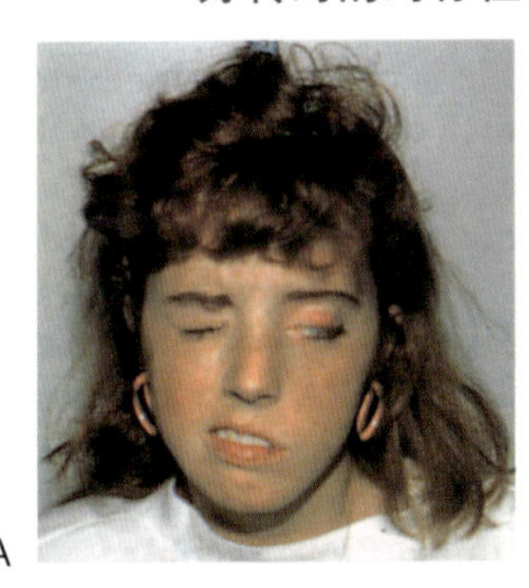

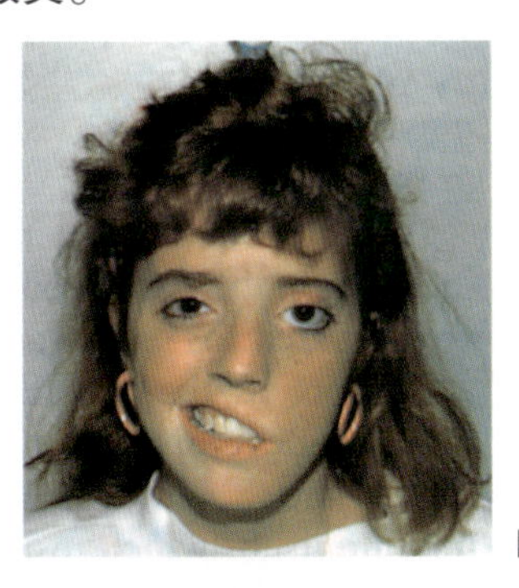

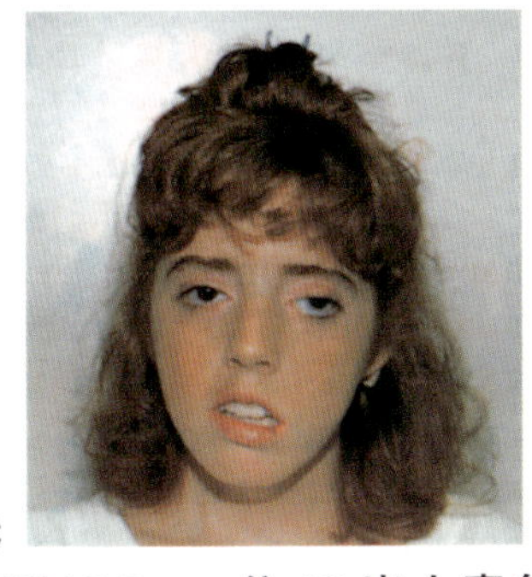

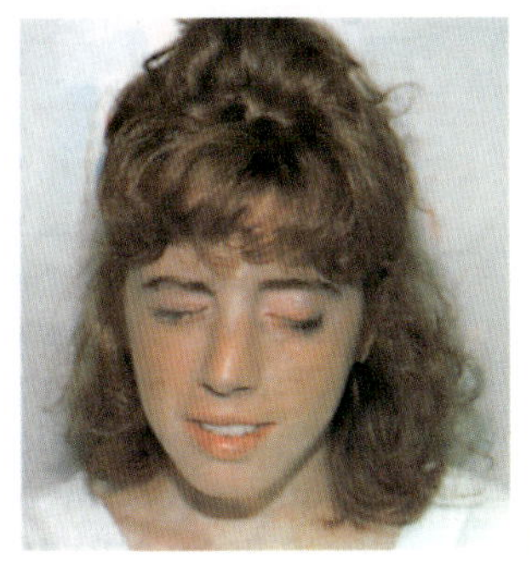

图 15-3　一位 **18** 岁女青年，左侧听神经瘤切除术后 **13** 个月，左面部完全瘫痪，患者术前左上睑曾嵌入一重金属植入物　**A**：术前静止位。　**B**：术前不对称性微笑。　**C**，**D**：两阶段，三股跨面部神经移植术后。　**C**：术后静止位。　**D**：术后好转时的对称性微笑。

在第二阶段时，在瘫痪侧做面掀起切口。此时神经移植体已恢复。常将神经移植体隐藏在颊瓣下面，需要慢慢精细地解剖，以避免移植体的损伤。结扎在移植体末端的黑色尼龙缝线有助于辨认神经移植体末端。在以前摄制的照片帮助下，定位相应的失去神经功能的神经分支。从腮腺周围区逆向地朝近中神经干方向解剖神经分支，直到找到比较大的，可以用来修复移植体的远端神经。在切除末梢神经瘤及修剪健侧神经束后，再作神经移植修复。

第一和第二阶段术后的常规处理。头部用两个静脉输液袋加以固定以避免过多的运动，并予以特别护理以避免在任何颊部修复区产生剪切力。按照病人的依从和耐受水平，病人一般在 3 ~ 4 天内出院。起初给予流质食物以避免咀嚼时引起修复区的剪切力，并且应劝阻病人交谈，以减少过度的下颌骨活动。软食应持续 2 周。

2. 游离的股薄肌移植

当面部肌肉发生了不可逆的变化，如长期麻痹时，则需用新的肌肉组织来移植（图 15-4）。同样，在先天性瘫痪，如 Moebius 综合征，在面部肌肉完全失去功能的情况下，经跨面部单支面神经移植后，还需要做功能性游离肌肉移植。功能性游离肌肉移植体可利用同侧神经残余部分支配（图 15-5）。在大多数情况下，需要使用对侧神经支，通过单支跨面部神经移植体来完成神经支配（图 15-6）。

在第一阶段手术中，选择对侧具有正常微笑功能的面神经颧支。单支神经移植修复到未瘫痪的面神经分支，并作为近中神经源跨越面部至瘫痪侧。

在第二阶段，通过在瘫痪侧的掀起切口恢复再生的远中神经移植体。受区血管通常为面动脉和静脉，由显微血管吻合术制备，颊部掀起皮瓣要适合移植的肌肉组织。皮下隧道伸入到口角，并在口角上下做两上对开切口。重要的是，应避免直接在口角处做切口，因为这将造成蹼状挛缩。

由第二手术小组通过大腿内侧切口切取股薄肌。分离此肌，并在精确测量过的距离处做标记缝合。植入时，肌肉的张力非常关键。肌肉的静止长度要等于或稍小于原始测量值，以使肌肉植入时的张力为最小。我们的经验是，继发性地增加肌肉张力要比减弱过强的肌肉拉力容易得多。支配肌肉的替补神经随后被细分为各组神经束，并且各自刺激确定的相应的肌肉收缩，用以重建面部的表情。

为了确保切取前的肌肉活力，在肌肉所在位置作局部削薄、止血和肌肉组织的再刺激。近中侧肌肉沿颧弓和颞筋膜植入。远中端肌肉分为两束，并在口角附近沿上唇和下唇走行。分别在上唇和下唇做粘膜内切口，避免在口角处做切口。粘膜切口的深度应仔细确定。若切口太靠近唇红的可见部分，则因肌肉牵拉将会造成唇外翻。

肌肉沿术前确定的合适的鼻唇沟位置缝合到真皮。肌肉必须带有深部的神经血管植入，这样将来修改和削薄时，就不会危害神经血管蒂。随着肌肉的植入和血管的修复，肌肉的即时供血可导致出

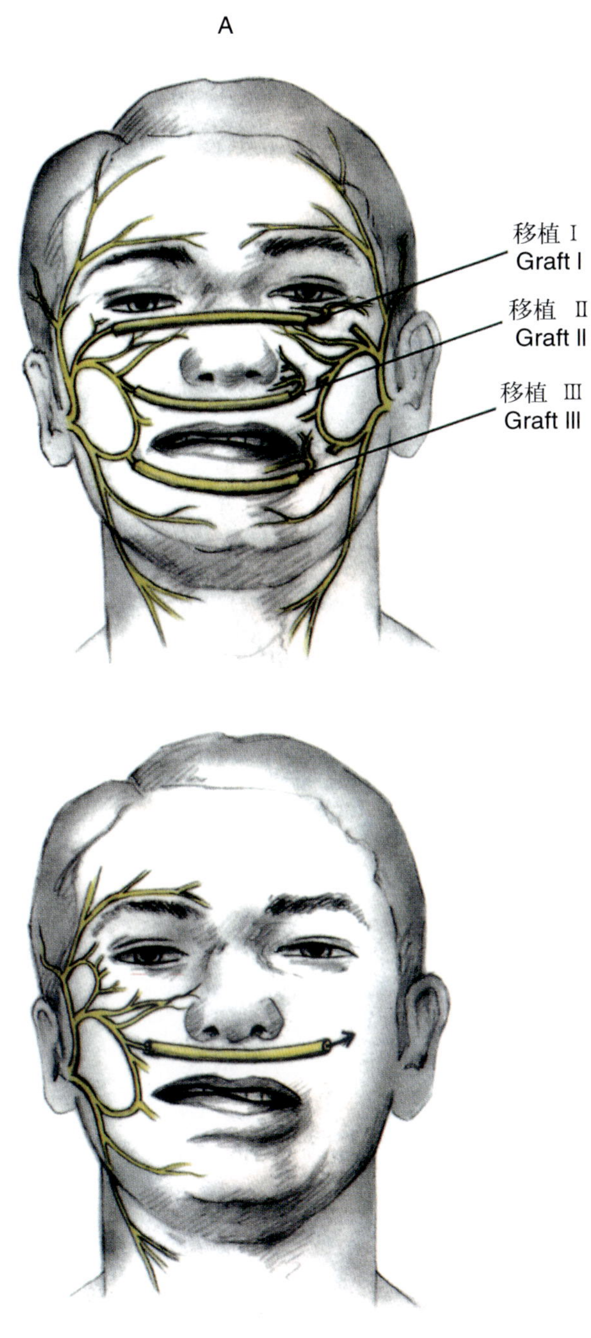

图 15-4　A：两阶段，三股，跨面部神经移植。　B：第一阶段，单股跨面部神经移植，准备移植股薄肌。

血，这就需要在完成神经修复和伤口闭合前得到完全的控制，这可以在出血部位放置一小型 Penrose 引流装置作引流。

术后，应给予特别护理以避免颊部产生任何剪切力，头部用静脉输液袋固定，使用多普勒（Doppler）探查以监测动脉和静脉血管

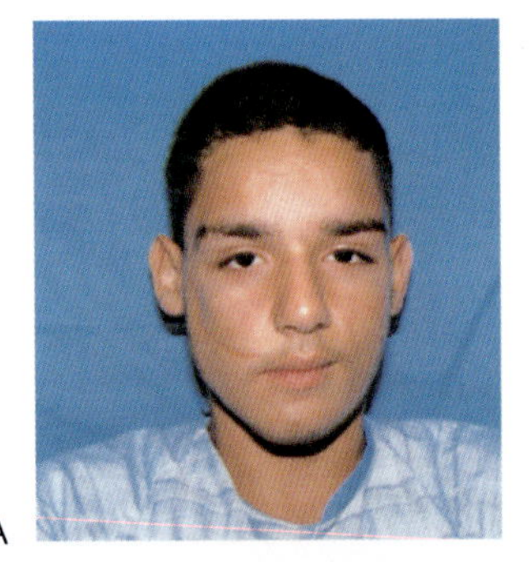
A

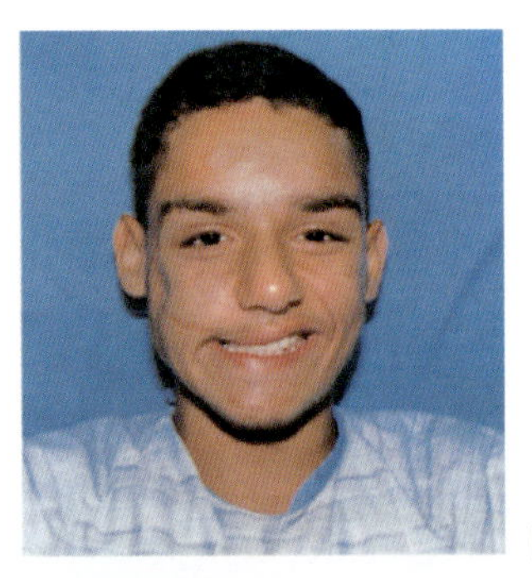
B

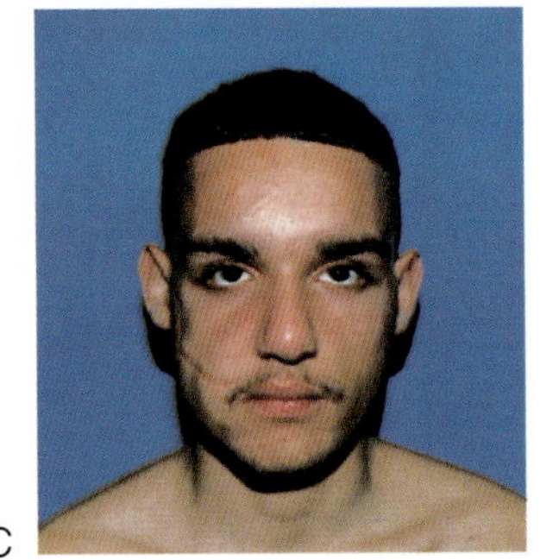
C

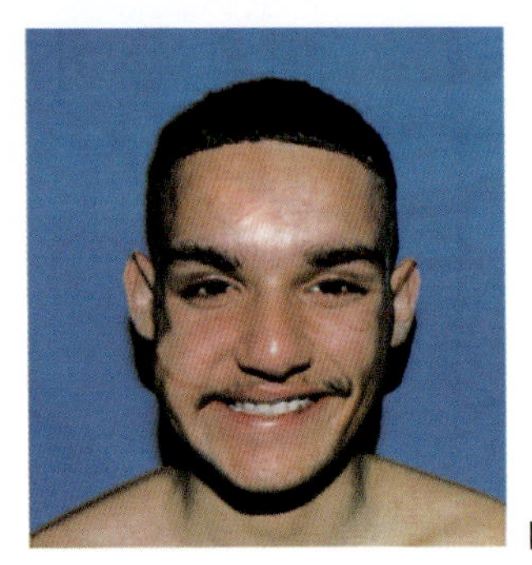
D

图 15-5 16 岁男孩，因深部撕裂伤而致长期的单一的右颧肌瘫痪 A：术前静止位。 B：术前，不对称性微笑。 C，D：单阶段股薄肌移植伴同侧神经再生术后 9 个月。 C：术后静止位。 D：术后，笑容。

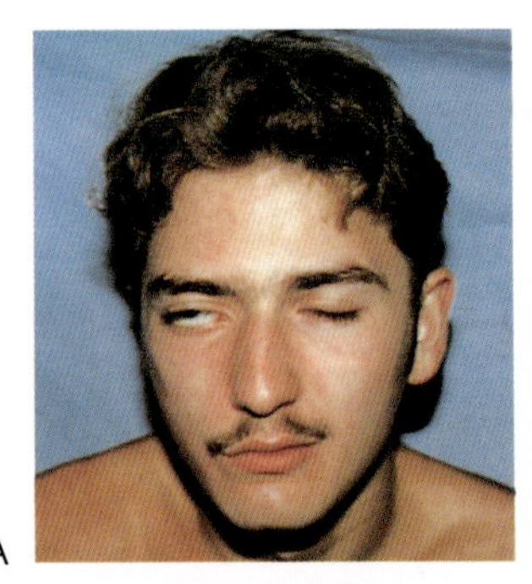
A

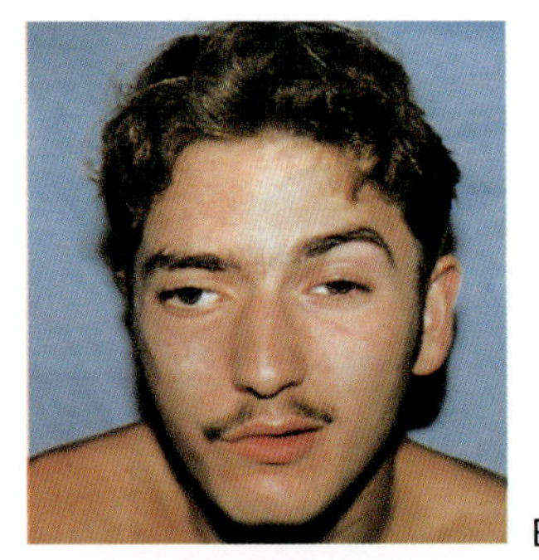
B

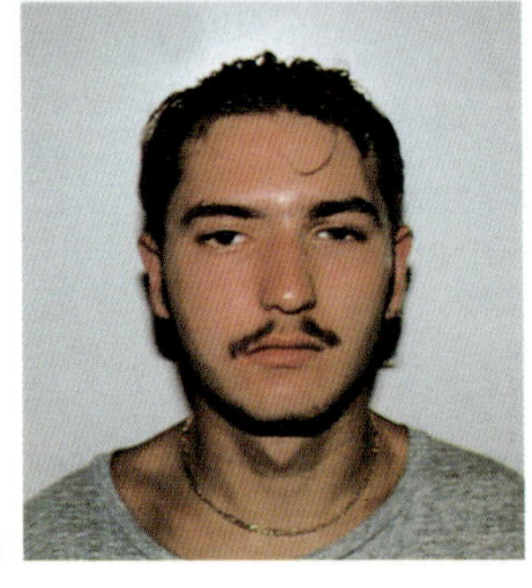
C

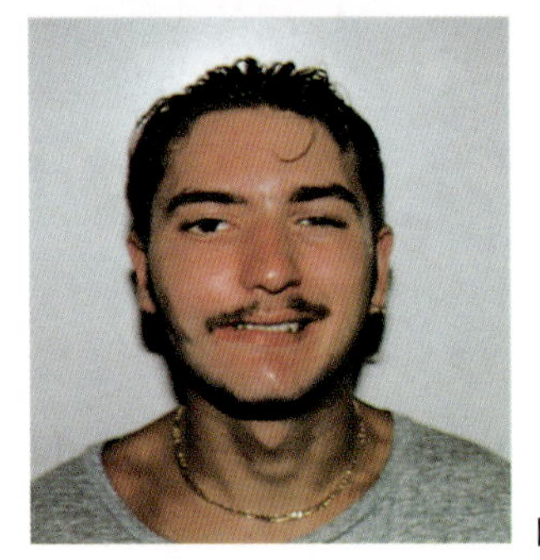
D

15-6 19 岁男青年左面部完全瘫痪，发病于儿童期腮腺切除术后 A：术前静止位。 B：术前笑容。 C，D：两阶段跨面部神经移植伴股薄股移植术后 12 个月。 C：术后静止位。 D：术后笑容。

吻合开通情况，持续 3～4 天直到肿胀开始消退。劝阻病人不要进行口腔和下颌骨的运动，病人进软食 2 周。肌肉的活力开始于第二阶段治疗后的 4～6 个月，并逐步改善。在失去神经支配阶段，做经皮刺激术，每晚一次，每次 10～15 分钟。最近，Chuang 氏报道了在功能性肌肉移植后发生了进行性挛缩，作者推测，这可能与过度使用经皮电刺激术有关。曾设计了初步的面部锻炼方案，通过扮怪相以最大程度增加肌肉的收缩力。当随意肌确实存在收缩时，则以每晚的面部肌肉锻炼来代替刺激，并开始生物反馈训练。

3. 修正性手术

在术后面容改善停滞以后，被移植的肌肉将继续增加收缩力，持续一年，所以在一年之内不能进行修正性手术。股薄肌的厚度常常需要尽早减薄，术中较多的削薄肌肉可改进术后面貌。若需要调整被移植肌肉的张力，则可进行肌肉的削薄和修剪。若远端肌肉肥厚是一个问题，最好通过鼻唇切口行削薄术，并同时再建相匹配的鼻唇沟。肌肉的张力，既可以通过在鼻唇沟处做远中切除术来增加，也可以通过近中植入处的松解来降低。过度兴奋的肌肉和强的肌肉挛缩非常难予纠正。

4. 局部肌肉转移

因中风或Bell's 面瘫引起的老年面瘫患者，不宜接受这种耗时长的多阶段显微外科重建术。特别是如果他们还患有内科其他疾病时，因为这类患者不能承受所需的长时间手术，他们神经轴突的再生力可能较差，并且神经不足以支配由远处移植的肌肉组织。而局部肌肉转移，比如颞肌悬吊口角则是一种可接受的替代方法（图 15-7）。

由 Rubin 建议的细致的术前评估能帮助确定与正常侧相匹配的肌肉牵拉方向。再有，常需注射肉素杆菌毒素来减弱正常侧过度兴

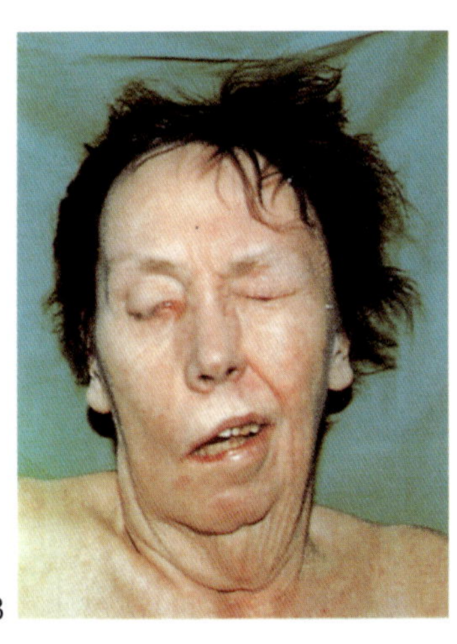

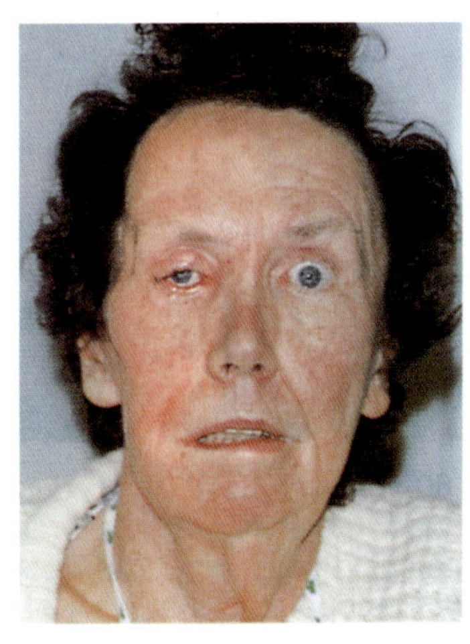

A,B

图 15-7　68 岁妇患脑血管意外致左面部瘫痪　以前做过侧睑缝合术，但其明显的视觉损害需要纠正。　A：术前，颞肌转移来修复左侧笑容，她也承受了睑缝合术和左上眼睑重金属植入术的困扰。　B：术后笑容。

奋的降肌群的兴奋性。重要的是，在病人清醒时按照对侧正常的鼻唇沟来标记瘫痪侧新的鼻唇沟。然后做对开切口，将肌肉植入唇部并建立动态的鼻唇沟，这样可随颞肌兴奋而活动。

通过颅顶头皮切口暴露颞肌的中间 1/3 部分。逐渐打开颞深筋膜延长肌肉的附着点，并用 4-0 Mersilene 缝合线加固移行处骨膜与至肌肉组织的筋膜连接的区域。此肌肉/筋膜组织经转皮瓣通过颧弓上走行至口角。在预先设定的鼻唇沟处做对切开口，建一皮下隧道作为肌肉的通路。筋膜的延伸部分分为两束，每一束被穿入上唇和下唇，并通过唇红肉的切口暴露出来。肌腱由唇内牵出至筋膜延伸部就位，这样肌肉就被固定。考虑到术后肌肉牵拉的松弛，需要做明显的过量矫正。为保护过紧的植入要细心地放置固定缝合线。逐步的保护性口腔运动在第 2 周开始。鼻唇切口用 Mersilence 真皮固位缝合线固定到下面的颞肌上。

5. 辅助治疗

患有面部软组织下垂的老年人，因一侧额支麻痹而特别易于发生静止时眉的不对称。单独的麻痹性眉下垂，额支的累及可能是创伤性或医源性的（图 15-8），但也可能是整个面神经麻痹的一部分。使用微板固位系统匹配眉瘫痪固位时，可避免由于直接切开手术上提眉而导致产生明显外露的疤痕。

取病人坐位做术前评价，测量对侧静止位的眉位置、与眼眶上缘的关系。手术时，将一个新月形的微板固定到眼眶上缘处，位置要比测量值高0.5cm 。下垂的眉首先用 3-0 的 proline 缝线细致地定位缝合三针固定到皮肤，然后固定到微板上。拧紧螺丝之前，将固定缝线环绕在微极上。眉的最终位置，要在病人坐位时，慢慢收紧缝线直到确实达到满意水平时。考虑到术后软组织的松弛和下垂，需

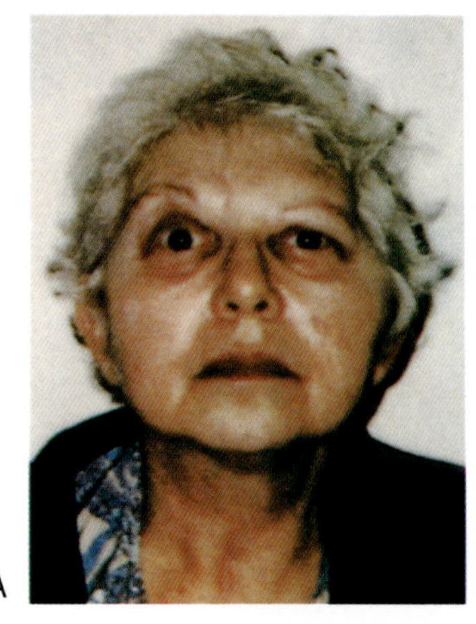
A

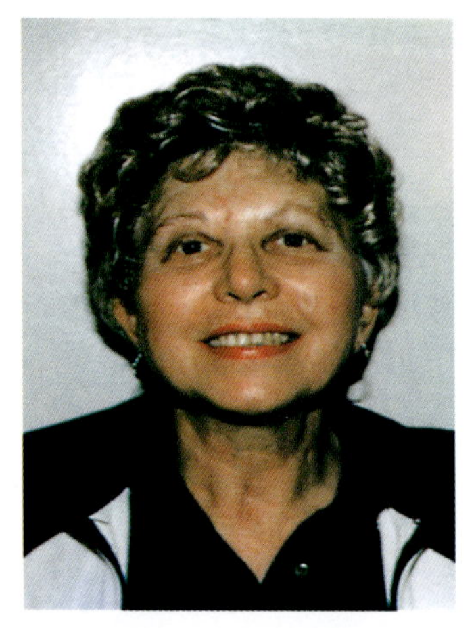
B

图 15-8 60 岁老妇患塌陷性颅骨骨折以及因额支损伤而致的左眉下垂，颅成形术及匹配性眉固定术 A：匹配性眉固定术前。B：术后，对称的眉位置。

要作稍微的过量矫正。单独做眉固定术时，做上眼睑切口到达眼眶上缘。伴随颅骨成型术所需要的半侧颅顶头皮切口，眉固定术常可经同一切口进行手术。

以前有老年性睑外翻倾向的老年人，面神经麻痹时，将遭受严重的麻痹性外翻。在年轻的病人中，下睑缘下垂较轻微，更关注的是美观。但对老年人，这将有造成角膜损伤的更严重危险。下眼睑缩短术，比如 Kubnt – Szymanowski 术或睑板剥脱术，可能有所帮助。但这对于多数严重的老年性麻痹性外翻是不够的，在这种情况下可能需要做下睑的支持性悬吊术。

我们喜欢用薄的掌长肌腱。通过小的腕皱折处切口，用肌腱剥离器剥离提取一小条薄的掌长肌腱。肌腱条索固定于内眦韧带周围并用 16 号针沿下眼睑穿行，肌腱固定到眶外侧缘，上提下眼睑。

二、结论

外科治疗面部麻痹必须针对每个患者的具体情况。一般地说，年轻患者是显微外科跨面部神经移植和/或游离肌肉移植的良好接受者，经过手术可提供一个潜在、同步发生的自然笑容。老年患者可从不太复杂的局部肌肉转移术得到益处，通过这一手术得到的改善是立竿见影的，并且手术时间较短，更适合于老年人，特别是那些患有许多内科疾病的老年人。老年人由于有软组织下垂的倾向，因此还需要有一定的辅助治疗，匹配性眉固定术和下眼睑悬吊术都是外科治疗面部瘫痪的重要辅助手段。

第 16 章

耳及头皮的修复

因为耳突出于头表面并接近面部，所以耳损伤通常伴有其他头颈部的外伤。事实上，1965 年就诊于布鲁克陆军医疗中心烧伤部的所有患者中，有半数以上病人带有一侧或双侧的耳烧伤。

最常见的耳损伤机理是热灼伤和钝伤。耳前面皮肤很薄且凹凸不平，即使轻微的伤害也可能导致大面积的创伤。耳朵具有很大的比表面积（耳的表面积与质量之比），也使它在高热时极易受伤。耳郭边缘以 60° ~ 90°角平缓地突出于头颅，极易遭受严重的伤害而变形，或者由于疤痕而与乳突粘连导致耳后沟消失。

偶尔，先天畸形（小耳畸形）或面部错构生长的后遗症也可使耳外形受损。但无论是由于创伤还是先天缺陷造成耳的畸形，其修复原则是相似的。

一、耳的外科解剖

耳位于头颅侧面乳突的表面，距眼眶侧缘约一个耳的长度(图 16-1,图 16-2),耳的平均垂直高度为 6.5cm,上达眉的水平轴线,下至鼻底的水平线。耳的平均宽度为 3.5cm,外耳沿垂直轴向后倾斜 20°。

在胚胎学上，外耳由第一、第二鳃弓发育而成。3 岁儿童的外耳已达成人耳大小的 85%，并继续生长。至 6 岁时可达到成人耳大小，耳轮以 20° ~ 30°角或 15 ~ 20mm 的距离突出于乳突平面。高加索

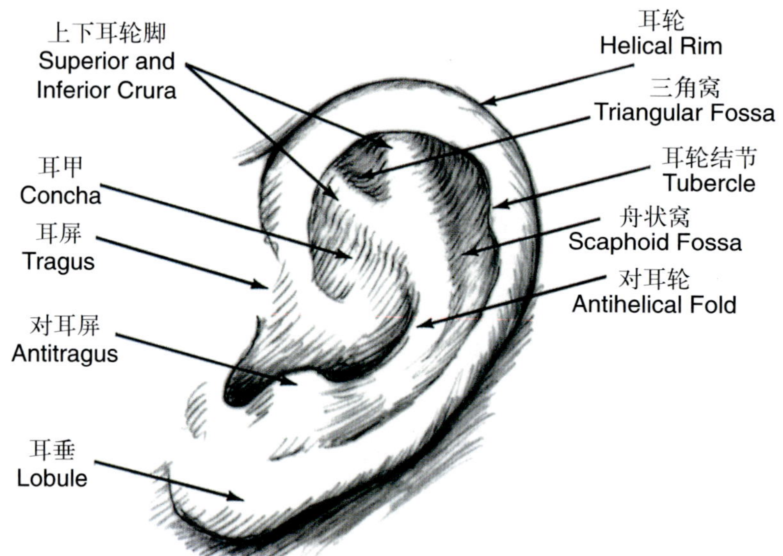

图 16-1 耳的局部解剖

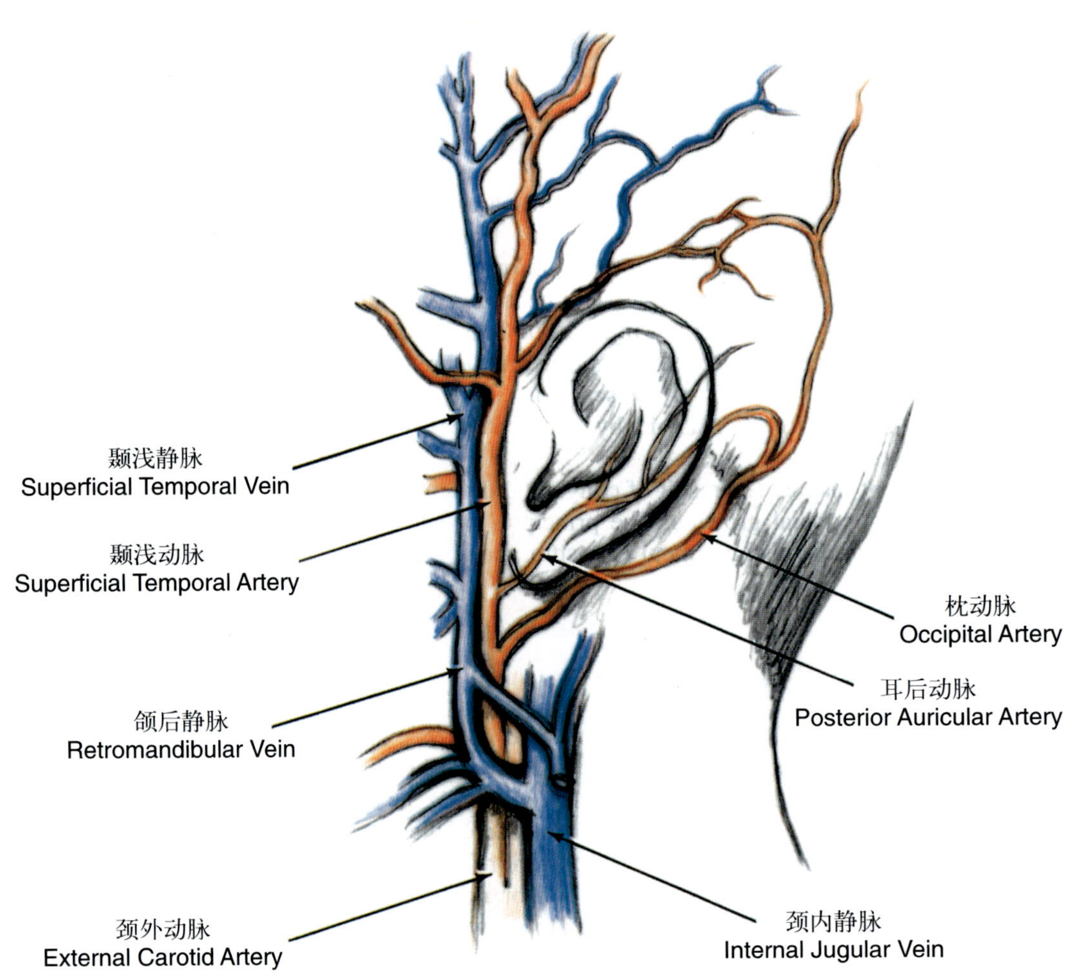

图 16-2 耳的动脉及静脉供给

人中有5%与常人不同（他们的耳轮与乳突夹角>35°~40°）。

耳复杂又卷曲的外形源于一整块弹性软骨。耳甲支撑着耳直立于乳突上使耳郭突出于头表面，对耳轮不完全地环绕同侧耳甲的边缘。从前面很容易看到耳轮像一个问号并构成了耳的边界。耳轮与对耳轮之间的月牙形陷窝称为舟状窝。耳前面的皮肤薄且与软骨连接紧密，而背部皮肤较厚且更活动。

耳的血管分布经过颈外动脉的分支，Whetzel和Mathes通过血管造影研究业已证明，耳后动脉供应耳后面2/3，向外耳道上延5cm，向乳突下延6cm，耳前动脉供应耳前面的1/3。

外耳由发自颈C2-C3神经根的耳大神经支配，耳颞神经来自三叉神经（V）的下颌支，提供外耳道及鼓膜的感觉，临床上与耳本体不相关的耳外肌肉（前面、后面、上面的耳肌）由面神经（Ⅶ）的运动支来支配。

二、早期治疗

在早期治疗中对于伤口的精心细致的护理是十分重要的。彻底清创及表面敷以抗菌油膏对于表浅烧伤效果很好，通常经过7~10天上皮即可再生。如果发生钝伤就要估计是否会发生内耳问题以及鼓膜穿孔，对于后者可用抗生素或类固醇滴剂来治疗。当对紧急情况做了处理后应该测出听力图。

较深的Ⅲ度烧伤可以导致软骨脱水和暴露处的局灶坏死。耳软骨无血管，依靠渗透得到营养，因此需要一个潮湿的外部环境或早期皮肤覆盖。

最恰当的早期治疗方法是按时应用磺胺乙酸盐药物及避免外耳受压迫。我们选择磺胺乙酸盐药物是因为它具有比其他抗生素药膏更好的渗入焦痂的能力。在连续观察的136个病例中，Purdue和Hunt使用上述方法能够避免感染的发生。也有一些例外报道对磺胺药过敏而导致软骨炎的发生。

一些学者已经提出了早期移植或延期移植法。Grant认为在术后24~48小时分离耳部皮肤，用断层皮片移植来做耳部皮肤的修复可以减少后期化脓性软骨炎的发生。McGrath和Ariyan于术后4小时时用颈阔肌肌皮瓣覆盖及暴露耳支架。13天后皮瓣体积缩小，仅留下的颈阔肌用于皮肤移植。Cotlar已经实现了最早由Tegtmeir和Gooding描述的直接用颞顶筋膜瓣覆盖软骨。Gorney一直主张把耳软骨转移至其他部位埋在皮下以保持它复杂而细致的结构。保留下来的支架最终被嵌入到成活的移植的全厚皮肤下。

化脓性软骨炎

大多数烧伤科医生最担心的是耳深部软骨的继发感染——化脓性软骨炎。这种情况一旦发生可以导致耳结构的明显扭曲变形。化脓性软骨炎可以发生在部分或全层烧伤后的3~5周时。最常见的致病菌是假单胞菌（占95%）和葡萄球菌（占55%）。Wannamaker曾用多粘菌素 B 每 2～3 小时一次，连用 5 天来治疗软骨感染。Greminger 等人提出用抗生素离子透入技术，即把庆大霉素放入一个通有 10～15mA 电流的电路中以离子化来治疗软骨炎，每天 2 次，每次 30～60min。事实证明，离子透入疗法及局部抗生素的联合应用可改善软骨状况及后期手术疗效使治疗取得满意效果。对于症状明显的化脓性软骨炎，大多数学者主张只要做出肯定的诊断就要切开并做感染软骨的广泛清创术并开放创口。

三、小耳畸形的重建

耳轮光滑弧线的缺损严重影响了耳的几何形状的美感。女性可以用头发遮挡上 1/3 的畸形，但当偶尔风突然吹过或头发都梳到后面时，一定会使人感到十分尴尬。

1. 局部皮瓣

一些小的缺损（小于耳周的 1/3）通常可以靠局部组织的重新安排来完成修复。Antia 和 Buch 已提出对于耳轮上缘或下缘的缺损用带有软骨的混合皮瓣可以达到还原效果。为了达到更好的效果，常常做贯穿舟状窝的切口，虽然耳明显缩小了，但外观是可以接受的。对于上缘的缺损，Donelan 采用耳甲的底作为转移皮瓣来重建耳郭。将耳甲及其两层皮肤向上转移，以一个非常细的蒂在耳轮脚处与耳相连。提供皮瓣后的裸露部分用断层皮片移植覆盖。若缺损 < 1cm，则可以使用对侧耳轮做成的皮瓣且愈后良好。大型移植效果就不能肯定。

特别是与烧伤耳有关的耳轮缘会慢慢变平。如果耳前和（或）耳后的皮肤未被烧伤，则耳垂部的细管状皮瓣可以包裹在外侧游离缘中而显得更加突出。如果不能利用邻近皮肤，则颈部锁骨上的狭窄皮瓣也可以移到耳部。

2. 耳框架

比较严重的耳结构破坏需要一个刚性的内部框架。最可靠的来源是第 6、7 肋软骨。在雕刻肋软骨时耳轮缘要多突出一些以补偿术后变平及皮肤增厚。一个精确的模型是根据对侧耳在 X 线照片上留下的影像制成或者根据镜像来设计。手术台上要准备 2 个无菌模板以便于根据整个耳的外形来切割缺损的模型。虽然精制的圆锉有助于耳轮缘卷曲的形成，但 Brent 建议应尽量不用强有力的工具来修整。

3. 组织扩张

软组织覆盖及耳框支架的选择应根据最邻近的耳后皮肤的情况

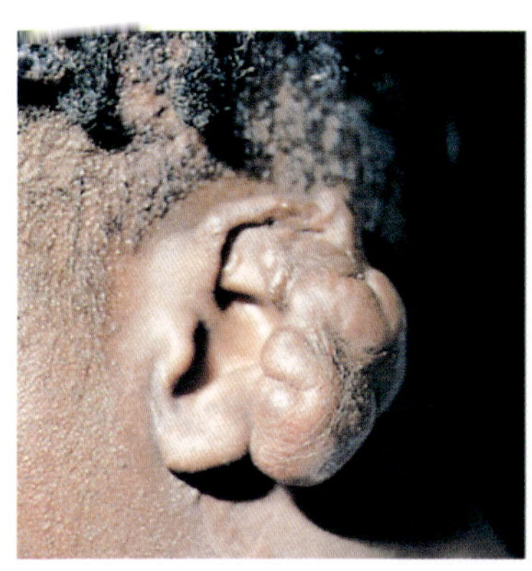

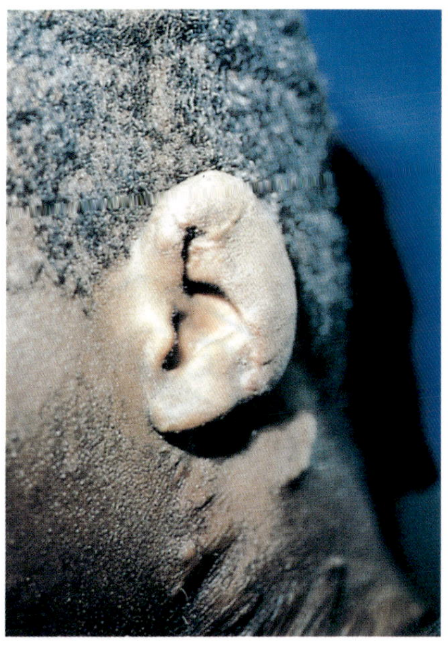

图 16-3　例 1　16 岁男孩伤后瘢痕疙瘩　左：真菌生长状瘢痕疙瘩累及耳轮上。2/3 及对耳轮。右：术后经过组织扩张以肋软骨做支架及耳后皮瓣生长。

而定。如果皮肤软而有弹性，则耳支架可以埋在已经扩张的皮肤之下（例 1）（图 16-3～图 16-9）。

操作技术

首先在耳后乳突部紧邻缺损发际部的皮肤上做一个放射状切口，置入一个肾形的扩张器（图 16-4，图 16-5）扩张。每隔 2～3 个月进行 10～14 天的扩张，第三阶段对于使支架高于头皮表面至少 1～1.5cm是十分必要的。仅靠皮肤移植物来维持耳郭与头皮所夹的锐角

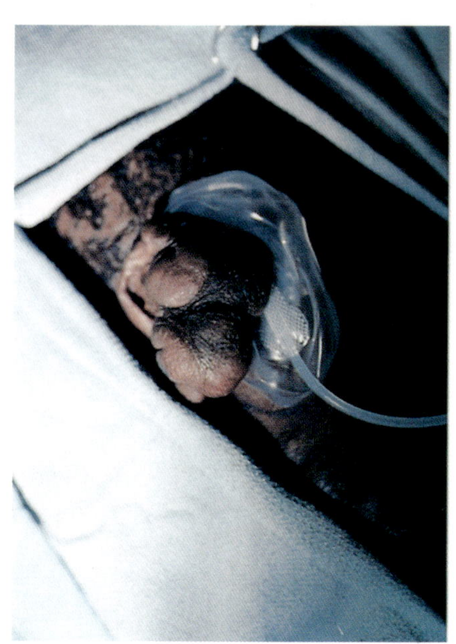

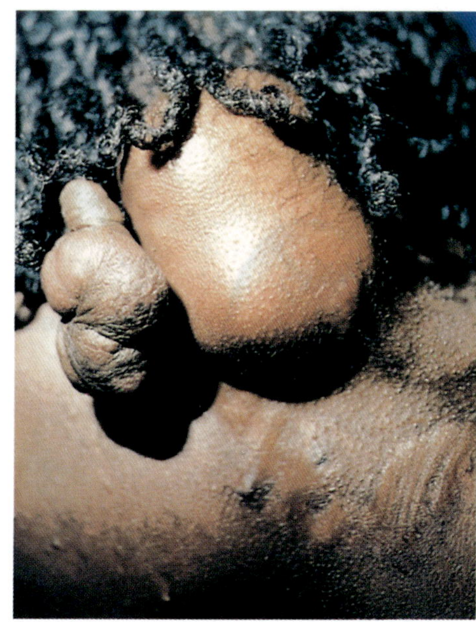

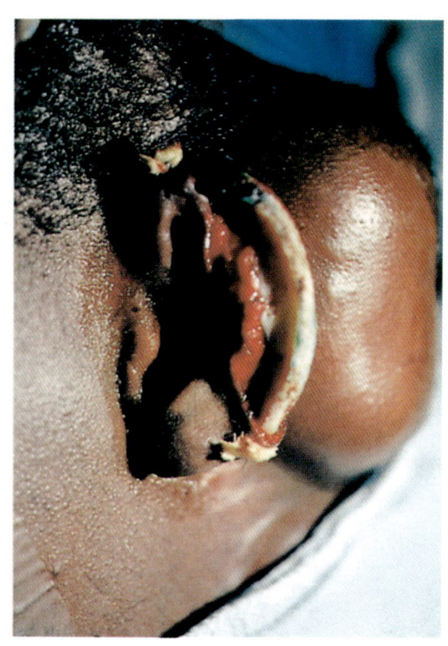

图 16-4　例 1　左：耳后的肾形组织扩张器。中：间隔 3 个月以上的经过 10～14 天扩展后。右：扩展皮肤之前的肋软骨支架。

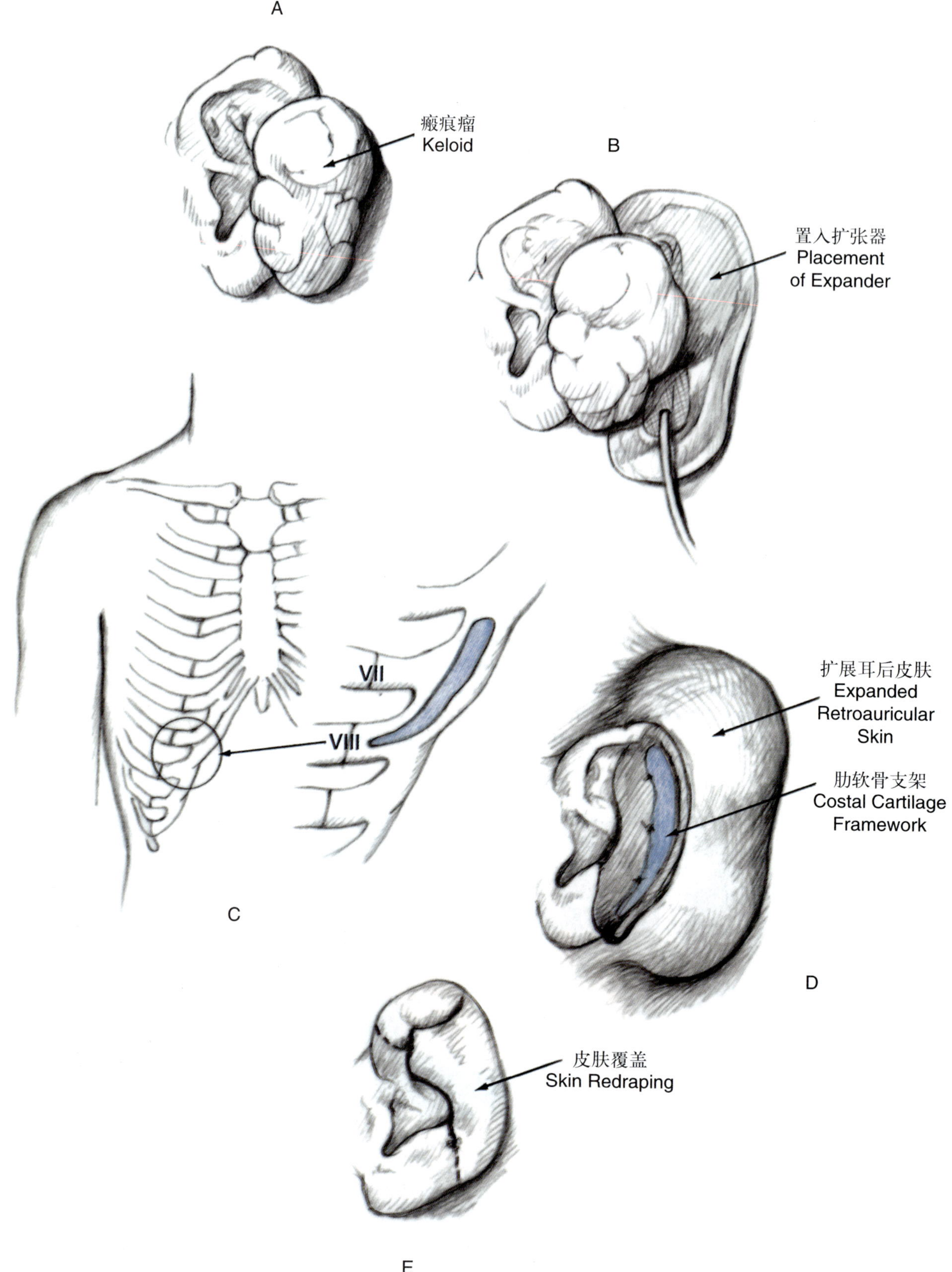

图 16-5　例 1　用耳后皮肤组织扩张及肋软骨支架的耳轮修复　A：外耳的疤瘢疙瘩。　B：肾形组织扩张器置入乳突区。　C：耳支架来源于第 7～8 肋软骨。　D：置入耳轮　E：扩张的皮肤覆盖新的支架。

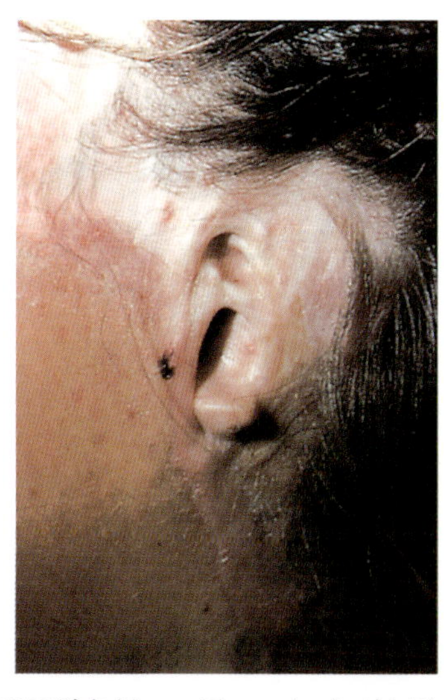

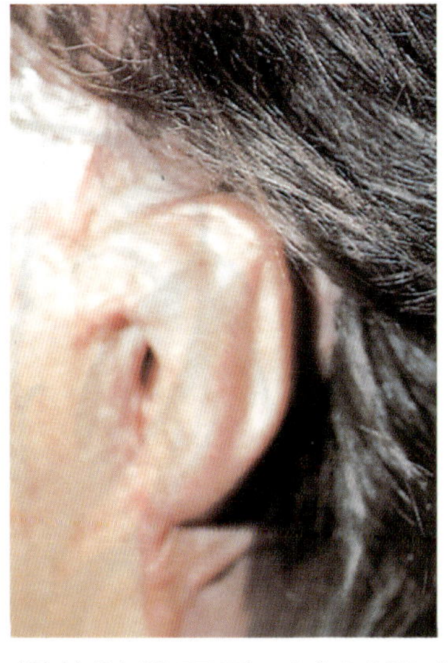

图 16-6　例 2　21 岁的男青年在一次煤气爆炸中受伤　左：耳完全撕伤。　右：肋软骨支架支撑及用同侧 TPF 皮瓣和皮肤移植覆盖术后。

角是远远不够的。另一个方案是在帽状腱膜下平面广泛游离并在耳后沟周围使头皮瓣生长，这个较厚的皮瓣可以作为一个支撑物保持耳郭从头侧面突出。

4. 局部组织重建的其他方法

Feldman 以前描述过基于缺损边缘的乳突皮瓣。在最初的 2 ~ 3 周里，皮瓣被提起并包裹已被雕刻好的肋软骨。Chen 等人找出了一

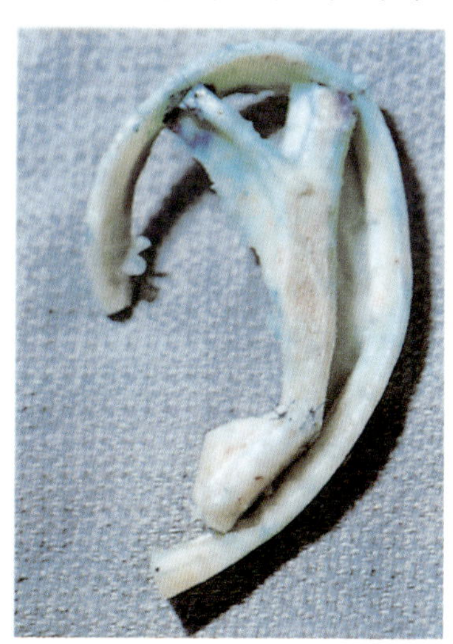

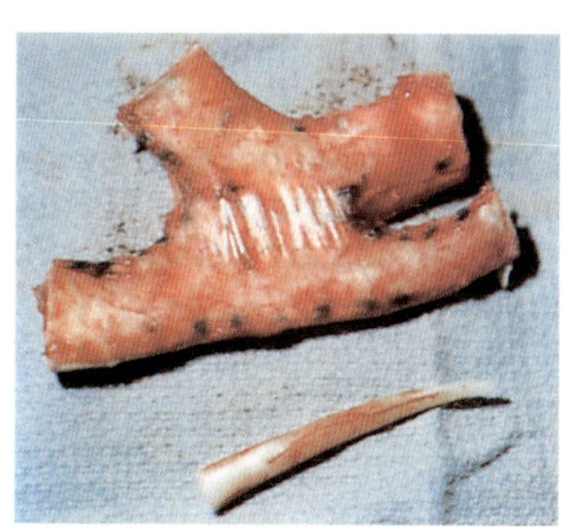

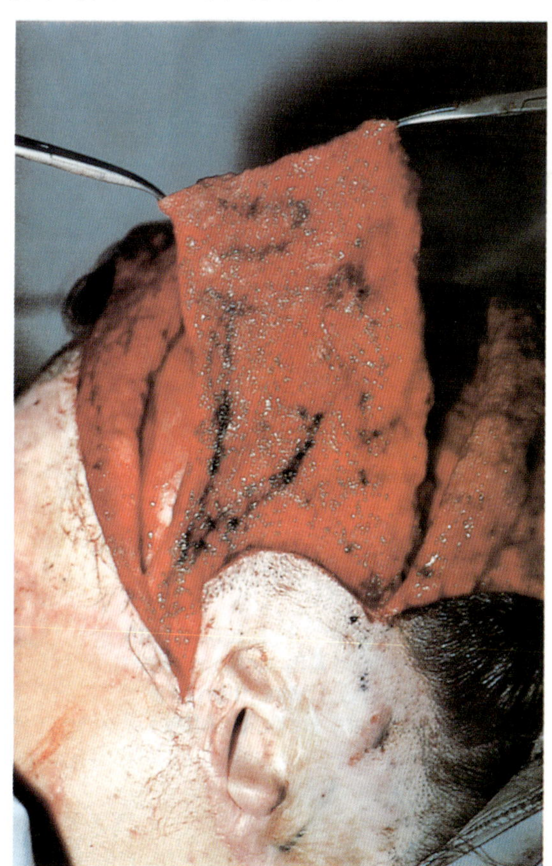

图 16-7　例 2　左上：肋软骨雕刻的支架。　左下：第 6、7 肋软骨结合处。　右：提起同侧 TPF 瓣做翻转。

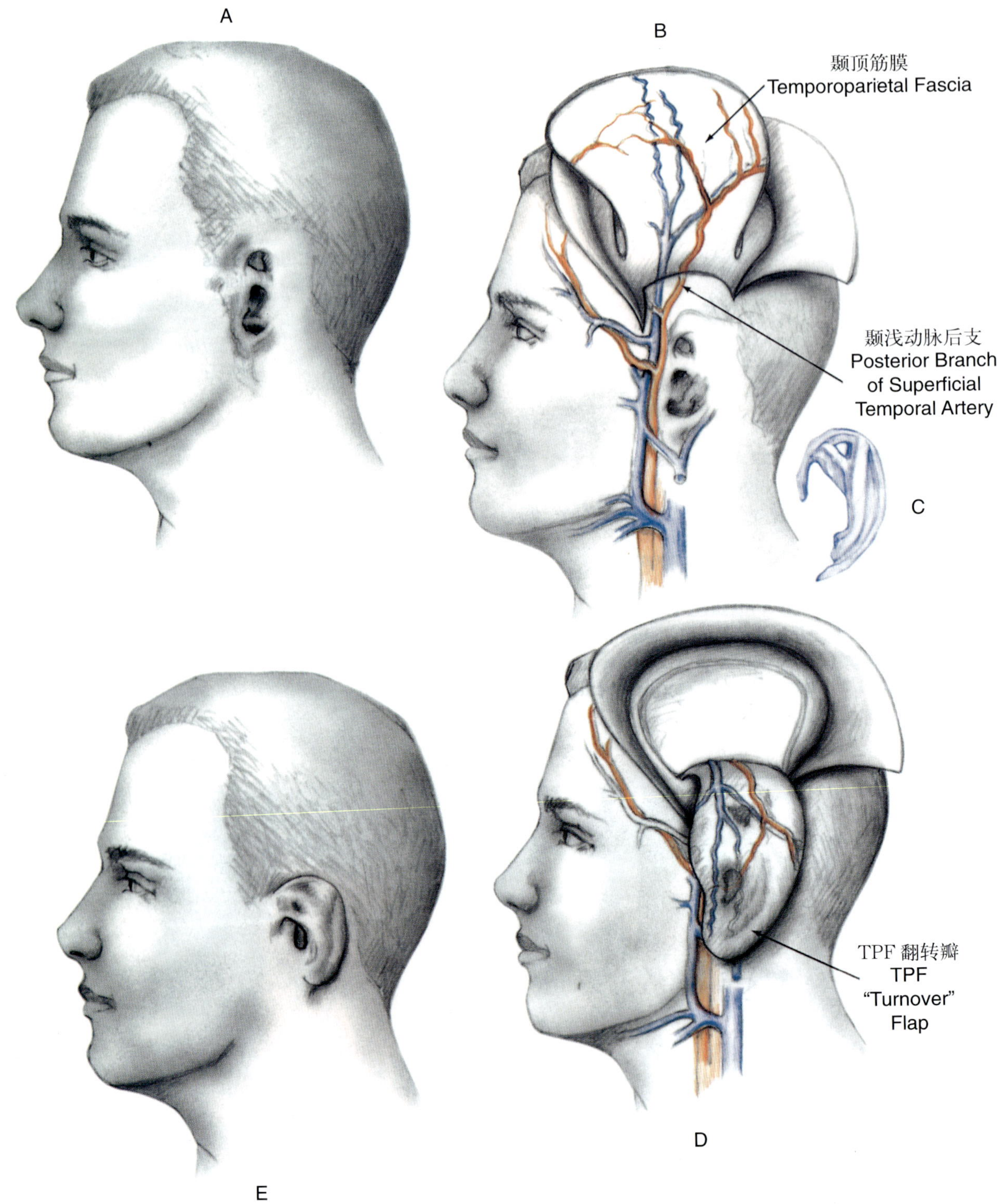

图 16-8 例 2 用同侧 TPF 瓣与皮肤覆盖肋软骨支架做全耳的修复 A：爆炸后左耳撕脱伤。B：提起包括颞浅血管的扇形 TPF 皮瓣。 C：用第 5～8 肋软骨制作耳支架。D：筋膜皮瓣"翻转"至耳支架上。 E：皮肤移植缝合后。

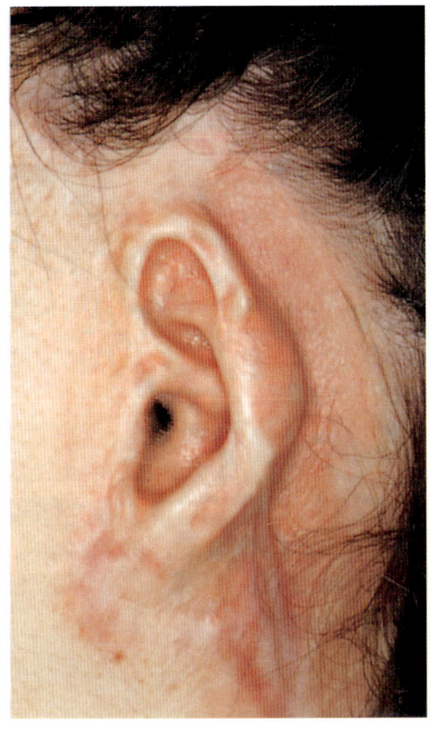
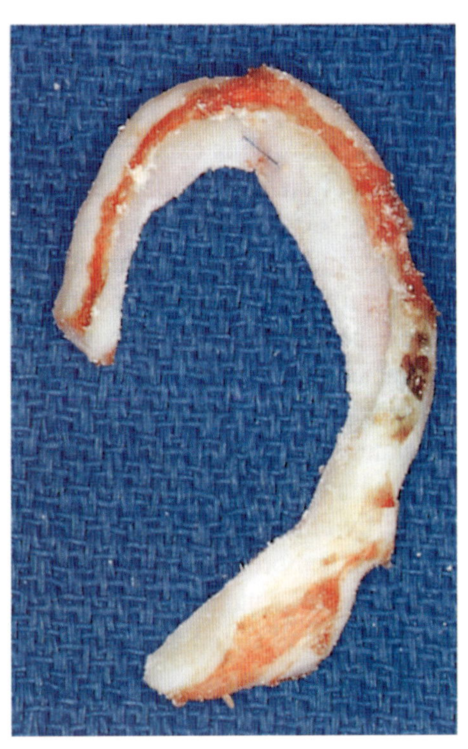
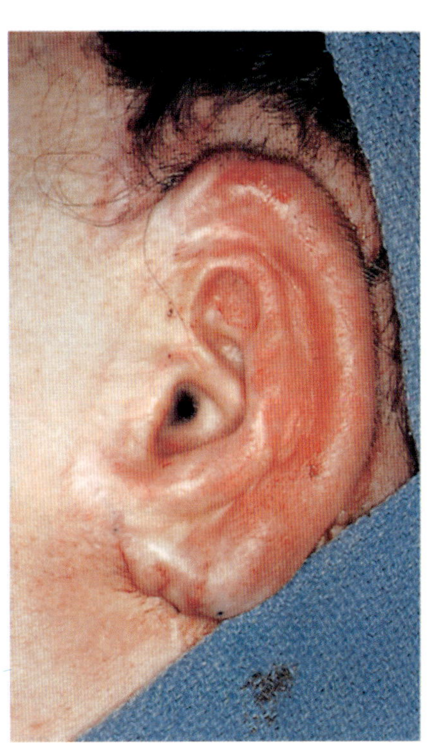

图 16-9　例 3　19 岁女孩幼儿时被火烧伤的面部　左：耳轮缺损。　中：肋软骨移植体。右：用颞顶筋膜转移皮瓣及皮肤移植修复后。

个延长耳后乳突皮瓣长度的方法，即做从头皮下至皮瓣最远端的皮肤扩张。使用耳后 TPF 皮瓣垫起后面的支架。将枕后头皮瓣推进至耳后沟。

从紧临顶骨和枕骨区瘢痕皮肤里分离出一小块 TPF。这块皮瓣可以依靠一个任意的血供，但是它的长/宽比例必须足够支持灌注。皮瓣包裹软骨支架并且在前面的皮肤有皱褶。断层皮片移植到裸露的 TPF 表面并用加压的敷料固定。

四、大面积耳组织缺损的美容修复

除了大面积的耳后疤痕通常会妨碍足够的软组织覆盖之外，为纠正缺损而进行全耳修复的方法则与先天小耳畸形的矫正方法是类似的。

1. 颞顶筋膜“翻转”瓣

TPF“翻转”皮瓣可以加速耳创伤后的修复（例 2，3）（图 16-6 ~ 图 16-9）。这个方法最初由 Tegtweir 和 Gooding 提出，后来被其他一些学者所接受。

这个宽而薄的血供丰富的片状组织可以单独转移，也可以与头皮岛状瓣一起转移。这个柔韧的筋膜包裹耳支架，并拥有丰富的毛细血管网，为软骨及其上覆盖的皮肤移植提供血供。轴心血流来自颞浅动脉，后者是颈外动脉的一个分支，在颧弓上面分为前后支。

耳修复的皮瓣设计例如 TPF 常常以后支为基础，但偶尔头皮瓣需要前支的血供。如果不幸颞浅动脉受到损伤，则一个任意形式的皮瓣也能被成功地使用。

操作技术

颞浅动脉及静脉定位在耳屏前 1 ~ 2cm 处（图 16-7，图 16-8）。通过在距颅顶 2/3 距离的水平线位置做一个 T 形切口，暴露出 TPF。皮瓣在毛囊下水平被掀起（见第 2 章），TPF 要切至颅骨膜，一个大的宽而薄的扇形瓣或 TPF 在耳甲周围从尽量接近颅骨膜的地方剥起，至少需要 15cm × 8cm 的尺寸才能将整个耳朵覆盖。把 TPF 瓣翻转至固定的耳支架上，它的薄薄的边缘折入耳甲和肘前襞，并且与剩余的皮肤缝在一起。无皮的 TPF 表面用一块从大腿或前臂内侧得到的约0.36mm（0.014英寸）厚的断层皮片移植覆盖。在耳甲凹面、对耳轮和耳后沟放置棉花支撑物来固定移植物。沿耳后沟及对耳轮的凹陷处放置 19 号蝶形引流器，并通过不同的切口与外界相通。应持续抽吸液体，必要时更换引流管。整个耳用大块的棉花包裹起来并用 Surginet 固定无菌敷料。

单期双皮瓣法

Park 等人曾采用根据 Song 和 Song 技术修改的单期双皮瓣全耳修复法。使用由耳后动脉发出的前皮下动脉穿支供应的表浅皮瓣覆盖耳支架前面。用较深的筋膜皮瓣衬垫耳后沟并包裹耳轮支架。

2. 用肋软骨制作耳框架

在过去的 30 年中，用自体肋软骨做耳框架修复的支柱。最早在 1959 年 Tanzer 提出的雕刻技术已日臻完美并由 Brent 做了熟练的说明。

操作技术

包括对耳轮、上下耳轮脚、舟状窝和对耳屏在内的主体由第 6、7 肋软骨（例 2，例 3）的结合部分制成（图 16-7 ~ 图 16-9）。耳轮由第 8 或第 9 “游离” 肋雕刻而成，弯曲的耳轮用细缝线或金属缝线固定到主体上。Nagata 曾用剩余的软骨块制作了耳屏、对耳屏及耳屏间切迹，优先使用同侧软骨。提供软骨部位的软骨膜被保留下来，以刺激软骨再生并巩固肋骨结构。

优缺点

使用这类结构的结果，尤其是外科医生通过学习，雕刻经验丰富后，在美容方面是令人满意的。缺点是具有潜在的吸收及变厚，缺乏弹性的趋势，而且不如正常耳精致。此法的应用尤对儿童先天性小耳畸形效果甚佳，但成年人烧伤或损伤后因为肋软骨的钙化而使支架的雕刻十分困难。

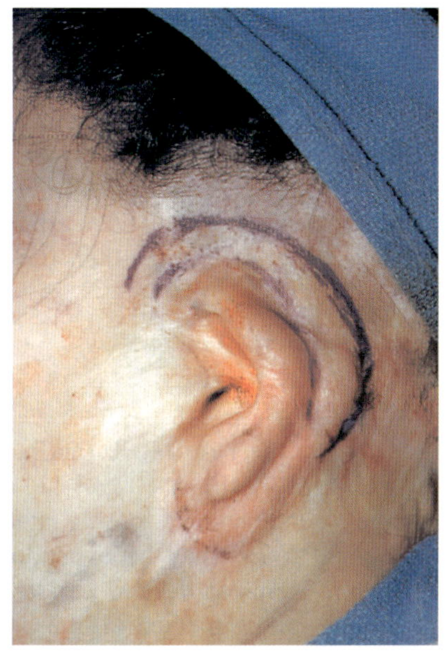
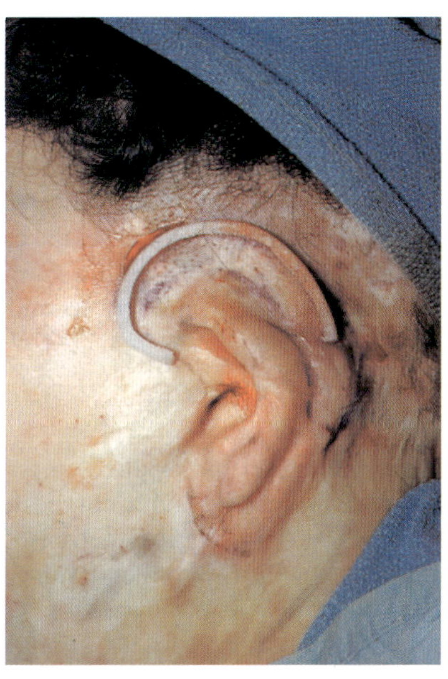
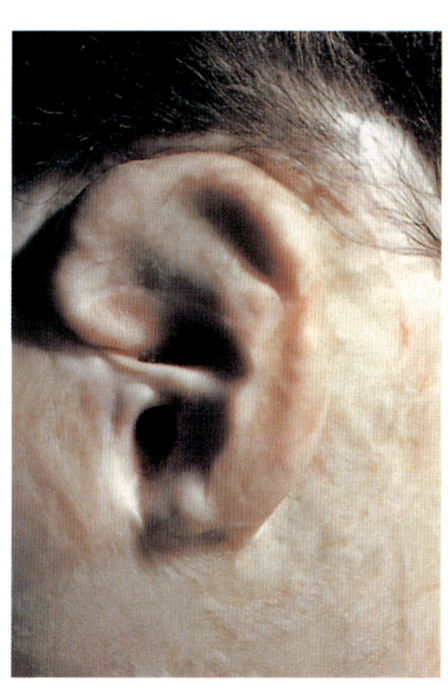

图 16-10　例 4　16 岁女孩患先天“草莓状血管瘤”左耳遗留畸形　左：耳轮上缘缺损　中：用 Porex 雕刻成耳轮弓支架　右：TPF 覆盖及皮肤移植术后。

3. 异源性耳框架

异源性耳框架越来越受到人们的重视。Cronin 首先介绍了硅胶材料，但由于它的高脱出率而不受欢迎。这种材料虽然可以摹拟耳的解剖形态，但不能使血管长入并且容易形成囊腔。Lynch 等人曾报道 20 例应用硅胶支架的患者中有 70% 发生支架脱出而需要取出。

最近报道用 Medpor 聚乙烯（美国 Park 大学 porex 外科医疗公司）制作的一种强力而柔韧的支架可以抵抗感染和脱出（例 4）（图 16-10，图 16-11），它已被广泛地应用于上颌面部眶缘修复和贴敷移植的手术中。对这种高密度的惰性物质已随访观察了 30 多年，很少发生并发症。与用硅胶移植物产生囊袋而导致的分隔效应产生鲜明对

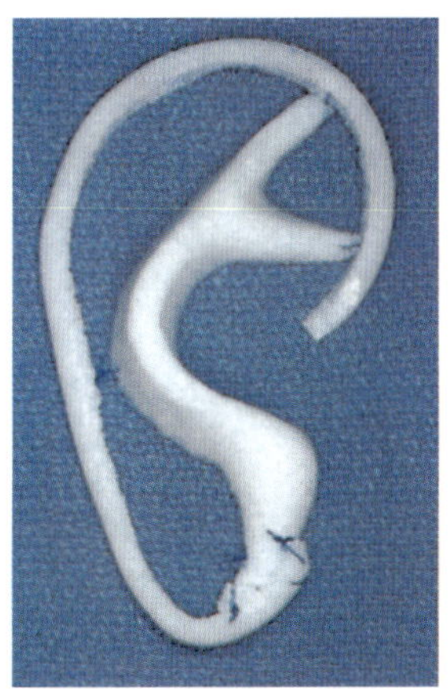

图 16-11　Porex 耳支架由两部分组成：主体（对面耳轮、耳轮脚、对耳屏）及耳轮。

比，Medpor 支架中连接疏松的间质网和微孔可使血管及软组织在几周之内长入。若放置在与骨邻近的表面时，则骨向内生长形成一个稳定的接触面以固定移植物。

Wellisz 曾报道过一系列在加利福尼亚南部 Rancho Los Amigos 医疗中心使用 Porex 耳支架及翻转 TPF 瓣包裹的 26 例全耳修复。有两例部分露出，但都不需要取出移植物。其中一例暴露的支架可以允许长出肉芽并用断层皮片移植覆盖，另一例做部分切除并再次置入。

操作技术

Porex 支架由两部分组成：主体（对耳轮、耳轮脚、对耳屏）和卷曲的耳轮（例 4）（图 16-10 ~ 图 16-11）。半圆柱状（横切面）的耳轮被包在一段柔和的弧内，并用 5-0 缝线与主体疏松连接，耳轮支架可以根据对侧耳大小或按设计的大小来扩大或缩小。用一个无菌模板来调节尺寸：把 Porex 支架浸入煮沸的盐溶液中，它可以变得更富韧性，从而可以制成适合的大小和凸面。这个耳轮设计提供了一个具有较大弹性的支架，在耳受到外部伤害时可发挥支持作用。

4. 骨性支架外耳修复体

对于一些不愿接受多次自体皮瓣修复的病人来说，骨性支架外耳修复体为病人提供了一个十分有用的选择。用这种支架时骨结合移植体被永远固定在颞骨上并为与人工外耳附着的金属杠提供支撑（图 16-12）。门诊病人的第二期手术过程在 3 个月后进行。修复的耳朵可以在桥基放置好及金属杠内固定后立即装上，外表看起来十分逼真，但病人常抱怨它有一种不自然的感觉，表面会受侵蚀以及睡眠时不能受压等。

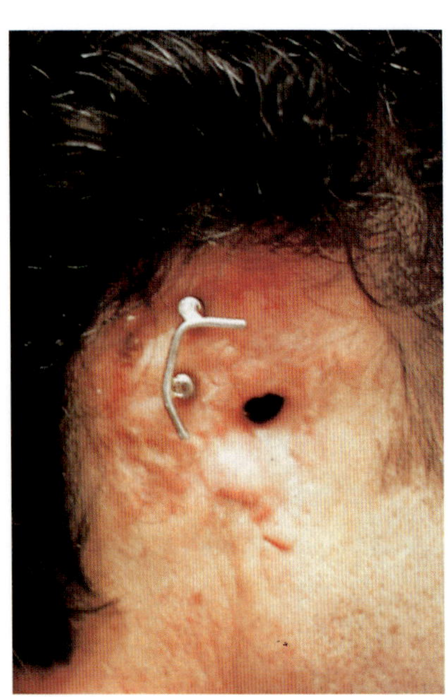

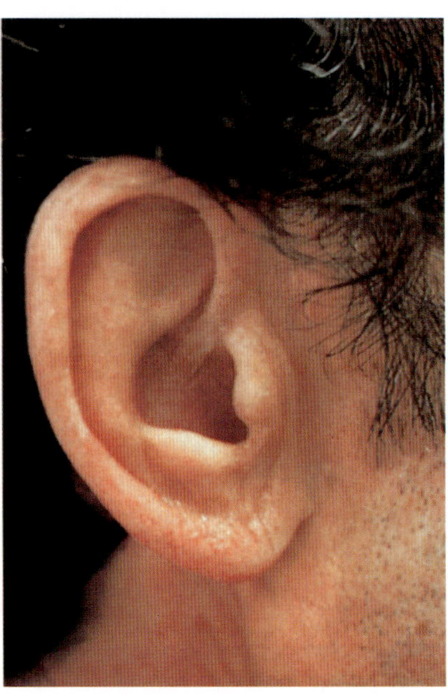

图 16-12　一位 46 岁男性患有耳部先天畸形　左：骨化的支架移植到颞骨系统。　右：医用聚硅酮弹性体内、外部着色做成外耳模型。

五、头皮

头颈部烧伤常伴有头皮损伤。虽然烧伤或头颅损伤很少深及到暴露颅骨膜的程度，但头皮的全层损伤常导致不明显的脱发斑或头发稀疏。儿童头发较薄更易于因烫伤而导致脱发。

小的脱发斑，特别是位于枕部中央的脱发斑可以很容易地被邻近的头发遮盖，但大面积的脱发，尤其是在前部头皮或沿颞或耳后的发际线处的脱发会使容貌失去魅力，对于比较爱虚荣的病人来说是难以容忍的。因为只有头皮才具有浓而密的头发，所以很难采用别处的带毛皮瓣来加以修复。只有带发的头皮才能适合头发的再生。

六、头皮的外科解剖

头皮一般分为 5 层：（a）皮肤，（b）皮下层，（c）帽状腱膜，（d）疏松的乳晕组织和（e）颅骨膜（图 16-13，图 16-14）。

皮肤含有许多毛囊和丰富的皮脂腺，枕部的皮肤最厚，而头前部和颞部的皮肤较薄。皮下层紧贴皮肤层并通过许多密集的纤维隔

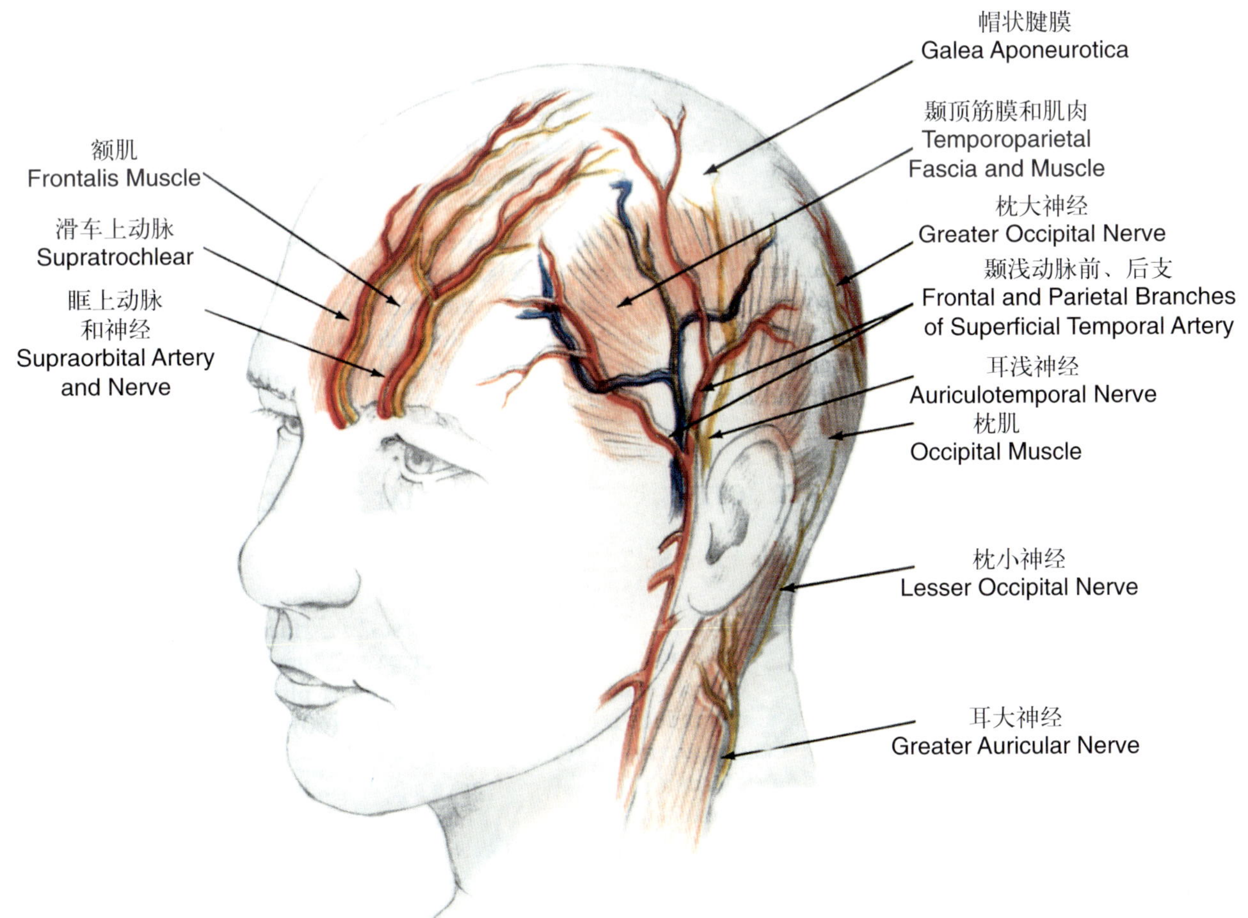

图 16-13　头皮的动脉血供及神经分布

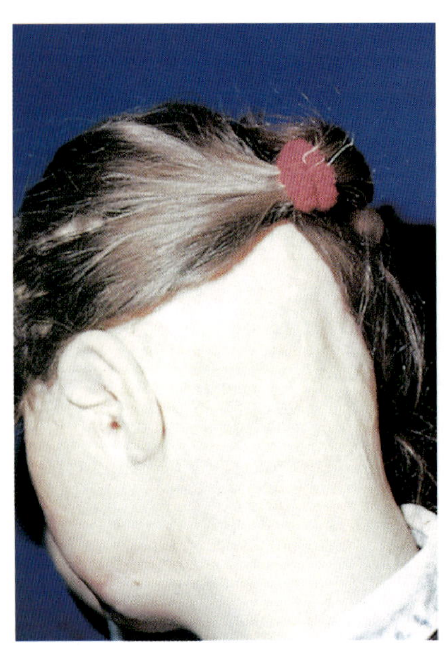

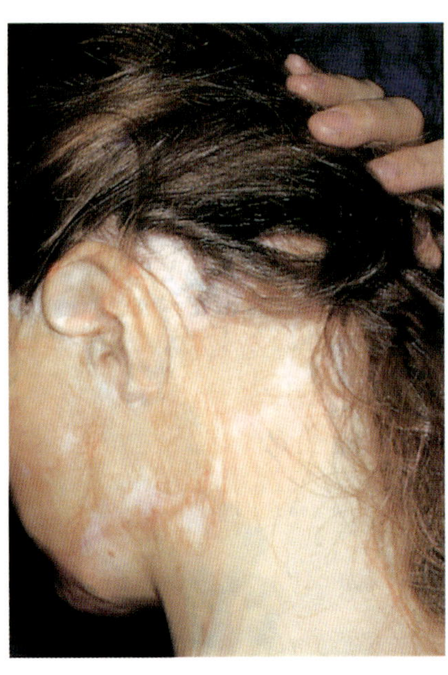

图 16-14 例 5 15 岁女孩头皮撕脱伤 左：枕部头皮的大面积秃发。 右：组织扩张及头皮覆盖生长后。

与较深的纤维肌性层相连接。在这一层中，有血管、神经和淋巴管。帽状腱膜是坚韧的纤维肌性层，实际上是表浅肌腱膜系统（SMAS）的延伸。帽状腱膜的范围从前面是额肌，后面是枕肌，侧面接近耳肌、表浅 TPF 及面部的 SMAS 层。在颅顶附近，表浅的 TPF 与头皮的皮下层区别不十分明显。帽状腱膜下的疏松组织层称为“无名筋膜”。这一层虽然在解剖时基本上无血管，但存在许多从帽状腱膜到颅骨膜的穿行的小血管。

头皮的血供来自颞浅、枕部、眶上及滑车上血管。前两部分是颈外动脉的分支，后两部分则来自颈内动脉。头皮的神经支配来自三叉神经的眼支的分支（眶上支、滑车上支）及颈丛（耳大、枕大、枕小神经）。

七、小损伤修复方法的选择

1. 连续切除的直接推进

头皮的小损伤（5% ~ 10% 头皮面积）比较容易做常规切除，并采用从帽头腱膜下掀起的顶枕部皮瓣直接推进来封闭。如果秃的面积是柔韧的，则疤痕内反复切除可以减少受影响的表面积。如果脱发的疤痕是紧密粘连的，则要在疤痕周围做切口，在帽状腱膜下水平分离邻近柔韧的带发头皮，并使其达到最大的紧张度然后再切除疤痕。Brandy 曾提出对于大缺损的“大范围皮瓣上升法”。这需要从双耳的后边缘到后颈部发际连线做头皮的大面积游离。切口平面在颞浅动脉前面并达烧伤的双侧边缘，而且需要使耳肌和枕肌松解，从而取得完好的双侧枕顶皮瓣。在术前 4 ~ 8 周通过结扎皮瓣一侧或双侧枕部动脉可以明显减少项背皮肤坏死的发生。

2. 局部皮瓣转移

传统的 Orticochea 型多样转移皮瓣技术能修复相对较大的头皮缺损，但是也有一些缺点：如产生大范围的疤痕和大量的脱发，而且有皮瓣末端坏死的危险。Lesavoy 等人曾报道过 10 例平均损伤面积为 241cm^2（头颅面积的 27%）的病人比较容易实行局部头顶皮瓣转移。在一定临床情况下，若颅盖骨被暴露，则可用骨膜皮瓣来覆盖骨，这样可以提供必要的血管床。

八、大块头皮损伤的整容修复

1. 组织扩张器

Argenta 和 Manders 等人分别首次报道了用组织扩张器来修复头皮损伤（例 15）（图 16-15）。这项技术也被用于整容，减少男性脱发面积。采用分阶段扩张，两次治疗可去除多达 30%的头皮。

操作技术

做平行于缺损边缘或在较远处成切向的切口，在帽状腱膜下筋膜平面钝性分离，形成一个宽的“口袋”以放入移植物。帽状腱膜下筋膜与周围的帽状腱膜及骨膜层不同，它由被周围血管网状组织包围的致密胶原层构成。对于大的缺损，各种扩张器的应用增加了皮瓣的表面积并为脱发斑周围的按几何图形放置提供了可能。伤口愈合后 2～3 周进行一系列膨胀，每 2 周一次，维持 6～12 周。皮瓣的理想长度是在皮肤表面上的扩张器长度的 2 倍或扩张器高减去它基底的相应测量高度。在第二阶段时，去掉扩张器，邻近头皮可以覆盖缺损。多普勒听诊对于颞浅动脉和枕动脉的定位尤其有帮助，带血管皮瓣可以减少末端的坏死。皮瓣闭合的实际设计可以采用前面提到的局部转移皮瓣或较大的枕顶颞皮瓣方案。通过被膜和帽状腱膜来舒张切口，对于达到充分推进可能是必要的，但是为了避免切口过深及损伤帽状腱膜下血管，要求有熟练的技术。

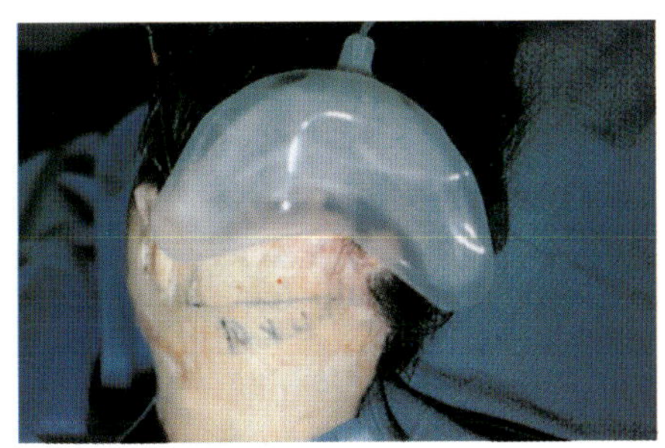

图 16-15　新月形组织扩张器

组强扩张器的优点

分阶段皮肤扩张的优点是能有效地采用邻近的头皮皮肤，因为头皮皮肤的头发质量、颜色、厚度和组织结构是别处皮肤所不具备的。它还可以避免远处形成疤痕，而且头皮上的疤痕也很容易被生长的头发盖住。如果需要额外的覆盖，前期扩张的皮肤可以在稍后(即在产生足够的“压力松弛”以后)生长。

随着大面积头皮的扩张，毛囊之间的距离增加，Manders 等人曾报道了由于两种因素使毛囊内部距离被拉长后，头皮可以变薄。即使在实际扩张期，头发也可继续生长。

2. 术中组织扩张及组织伸展

许多病人往往由于在几个月的头皮分期扩张期被人讥笑为“头皮上生长巨大肿瘤”而感到尴尬（例 6）（图 16-16 ~ 图 16-18）。我在这些病例中选择了一些来实施一系列术中组织扩张技术。虽然没有发生胶原的组织学变化或在皮肤扩张的短期内发生弹性蛋白纤维重新排列，但它利用了皮肤的粘弹性特性（“机械蠕变”和“应力松弛”）的优点，是 Sasaki 术中持续限制扩张术（ISLE）的改进。Landsman 和 Mandy 曾报道，使用术中组织扩张的标准还原手术，增加 20% ~ 30%的头皮切除。在我看来，甚至可高达 40% ~ 50%。

操作技术

通过邻近缺损的一个小的放射状切口把月牙形扩张器置入（图 16-17，图 16-18）。为了使皮肤得到再灌注。所谓周期性加载是使头皮膨胀最大膨胀 20 分钟，然后减除膨胀 7 分钟，在此期间允许皮肤再灌注。每次采用 50 ~ 70ml 盐水使体积胀大，连续进行 3 个周期约需1.5 小时，然后把术中扩张器去掉。脱发部位的皮肤在切掉前达到最大限度的松弛。为了使皮瓣包括有主要的血管，需要向后、向两侧充分游离、松弛枕部及耳部肌肉，这对于得到充足的皮瓣是十分必要的。如果额部发际很高，则在分离前部头皮瓣时一定要仔细地避免由于过度牵拉头顶部而造成“凝视”。对于后部的皮瓣，用长发可以有效地遮盖无发的颈背部。

皮肤伸展装置

皮肤伸展装置对于在疤痕切除中固定皮瓣边缘是十分有用的(图 16-19)。这个双臂片状件靠伸出的针与皮瓣边缘连接。由于在伤口边缘施加了附加的张力（最大为 3kg）从而使皮瓣得以轻微伸展。这个装置可以用来抵消伤口边缘收缩而产生的力。

3. 微血管游离组织移植

对于因大面积头皮损伤而无法应用局部转移皮瓣，或皮肤扩张

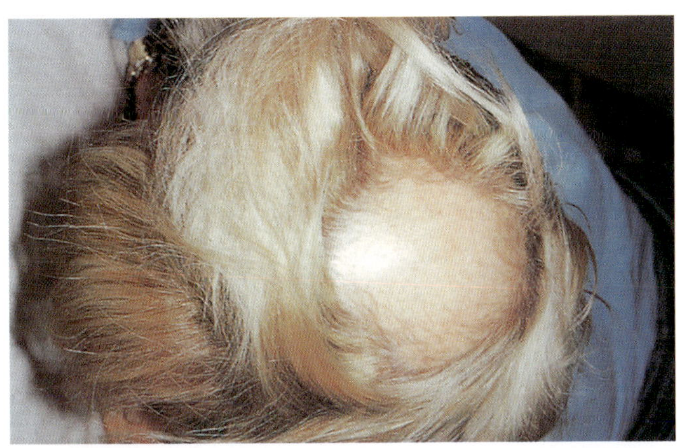

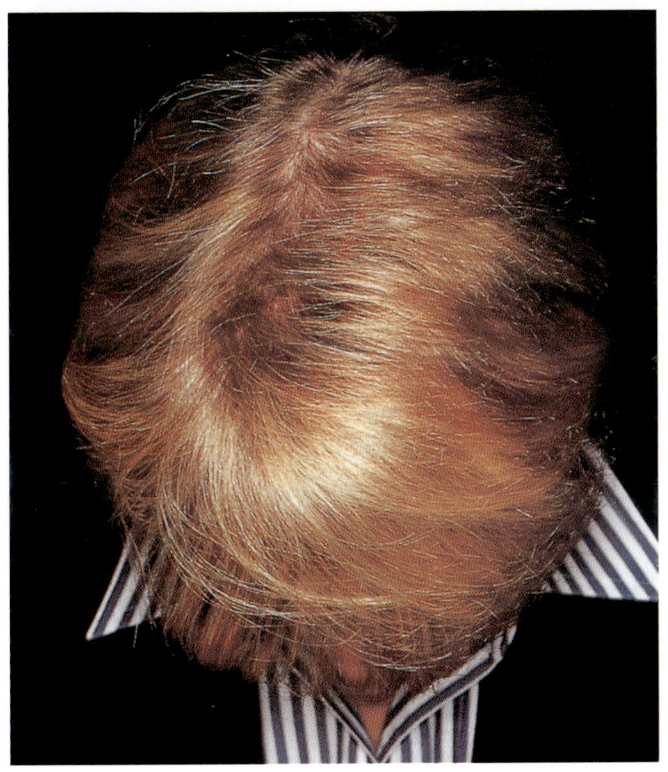

图16-16　例6　一个患非霍奇金淋巴瘤的53岁妇女放疗后
上：头皮中部一个11cm×12cm的脱发斑。
下：用“周期性充填法”做三个连续的术中组织扩张及双侧枕顶皮瓣生长后头皮完全愈合。

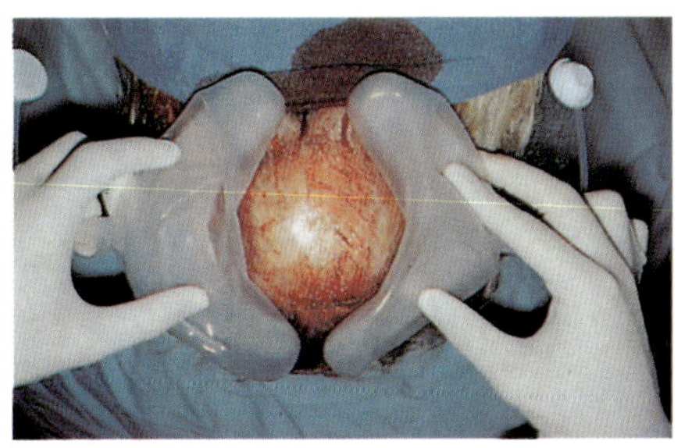

图16-17　例6　新月形组织扩张器置于缺损周围

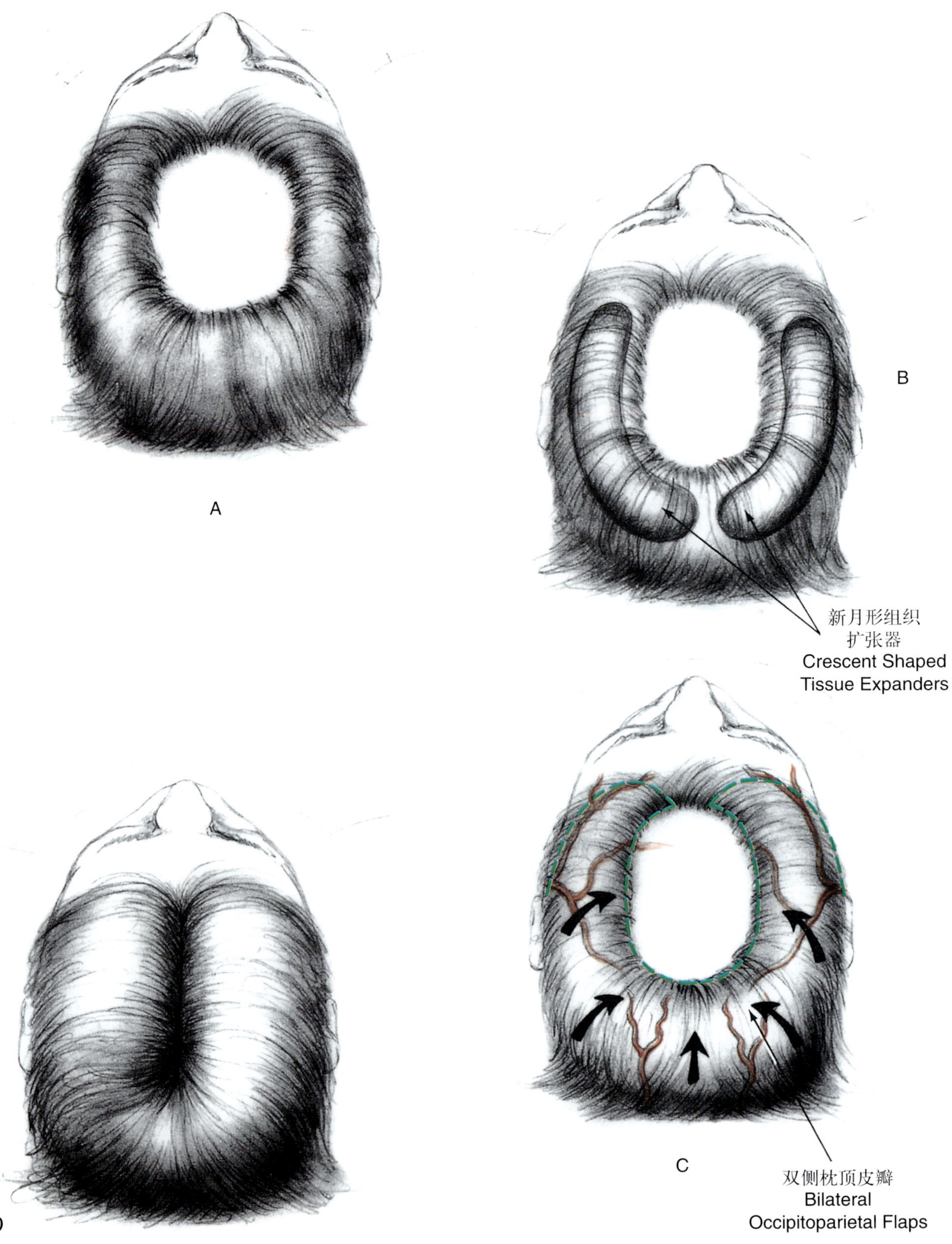

图 16-18 例 3 经过用“周期性充填法”做连续术中组织扩张及双侧枕顶皮瓣生长后，严重头皮损伤的修复 A：大的中央头皮缺损。 B：“新月形”组织扩张器置入缺损周围。 C：双侧枕顶皮瓣的设计。 D：连续术中扩张及皮瓣推进术后。

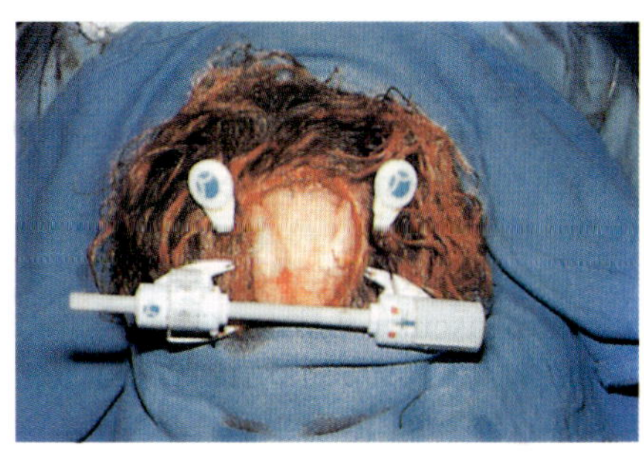

图 16-19　例 6　应用皮肤伸展装置辅助封闭伤口

法和（或）颅盖骨及颅骨膜受撕伤时，通常采用游离组织移植来修复头皮。曾有报道用带发皮瓣来重建额部的发际以达到美容的目的。

有很多部位可以为几乎是整个头皮的修复提供足够的组织。这些皮瓣虽然只有稀疏的毛发或根本没有毛发，看上去并不美观，但对于保护颅骨而言其厚度已经足够，并且可以作为佩戴假头发的模板。把背阔肌平展在颅骨上可以覆盖 1/2～2/3 表面积。必要时胸背部带血管的长蒂可以很容易地达到颈部受体部位。小的皮肤缺损可以应用小块皮肤或者把断层皮片直接移植到肌肉表面。游离网膜瓣作为组织移植物的第一次应用已在文献中有过报道。它容易包裹暴露的颅骨，很适合作皮肤移植物。它的组织结构像海绵一样，吸引了许多患者。肩胛骨部位的皮瓣只有在 10～12cm 范围才能使背部伤口直接闭合。对于某些较肥胖的病人来说，他们的皮瓣可以非常大以至于有多余，那么可以在上腹动脉下方的脐旁打一个孔，取腹直肌部位的皮瓣并把它变薄。这种皮瓣具有较长、蒂部齐整、极少形成术后腹部疝并且可以得到较大面积的优点。

远处薄皮肤的预制是对传统的厚皮瓣的另一种选择方案。Sanger 等人在一例报告中描述了头皮修复中使用任意形式的腹部超薄皮瓣，其中含有桡骨筋膜作为血管的载体。

1972 年 Harii 等人首次描述了用带发游离皮瓣改善烧伤后的秃发。头皮沿烧伤部位的发际放置，由对侧颞浅动脉提供血供（供体血管与同侧颞浅动脉吻合）。一些学者在全耳修复中重建耳后发际线时采用带发的条状皮瓣来进行连接。新月形的头皮和 TPF 用于贴在耳框架上以重建耳结构。Juri H 和 Juri C 曾描述过用显微手术将枕顶的条形皮瓣移植到额部发际以改善男性秃发。为了遮盖前面发际的疤痕，应对头发生长的方向进行调节。这些垂直高度为 3cm 的皮瓣以颞浅动脉后支作为血供，可以用后面的头皮移植，因为后者对秃发的影响较小。Matloub 等人已确认后部头皮中有枕动脉的横支走行，它们描述了一水平向，同时后部头皮瓣作为一游离的移植物一次性移植至前面的发际。

九、头皮及耳大面积损伤的联合显微外科修复

覆盖耳框架的薄而柔韧的软组织（无论是肋软骨还是异源体的）

最佳来源是最初由 Tegtneir 和 Gooding 提出的 TPF 瓣。这种皮瓣可以作为轴向同侧带蒂的、随意翻转的或游离组织的移植物。这个薄皮瓣（厚度为1.5 ~2mm）覆盖在耳框卷曲的表面。丰富的毛细血管网容易使自身骨骼血管化或者长入 Medpon 基质间隙内。邻近的带发头皮可以制成为游离组织移植物，用于头皮耳朵联合修复（例 7）（图 16-20 ~ 图 16-22）。游离微血管皮瓣的使用指征是（a）同侧 TPF 的撕伤，（b）同侧颞浅动脉系统的损伤或闭塞，（c）大面积头皮修复的需要。

曾有报道在极少数情况下，用前臂桡部皮肤做耳的软组织覆盖。Costa 等人曾报道过一例在前臂远端 1/3 的皮下放置硅胶框架来进行耳修复。4 个月后，把包括耳模型在内的混合皮瓣移植到颞区。在另一个病例中，Ninkovic 用一个已截断的耳朵软骨框架加以整形并放入前臂中 1/3 做的皮下口袋中。2.5 个月之后，软骨和复合前臂皮肤被移植到需要的部位。

作者的治疗方法（图 16-21 和图 16-22）

用多普勒听诊法可以记录下颞浅动脉的形状和分支走行，并且用擦不掉的墨水加以描绘。颞浅动脉发自颈外动脉，从腮腺筋膜处穿出前行 1 ~ 2cm 至耳屏水平，并在颧弓上方分为前后两支，亦有报道分为五支的。

可以利用一个清楚的 X 光照片模板来制作一个正常耳的形状，然后把镜像放在伤耳上。外耳道作为中心点，从患侧的眼角到健侧耳垂的距离可以帮助纠正“新耳”位置、角度及决定它的旋转度。健侧发际的镜像同样可以帮助设计头皮瓣（最大宽度3.5 ~4cm）。

把模型仔细地放置在需要部位的皮瓣上并定位在轴心血管上。通过耳屏后做上升方向的切口并垂直延伸至要制作的头皮块部位，暴

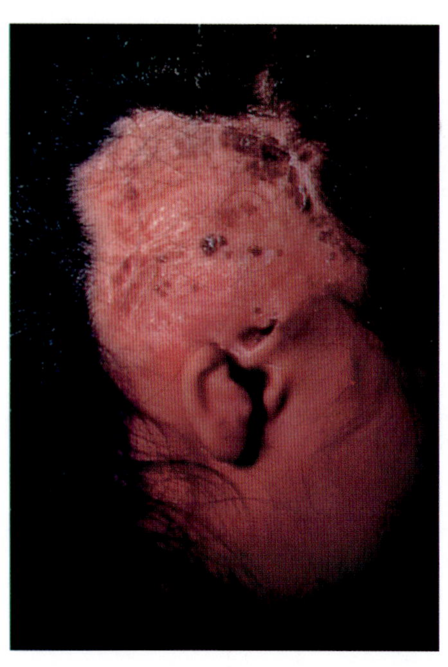

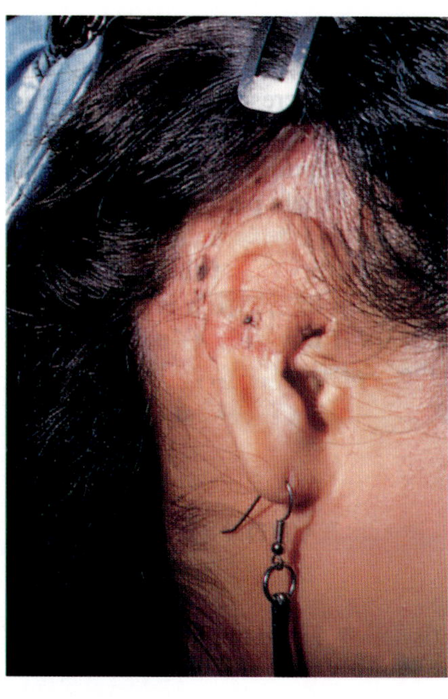

图 16-20　例 7　左：11 岁女孩的耳及头皮的撕脱伤。右：把带头皮的游离 TPF 组织移植物放在肋软骨支架上后 2 年，重建对称的耳外形。

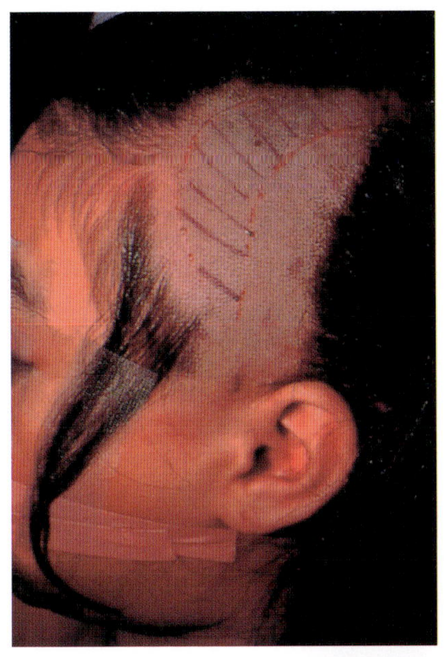
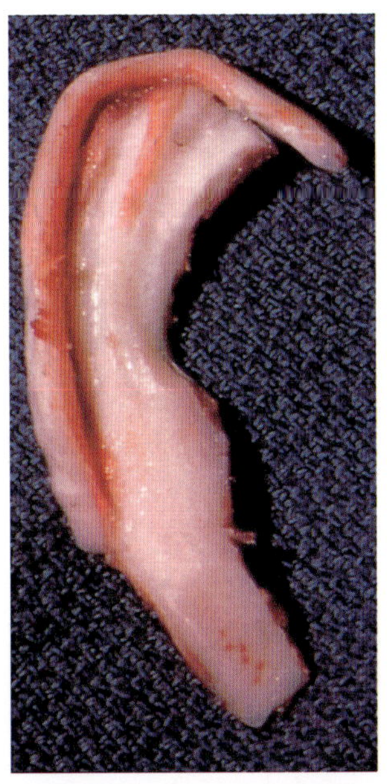
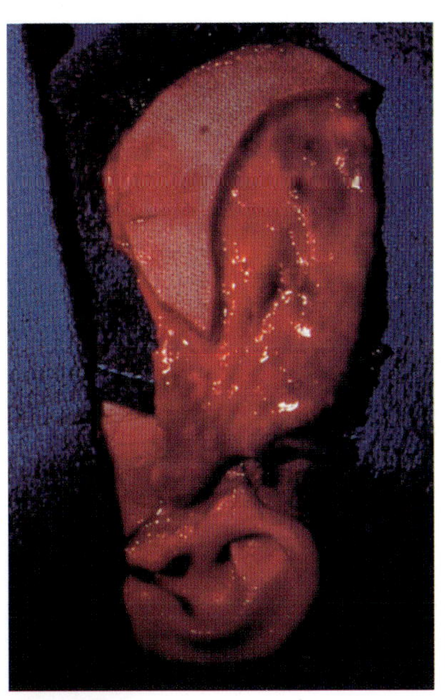
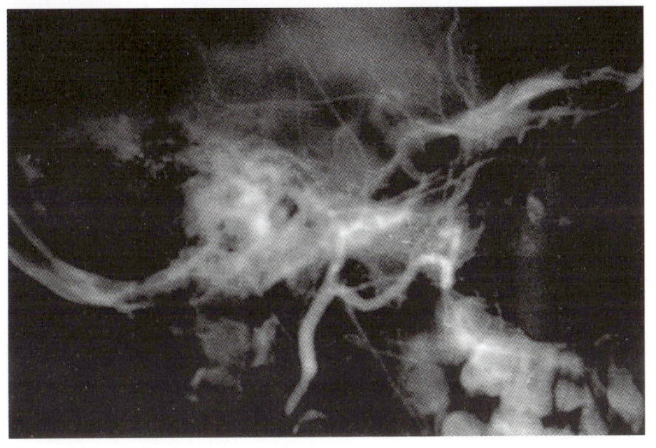

图 16-21　左上：带头皮的 TPF 瓣设计。　上中：肋软骨做的耳支架。　上右：有 A、V 蒂的 TPF 瓣及头皮。　下：成活的颞浅动脉。

露筋膜，如果仅分离 TPF 以修复全耳，则在距颅顶 2/3 处做一个水平的“T”形切口。皮瓣在毛囊下水平地剥起。静脉非常浅并且易与动脉区别开来。它的走行也较为复杂。如果在皮瓣剥离时出血较多，则表明正好在真皮下的颞静脉被切断，剥离平面过深。动脉和静脉在耳前 1 ~ 2cm 处分开走行，深达顶部筋膜。动脉从腮腺发出时直径为 2mm，而静脉稍粗一些。颞中支可以进行结扎以加长颈外血管蒂的长度。当剥离平面的蒂建立之后把颞浅筋膜从颅骨膜上剥起。帽状腱膜下筋膜位于 TPF 之下，颅骨膜之上，为使皮瓣薄一些，此层不予剥起。带发全层皮瓣被剥起作为 TPF 的延续。以后，可以大面积分离延至枕支支配的区域（任意血供），为防止损伤斜行穿过颧骨筋膜深部面神经的前支，向前不超过眶缘侧面的1.5cm 。耳支架可同时由另一手术组制备。自身肋软骨移植来源于第 7 ~ 9 肋的软骨结合部，并用 Brent 法雕刻。为了补偿 TPF 在包裹耳支架时的厚度，耳轮要多突出一些。如果选择异体材料，Medpor支架最常用并很适

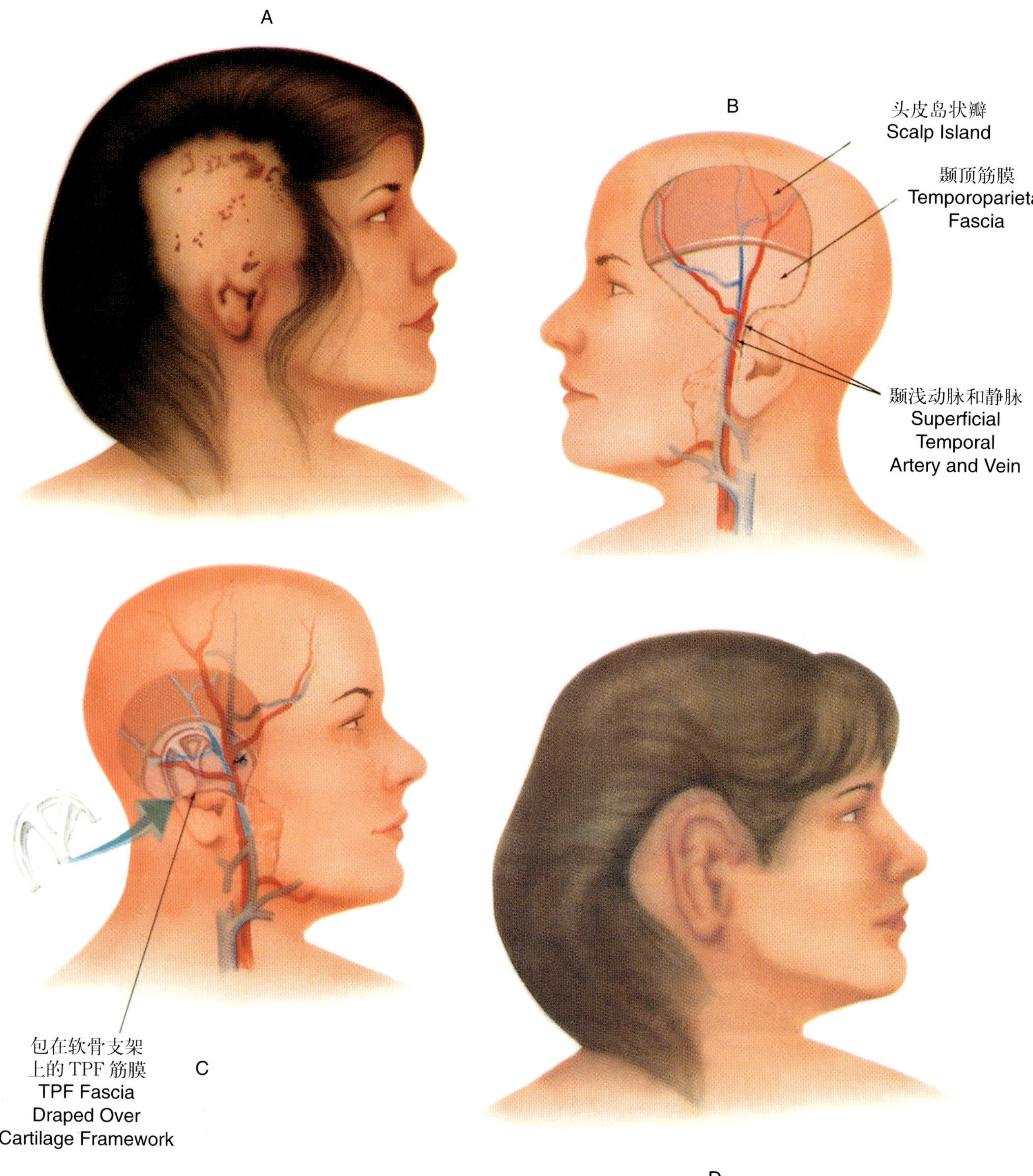

图 16-22　用游离 TPF 瓣及头皮岛状瓣包裹肋软骨支架并用皮肤覆盖来修复耳及头皮的联合损伤　A：耳/头皮撕脱伤后。　B：TPF 及新月形头皮的设计。　C：游离组织移植与颞浅动、静脉的微血管吻合。　D：皮瓣很好地覆盖耳软骨支架。

于灌注好的 TPF 瓣的血管长入。

受区血管既可以利用同侧颞浅动脉的残端，也可选颈下部颈外动脉的分支。瘢痕疙瘩及耳软骨的残端在颅骨膜或乳突筋膜水平处被切除。把皮瓣疏松地插入剥脱的耳及头皮缺损部。微血管吻合后灌注良好。耳支架被置入筋膜下并用 3－0 prolene 固定在乳突筋膜上。TPF 瓣包绕在耳支架上并在对耳轮及耳轮缘处折叠一下以得到一个突出的外形。用多普勒听诊法可以在术中确定轴心蒂并应小心避免在深部结合。

在舟状窝及耳后隐窝处放置一些小的引流管并从分开的引流口里穿出来。厚约0.31～0.36mm(0.012～0.014 英寸)的断层皮片放置在周围，用外科敷料固定。带发头皮瓣缝在受区的脱发处。在发际部位进行雕刻和削薄是必要的。

用大面积游离和邻近皮瓣推进来闭合供体缺损。皮肤伸展器对封闭正在闭合的皮瓣边缘是十分有用的。术后早期供区及受区的头皮没有头发是十分常见的，但常常在几个月后可以自身得到改善。

移植后 4～6 个月耳支架实施再次提高及进一步修整。耳架后面周围1.5cm 范围内都要被抬高。复合皮瓣生长到耳后沟，这个方法增加耳轮的突出并为耳架提供了一个支撑。耳后表面裸露的部分用一个断层皮片移植覆盖并固定。

无论是用异体的还是自体的支架，耳朵的形状一般是可以被接受的。可以通过把鲜艳颜色遮盖起来以改善移植耳皮肤的不同颜色。强光照射可以更好地突出耳轮顶部和对耳轮，同时外形的阴影使舟状窝和耳甲的深度更加明显。新发际的长发可以梳到后面以遮盖秃发的头皮。

第 17 章

下颌骨的修复

下颌骨在技术上不能构成一个面部美容单位，但它的结构完整是面部平衡和对称的基础。下颌弓的损伤不仅损害外貌，而且也可能造成牙𬌗的永久变化并累及语言、吞咽、呼吸等重要的功能活动。在显微外科时代，带血管骨移植体的应用对提高复杂颌骨外形的精确结构修复起到了很大的作用，并明显消除了骨组织的吸收，特别是严重结疤或慢性感染灶。依靠骨间的骨痂愈合比依靠移植组织爬行替代愈合能极大地提高最终的成功性。相容的骨植入体的使用极大方便了正常外形的修复和功能性的𬌗调整。

一、外科解剖

弓形下颌骨的两侧在颞下颌关节处与颅骨相连，是主要的具有咀嚼功能的骨骼（图 17-1），它可分为以下几个明确的解剖区域。正中联合，以双侧切牙 – 尖牙结合处为界，形成下颌骨的前凸部，水平的体部由尖牙处伸至嚼肌附着处。垂直部由下颌骨分叉支起始，在乙状切迹处分叉分别形成喙突和髁状突。下颌体与下颌支弯曲的结合处称为下颌角。牙槽突位于致密的正中联合和体部的上缘，形成下颌牙的骨性支持组织。

咬合功能受复杂的咀嚼肌附着方式的影响，颏舌骨肌和二腹肌附着于正中联合区的内侧面，其作用是使颌张开。咀嚼肌附着于下

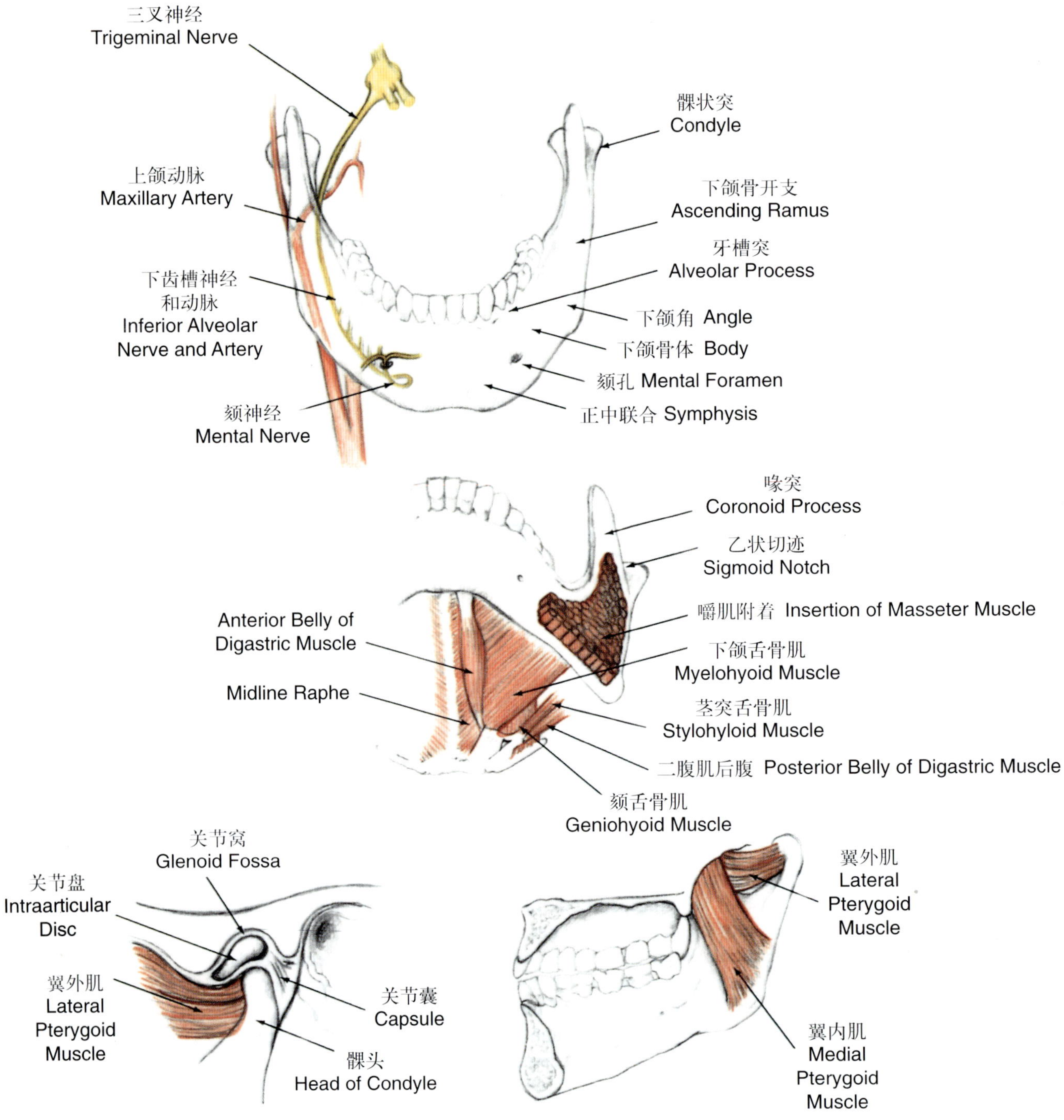

图 17-1　下颌骨的外科解剖　插图：颞下颌关节

颌支的表面，翼内肌附着于下颌支的内侧面，颞肌附着于下颌骨喙突，这些肌肉都是强大的开颌肌群。翼外肌附着于下颌骨髁状突颈部并有一小束附着于关节囊，其作用是前伸下颌。

颞下颌关节是一个滑液关节，由下颌骨髁状突和碗状的颞骨的关节窝形成，两者之间有关节盘形成一个缓冲结构。颞下颌关节既有绞链关节作用又可向前后滑动。

下牙槽神经，为三叉神经的下颌神经分支中的一支，在下颌支内侧面，乙状切迹下 1～2cm 处进入下颌孔。它在下颌骨体内沿下颌管走行，沿途分支支配下颌牙齿。颏神经位于正中联合的前表面，支配下唇和部分颏区。下齿槽动脉为颌动脉的一个分支，与下齿槽神经伴行于下颌管内，其供血范围与相对应的神经分布一致。颏动脉与其神经一起位于颏管内。

二、常规的重建方法

1. 不带血管的骨组织

自体骨组织是下颌骨重建最好的组织来源，因为它可以精巧地用于缺损修复，并可在愈合期进行机能性重塑。在过去，整片肋骨移植已经应用于节段性的缺损，但由于没有裸露的骨松质而有很高的骨吸收率。

1920 年，Brawn 最先报道了劈开的肋骨移植体在颅骨和下颌骨重建中的广泛应用。因为它可以容易地修整成所需要的形状和很快地在其疏松骨面形成再生血管。如果其骨膜保留完整，它还可以进一步的再生。El Sheikh 等人描述了用劈开肋骨移植体重叠组织愈合来连接缺损的近、远中两端，这样可恢复下颌骨的高度及颊舌向的厚度。移植体的选择方案可采用第四或第六肋骨，用精细的骨刀劈开。近中和远中的连接部位应重叠 15～20mm，整个劈开的肋骨被套叠成理想的下颌骨长度。几个劈开的肋骨被贯穿周围的线绑在一起形成一个强大完整的束。

异体骨的制备，多为干燥冰冻的骨组织，用于修复一段骨缺损和垫高组织塌陷的外形。其血管再生缓慢，通过骨传导方式进行骨的吸收/替代过程。Mulliken 等人的研究表明，干燥冰冻异体移植体不可能诱导骨再生。

新鲜冰冻骨组织是另一种异体移植物，在无菌手术下切取活体的髋骨为行髋骨移植术的全部骨质，故可利用的组织很丰富，并且可避免供区致残。Perrott 等人曾在 10 个病人中使用新鲜冰冻骨组织和自体骨相结合的方法来进行上下凳骨的骨增强术。在这份初步报告中，除 1 例外，其余 9 例术后 2 年骨组织全部结合和血管化。重新形成的骨嵴足以支持骨内种植体的负载。其最重要的优点是存在骨诱导的潜能，所以移植体可以长期保持。病人对新鲜冰冻骨的骨髓组织的免疫反应是轻微的，并且迄今尚未查到有明显的宿主血清抗体。潜在的缺点是有很小的人免疫缺陷病毒（HIV）传播的风险。新鲜冰冻骨组织在使用之前应在“骨库”中隔离检疫 180 天，直到完成捐献者的 HIV 测试。

2. 钛金属板和骨松质/羟基磷灰石

钛网可提供美容外形的即刻修复，并有足够的网也来容纳填入的骨松质的血管再建。骨松质表现出极大的骨再生能力，并能最大程度的成活，抗感染，以及早期与宿主骨组织相结合。硬骨移植体的牢固固定具有增加再吸收甚至全部纤维化倾向，与之相比，钛网在骨再生的早期，在没有完全硬化期间可为骨组织提供支架。显然，没有应力保护的功能性负荷，在愈合期间可刺激新骨的生长。Dumbach 等人查阅了大量文献，比较了使用钛网与使用髂嵴松质骨和羟基磷灰石晶体进行下颌骨重建的疗效。比较结果表明，在 65 例未接受放射线治疗的病人中，有 62 例使用钛网的重建术获得完全的成功。钛网可以在一年以后去除或因其很好的组织相容性而永久保留。钛网去除 3 个月以后，可以植入骨内种植体。虽然 90% 获得成功，但如果在放置或去除钛网时造成了口腔粘膜穿孔，则感染、骨外突或骨不连接的机会就会明显增加。

3. 带蒂肌皮瓣

在显微外科时代以前，一些具有创新精神的外科医生曾尝试发明很多转移骨组织片、段到有局部肌肉蒂的颌骨，特别是结疤的或经放射治疗过的种植床。因为受到臃肿的蒂轴组织的限制，使骨组织段的放置和精确成型都受到严重的妨碍。胸锁乳突肌和锁骨复合皮瓣可以提供 6～8cm 长的一段骨组织用来修复较短的骨缺损，且带有相当长的肌肉组织蒂。锁骨供区的不稳定是不希望看到的。胸部肌皮瓣，常用于传统的头颈外科，结合第四和第五肋骨及其下层的胸部肌肉，并由骨膜提供血供。胸骨外层皮质骨组织长达 12cm，也携带胸部肌肉，大部分柔软骨松质骨组织不足以提供支持将来骨肉移植体的植入。同侧肩胛脊的骨组织段长约 6～8cm 可携带垂直向的斜方肌组织蒂，由颈横动脉降支供血。

三、大范围颌骨缺损的显微外科美容修复

1. 带血管及不带血管的骨组织

在一个充足的、血管形成良好的受体基础上，自体骨组织的存活是有把握的。但是，在伴有较厚疤痕、受污染的口腔粘膜或变薄缺血的软组织的损伤部位，则游离的骨移植物的存活就不容乐观了。在 70 年代，Ostrup 和 Fredrickson 曾作过广泛的实验性工作并清晰地显示出：带血管的骨组织移植以后，这段骨组织的成活与受位基础的条件无关，而只取决于外源的血供情况。与邻骨以骨痂方式连接（就像骨折愈合一样）以替代组织蠕变愈合方式。组织蠕变愈合方式发生在常规性或异体骨移植时。随后，Ariyan 解决了关于带血管骨组织段的动脉解剖问题的争议，他指出，骨组织瓣的成活与骨内（髓）灌注或骨膜灌注情况是一致的。

2. 带血管蒂的颅骨

颅骨外板的平面形态使之能够很好地用于下颌弓的重建（图

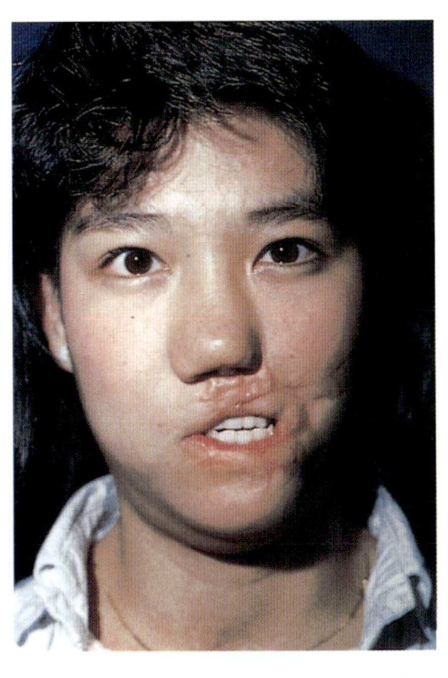
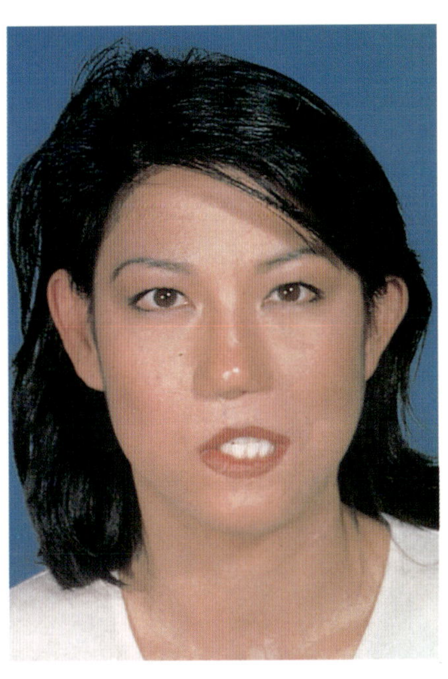

图 17-2　例 1　越南孤儿遭受手榴弹爆炸产生下颌骨创伤　左：经过 41 次常规手术后，左下颌骨遗留外形畸形。右：用同侧带血管颅骨移植体移植到颞浅动脉蒂上，重建下颌骨术后。

17-2 ~ 图 17-4）。Zins 和 Whitaker 的实验表明，在灵长目动物模型中由膜状骨移植部位取得的骨组织比软骨内的移植体能保留更多的体积。颅骨瓣作为一种带有颞肌的骨/肌瓣最初是由 Conley 提出来的。下颌骨前部的缺损很难做连接修复，而且在颧部供区处会留有相当大的畸形。McCarthy 和 Zide 于 1984 年介绍了带血管的颅外板移植，其蒂带有颞浅筋膜和肌肉。由 Cutting 和 McCarthy 进行的血灌流研究证实了颅骨是由颞浅动脉的分支经帽状腱膜和颅骨膜的骨膜穿支供血的。Antongshyn 等人的研究显示了带血管颅骨瓣在早期存活能力和新骨形成方面优于一般的颅骨移植。

颅骨外板在颌骨重建时容易植入受体侧的邻近部位。有些报道还提出使用全厚颅骨瓣来修复大的下颌骨缺损，手术分两组进行，在缩短美容修复时间和方便移位方面是有用的。膜状骨，由于其厚度（4 ~ 6mm）适当，成为在半侧面部短小或创伤后缺损修复面部外形的理想来源。在只有骨组织转移时，颞顶筋膜蒂可以取得非常薄，或者可以取得很厚以增加软组织的厚度。

在外科中，应用计算机辅助制作的丙烯酸模型极大地提高了经雕刻后的骨移植体移植到复杂的颌骨缺损处的精确性与合适的程度。使用三维成像，改良型双探头 CT 扫描，数据经患侧和健侧的减影分析处理，并提供给数控机床车制一个塑胶阴模。术中，我们精心地按照模板进行手术就可以较容易地克服移植体的形状、大小和轮廓方面存在的微小差别，并由此减少了估测和麻醉的时间。

操作技术

应用多普勒血流探测仪，在耳屏前 1 ~ 2cm 处确定颞浅动脉蒂的轴向位置，颞浅动脉的后支上行至颅顶。行美容切口以暴露筋膜，切口向上延伸的长度为其到颅顶距离的2/3。T形切口的水平部分通

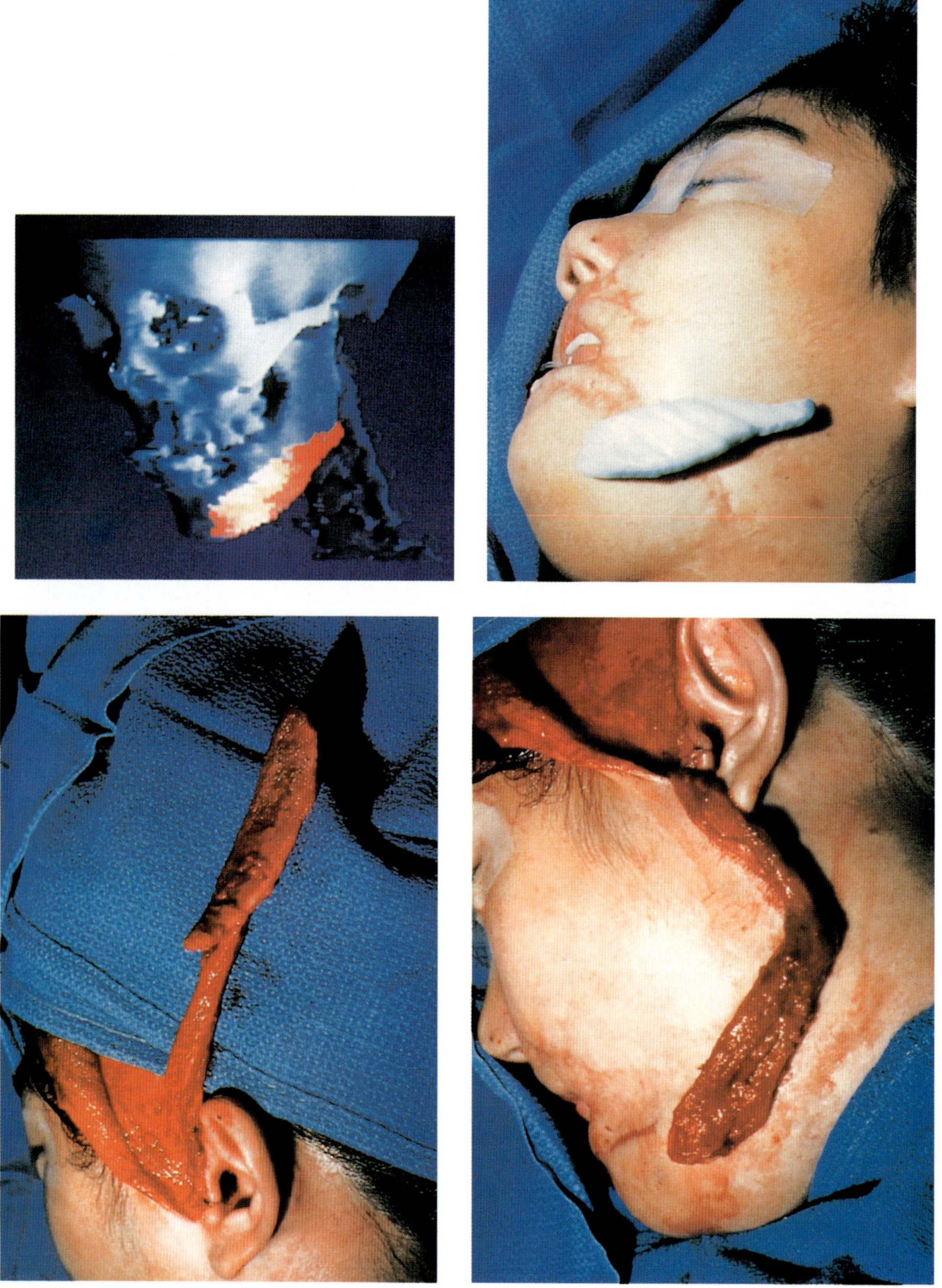

图 17-3 例 1 左上：使用改良型三维成像的颌骨缺损情况的减影分析。 右上：计算机辅助制作的丙烯酸模型。 左下：带血管蒂的颅骨移植体。 右下：移植体置于颌骨缺损上作为高嵌体修复体。

过顶部头皮。前、后皮瓣沿非自然层次紧贴毛囊层掀起。随着头皮瓣折叠，将丙烯酸脂模板放置于蒂轴之上并在与下颌弓曲度相近的颅骨上做标记。这段骨组织周围的筋膜套保存1cm。骨瓣范围内的

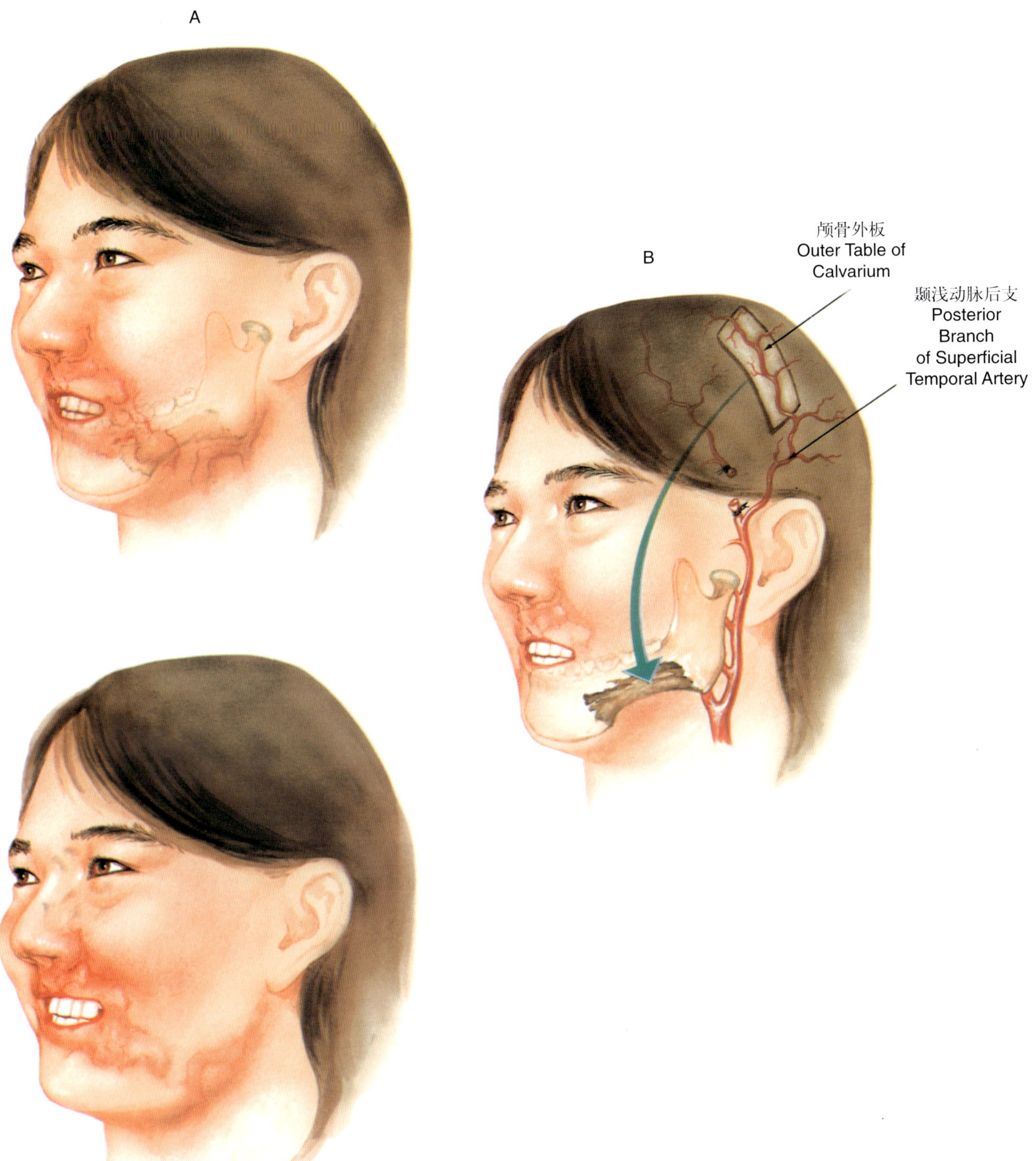

图 17-4　**例 1**　用伴有颞浅动脉蒂的同侧带血管颅骨移植体重建下颌骨　**A**：掀开下颌骨的外层皮质。　**B**：设计带血管的颅骨外板瓣。　**C**：骨组织经皮下隧道穿行并固定粘附到下颌骨体上。

颅骨膜用骨膜起子与颅骨剥离开。取骨外板作为分离的颅骨移植体。用 2mm 的锉，锉出一槽，深至板障。

用凹形骨凿和带角度的振动锯掀开骨外板，注意必须仔细地在带血管蒂的最长点处掀开骨移植体。转移之前，筋膜套和颅骨膜通过小的钻孔缝合以免失去骨膜的血供。蒂在颞筋膜内向近中分离至其穿入腮腺筋膜处。带蒂骨瓣在其蒂上翻转沿下颌体至骨膜下间隙。贯穿颊粘膜的对应切口有助于骨的置入并有助于定位于正确的解剖位置。第二个切口在下颌角以下，有利于辨认面神经下颌缘支，有利于使用钢丝或牢固的内固定骨组织。对于半侧面部短小或创伤后软组织萎缩的情况，可将颞顶筋膜组织折叠来增加组织厚度。

供区后遗症

供区的后遗症与面部畸形相比是轻微的，颅骨的缺损可在 6 个月内被新生长的骨充满。垂直切口部位的秃发发生在切取宽大的头皮瓣处，并多发生在吸烟者中。

3. 带或不带软组织覆盖和衬里的微血管游离骨组织移植

McCullough 和 Fredrickson 于 1972 年报道了应用显微血管吻合术将第九肋骨游离移植至颈部以重建下颌骨的方法，它早于 Daniel 和 Taylor 提出的采用游离显微血管腹股沟皮瓣的报道。也有各种供区（髂嵴、肩胛、腓骨、桡骨、第二跖骨）的报道，这些供区的选择与应用取决于骨组织的条件、大小、受体缺损的位置、用于表面覆盖和（或）口腔衬里的软组织蒂的可利用程度以及供区需要考虑的问题等等。前面已讨论过不带血管的骨组织的缺点，特别是在结疤的、受污染的或缺血的组织上的移植。为满足复合组织的需要，用预先设计好的皮肤肌肉筋膜蒂和骨组织可即时修复大的颌骨缺损。瘘管

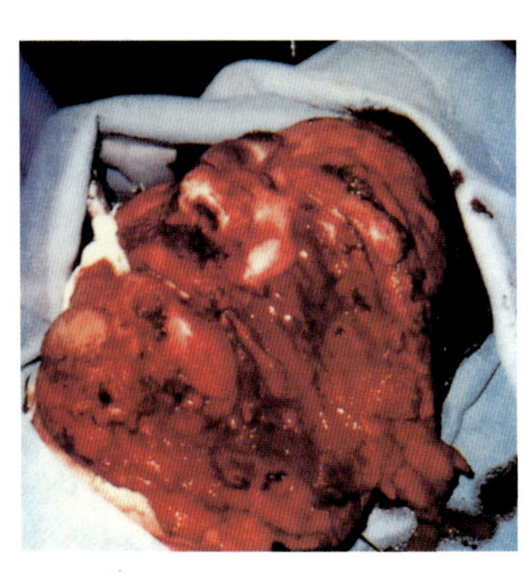

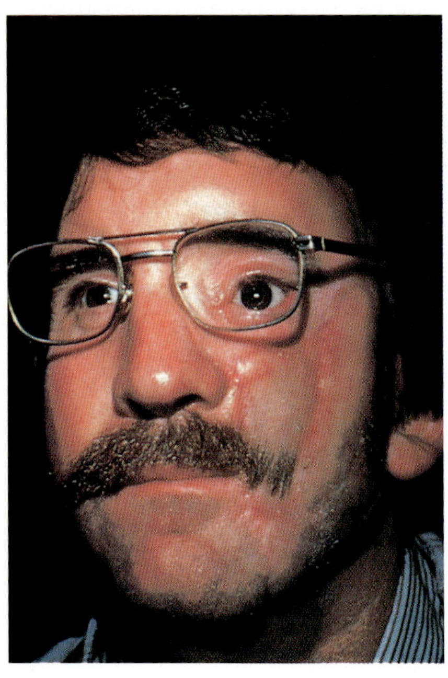

图 17-5 例 2 左：39 岁越战老兵的面部自残性火器伤。 右：眶周和下颌骨重建术后正面像。

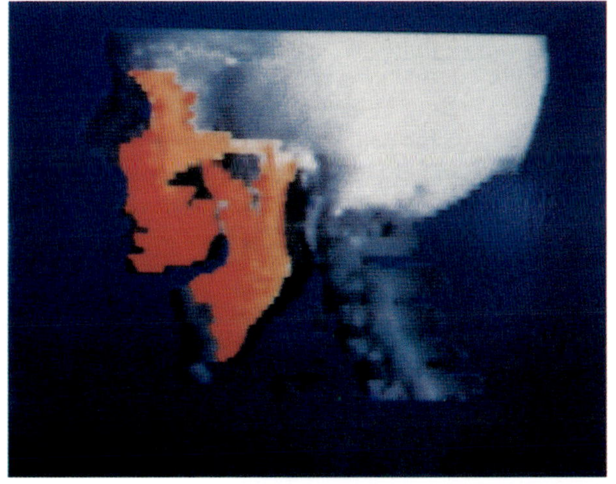
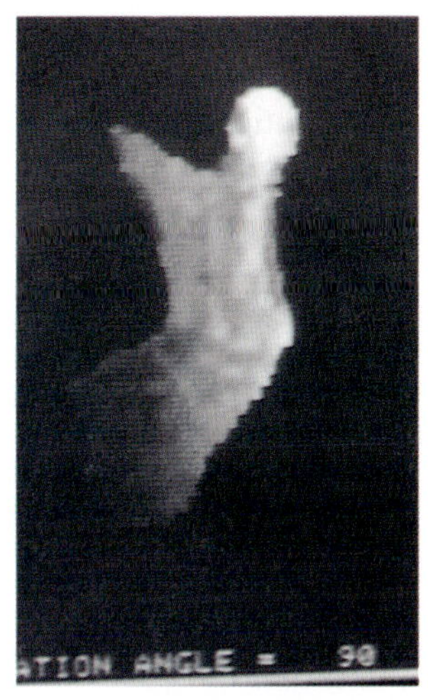

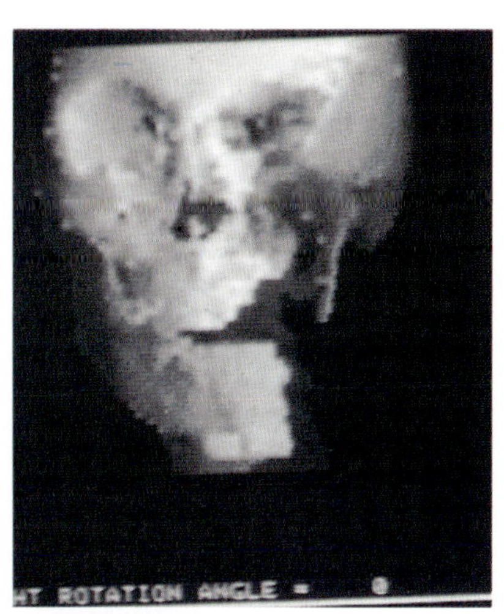

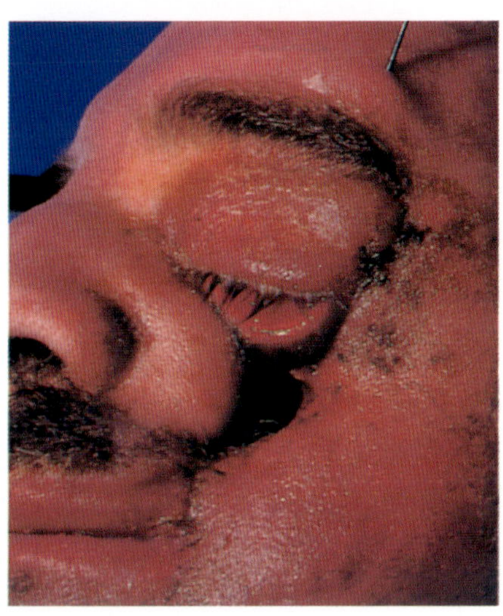
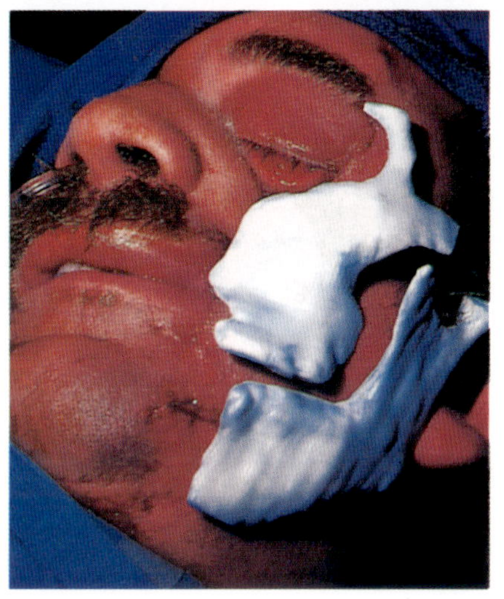

图 17-6 例 2 上左：改良三维成像。上中：半侧面部的减影分析。 上右：重新形成的颌骨缺损图像。左下：颊中部的缺隙和颌骨畸形。右下：计算机辅助制作的半侧下颌骨和眶周缺损模型。

和骨不连接的并发极为罕见。髂嵴是侧面和半侧下颌骨修复的理想取材区（图 17-5 ~ 图 17-7），最早由 Taylor 提出。现在这一部位越来越成为最常见的选择以替代大段的皮质疏松骨，而且它最适合支持骨内牙种植体。以旋髂深动脉为支持，当扩展到髂上棘时，可利用的髂嵴骨的长度为16 ~ 18cm。因为髂嵴的独特外形，最好将移植物

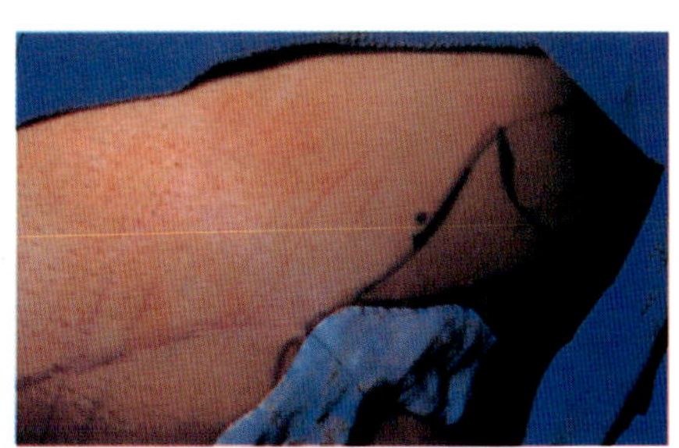
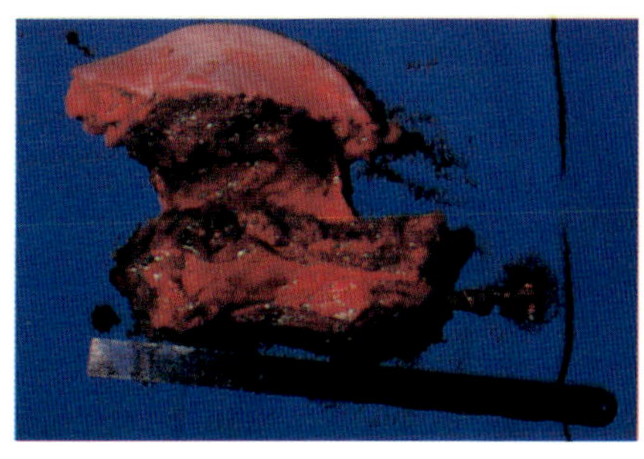

图 17-7 例 2 左：模板置于髂嵴上。 右：用带血管的髂嵴伴软组织蒂充填修补颊部。

进行翻转，将髂骨侧面的上缘作为下颌骨体的下缘，髂前上棘作为下颌角。旋髂深动脉前和中的入口使其恰好位于髂前上棘之下，在骨段植入后允许血管蒂位于侧面和后面，放置在靠近面动脉处来进

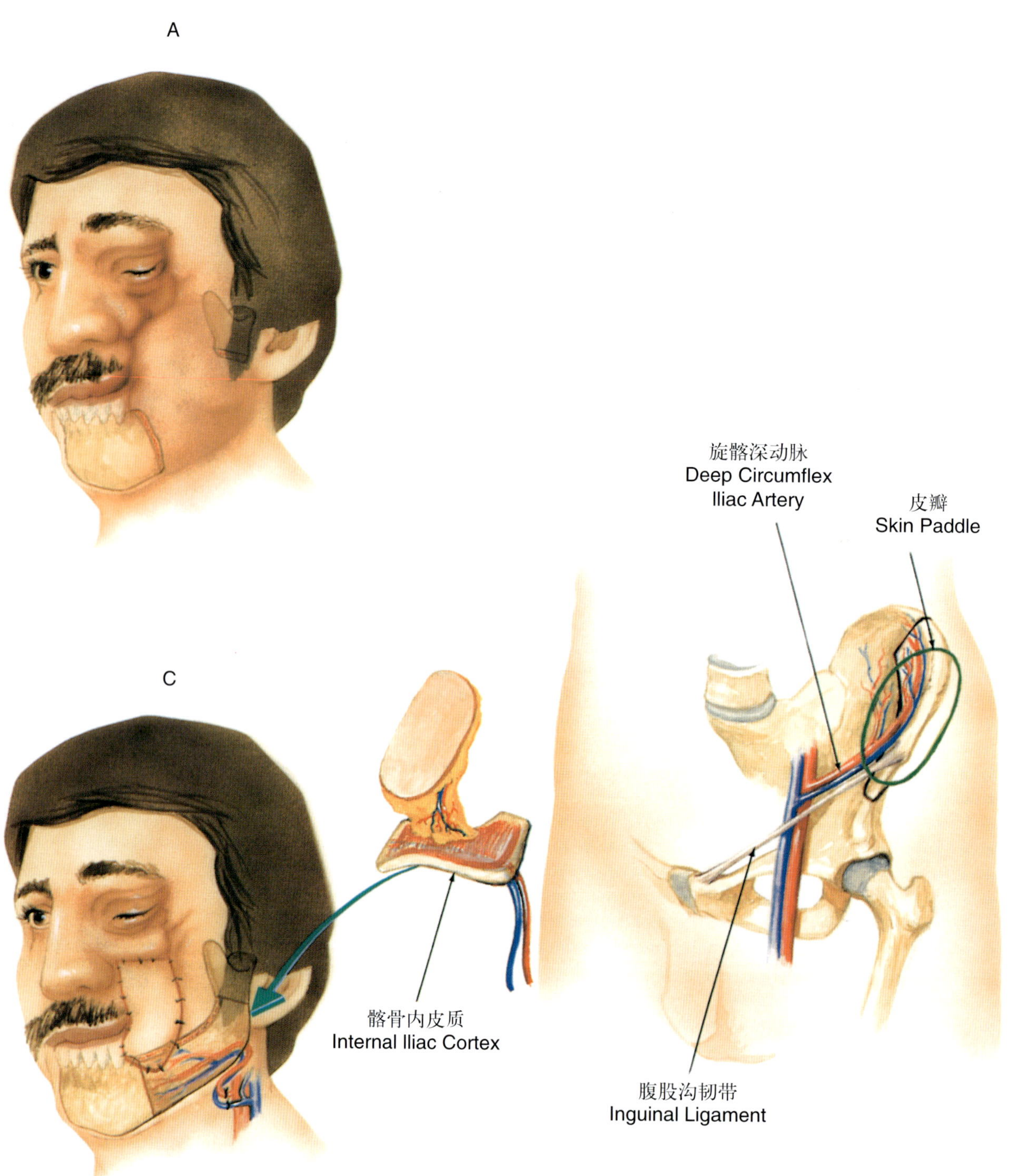

图 17-8　例 2　用带血管的髂嵴骨组织和腹肌沟皮肤蒂修复颌骨和颊部　A：左侧下颌骨创伤后缺失。　B：带血管的髂嵴瓣设计。　C：转移和植入颌骨，软组织蒂充填颊部缺损的整个厚度。

行吻合术。若需要另外的软组织做外覆盖或内衬时，则可以取旋髂深动脉升支支持的内斜肌，也可以用深穿动脉支持的腹股沟皮肤蒂，并可单独或与髂嵴段一起使用。术后早期使用单光子发射计算机闪烁断层 X 光成像术（SPECT）进行骨的扫描，以显示带血管的髂嵴移植物与相邻的下颌骨之间活性增强。

尽管供区很重要，但与游离的带血管的髂嵴组织移植有关的功能减弱已被人们所接受，但包含皮肤组织蒂的手术增加了感觉异常、疝形成和外形缺陷的发生率。

带血管髂骨移植技术

下颌骨缺损的图像模型是使用 CEMAX 的三维成像软件与正常形态对照的减影分析做出的。这些信息转换后传送至数控机床制成蜡阴模，并由此制成丙烯酸模型。术中，在消毒过的丙烯酸模型帮助下，在髂嵴供区设计所需的骨组织段。外凹的髂嵴上缘成为下颌骨体的下缘。髂前的棘成为下颌角。在髂骨板上制成开支、髁状突和喙突。在嵴的后部行骨切除术再形成下颌骨正中联合弯曲度。切口应沿腹股沟韧带的走行进行。旋髂深动脉应在横筋膜内解剖至髂前上棘内几厘米处。若取内斜肌蒂，则保留旋髂深动脉开支，否则，将动脉结扎。在髂骨内板的表面血管蒂被显现和在髂肌实质内听诊。使用振动锯切开，行骨切除术分离骨端，取得骨段。在髂骨之上按照模型仿造精确的下颌弓。正中联合弓的成形在嵴的外表面进行以保留其内表面的血管。骨移植体的厚薄、斜面的变化以及准确的尺寸，一般应使用电动工具进行粗雕，再用手动骨锉细刻。髂骨后侧皮瓣应与骨瓣一起掀起，用作软组织覆盖或衬里。宽的皮下组织基底可以保护皮瓣下任何来源的筋膜皮肤动脉穿支。

在受区，于颈部处行长的横切口以暴露下颌骨缺损。用骨锉修整边缘轮廓以确保骨与骨的贴附。牢固的内固定板或骨内结扎以提供强大的支撑并容许作早期活动。软组织蒂可放置于内，用于填充和做衬里，或固定于外，用来作为组织覆盖。移植来的旋髂深切动脉与受区的颈外动脉系统的分支行血管吻合术。

4. 其他供体来源

用显微血管吻合术来修复下颌骨时，所需骨干的其他来源包括肩胛骨、腓骨、桡骨和前锯肌/肋骨复合组织。取材应按照骨组织和软组织的需求，以及移植骨是否与种植体相容。用第二跖趾骨/跖趾关节来替代功能障碍或关节强直的颞下颌关节。

从肩胛骨侧缘可取得 11 ~ 12cm 的骨组织（图 17-9）。旋髂浅动脉到骨组织和皮肤组织有各自明确的分支，这样就允许独立地分离皮肤组织蒂来做内部衬里和外部覆盖。在皮岛插入时，较长的蒂可提供极大的灵活性。对侧肩胛骨是重建本侧下颌骨体和下颌角的理想骨源。皮瓣转移时，使供区血管位于受区面动脉附近。保留胸背动脉的肩胛支，包括肩胛骨下缘，可以延伸蒂的长度。

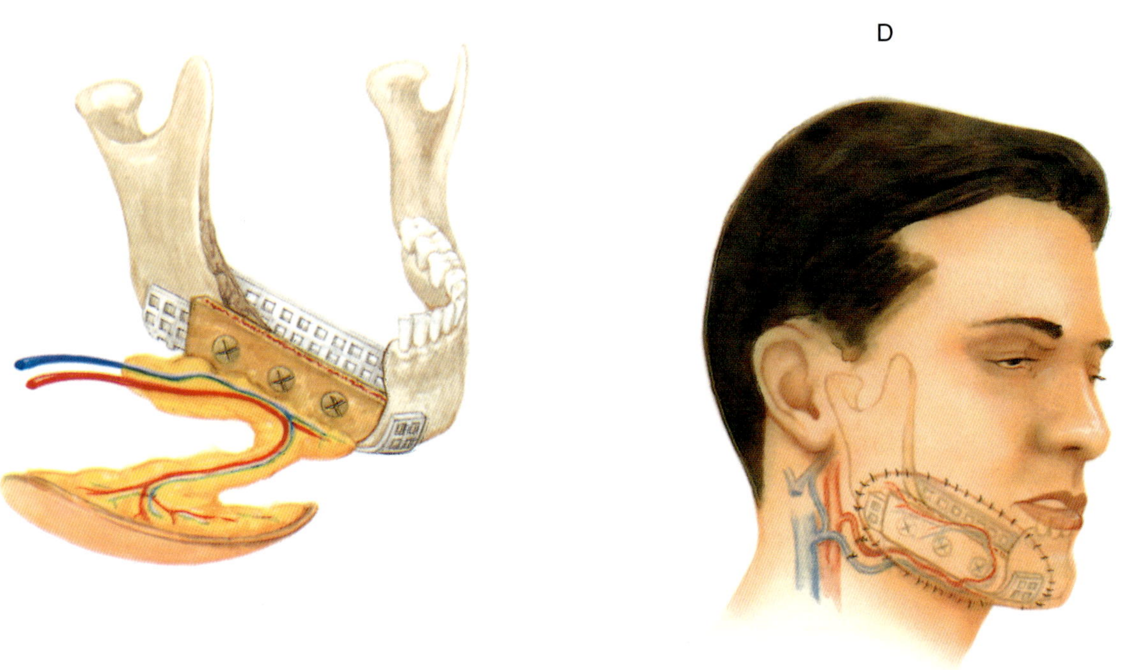

图 17-9 用肩胛部骨皮瓣游离组织转移重建一段下颌骨体 A：创伤后变细变薄的下颌骨体。 B：肩胛部骨皮瓣的设计。 C：颌骨骨段的夹板固定。 D：皮肤蒂用于软组织的缺失。

下颌骨正中部或下颌骨体的短的缺损（小于 4～6cm）可以使用桡骨前臂皮瓣，包括一段 11cm 长的桡骨皮骨组织一起来重建。这种岛状皮瓣是口内衬里的极好来源。可取得桡骨周围 1/3 组织。皮质骨表面薄，所以认为它对于骨结合种植体的植入不太适合。而更适合作为一种贴敷于一侧面增加厚度的移植体。供侧的前臂应使用夹板固定 2～3 个月以防骨折。

前锯肌/肋骨复合瓣用于重建下颌骨前部大的缺损。前锯肌瓣由胸背动脉供血，它供应前锯肌的下 1/3 部分。肋骨的血供经过骨膜，其营养由前锯肌上的肋间动脉之间的交通支通过骨膜血管提供。前锯肌/肋骨复合瓣可单独或与背阔肌肌皮瓣合并使用，用于下颌骨重建。大的下颌骨缺损要取 20～30cm 长的第六或第七肋骨。薄的松质骨不能承受骨接合种植体，但可以作为贴敷移植体，它能很好的增加骨干的厚度。取肋骨时，常进入胸腔，一定要在拨管前修复好。常选用腓骨用作广泛的下颌骨重建术（图 17-10，图 17-11）。骨长达 25cm，可用于修复整个下颌骨。整个骨组织的外形和厚度一致。并行的壁动脉供应骨内和骨膜的循环可确保每个骨段有充足的血液供应，并允许多次进行骨切开术来修复整骨组织外形以适应各种下颌骨的缺损情况。松质骨组织结构可提供适当的支撑，适合骨结合种植体的植入、骨的改建及承受压力。腓侧皮瓣蒂的血供常认为是薄弱的，但穿过侧肌间隔的穿动脉，在 91.5% 的病人中是存在的。一二支较大的皮隔穿动脉，位于腓后间隔内灌注的皮瓣蒂可达 25cm × 4cm 范围。在一些例外的病例中检测到该皮瓣具有多功能性。Sadove 和 Powell 曾报道过一种手术方法：即用单一的腓骨骨皮瓣同时进行上颌骨次全重建和下颌骨半侧重建术，截骨并重叠于它的平行的血管蒂上。

游离腓骨移植的技术

椭圆形皮肤瓣的中心位于从腓骨头沿腓骨后缘到踝侧的连线之上（图 17-10）。精心的设计应考虑到所需骨段的大小、蒂的长度以及骨与软组织缺损之间的相互关系。止血带加压至 300mmHg。从后面切开皮岛，皮瓣从深筋膜深度处掀起，直到看到中隔穿支。将比目鱼肌与踇屈肌做钝性分离并从腓骨上用电刀切除。远中腓骨的切除取决于所需腓骨的长度。远中的切口应远离踝至少 5cm 以上以保持踝的稳固。踇屈肌沿骨的后缘剥离并沿腓血管向远中分离。牵引胫后肌基部，沿血管束和胫后神经侧缘之间中缝分离此肌。

应尽可能在转移和植入下颌骨之前确定腓骨的轮廓。在血管吻合术开始前预先确定蒂进入下颌角的切入点以获取最大的蒂长度。缺损的模型（如计算机制作的模型）或预先制作的重建模板对移植体的塑形非常有用。做骨切开点定位，并只在腓骨一侧做半环状骨膜切口。用振动锯切开骨组织，塑形骨的边缘，使之达到理想的角度。颌间固定有助于精确植入和最后骨轮廓的塑形。与原保留的下颌骨的固位可使用骨间钢丝、螺丝钉固定或小夹板固定。如果使用皮肤组织蒂做衬里，则应在骨固定以前完成。最后进行显微血管吻

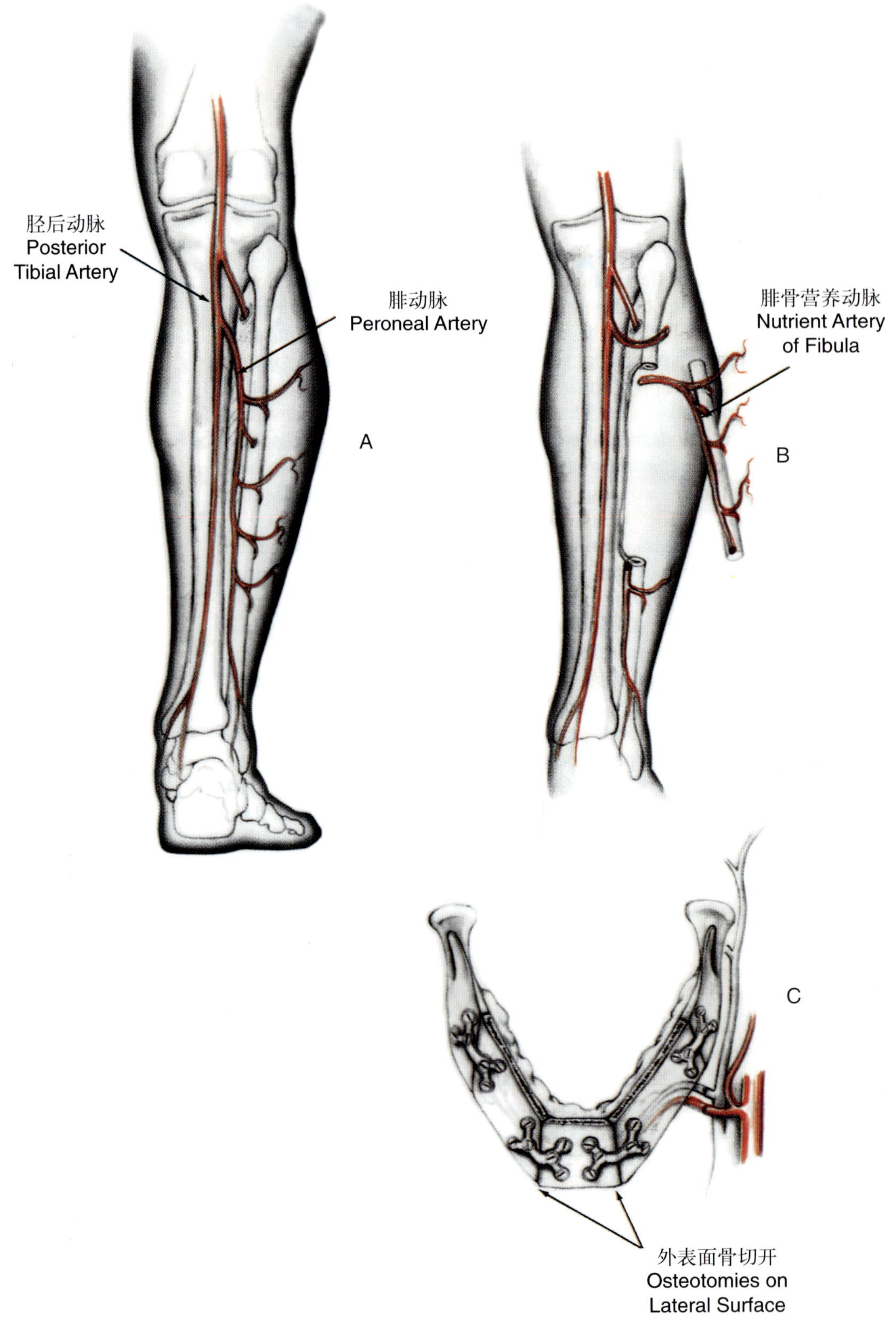

图 17-10 用带血管腓骨游离组织转移重建下颌骨 A：以腓动脉为基础的腓骨瓣的血管解剖。 B：腓骨干带蒂分离。 C：修整腓骨成下颌骨形状，骨切开位置在侧面以保持血供。

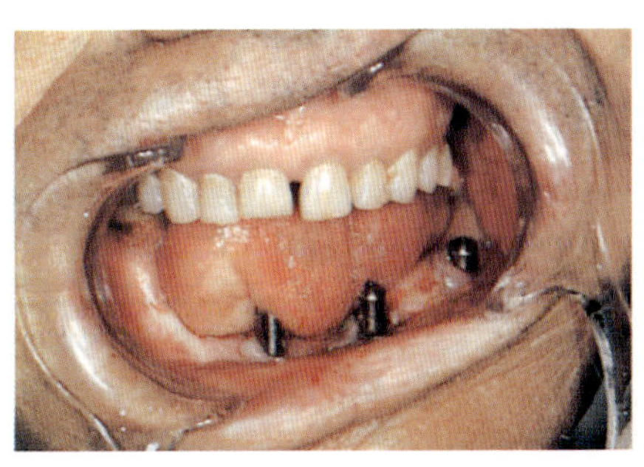

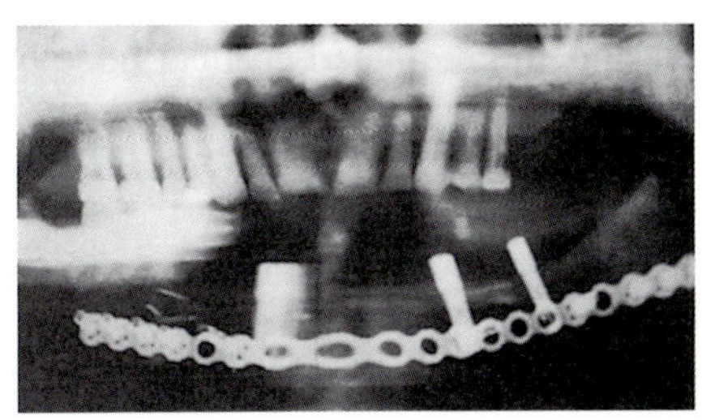

图 17-11　例 3　男孩的半侧下颌骨重建　上：植入带血管的腓骨移植体，放置钛桩用于牙𬌗垫以利有缺陷的上颌骨修复。下：AO 重建板固定的 X 光照片。

合术与颈外动脉的分支吻合。

四、颌骨固定/颌骨牵引

下颌骨牢固的内固定是有效的咀嚼功能和正常牙列支持的需要。牢固的骨间固定可确保骨的快速沉积及骨结合。通常并不需要颌间固定，除非由于反方向肌肉牵拉或疤痕挛缩所致扭曲变形而发生术前下颌骨片段的错位。作为贴敷移植体，使用螺钉贯穿贴敷可使骨皮质稳固地固定加厚的骨移植体。在带血管骨组织插入固定时，用电锉仔细雕刻边缘以达到最大的接触面。在用螺钉、钢丝或钢板固定之前使用各种开槽、叠加套叠的技术有助于固位。至少用 2～3 个螺钉放置于近中和远中下颌骨骨体内来保证最终的稳固性。鉴于螺钉在长期的运动力作用下会发生松动，因此最近应用中空的钛螺钉系统（THORP）以便使骨组织长入螺杆内以永久性地固定螺钉位置。

在骨组织段插入固定前，在预制的固定装置中建板（图 17-11，下）对癌症病人行手术切除前，用可弯曲的塑性 AO 板来吻合存活的下颌骨。在二次重建术时，我们必须使用根据正常侧的减影分析的计算机辅助制造的丙烯酸缺损模型。这个精确的下颌骨片段的复制品使我们在设计下颌骨弧度时可以作调整。总之，为了避开牙根并容许骨内种植体的植入，重建板应沿下颌骨下缘放置。

外固定装置只偶尔用于无牙𬌗的病人，或者在软组织修复后需要维持远中和远中段的解剖关系时使用。采用逐步牵引来拉长下颌骨已变得越来越常见了，特别是用于先天性面部短小或下颌骨发育不全（图 17-12）。试验研究表明，被牵引开的沟缝内充满了骨痂，并且从骨的边缘开始发生骨化作用。从组织学上看，新骨的形成既有膜内成骨又有软骨内成骨。在兔动物模型中，经过重建并形成完全的皮质骨需要约 8～10 周时间。

操作技术

用 4 个半插入钉（每侧 2 个）以直角方向插入，离骨皮质切口的确定位置 1～1.5cm（图 17-12）。在骨膜下层行环状皮质切开术，应用 Howemedica 外用骨延长器，在 7～10 天的软组织愈合期以后开始进行系列延长术，每天 1mm。行牵引和延长术的时间为 3～4 周。随后，在原位上将体外装置保持 10～12 周，直到 X 光片显示骨组织已经结合。这一方法的缺点是，在牵引期间，皮肤切口处和固位钉处可见明显的疤痕。

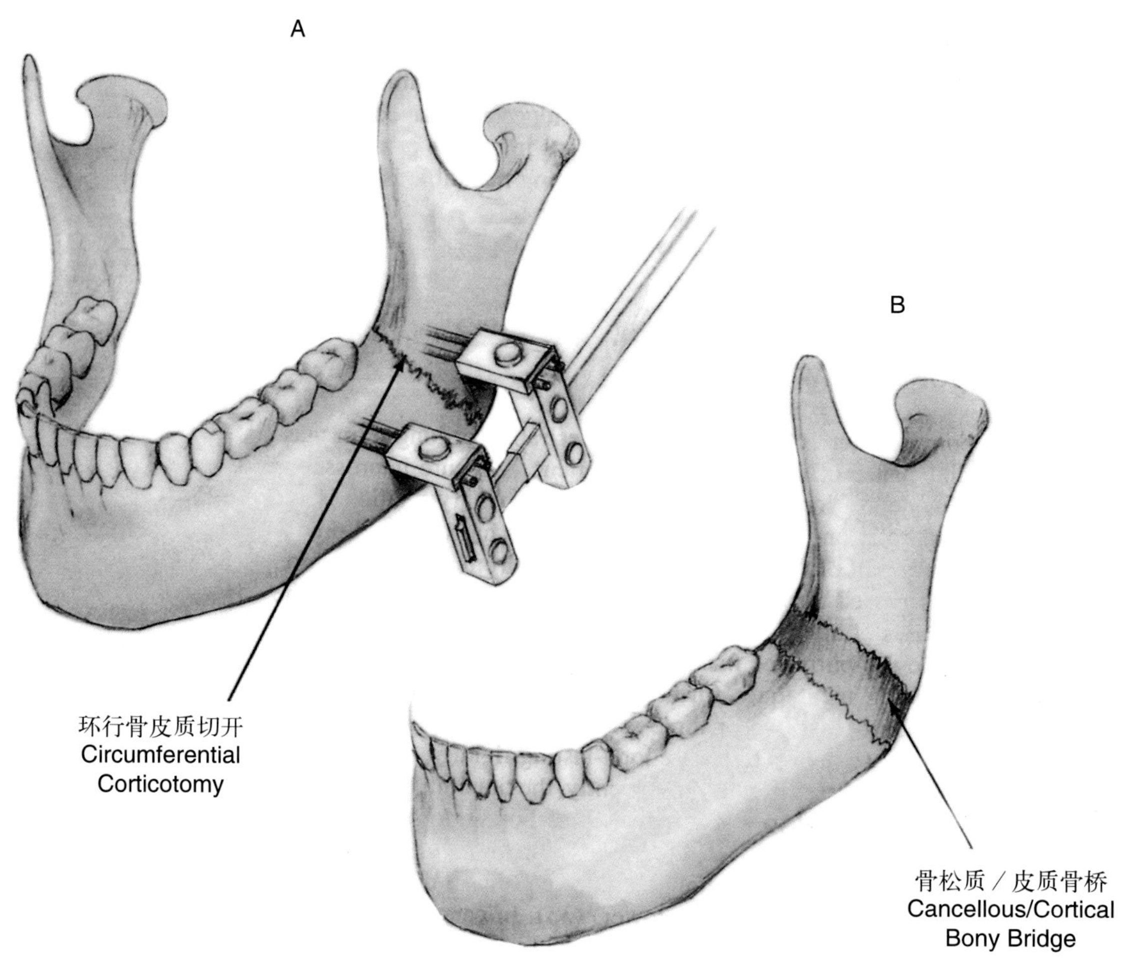

图 17-12　外固定装置用于发育不全的下颌骨的逐步牵引　A：半插入钉成直角放置于骨皮质切开处（用 Howemedica 外固定仪）。　B：10～12 周发生骨结合。

五、骨融合性种植体

在实施显微血管颌骨重建术以前，不能指望移植的骨组织（肋骨或髂骨）能为功能性牙体修复提供足够的支持床。带循环良好血管的骨移植可用于下颌骨外形的重建，骨再吸收的可能性极小，能提供充足的骨组织。骨融合性种植体，不论是立即还是延迟 6 个月进行都能通过提供咀嚼力与和谐的殆关系来恢复下颌骨的功能。

操作技术

在口内，于牙槽嵴上行翻瓣术（图 17-13），植入 10mm 的带羟基磷灰石壳的钛合金固位体，与上颌骨咬合面相距 7mm。羟基磷灰石外壳能使纤维向内生长以使种植体/骨之间产生附着作用。第二阶段，即 4～6 月以后，放入穿过粘膜的钛桥基，然后在粘膜上放置一个基环。在消除软组织感染后，开始制作新的修复体。用托盘和硅印模材获取印模。铸造时则使用铜模。最后修复体可以是可摘卡环式，也可以是永久固定式。功能性牙殆重建不仅提高了咀嚼能力也改善了口腔功能，如微笑、唇的控制和语言功能。

骨融合种植体已成功地应用于显微血管游离腓骨移植和修复部分缺损的下颌骨。腓骨皮质能与种植体相容（图 17-11）。双侧皮质带血管髂骨和单侧肩胛骨也都与牙种植体有很好的相容性。Donovan

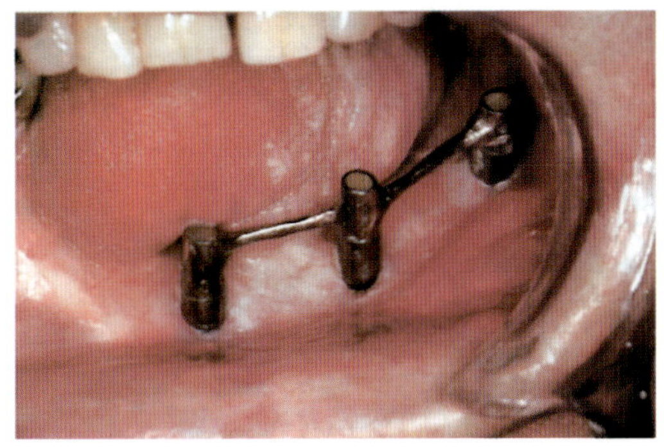

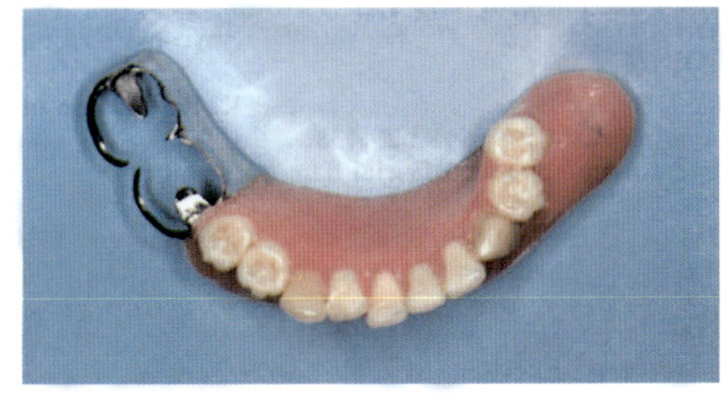

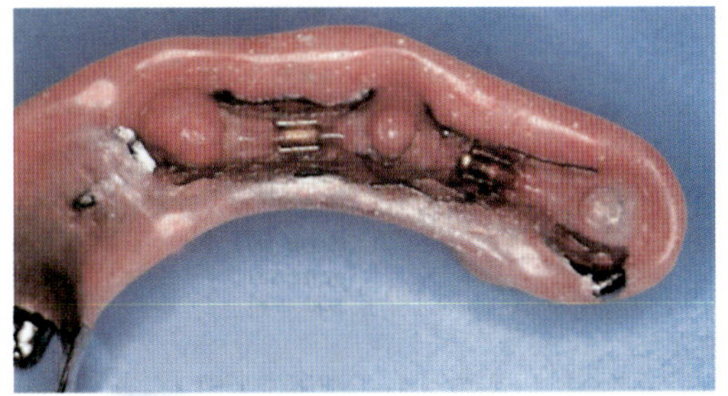

图 17-13　例 3　带骨融合植入体的牙殆修复　上：带桡杆的可穿过粘膜的钛桥基植入腓骨移植体内。　左下：特制的义齿。　右下：带卡环桡杠活动义齿的内侧观。

等人曾报道了使用水平颅骨贴敷移植并立即植入种植体，成功率为98%。他们将颅骨用于贴敷移植固位归因于下列因素：胚胎学、早期血管再生和先天的组织结构特性。

第18章

儿童先天性面部缺损的修复

多年来，修复较大的颊部缺损，要依赖真皮-脂肪移植或管状带蒂皮瓣。随着显微血管技术的进步，原先作为带蒂瓣广泛应用于修复上腹的腹股沟瓣，已经作为游离瓣移植，用来修复大的外科手术切除或创伤性颊缺损。腹股沟瓣的局限性在于：蒂短，解剖困难，臃肿或成形受限。在使用游离腹股沟瓣治疗许多半侧面短小和半侧面萎缩（Romberg's病）的病人以后，我们发展了使用大的网膜瓣游离移植的方法。这种方法取得了极好的近期效果，但远期效果令人失望，因为网膜脂肪沿下颌骨下缘下生，偶尔可下垂到颈上区。随后短时间内，又设计了许多肌肉和皮肤瓣，它们的血管都源于腋动脉或其肩胛下动脉干（图18-1）。

早在1980年就有大量的报告，报道了肩胛筋膜皮瓣的使用。多数应用于上、下肢的修复。随着我们将其应用于头颈部，修复肿瘤切除术后、创伤和烧伤后较大的颊部和头部缺损以来，这些组织逐渐成为儿童大多数先天性面颊畸形修复的选择性供区。我们首先用在软组织不足造成的缺损，然后很快用在修复面斜裂、颅面短小、半斜面萎缩和双侧面部脂肪营养不良造成的缺损以及面部肉芽肿，最后用在创伤后和术后缺损。尽管桡侧前臂筋膜皮瓣是大多数口内修复的选择性瓣，我们也用肩胛和肩胛旁瓣修复肿瘤切除术后遗留的大的口内和口外缺损。在过去的16年间，我们用此瓣治疗了50例以上的儿童面部组织不足的病人，其中部分已作为本文病例（图

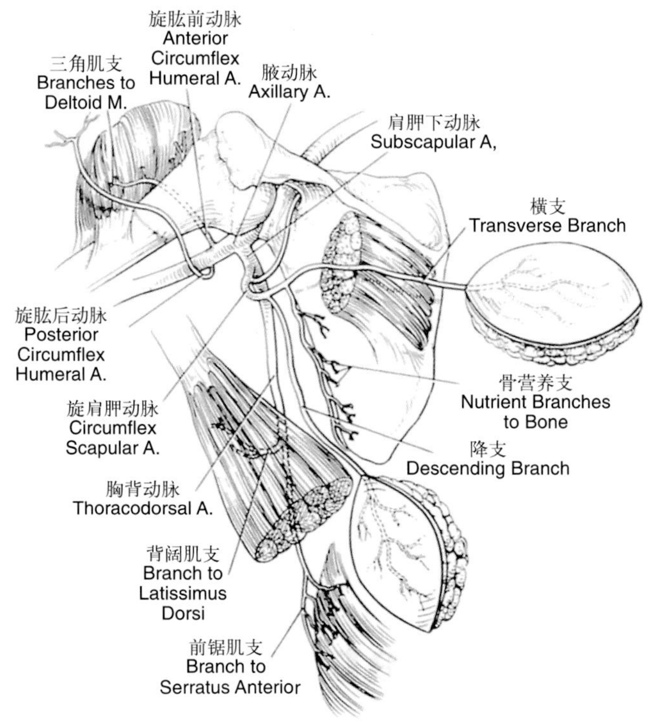

图 18-1 腋区的血管解剖得到外侧隐窝瓣可用于移植，在过去的 10 年间显微修复外科专家对此特殊的局部解剖非常熟悉。

18-2 ~ 图 18-4)。

另一组织来源是颞顶筋膜，由颞浅动脉和静脉供血，是头部浅肌腱膜系统（SMAS）的一部分，移植时，颞浅动脉和静脉作为其轴蒂，提供带血管的组织，用于诸如鼻腔和口腔内侧等小的区域的修复，这些部位不能使用局部瓣。

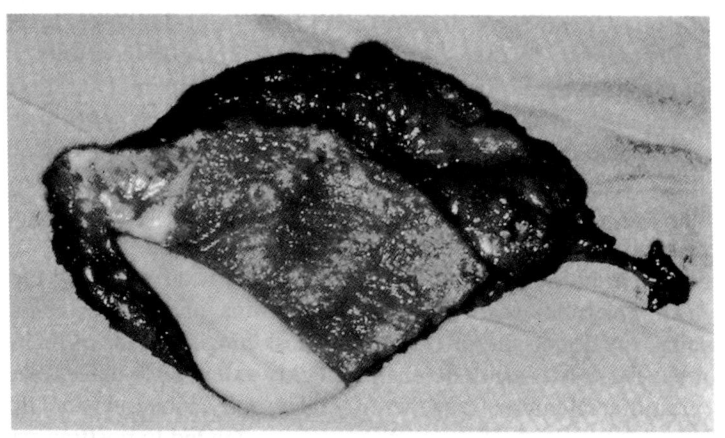

图 18-2 肩胛瓣在移植到面部之前已经被雕刻成四层：（1）全厚皮片，（2）去上皮皮肤，（3）二层脂肪和筋膜，（4）单层脂肪和筋膜。

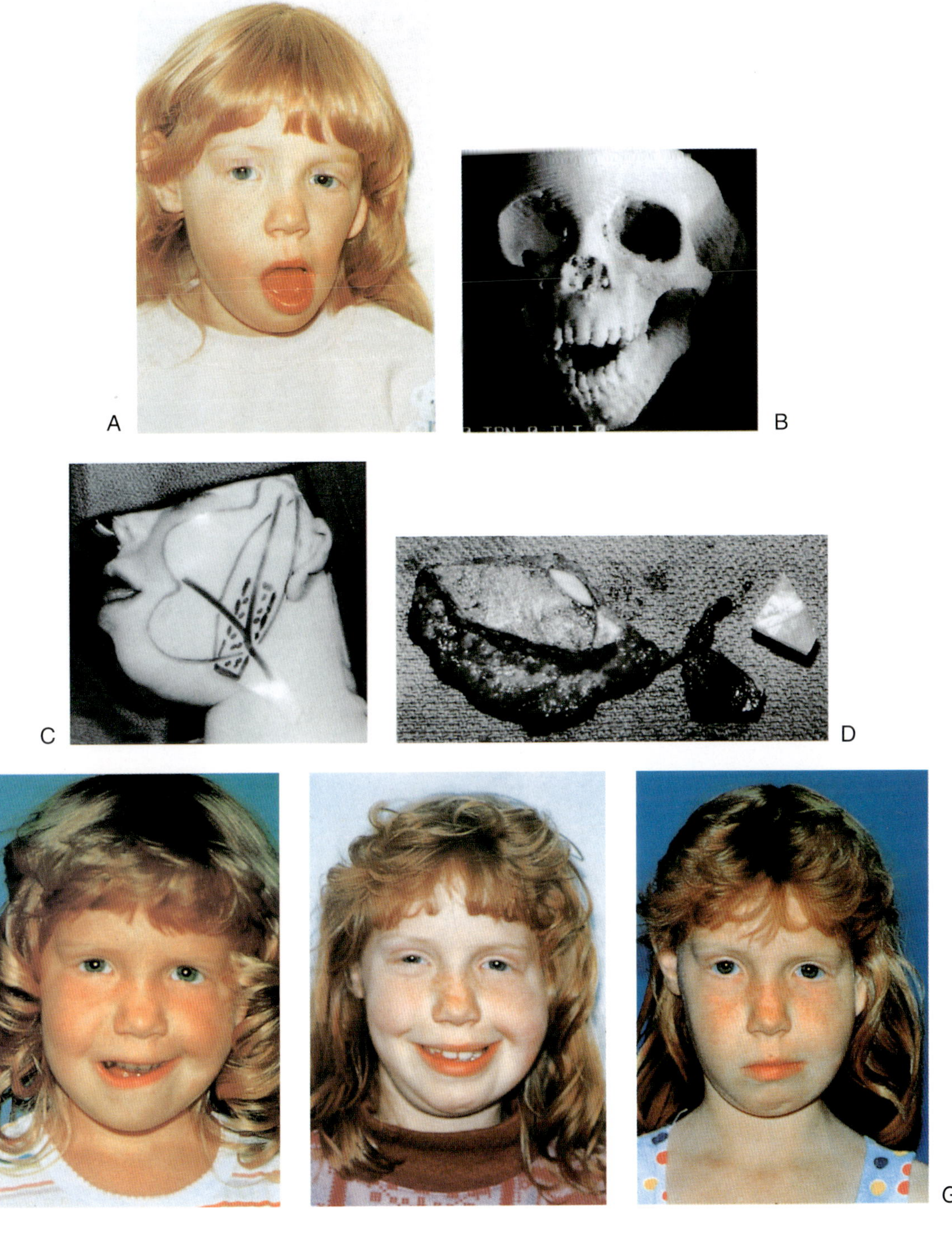

图 18-3 A，B：半侧面部短小患儿的术前外貌和三维 CT 图像。 C：所需大块复合组织的模型显示。点划线区为骨组织，半月形区为去上皮皮肤组织，沿下颌升支定位在耳前区。 D：根据硅胶模型雕刻成的皮肤、脂肪、筋膜和骨组织移植瓣。 E：术后 1 年像。 F，G：3～4 年后，软组织对称性改善，但颧骨上的缺陷仍需纠正。

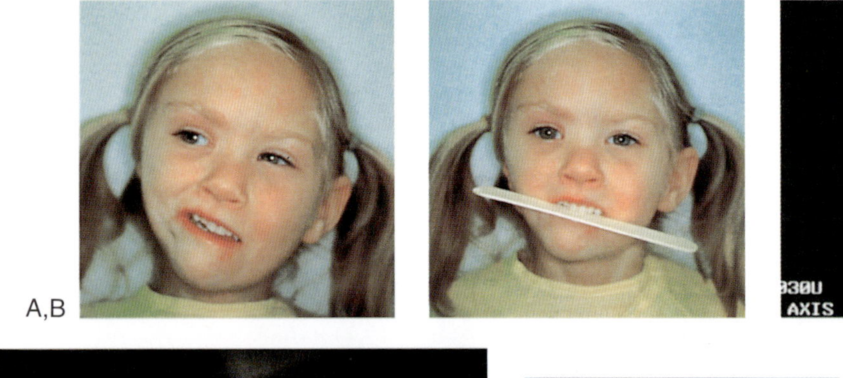

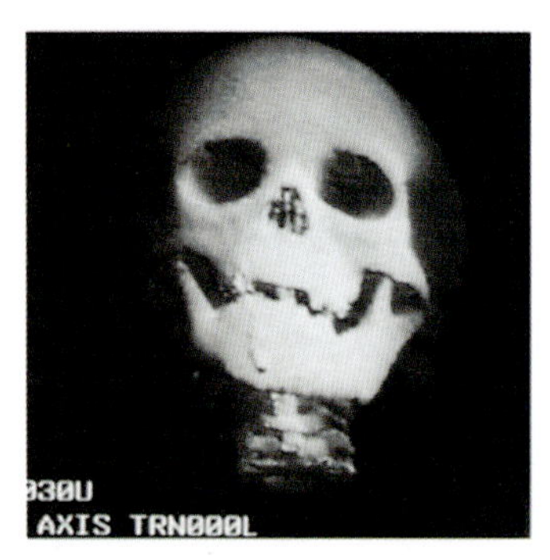

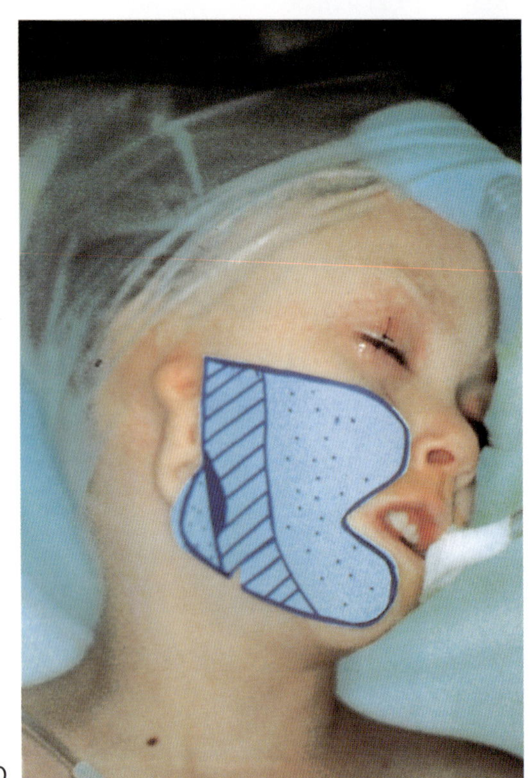

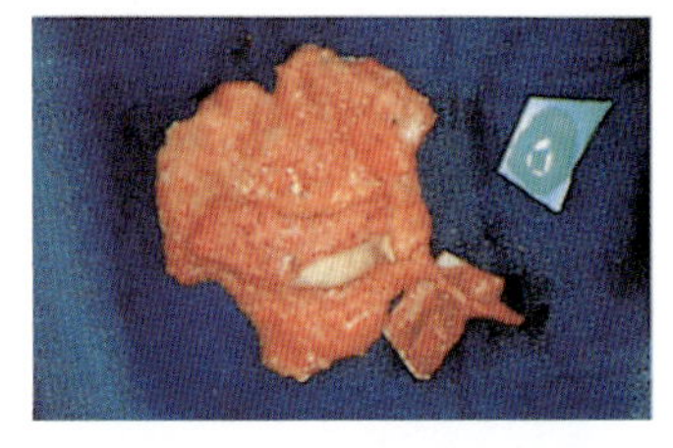

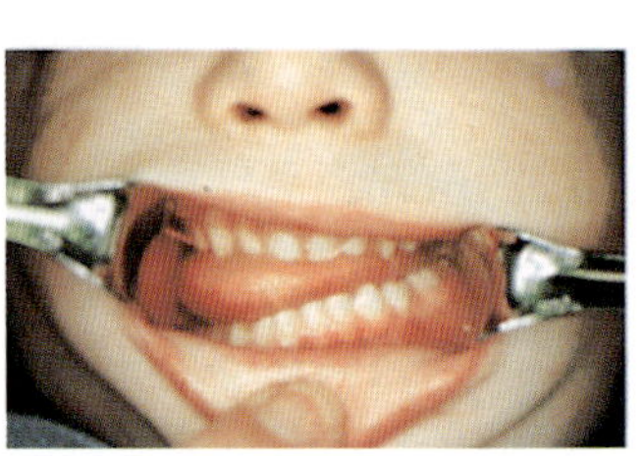

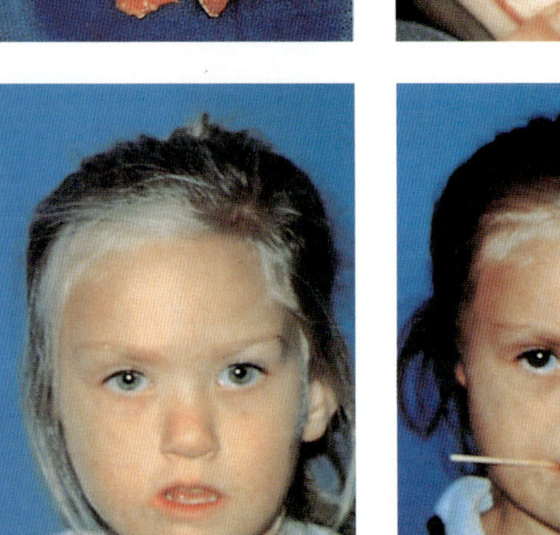

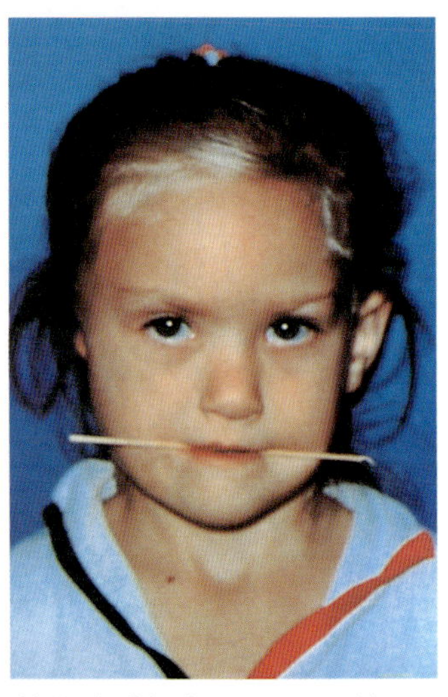

图 18-4 A，B：半侧面部短小患儿术前像。 C：MRI 扫描显示骨和软组织缺陷。 D：放在脸上的模板表明纠正对称性所需的大量组织。 E：复合瓣在移植到面部前，从 CSA 蒂上分离出来，右半侧下颌骨被打开的间隙用带血管的骨移植体来填充，精确尺寸由骨切开术后制作的硅胶模型来确定。 F：正常侧（左侧）夜间戴殆垫以利有缺陷的上颌骨下降。 G，H：术后 3 年保持对称性。

一、肩胛和肩胛旁瓣的应用

1. 解剖学

解剖血管管径较大的旋肩胛动脉（CSA）及其伴行静脉作为此瓣的轴血管。动脉穿经三边孔，三边孔以大圆肌、小圆肌和三头肌长头为界（图 18-5）。经过三边孔，动脉分为肩胛水平支和肩胛旁垂直或斜支，进一步的分支（第三级的分支）变异极大，并相互交叉（图18-6）。在所研究的病例中，至少有一少半的病人，存在从肩胛

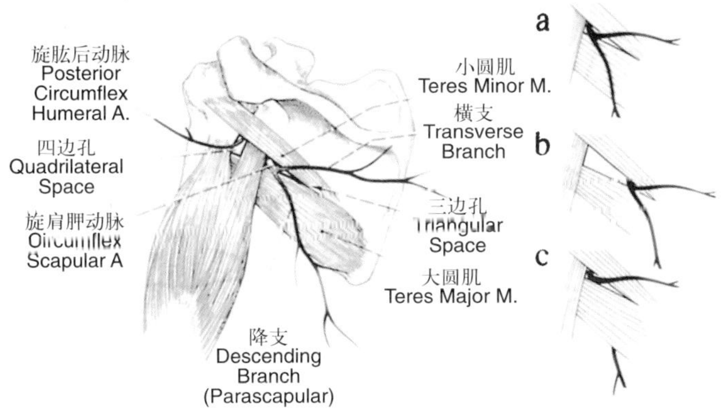

图 18-5 a：三边孔内或恰在三边孔外 CSA 紧靠三头肌长头出现并分支为横（肩胛）支和降（肩胛旁）支。 b：肌肉少的成人或儿童位置更偏近中，在肩胛骨边缘位置低。 c：< 10% 的病人和尸检发现降支紧贴大圆肌下出现。

支发出的一大上行分支和从肩胛旁支发出的至腑窝的下行分支。在动脉分支处稍上，两分支都有营养动脉到达肩胛骨侧缘（图 18-7），背部上 2/3 的全厚皮肤、两层皮下脂肪和筋膜都可以在旋肩胛蒂的支持下安全地移植（图 18-8）。

组织内的血管分布很有趣。轴血管沿肌筋膜走行，然后作为直接皮动脉，穿过皮下脂肪，被一层筋膜有完全地分割为浅层和深层（图18-9）。每一层的厚度都有变化。这一解剖特点使它可以沿肩胛

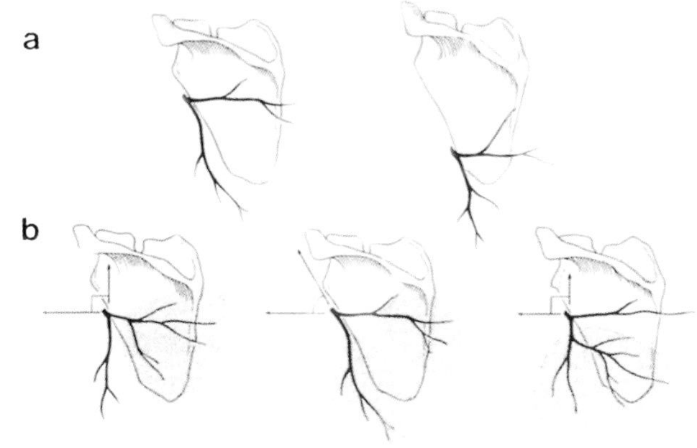

图 18-6 a：沿肩胛骨外侧缘中 1/3 部位 CSA 发出分支，多数人位置高（左），小儿、老人及伴肌肉萎缩的虚弱病人位置低（右）。b：CSA 两大分支，横支和降支之间分支方式的常见变异。

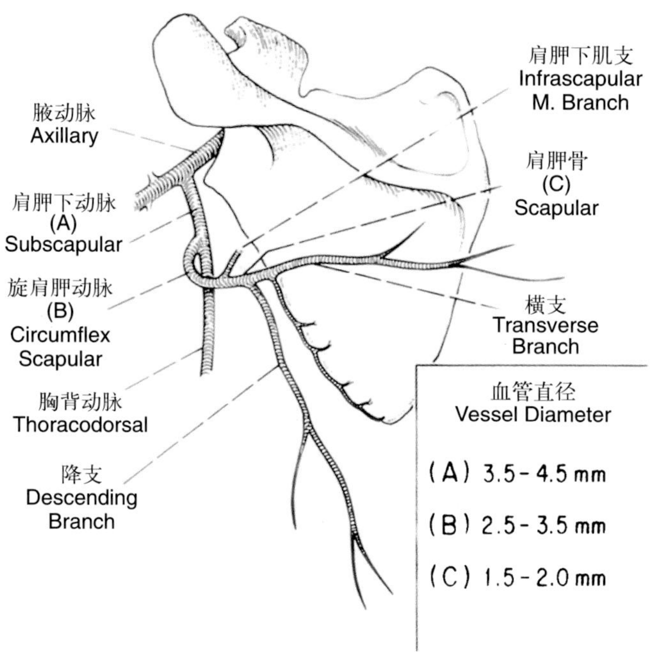

图 18-7 A：肩胛下动脉的正常位置和管径。 B、C：旋肩胛血管在肩胛骨外侧缘的位置，这一区域的骨营养支通常由旋肩胛动脉横（肩胛）支发出，CSA 系统的血管（动脉）管径足以用来做预期的显微血管吻合术，蒂的长度可由在腑窝内的解剖程度来决定。

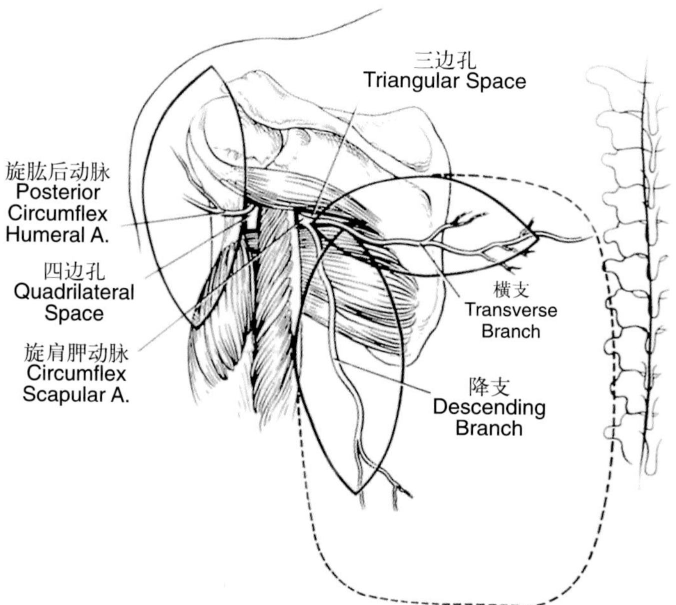

图 18-8 由完整的 CSA 系统支持的潜在的皮肤区域要比原来的估计大得多。健康个体的正常血管可以向近中扩展至背区中线到达胸腰区。术前使用预扩张术，这一范围可越过中线扩大到对侧。

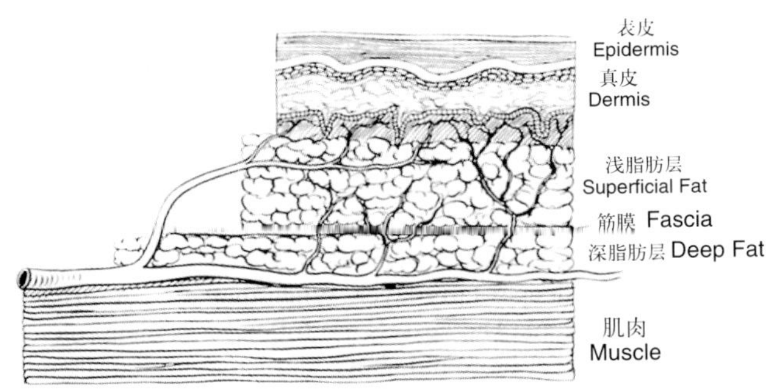

图 18-9　到达肩胛瓣的轴血管沿深肌筋膜走行，有直接分支血管到达两层皮下脂肪层，这两层脂肪之间由不完全的筋膜层分开，这样，复合瓣可以被雕刻成单独的全厚皮肤、去上皮皮肤或单独的脂肪层。

侧缘切取各种类型的组织瓣，如：全厚皮肤、断层皮肤、脂肪、带或不带骨组织等（图 18-2）。

血管解剖非常一致，两大变异都很明显。在 < 10% 的瓣和解剖中，降支（肩胛旁支）由大圆肌下缘进入皮下组织。第二个重要的解剖变异是沿肩胛骨侧缘的旋肩胛蒂的位置。在组织松弛的青年、儿童和老年人中，沿肩胛骨侧缘，血管的位置很低（下），甚至有时低至尖部（图 18-5）。

水平支或降支动脉通常都有 1～2 支伴行静脉，两静脉位于旋肩胛支脉水平。在腋窝内，伴行静脉汇入一较大的静脉，然后回流到肩胛下静脉并最后回流到腋静脉。

旋肩胛血管的直径范围，动脉为 1.0～2.4mm，伴行静脉为1.2～3.0mm。以我们的实践，这足以满足将来的血管吻合（图 18-7）。

2. 瓣的解剖

所有手术切口标记都预先由重建术所需组织的精确模板确定。末瓣的轮廓直接源于面部或面的印模。三维形态由缺损蜡型确定；然后将蜡型放置水中来确定体积。这一步骤，虽然费时但却有用，因为实际需要的组织体积常常要比预计的少许多。将单独制作的口外和口内缺损模型组成一个模板，然后，放置到背部，贴敷到一个或两个轴血管之上。如有可能，我们将旋肩胛动脉系统的横支和降支都包含在模板之内。对于肥胖和皮肤很松弛的老年人，术前定位可能很困难，这时可嘱咐病人将手臂贴近腹部来克服。

病人取一侧卧位，手臂放置到一梅奥支架上，可以同时解剖背部和面部。我们在掀起瓣前，最初在三边孔内找到了旋肩胛血管，而现在我们要以逆行的方式提起全瓣。血管解剖已十分清楚。解剖过程：经皮下组织层到肌筋膜下，确认两层脂肪，这两脂肪层由薄的常不完全的筋膜分开，其解剖结构类似于下腹部的斯卡帕筋膜（腹壁浅筋膜深层）（图 18-9）。在锯肌浅面分离肌筋膜并且与瓣一起掀起。轴血管位于深脂肪层下，在肩胛下肌筋膜浅面支行时很容易看见。解剖时，细致的止血并向上牵拉瓣组织。有出血的手术视野会妨碍血管结构的辨认。在较暗的手术室里做瓣组织的透照，可很好的显现血管。

逆向提起瓣，可在深脂肪层内依血管的管径和位置，确认出横（肩胛）或降（肩胛旁）动脉。当它们被切断时，活跃的搏动性出血模糊了手术视野。上述血管在三边孔内汇集在一起，这些在肩胛骨尖部上或侧面可以发现。在三边孔内扩大解剖范围可获得至少 6～8cm 血管蒂。在这一区域，旋肩胛动脉的较大的肌肉分支（及伴行动脉）需要一个一个地剪断、结扎以避免出血。除非需要在肩胛下动脉近端分支上切取大块的组织，否则没有必要在腋窝内扩大解剖范围。在三边孔外供给肩胛骨侧缘和尖部的营养支容易确定。轻轻切开圆肌到达肩胛骨后，在骨膜上走行和直接穿入骨的血管都可看到。需要特殊的模板来确定所需骨组织的量，在面部切开术或其他骨手术同时完成后，这可非常方便地实现。按照所需尺寸雕刻一块硅胶，然后使之形成与下颌骨缺损一致的形状。这一技巧使移植骨的切取很精确（图 18-3，图 18-4）。一旦复合组织已经转移到面部，骨的植入和固位是首先要完成的任务。在瓣的其余部分植入和血管再通之前，骨的血管绝不能扭结或缠绕。

若需要脂肪和筋膜扩展超过中线来增厚唇、前额或颏部，背部解剖可超越中线。当横支和降支都包括在瓣内时，切取组织的量可以增加，越过先前所讲的“安全限制”（图 18-8）。这些扩展经常需要，用于Romberg's 病、双侧面部萎缩和放射治疗后萎缩。当模板尽可能少的包括皮肤时，就有可能在背部留下全厚皮肤瓣。常需要去上皮的皮瓣来增厚耳前区，偶尔用于增厚颏部。

颊和口内缺损修复时，颈外动脉系统的分支是最好的受体血管。我们最常用的是面前动脉和静脉。上颈部和颊部的肿瘤部分切除术或放射治疗后，可使用更近心端的动脉分支，特别是甲状腺上动脉或甲状腺下动脉。当受区血管缺失或解剖上不适于与预期显微血管吻合术时，必须设计替代的受体血管蒂。

高级住院医师和助理外科医师，取得瓣的手术时间为 1.5～2 小时。经过实践，手术时间下降到 1 个小时。对于成年人，特别是腋部有大量脂肪的病人，解剖血管蒂是非常辛苦的工作。

一旦瓣从背部分离出来，手臂应降低并放置于患者身侧。这一方法也同时降低了肩部位置，为作面、颈部手术的外科医生小组提供了更大的空间。在关闭背部创口的同时，完成骨的植入、固位和受区血管的解剖。背部创口缝合以后，如果需要扩大手术视野，病人可转为仰卧位。此瓣需要埋藏的部分，在血管重建之前，要首先修剪并暂时地放到他们各自的位置内。将瓣放到颊部外侧来进行血管再通手术，这样在埋藏瓣之前，确认出血的血管并予结扎。超过中线的脂肪和筋膜扩展、使用减张缝合。可能的话，也应将瓣直接缝合到下面的基床上。去上皮的部分直接固定到骨膜或骨上，以预防随时间推移而发生组织的重力性下垂。当一部分皮肤用来提供口内或鼻内衬里的时候，这部分皮肤总是首先植入。缝合可能是这一过程中最关键，而又最困难的一步。感染、继发性脓肿形成，都源于口内或鼻内伤口的开裂。

3. 瓣的塑形

全部和部分颊重建面临的真正挑战是如何将组织精确地放置于需要的地方。面部外形纠正不满意通常可归因于颊区的过度纠正，尤其是多数颊部深陷的个体；或者是因蒂的近中部分没有充分削薄脂肪/筋膜而致。通常多余的组织垂吊在下颌骨体上，而那里需要较锐的轮廓线。

颊缺损的过度纠正是不需要的，因为带血管的瓣不会像真皮-脂肪移植那样萎缩。在我们的病例中，位于颊中区和沿下颌骨体部位的肩胛瓣50%以上需修改，此部位多余的组织因为害怕损伤血管蒂而没有被去除。虽然前视和侧视的面部外观令人满意，但在偏光照射下缺损被突出出来。理想瓣的上缘包含去上皮的皮肤组织，可以直接缝合到颧骨骨膜，以减少组织将来的下降。在我们的研究中，对于颅面短小和半侧面萎缩的儿童患者，多数修复不足的部位是上、下唇。当存在组织量不足时，脂肪/筋膜扩展必须越过中线，并且，若有必要，使用卷起的筋膜条索增加缺损的红唇组织。通常因手术解剖期间发生水肿，这一步骤最好等到二期修复。

4. 骨的重建

多年来，我们对于有较大骨组织缺损的病例，比如Ⅱ，Ⅲ型半侧面部短小的病人，治病方案是，在考虑软组织不足之前，先完成面部的正颌治疗，再使用肋骨软骨移植，重建下颌开和颞颌关节，并且使用肋骨、髂骨或颅骨移植增厚下颌升支，加高颧突以后，再进行游离组织移植。使用三维CT和MRI扫描技术以及X光平片，外科医生不仅可以看到而且还可以计算出要达到面部对称所需要的软组织以及骨组织的量。大量软组织缺损的病例，需要在儿童早期纠正。带血管的组织可以与孩子一起成长并不会萎缩。骨和软组织修复手术易于同时进行。6岁以上半侧面部短小的病人，我们常使用带血管的骨组织与肩胛瓣一起充填在下颌骨升支加长术时牵拉开的骨间隙中，以加长下颌骨（图18-2和图18-3）高颧骨的病人。颧突的骨量不足，单用软组织不能恢复，需用嵌体式骨移植或其他同种移植物（图18-3）。对于软组织和骨组织畸形的病人，如果可行，我们都同时予以纠正。当实行嵌体式骨移植伴LeFortⅡ，Ⅲ型骨切开技术和（或）下颌骨切开术时，最好将软组织的修复推迟到肿胀消退后。

使用异体材料植入总是冒移位和感染的风险。不带血管的游离脂肪注射，效果不理想并因高吸收率而需反复注射。使用医用硅胶液修复面部塌陷常常不成功，并且也不再为有道德的医生所采用。在过去的 30 年间，我们多采用自体组织重建。

5. 选择修正术的时间

对于颅面短小伴大量软组织缺损的病例，目前最好选择 5 ~ 7 岁进行软组织纠正。严重畸形的儿童，可在 4 岁以下进行游离肩胛瓣移植。目前还不清楚，儿童和青少年罗姆伯格（Romberg's）征，面部外形修复的最佳年龄。Pensler 等人指出，在罗姆伯格征中，存在神经血管炎，在儿童中或早或晚都会发生软组织萎缩。目前，我们没有任何证据证明早期移植带血管的组织可以明显改变此病的自然病程。正因为如此，我们只好等待其完全自然结束。多数游离瓣移植要在青春期后或成年早期进行（图 18-10）。

因肿瘤切除、创伤和放射性损伤而致的缺损，应尽早治疗，通常在外科或其他治疗结束后 1 年之内。面颊部畸形较大和远期预后不良的患儿也不要放弃治疗。我们曾经明显改善了很多患恶性肿瘤儿童的外貌，虽然他们 5 ~ 15 年后死于恶性肿瘤。大多数患恶性肿瘤的患儿，恶性肿瘤扩散到颞下窝，最终死于颅内扩散。所有患者和家庭都对患儿外貌的改善表示高兴。但在有短期预后不良，需要住院治疗和潜在并发症的情况下，进行这一治疗是不明智的。

6. 优缺点

肩胛/肩胛旁瓣最大的优点是：血管解剖稳定，血管管径粗大，蒂长，可利用的组织（包括骨组织）丰富，多数人皮肤无毛发，供区没有或极少出现功能问题。使用的两条肋间神经背支来恢复瓣的感觉神经，4 例中 2 例成功 2 例失败。缺点包括没有感觉神经，与颊部皮肤颜色不匹配，获得较大皮瓣时供区留有宽大的疤痕。供区的解剖可与面部预备和分离受区血管同时进行。颜色差异仍然是一些大面积颊缺损重建的一个关键问题。根据组织缺损的形态大小和深度不同可有多种选择。其中包括：全层锁骨上皮肤移植、皮肤扩张和局部瓣推进、预制和移植锁骨上的组织作为血管蒂。

肩胛瓣用途广泛，可以按需要修剪成型，修复半侧面部缺损，因为其血供源自两脂肪层和一层皮肤下层（图 18-2）。我们可以恰在三边孔水平沿横支动脉和降支动脉分离此瓣，瓣中可包括带血管的骨组织。横支动脉可上行至肩胛冈，故可沿其动脉突出部分向上扩展解剖范围。腹股沟皮瓣供区疤痕不明显，但不能像肩胛瓣那样修剪成形。大腿前内侧瓣可提供充足的带长血管蒂的组织，但不能分层提取，且不易雕刻。腹直肌瓣虽易于解剖且疤痕不显露，但常臃肿。单纯移植肌肉组织瓣将来可能发生萎缩。大网膜移植需要剖腹手术，手术体位与面部手术体位相冲突，并有随时间的推移有组织下垂的倾向。

7. 二期修复和修改方法

1/3的病人需要瓣的再修改，包括耳前区和（或）颊区的削薄，下垂的瓣再悬吊到颧骨上，通过除去血管蒂周围的脂肪加强下颌骨的外形轮廓，以及切开耳前皮岛用以监测移植瓣等。目前我们使用血管蒂皮肤上多普勒监测仪并通过耳前皮岛监测移植瓣。供区宽大的疤痕需要修整。缝合＞10cm的创口可能太紧，患者术前预扩张可能有所帮助。我们喜欢沿供瓣区边缘放置扩张器，这样，在逆行掀起移植，并在靠近肩胛骨尖部辨认血管时视野不被假性盲袋所遮盖。

辅助手段，比如用筋膜条索增厚唇部、鼻成形术、疤痕修整、筋膜悬吊等，应该在美容手术的同期进行，通常是在瓣移植前。如有可能我们喜欢将口内和口外修整过程分开进行。

8. 合并症

血肿。血肿可发生在使用抗凝剂和在血管再通前修剪、埋藏、移植瓣的情况下（图18-11）。我们不主张对任何人使用系统的抗凝处理，但可在术中使用肝素灌注，术后使用低分子量葡聚糖和阿司匹林。缝合后伤口中心可因张力而裂开，多因病床上留有吊架，患儿举臂高过头顶而致。所有供区疤痕都逐渐增宽，特别是在横向上。皮下组织可因被切取了大量的脂肪和筋膜而发生不对称。面部和上颈部疤痕一致。

感染并没有成为问题。尽管很多病人接受了双侧下颌骨切开和骨移植，若有可能，我们尽量避免口内手术途径。当确需口内手术时，再解剖受区血管和游离组织移植前，术区再一次作术前准备，铺手术单，消毒手术器械。二期骨的处理，骨移植或（和）骨切开很常见。埋藏在瓣的去上皮部分里的真皮附件没有形成下囊肿或瘘管的情况。

9. 临床应用

（1）半侧面部短小

4岁女孩出生后即患有左面部Ⅱ型半侧面部短小伴严重软组织和骨畸形（图18-3，图18-4）。颞下颌关节完整。软组织和骨畸形的修复一次完成。模板放在颊部上，显示所需的骨、去上皮的皮肤和脂肪组织。通过口内进路，在正常的右侧下颌骨髁突下部作代偿性骨切开，以便允许下颌骨适当的下降和转位。缝合切口后，整个手术区重新消毒、铺单。通过颈上切口暴露不正常的左半侧下颌骨并在第三磨牙胚处做斜向骨切开。颏点移至正常位，下颌骨左侧被打开32mm。取一块硅胶精确填入这段骨间缺损处。同时将病人左臂放置在胸前，掀起同侧肩胛/肩胛旁筋膜—脂肪—骨皮瓣。由肩胛骨近中缘切取带血管骨组织，其营养血管在三边孔附近，作为CSA的分支容易确认。将瓣提起以后，将软组织和骨模板置于暴露的组织上，并将软组织逆向提起。最后，切取骨组织。转移到面部后首先按照硅胶模型精确雕刻，植入并使用夹板和螺钉固定。然后植入筋膜/脂肪组织并用不吸收缝线固定到颧骨，并将去上皮的皮瓣定位到下颌耳前区，那里的软组织畸形最明显，随后完成于面前动脉静脉的再通。皮肤的浮起部分固定到耳垂后并沿蒂用多普勒测试。

二期处理包括皮肤浮起部分的切除，骨移植体贴敷移植到塌陷的左颧骨上，这一缺陷单用软组织修复不能恢复。背部供区的疤痕随患儿生长而变宽。图 18-3 显示的是一位术后 8 年的病人。通过每晚在右侧使用口内间隙保持器，病人的上颌骨已经长得与正常侧一致，咬合平衡，颏点保持中线位。

另一位 4 岁小儿出生后即患有Ⅱ型半侧面部短小。3 个月时进行了修复术，软组织和骨修复一次完成。非常大的脂肪和筋膜跨过面部延伸到上下唇。在缺损的右侧升支上面做下颌骨切开，在左侧通过髁突下作代偿性骨切开。右侧下颌骨一次垂直下降 28mm。缝合口内切口后，手术区域重新消毒、铺单。

解剖肩胛骨、掀瓣、移植、显微血管吻合和植入的方法如前所述。术后 18 个月中，患儿夜间在正常侧戴颌垫，这样患儿的右上颌骨可以垂直下降。

（2）双侧面部脂肪萎缩。

29 岁妇女双侧面部脂肪缺失（图 18-10）。全身脐以上所有部位皮下脂肪和显著的大转子脂肪垫持续性缺失，被诊断为Barrequer's 病或双侧面部萎缩。在她 10 岁～20 岁间，病情持续恶化，这期间她结婚，并怀孕失败 2 次。她没有系统性疾病或内分泌疾病，亲友和同事认为她是厌食症还有人怀疑她可能患有免疫缺陷症。她对自己的外貌非常关切。

使用去上皮肩胛/肩胛旁瓣移植，作二步重建术，以颞浅动静脉为受区血管。修复包括整个颊部和眶下区。没有同时做骨移植。第二次手术形成的血肿从口内吸取。术后 12 年，没有继发组织缺失，外貌改善持久。组织瓣用不吸收缝线固定到颧骨，未发生下垂。

（3）半侧面部萎缩（Romberg's 病）

某少女从 12 岁开始，左颊部软组织逐渐消瘦，19 岁已有半侧面部畸形，但不伴有明显的骨缺损（图 18-11）。作为一项医学研究，她接受了 3 次，共计 12.4ml 的医用硅胶注射。3 年后，开始出现肿胀和蜂窝织炎。注射后 10 年，颊部变硬，伴有许多皮下瘘管。这种情况并没有因为一次妊娠而明显改变。

注射后 15 年，医生将瘘管和硬化区邻近组织与颊部皮肤一起切除。软骨组织缺损的范围包括颈上和半侧面部经前额到达颞区。使用 CSA 系统支持的扩张瓣，带所需的大面积全层皮肤，重新恢复左颊部的下半部分。脂肪和筋膜扩展未超过中线。选择舌动脉和颈外静脉做受区血管。术后 15 年，尽管患者稍有发胖，但仍然保持对称。他接受了肤色的不一致，并为治疗慢性眶下间隙蜂窝织炎继续定期口服抗生素。患者无疼痛。

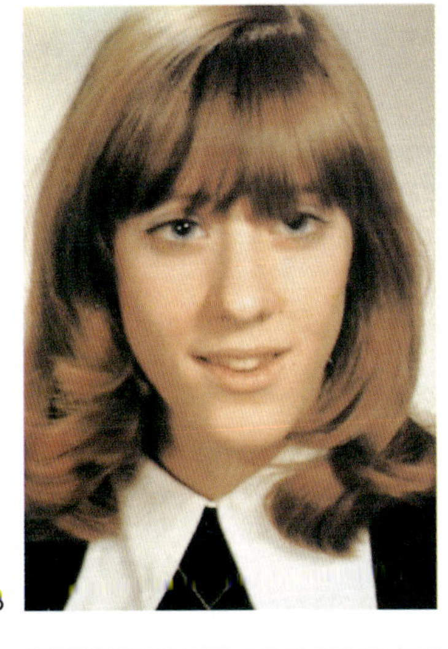
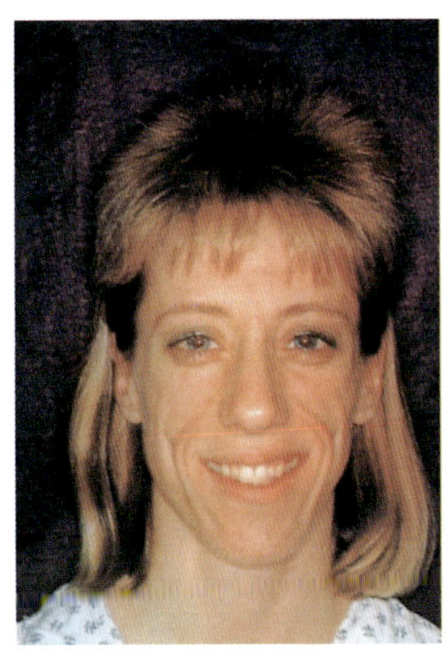
A,B

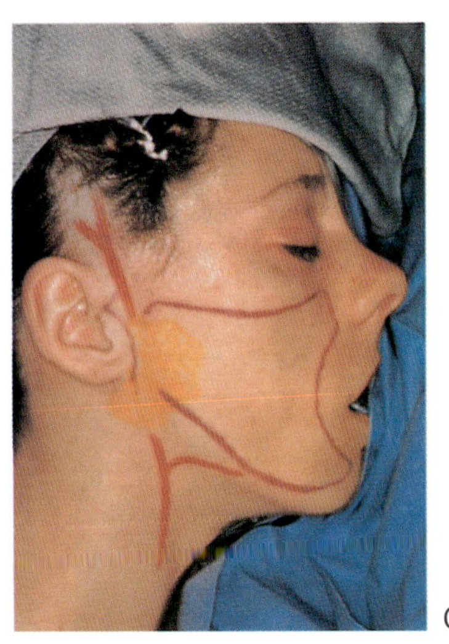
C

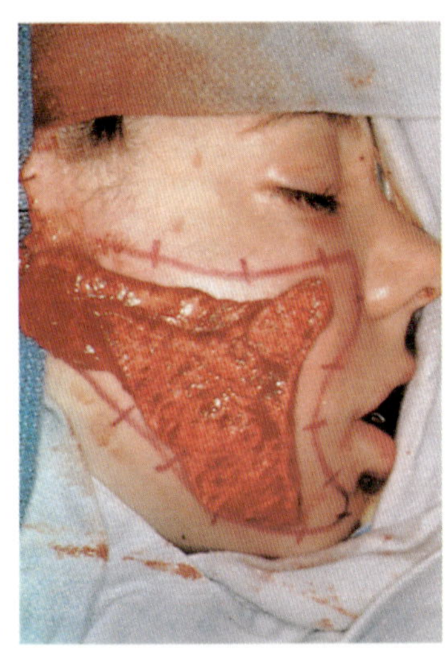
D

图 18-10　A、B：发病前的高中毕业像和 26 岁时双侧特发性脂肪萎缩发病后的正面像。　C：模板显示修复整个颊部萎缩所需的组织。　D：在两个分开的阶段里，使用带去上皮皮肤和全部皮下组织的肩胛/肩胛旁瓣移植到面部。　E—G：术后保持了面部外形和丰满度。

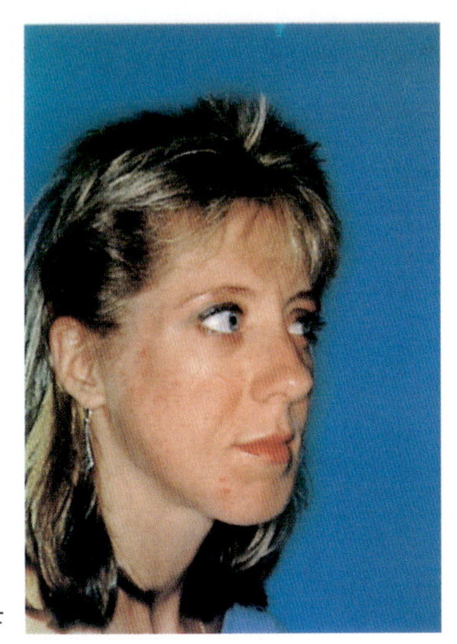
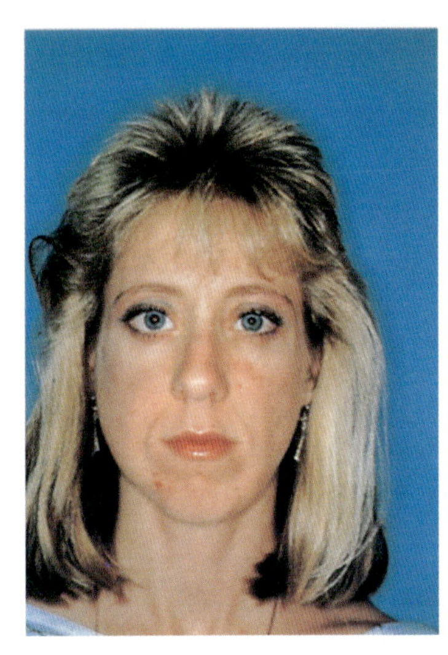
E,F

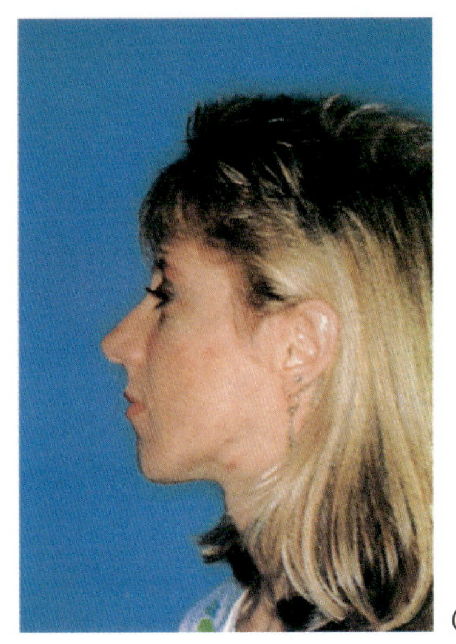
G

二、颞顶筋膜瓣的应用

随着显微血管移植的使用，筋膜瓣被发展起来，并首先应用于

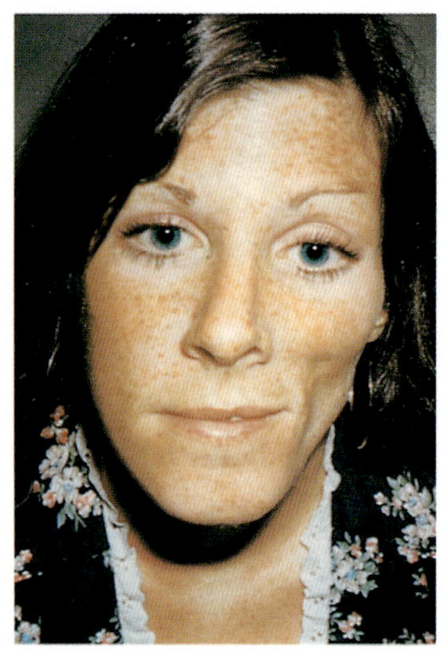

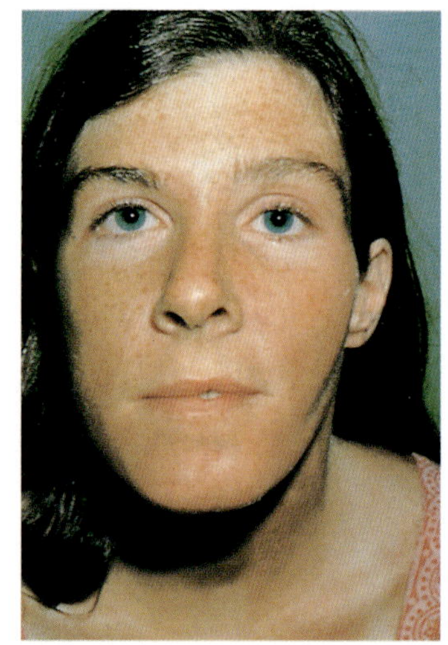

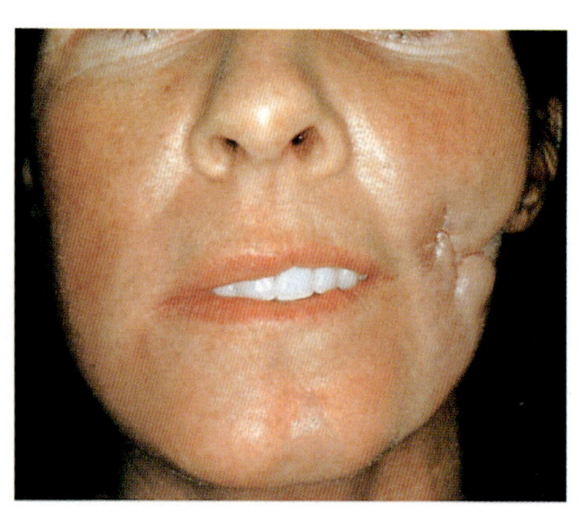

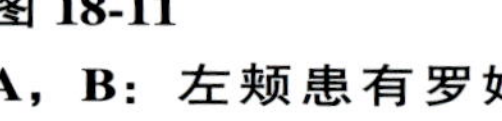

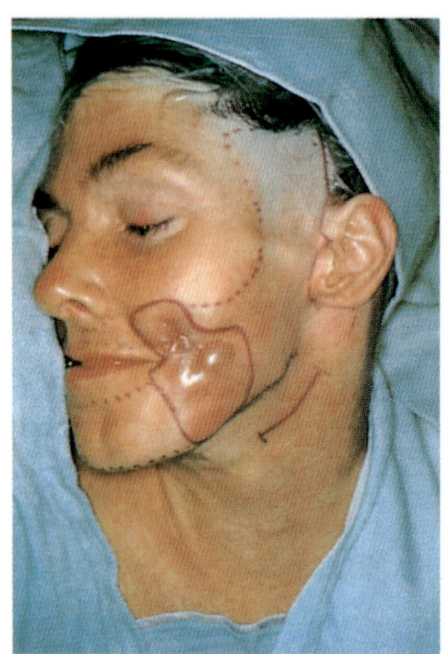

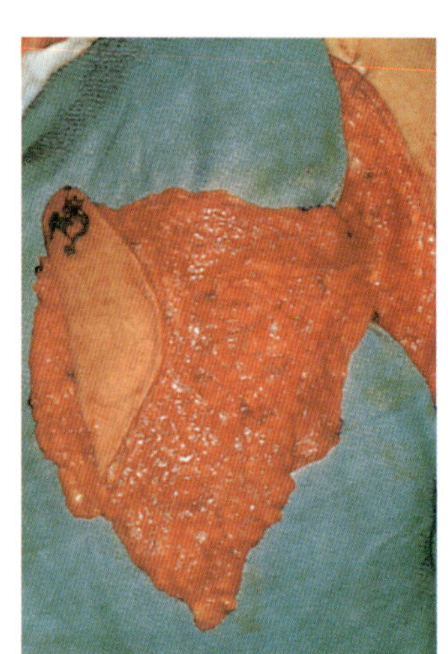

图 18-11

A，B：左颊患有罗姆伯格征的女青年，注射 12.5ml 医用硅胶术前、术后像。

C，D：12 年后，她受尽慢性感染和引流性窦道的折磨，26 岁时，大部分病变区被完全切除。 E：用全厚肩胛瓣修复。取脂肪和筋膜用来增高萎缩严重的唇部、前额和颞区。 F—H：虽然外形轮廓改善，颜色匹配仍是个问题，为控制口周蜂窝织炎而间断接受抗炎治疗。

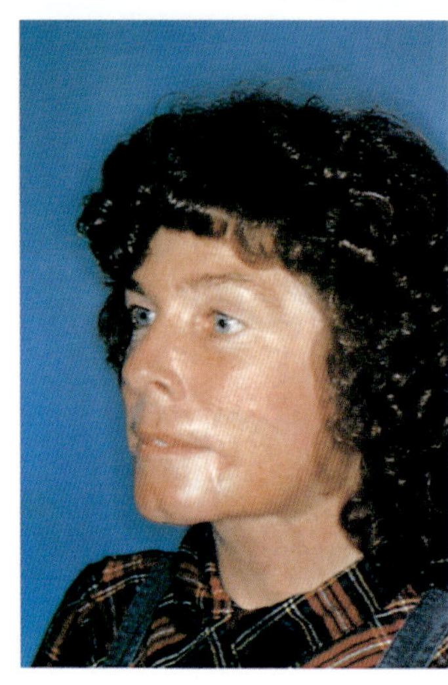

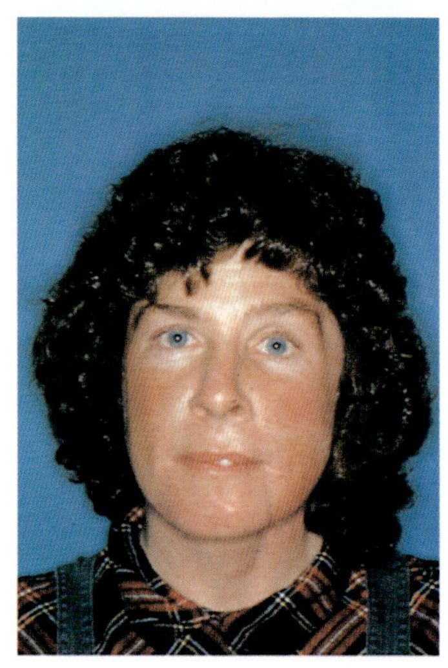

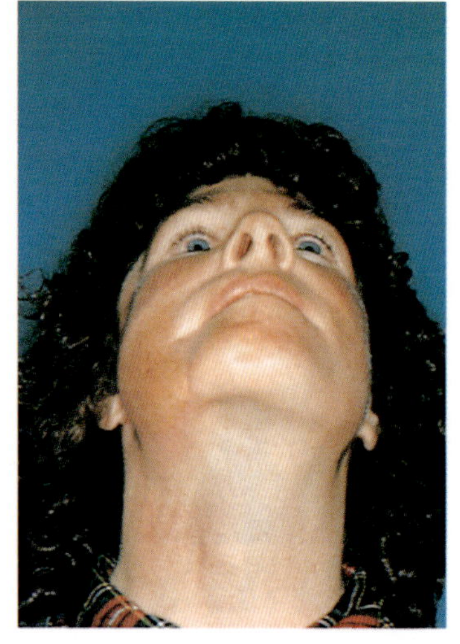

覆盖上下肢，随后应用于头颈部。在头颈部使用预制筋膜瓣修复口内、鼻腔内衬里，抢救性耳重建，修复面部带毛发部位都具有极大的潜力。最大的难题是颜色的匹配。为达到既恢复原缺损组织的“本来特性”，又减少供区病变，我们使用预制的颞顶筋膜瓣，作为游离的或带蒂移植来重建复杂的口内、鼻腔内、颞下颌关节、唇和眼眉缺损。

1. 解剖学

颞顶筋膜，又称颞浅筋膜，是 SMAC 的头部延伸。耳前肌起于其外侧，额肌起于其前缘。其厚度因年龄、性别而不同，筋膜强健易于辨认。在颧骨水平处，筋膜与骨膜融合，并附着到头皮真皮层（图 18-12）。

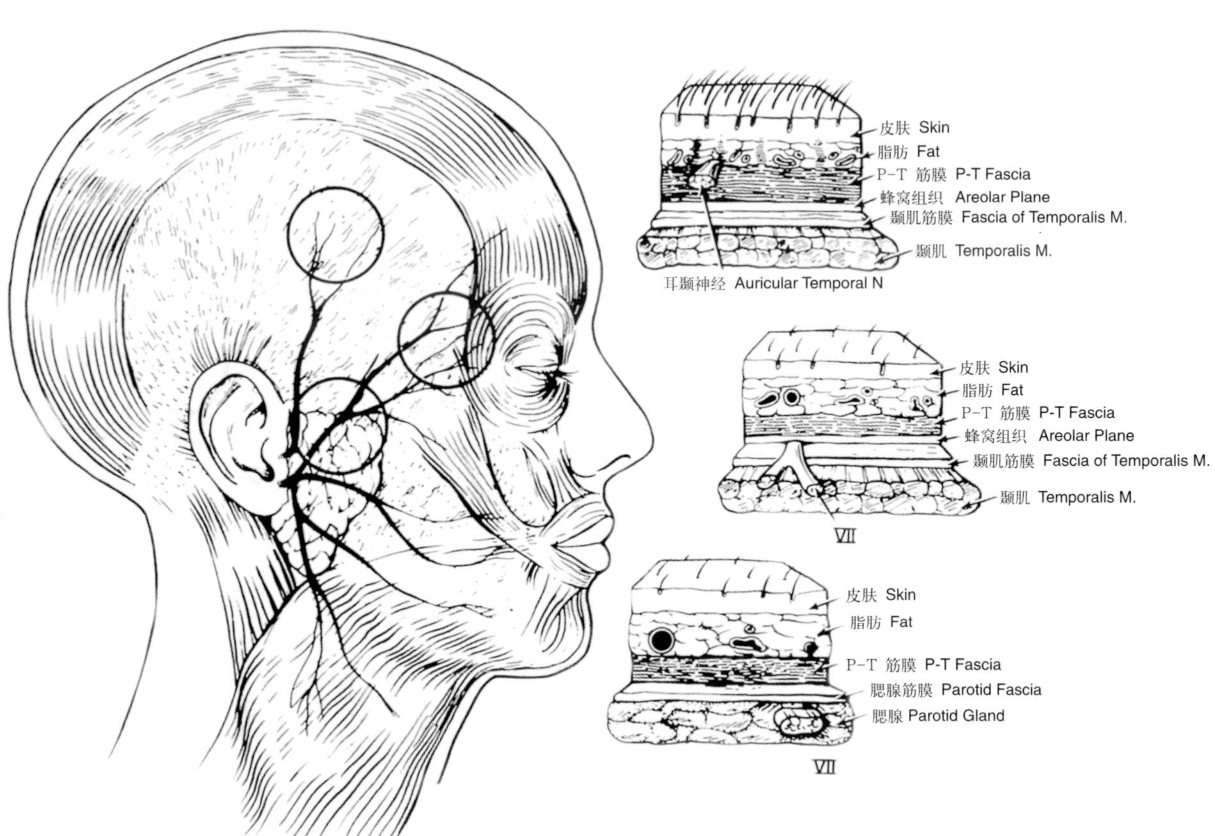

图 18-12　耳前区眶缘外侧，颞窝顶附近的头皮层次。固定的解剖关系是：重要的血管（STA，STV）位于颞顶筋膜上，面神经（Ⅶth）的分支位于筋膜下，头皮的耳颞神经在筋膜上与血管平行走行，在眶缘附近的面神经（Ⅶth）易受损伤。

最重要的外科解剖标志是，颞浅血管位于筋膜浅面，面神经（Ⅶ）运动支位于其深面（图 18-12）。筋膜上与血管伴行的神经是耳颞神经。此神经分布于颞区的头皮。在颧骨水平或以上，颞浅动脉（STA）分出前（颞）支和后（顶）支（图 18-13）。这一方式和面横动脉的大小和水平有相反的关系，在颊上部也称面颧动脉（图 18-14）。但后者大，而且有许多局部分支时，STA 的分支多偏向头侧。

在耳前区可以触到 STA，并可通过多普勒检查定位。在耳屏前 1.0～1.5cm 可触及动脉搏动，伴行静脉位于动脉前方（图 18-15）。两者可处于同一层次，但动脉位置常较深。动脉的异常和变异较常见。10%的人 STA 缺乏，这时可见一支大回流静脉回流至枕静脉（图 18-16）。严重的半侧面部萎缩病人，动静脉都可能缺乏；半侧面短小的病人动静脉位置靠近眶缘。严重的先天畸形，静脉位置都不正常。耳前区，可见 STA/STV 位于皮下脂肪和蜂窝组织内。靠近颞窝上区，动静脉位置非常接近头皮（图 18-12，图 18-13）。这一区域内头皮切口可不经心地切入颞浅筋膜。此层下及颞浅筋膜和颞深筋膜之间存在松散的蜂窝织层。颞深筋膜（DTF）附着颞肌，其血供来源于颞中动脉（MTA）和颞中静脉（MTV）。血管在耳前，由 STA 深层发出，当向近中端解剖到腮腺上部时，可将带轴血管的两层筋膜都包括在一个蒂中。

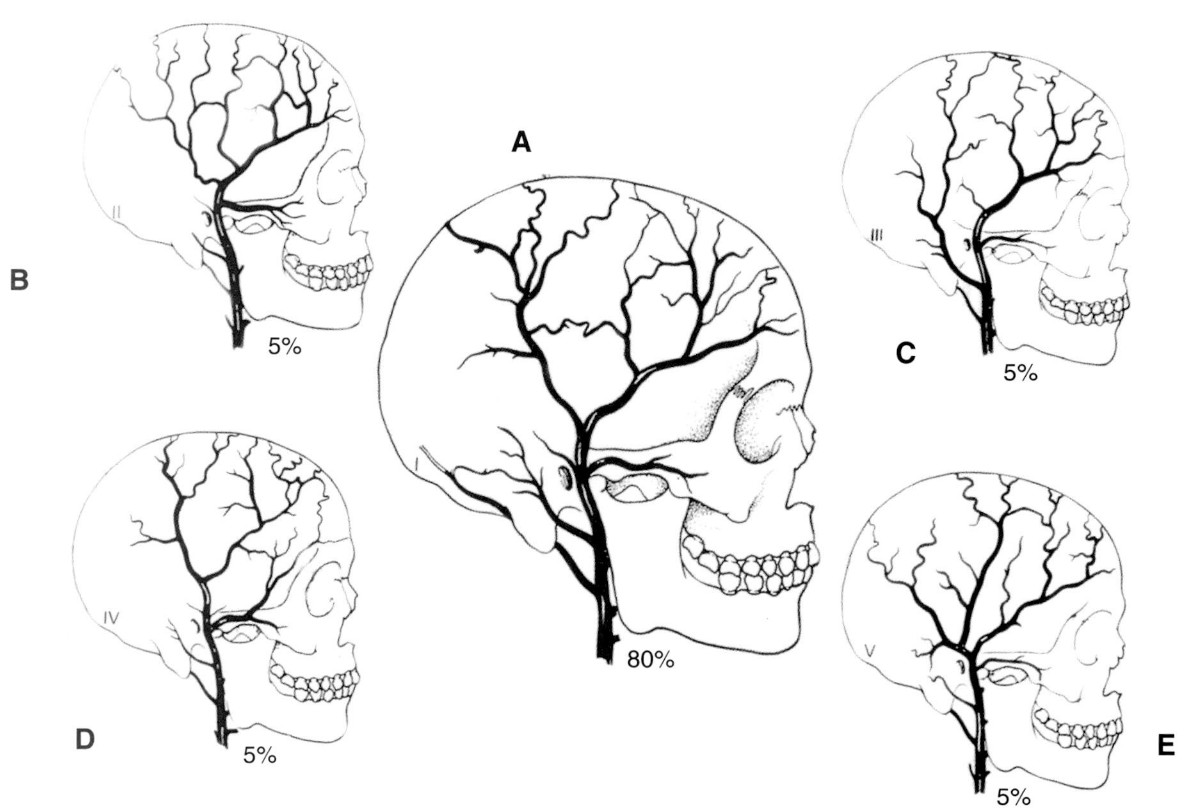

图 18-13 A—E：STA 动脉分支方式。在大多数病人，STA 在颧弓 2cm 内，分为额（前）支和顶（后）支。

2. 瓣的解剖

提取颞顶筋膜（TPF）应十分细致，技术性错误可导致失败。依照以下步骤手术，可避免失败：（A）耳前切口，确认 STA/STV 血管；（B）向上掀起头皮瓣；（C）仔细止血；（D）向下掀起筋膜瓣；（E）当筋膜由颧骨分离以后，解剖血管蒂。

手术前用多普勒检查确定 STA 及其前（额）支和后（顶）支。这一动脉在中老年人中可能相当弯曲。在这一区域好像横的血管经常变动位置的就是STA（图18-15）。切开前十分钟，皮下注射加肾

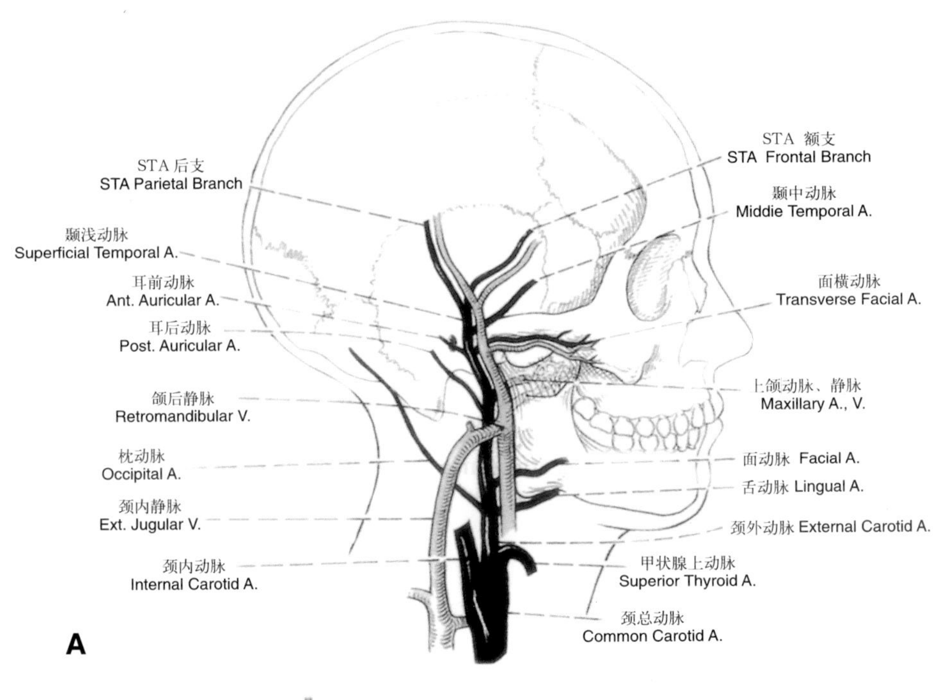

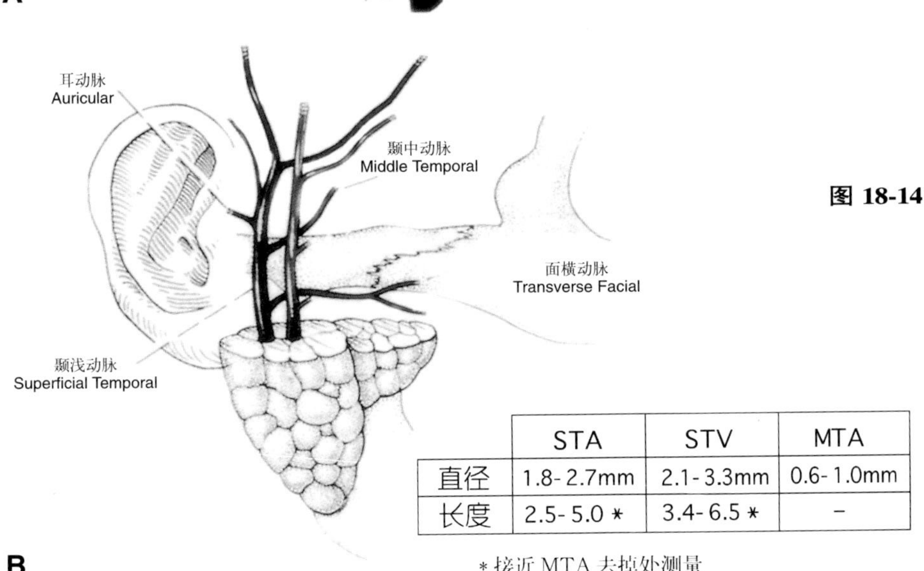

	STA	STV	MTA
直径	1.8-2.7mm	2.1-3.3mm	0.6-1.0mm
长度	2.5-5.0 *	3.4-6.5 *	-

* 接近 MTA 去掉处测量

图 18-14　A，B：显示耳前区颈外动脉系统的主要分支。A：颞浅动脉（STA）和静脉（STV）在耳前区穿过腮腺上部，内径足以满足预期的显微血管吻合。颞中动脉分支位于 STA 深面并沿颞深筋膜走行。B：面横（面颧）血管平行于颧骨横轴。

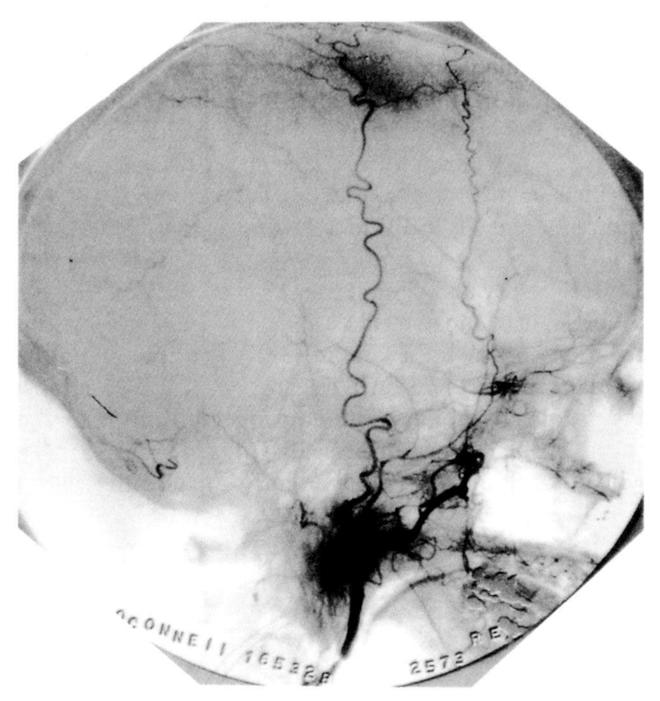

图 18-15 在老年人中，STA 较大变异的走行易与面模动脉相混淆。枕骨在上，动静脉在下。

上腺素的利多卡因，可减少头皮下出血。手术前用橡皮筋加压判断静脉回流情况，在耳朵前区定位 STV。这一技术反复用在新生儿静脉切开前定位静脉。

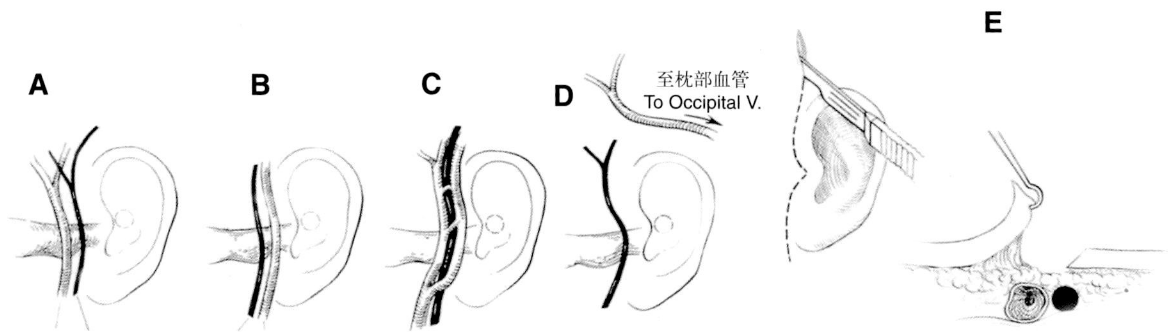

图 18-16 A—D：STA 前或后 1cm 内可见 STV。有很多变异情况，10%的病人，颞区的主要回流向后走行汇入枕静脉。 E：大的 STV 位于耳前切口深部，掀瓣时易受损伤。

仔细作耳前切口，然后上拉皮肤瓣。STV 经常位于耳前切口上部的皮肤下。做常规皱纹切除术时，出血多源于此静脉（图 18-16B）。若向上掀起和向下移动头皮瓣，TPF 可能与头皮结合到一起。确认血管后，从耳前区向上移动皮瓣。因为 TPF 和头皮之间的厚度急剧减少，进一步的解剖相当困难（图 18-12）。使用双头和手持式电烧器控制出血。上拉头皮瓣，在清楚的手术视野里可见筋膜上蜂窝组织层，可以直接解剖。仔细分离筋膜和头皮之间的纤维中隔，电烧所有连接筋膜和真皮之间的小血管。

将模板放在组织上，并确定所需轴血管蒂的长度，并应绝对精确。瓣的范围尽可能多的位于作为轴血管的动脉分支上。动脉和静脉分支之间无须相互平行。这一区域的静脉血管内部没有颈静脉瓣，可以方便地吻合。在颞窝顶点以上，血管沿筋膜潜面走行，血管粗大，应细致地切断和结扎以避免手术后静脉出血。

在颧骨水平或以上，靠近眶缘侧，使用神经刺激器械帮助确定面神经额支和眶支的位置。神经的位置低或深到 TFT 下，若手术解剖不超过耳屏—眶上缘连线以下，则很难看到神经。细致的止血可避免损伤神经。电烧止血也应谨慎。

在 TPF 和 DTF 之间的蜂窝组织层逆向掀起 TPF 比较容易。从颧骨上小心分离 TPF，可以非常容易地暴露和解剖 STA 和 STV，因为外科医生可任意方向移动蒂。STA 和 STV 的耳前分支有 3 ~ 6 支，都必须小心找到并用电烧和分离。MTA 总能在颧骨水平以下，STA 里侧找到（图 18-15）。向腮腺上部做进一步的解剖，可增加 3cm 以上的血管蒂长度。但是说来容易做起来难，向腮腺内面神经干方向解剖非常困难。在区间内二支伴行静脉汇合成一直径 > 2mm 的大静脉（图 18-16）。耳屏水平的 STA 和 STV 都足够大，可满足显微血管吻合的需要。若将 DTF 与二层筋膜像“三明治”一样取得，需要向腮腺上部解剖。若需要大量的筋膜组织，需向后枕区方向扩展解剖和掀开头皮瓣，那里的筋膜厚度更一致。使用前臂、前侧臂、下肢的供区作替代，也应该考虑临床条件。

在 60 ~ 90 分钟的解剖时间里，筋膜必须保持湿润。切取和转植时，组织可能出现水肿。这种肿胀是暂时现象，术后头 3 个月内，筋膜和移植物都将消肿。置于 TPF 上面的全层皮肤瓣可能发生萎缩，因此，在设计阶段设计的瓣要比实际所需要的大。若口腔、鼻腔内或眶区有环形切口，必须每晚用斯滕特固定模或填塞来衬垫空隙以避免再发生萎缩，坚持使用至少 12 个月。

3. 优缺点

TPF 带蒂中游离移植最大的优点是能提供柔软的、无毛发、衬有上皮表面，与口腔粘膜衬里很接近，比从前臂、脚或其他部位取得的常常臃肿，且带毛发的远中皮瓣优越得多。面积达 12cm × 8cm 的大的缺损，常因大块肿瘤切除所致，从下肢、背部或腹部切取筋膜皮瓣或肌皮瓣更为合适。作为口腔或鼻腔衬里，带皮肤的 TPF 瓣最为理想，供区极少病变。局部瓣造成的继发过紧疤痕萎缩，限制了功能，常需用二期Z字整形手术和其他方法松解。

舌瓣要比薄的穿过上颌颌窦的预制瓣受到更多的限制。带毛发的TPF加头皮瓣，修复成年男性上唇，效果很好（图18-18）。TPF瓣和一段颅骨和耳廓组合应用的潜力还没有充分挖掘，但是我认为，若使这段骨带有血管，必须连同颞肌一起切取。同时使用TPF和DPF作为“三明治”式的组织瓣移植的潜力极大。我们避免将TPF撕开，依STA前、后两支做成两个瓣的方法（图18-17）。头皮供区疤痕极小。若切口做得未能与毛囊倾斜度一致，则头皮切口将增宽。TPF瓣的缺点有大小受限、解剖困难。若要避免损伤面部神经，头皮和腮腺的解剖知识至关重要。浅层头皮解剖和毛囊被破坏以后，常出现秃头。男孩做手术切口时，应该参考其生父的发式。头皮的“T”字形切口，不能做的靠前。耳大神经常规与TPF一同切取，可能在颞区造成一感觉消失的区域。手术中，筋膜瓣有在灯光下烤干的危险，必须保持其湿润。

4. 合并症

合并症多与手术技术有关。应减少秃发症、面部神经损伤、不小心切开STV情况的发生。移植时扭曲和翻转血管蒂可致静脉淤血。TPF瓣转移路线上常需切除一小部分颧骨、上颌窦或牙槽骨（图18-17）。血管不正常，特别是静脉，需在掀起瓣前确认，并且改做其他方式的手术。含有头皮的TPF瓣，游离移植一条到眼眉，因为有毛发生长，效果不错。头皮部位的伤口可能变宽，对光头或者短发型的人可能很显眼。预制的瓣可能收缩。因为瓣内包括了耳大神经，瓣的皮肤可能有感觉功能。因碱烧伤而致口内疤痕萎缩的年轻人，常需要用预制的双侧TPF瓣松解疤痕并作为口腔衬里。病人进食时，颞区神经过敏，需切除神经才能缓解。这时应将瓣的耳大神经行二期神经切除术。

5. 临床应用

（1）Wegener’s 肉芽肿的鼻重建

一患有Wegener’s 肉芽肿的鼻重建的32岁的妇女经化疗和放疗后，两年转而求治全鼻道塌陷（图18-17，图18-18），虽然疾病已经被控制，她还是不能用鼻子呼吸，并留有非常明显的面部畸形。她的两个几岁的孩子也不想看到她，而且不想让她在教师同学面前露面。经会诊，诊断她患有鼻子塌陷，上唇萎缩，鼻子通道完全堵塞。现存的粘膜表面严重收缩。需要骨骼支撑来垫高鼻子、维持通气，并且需要新的鼻腔粘膜衬里保持结构；需要薄而柔软，自身能够折叠的皮瓣。我们最初试图取前臂近中表面的皮瓣，但是这会造成很肥大的疤痕。病人自述了疤痕体质的病史。

我们决定使用头皮瓣。暴露TPF，将10cm×12cm的厚断层皮片移植缝合到筋膜浅面，并闭合头皮。2 周以后，我们在其血管蒂上，掀起带移植皮片的筋膜皮瓣并转移到鼻部，将移植的皮片的表面作为鼻腔内衬。

因为病人有疤痕体质，我们决定使用口内进路做血管再通术。病人的上颌牙齿因接受放疗而已经全部拔除掉，因而方便了手术。从唇颊沟做 LeFort 1 型口内切开，既暴露了受区血管又切除了口内疤

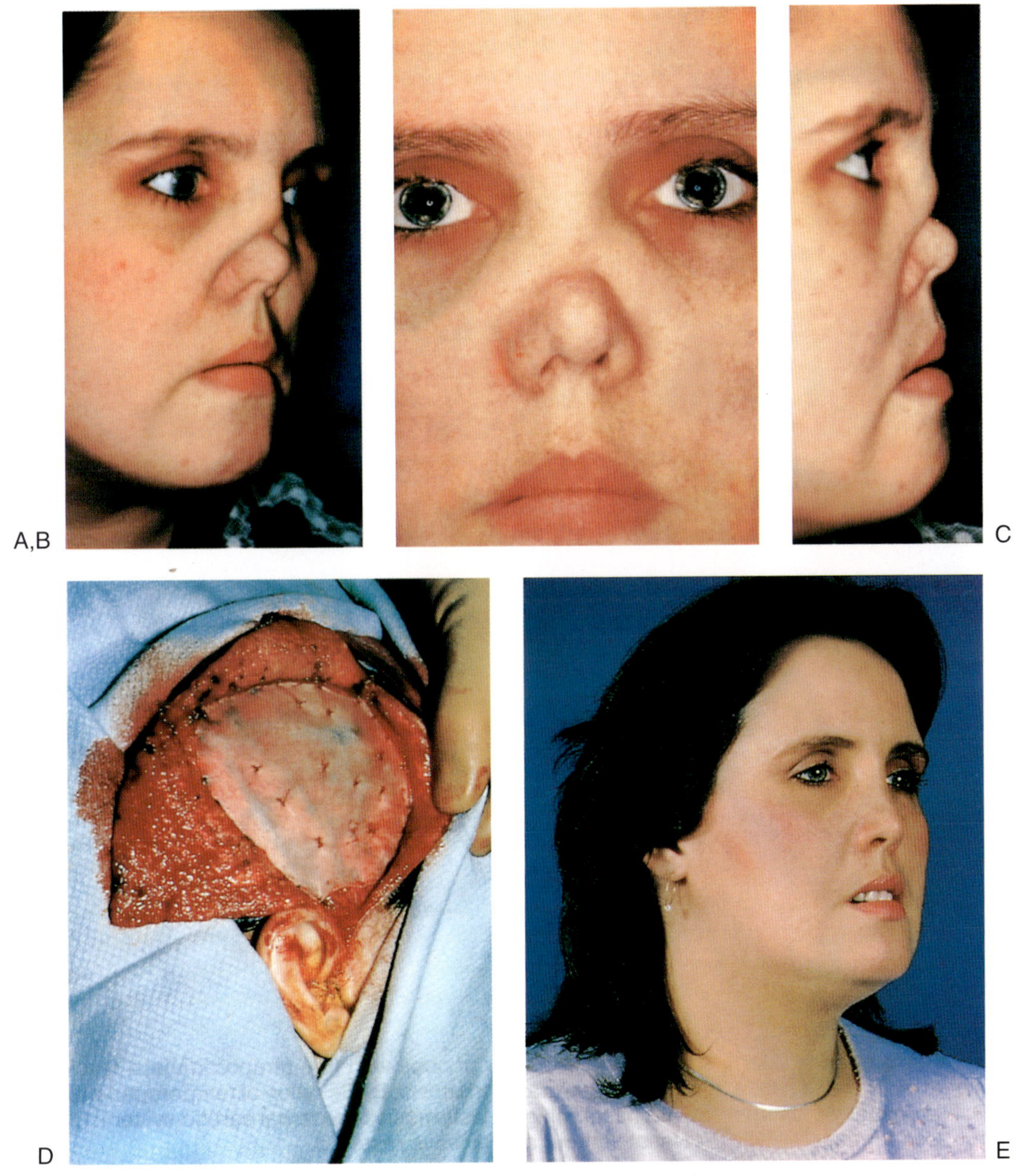

图 18-17　A—C：因患 Wegener's 肉芽肿病而致鼻塌陷的病人外貌。虽经化疗和放疗后病情被控制，但鼻中隔支撑被破坏。　D：阶段性修复包括用薄的筋膜瓣做鼻内衬里，其上用皮片移植。E：3 个月后，在鼻背皮肤和瓣内衬之间插入悬梁式颅骨移植体。术后 1 年的效果。

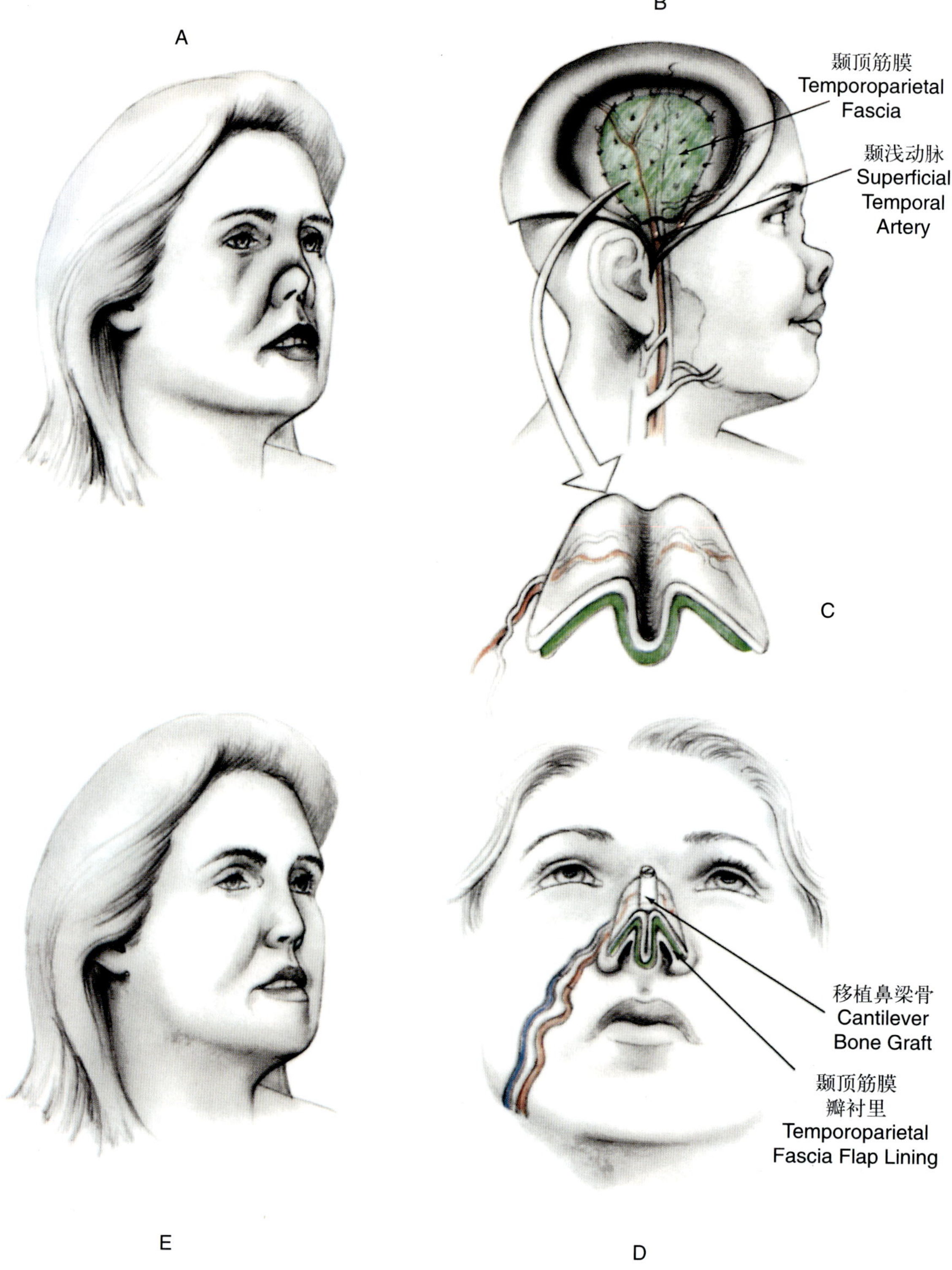

图 18-18　用游离的颞顶筋膜瓣/断层皮片修复鼻内衬和鼻底　A：Wegener's 肉芽肿病致鼻塌陷。　B：掀起颞顶筋膜瓣。　C，D：将瓣折叠并植入鼻内衬，与颈外动脉系统吻合，颅骨支柱做鼻梁。　E：修复鼻外形和气道。

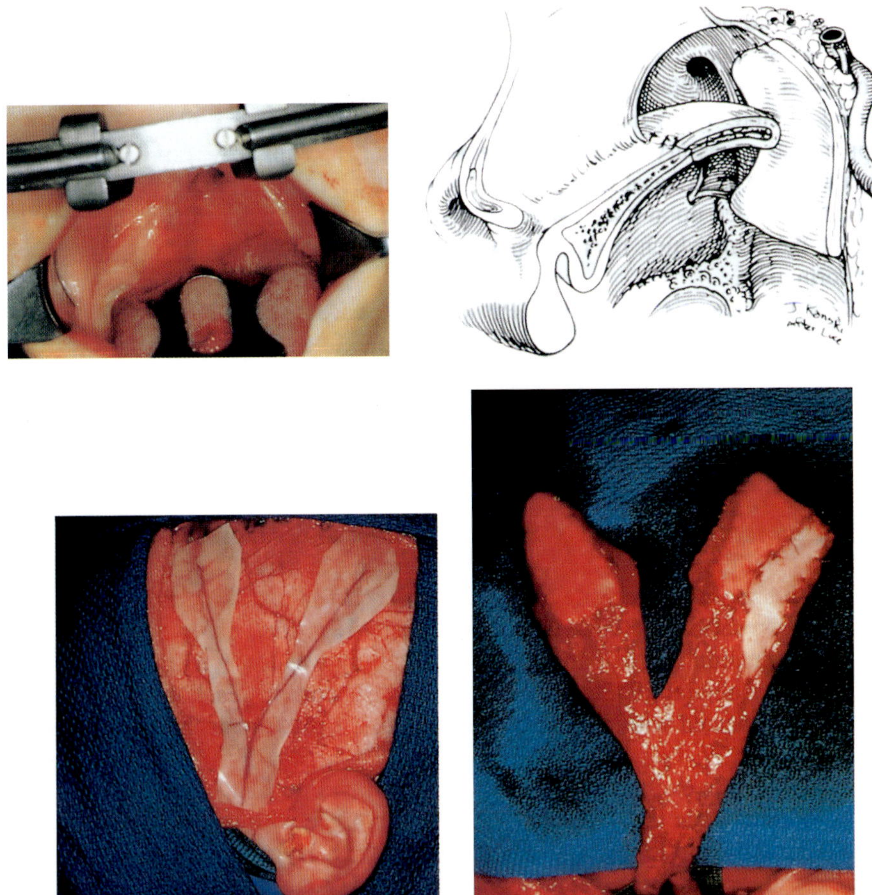

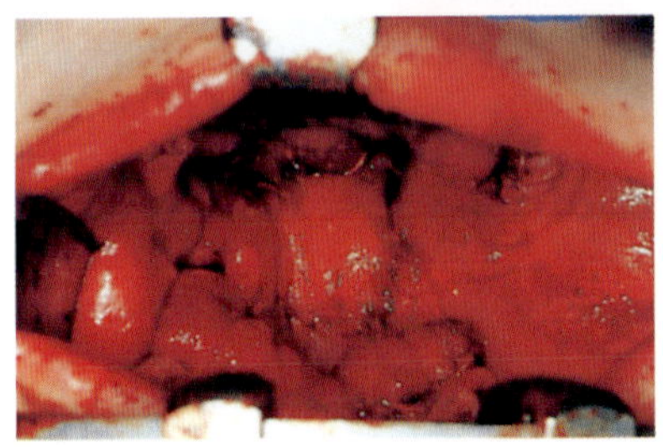

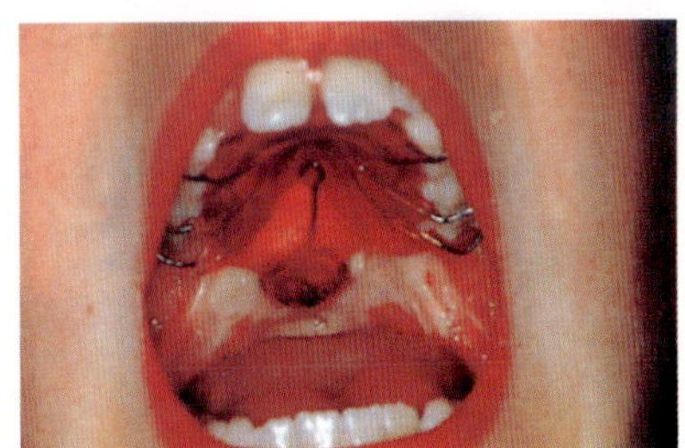

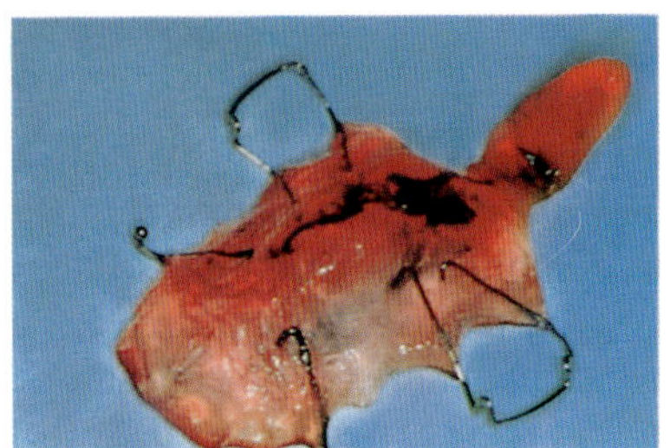

图 18-19 A：患儿因在扁桃体和腺样体切除术中伴发出血而致完全性咽腭狭窄，反复扩张保持舌上方非常小的孔隙。 B：有计划地修复包括使用大的 PTF 岛状瓣衬于咽后，小的岛状瓣自行翻转重建软腭，两者都为带蒂组织瓣。 C（1）：在预制阶段，在颞浅动脉的两个主要分支上，设计两个独立的带皮肤的筋膜瓣，3 周后，作为带血管的岛状瓣分离并转移至口腔，修复咽后壁和软腭，需要在颧骨内做小的切迹来作为瓣蒂走行的隧道。 C（2）：第一阶段，全厚皮片缝合于筋膜外表面，2 周后，将筋膜瓣作为带血管岛状瓣掀起，大瓣用于修复咽部，小瓣修复软腭。 D：松解和瓣的植入。 E—F：28 个月后，夜间用填充器保持咽腭孔。

痕组织。术前用多普勒检查和触诊定位血管。面动脉正常位于鼻唇沟下面，没有伴行静脉，但在右鼻翼处皮下组织内有可用的受区静脉。

鼻腔内疤痕切除以后，将瓣移植缝合，我们使用鼻部管状斯滕特固定模填塞皮瓣新鲜的、未被移植的鼻背上的皮肤。瓣正常愈合，先前受到放射的口内切口部位也无肥大疤痕形成。

几个月以后，我们通过同一切口作鼻部手术，我们选择自体骨，雕刻成时兴的鼻梁结构插入鼻背皮肤和衬里两层之间。移植体的头端固定到眉骨，尾端与上颌骨嵴的支撑结构相连接，愈合又是很顺利。

14 年后，鼻部外形良好，通气顺畅。术后几年，移植的鼻背骨骨折，使用鼻背固定后愈合良好无并发症。面部修复之后，她不再感到孤寂，她的孩子们很高兴地带朋友回家，并且她也完成了她的大学课程。

这一例是我们最先进行游离筋膜瓣移植手术的两例中的一例，完成于 1978 年，报道于 1985 年。另一例应用于下肢修复的例子报道于 1980 年。

（2）咽—腭联合重建

一位 9 岁孪生子，因扁桃体、增殖腺体切除术中，过分使用电烧止血，造成鼻咽的完全性狭窄（图 18-19）。以前曾使用局部颊瓣和咽瓣修复，并在麻醉下反复扩张，维持呼吸道功能，都没有成功。语言和吞咽都成问题，病儿体重减轻 7kg。实施气管切开控制严重的呼吸暂停。

在第一修复期，在 STA 分支上放置两厚耳前皮片。3 周后，在一个蒂上掀起两个瓣，然后穿过由切除部分颧弓，下颌骨升支前缘和冠状突后形成的孔隙进入咽后，通过咽上缩肌进入翼下颌缝。一瓣衬在从舌根到咽鼓管口的咽部，第二瓣翻转重建软腭。

术后，病人情况很好。6 个星期内，瓣肿胀消退。白天需填塞新建的鼻咽，来防止咽腭帆机能不全。病人每天早晨坚持重新放置填塞物，坚持了至少一年。术后 18 个月，睡眠实验研究表明，通过鼻咽重建完全纠正了阻塞性睡眠呼吸暂停。改善了吞咽功能，体重增加 8.8kg，患儿恢复到与双胚胎兄弟相同的身高和体重。